新生儿
临床护理 精粹

主 编 苏绍玉 胡艳玲

副主编 万兴丽 陈 琼 黄 希

编 者（以姓氏笔画为序）

万兴丽 王 媛 王正东 王碧华 朱友菊 刘 谦 刘玉兰 刘春华
闫地瑞 苏 昕 苏绍玉 李 凡 李 敏 李小文 杨栗茗 吴小红
吴耀华 何雪梅 陈 琼 陈涛蓉 罗 玲 周定琼 周敬华 赵 燕
胡艳玲 袁 静 唐小丽 黄 希 黄 磊 黄瑷玲 梅 娟 程 红
曾靓妮 蒲倩婷 廖 宇

以上作者均来自四川大学华西第二医院

人民卫生出版社

图书在版编目（CIP）数据

新生儿临床护理精粹 / 苏绍玉，胡艳玲主编 . —北京：人民卫生出版社，2017

ISBN 978-7-117-25306-2

Ⅰ.①新… Ⅱ.①苏…②胡… Ⅲ.①新生儿–护理 Ⅳ.①R174

中国版本图书馆 CIP 数据核字（2017）第 253683 号

人卫智网	www.ipmph.com	医学教育、学术、考试、健康，购书智慧智能综合服务平台
人卫官网	www.pmph.com	人卫官方资讯发布平台

新生儿临床护理精粹

主　　编：苏绍玉　胡艳玲
出版发行：人民卫生出版社（中继线 010-59780011）
地　　址：北京市朝阳区潘家园南里 19 号
邮　　编：100021
E - mail：pmph @ pmph.com
购书热线：010-59787592　010-59787584　010-65264830
印　　刷：北京虎彩文化传播有限公司
经　　销：新华书店
开　　本：889×1194　1/16　印张：26　插页：4
字　　数：765 千字
版　　次：2017 年 11 月第 1 版　2020 年 3 月第 1 版第 5 次印刷
标准书号：ISBN 978-7-117-25306-2/R·25307
定　　价：87.00 元

序

随着围生医学及新生儿重症医学的发展,新生儿护理学已经成为儿科护理领域非常重要的亚专科。新生儿是人生的起步阶段,新生儿科护理质量的高低对病患儿尤其是危重新生儿以及早产、低出生体重儿的存活率及生存质量有非常重要的影响。为提高病患新生儿的护理质量,需要新生儿科护理团队不断更新专业知识及技能,为患儿提供科学的护理。该书正是为此目的而编写出版的。

该书基于临床护理实践需要,重点从新生儿护理安全出发,用专业知识及技能规范新生儿护理行为,同时注重介绍国际有关新生儿护理领域的前沿热点问题,以提高新生儿专科护士的理论知识水平及解决临床实际问题的能力,该书还配有彩图,图文并茂,更方便运用。该书都是由本科及研究生毕业、长期从事新生儿专业护理工作的具有高级职称的主任护师及主管护师撰写,相信她将是一本对从事新生儿护理专业的管理者及临床护士具有实用意义的参考书。

四川大学华西第二医院 / 华西妇产儿童医院　姚裕家

前 言

新生儿不同于儿童,更不是成人的缩小版,特殊的解剖结构及病理生理特点使其从出生开始就需要得到更多的关爱及专业的照护。高危儿更是一群没有语言及行为能力的特殊人群,机体的适应调节能力差,任何细微的变化都需要护士利用专业知识观察才能被发现,通过医护团队的合作、积极干预,从而减缓病情向不良方向发展。因此,护士的业务素质能力直接影响到患儿的存活率及日后的生存质量。

现有的新生儿书籍大多从医疗方面进行阐述,较少从护理的角度全面、系统进行阐述,难以满足临床护士的需要。本书结合目前国内外最新研究进展,从以下几个方面进行全面介绍。

上篇,新生儿安全与管理。主要包括:新生儿病房安全评估及管理,新生儿用药安全评估及管理,新生儿输血换血安全评估及管理,新生儿医院感染管理及防控,新生儿医源性皮肤损伤评估及管理,新生儿转运安全及护理管理。

中篇,新生儿评估与干预。主要包括:母亲与胎儿的评估与干预,新生儿出生时评估与干预,新生儿评估,不同类型新生儿的特点及护理,新生儿呼吸系统疾病、循环系统疾病、消化道、消化系统疾病、黄疸、感染性疾病、神经系统疾病、泌尿生殖系统疾病、血液系统疾病、内环境紊乱的护理评估与护理干预,新生儿筛查。

下篇,新生儿常见护理技术操作。主要包括:新生儿科基础护理技术及专科护理技术操作及实施要点。在内容上既巩固了新生儿常见疾病的专业知识和护理评估程序,又介绍了目前尚存在争议、有待进一步研究证实的问题。

本书所有作者均为此书付出了很多努力,在编写上更是精益求精、不断查新,始终秉承着严谨求实的态度,力求为广大从事新生儿护理专业的新入职护士、专科护士及进修护士呈现一本实用的新生儿护理专著,在此对她们这种严谨的科学态度表示最诚挚的感谢!但由于知识水平及时间有限,难免出现遗漏及错误,欢迎广大读者提出宝贵的意见及建议,我们将进一步修订及完善,希望再版时以更加完善的内容呈现给读者。

主 编

2017 年 10 月

目　录

上篇　新生儿安全与管理

下篇　新生儿常见护理技术操作

上　篇

新生儿安全与管理

第一章

新生儿病房安全评估及管理

导读与思考：

　　病人安全优先是全球政府、医疗机构以及医务人员追求的基本原则。病人安全就是减少各种医疗差错及不良事件的发生，尽量杜绝医疗事故发生。新生儿科是发生医疗差错及不良事件的高风险科室，加强新生儿病房安全评估、进行针对性培训及预防、利用质量管理工具改进临床质量是保证新生儿护理安全的重要措施。

　　1. 什么是医疗差错？什么是医疗不良事件？什么是医疗事故？

　　2. 国内外新生儿科病房有哪些不良事件？

　　3. 如何使用 STEP 保持安全意识，评估工作环境是否安全？

　　4. 新生儿重症监护病房的工作环境会对病人的安全产生哪些影响？

　　5. 作为新生儿病房的护士，如何在诊疗护理过程中预防医疗护理差错？

　　6. 可以使用哪些质量管理工具实施护理质量管理？

第一节　新生儿病房患者安全概述

　　根据世界卫生组织（WHO）的报道，在全世界，每 10 个病人就有一个医疗差错发生。20 世纪 90 年代由美国政府组建的美国卫生保健研究和质量机构（Agency for Healthcare Research and Quality，AHRQ）对美国医疗质量现状进行调查后于 1999 年发布了一个里程碑式的报告《人类容易犯错，应该构建一个更加安全的医疗保健系统》。这份报告披露了在美国每年因医疗差错导致 98 000 人丧失生命，耗费的医疗费用高达 290 亿美元。我国红十字协会报道，每年因医疗伤害导致 40 万人非正常死亡，而大众认为死亡率很高的交通事故在同一期间致死的人数仅为 10 万人。可见医疗差错对患者及社会的危害极大。预防医疗差错，保证患者医疗安全需要政府、医疗机构、医务人员以及病人家庭及病人共同参与，也是医疗保健人员最基本的职责。下面就病人安全、不良事件、医疗差错及医疗事故的定义以及新生儿病房和新生儿重症监护室（neonatal intensive care unit，NICU）的安全进行描述。

一、病人安全与医疗差错

（一）病人安全

　　病人安全（patient safety）是针对医疗差错可能导致的病人死亡、伤害以及并发症等进行事前预防，是全球医疗系统、国家政府部门以及医务工作者都必须放在第一位进行优先考虑的事，是医疗管理的核心。保证病人安全需要从预防差错、暴露差错和减轻差错导致的后果等方面进行全方位管理。

(二) 关于医疗差错的概念

1. 不良事件(adverse events) AHRQ 对不良事件的定义为：指发生在医院的与病人疾病无关的非预期的事件，这些事件使病人受伤或造成伤害。

不可预防的不良事件(unpreventable adverse event)：是指由于当今知识无法预防的并发症造成的不利事件。

近似错误(near miss)：虽有差错，但通过及时发现及干预，未对病人造成伤害及后果的事件。

系统差错(system error)：差错并非由个体行为造成，而是由包括诊断或治疗过程中的一系列行为和众多因素造成的可以预见的结果。

2. 医疗差错(medical error) 关于什么是医疗差错国内外尚没有标准定义。美国医院管理研究所(IOM)认为差错是计划行动失效，医疗差错是当今医学知识可以预防的不良事件或近似失误。我国国务院 1987 年颁布的《医疗事故处理办法》对医疗差错的描述是：虽有诊疗护理错误，但未造成病员死亡、残废、功能障碍的。

3. 医疗事故(medical malpractice) 我国《医疗事故处理条例》对医疗事故的定义为：医疗机构及其医务人员在医疗活动中，违反医疗卫生管理法律、行政法规、部门规章和诊疗护理规范、常规、过失造成患者人身损害的事故。国内关于医疗事故分级标准为：①一级医疗事故：包括一级甲等医疗事故即造成患者死亡，及一级乙等医疗事故如重度残疾。②二级医疗事故：造成患者中度残疾、器官组织损伤导致严重功能障碍。③三级医疗事故：造成患者轻度残疾、器官组织损伤导致一般功能障碍。④四级医疗事故：造成患者明显人身损害的其他后果。其中与护理密切相关的四级医疗事故有局部注射造成组织坏死，成人大于体表面积 2%，儿童大于体表面积 5%。

二、新生儿病房安全概述

(一) 新生儿病房及 NICU 是高风险科室

新生儿病房尤其是 NICU 是医疗差错发生的高风险科室，其原因包括 NICU 环境的独特性及复杂性，新生婴儿的脆弱性、易损性以及疾病的严重程度。尤其是胎龄小于 32 周，出生体重不足 1500g 的早产儿，因其生长发育极其不成熟，并发症多且疾病严重，需要更多的医疗监护及干预，如药物治疗、心脏监护及呼吸支持、营养支持等措施。新的医疗技术本身有很多不确定性，也是医疗安全的危险因素。

(二) 国外 NICU 的不良事件发生现状

据国外文献报道，美国 NICU 的不良事件主要包括医院感染、静脉注射渗漏、意外脱管、颅内出血以及脑室缺血、身份识别错误、用药错误等。美国的一项研究显示出生时胎龄在 24~27 周的早产儿与足月儿比较，前者发生医疗差错的概率是 57%，而后者仅仅是 3%。一项针对 15 个 NICU(美国 14 个，加拿大 1 个)随机调查的 749 个安全图表显示，每 100 个住院患儿发生不良事件的概率是 74 次，在这些不良事件中，10% 导致死亡，23% 导致永久性伤害，40% 导致临时伤害，7% 需要实施挽救生命的干预措施。分析认为，这些不良事件的 56% 是可以预防的。

(三) 国内 NICU 及新生儿病房医疗不良事件发生现状

根据我国卫生行政部门通报以及各医院发生的不良事件及文献报道，国内新生儿病房及 NICU 主要存在的护理不良事件包括：抱错婴儿、丢失婴儿、坠地、压疮、烫伤、用药错误、静脉注射渗漏或局部皮肤坏死、胃食管反流或呕吐物误吸导致的呼吸暂停、心动过缓甚至窒息、猝死、各种非计划性拔管(如气管插管导管、中心静脉导管、各种手术引流管等)、医源性皮肤损伤、医院感染暴发事件、导管相关性血流感染、奶源污染、红臀、尿布皮炎等。其预防措施将在相应章节进行阐述。

三、医疗差错的原因及医疗安全管理

（一）医疗差错的原因

国外研究认为不良事件的发生只有 20% 属于个人原因,而 80% 则为系统原因。医疗系统的每个人对于保证病人安全都是有责任的。

（二）医疗安全管理

1. 系统管理

（1）政策干预:严格遵守国家关于医疗安全的相关法律法规,规范医疗行为是保证病人安全的重要前提。美国联合委员会以及美国医疗事故顾问委员会于 2002 年针对患者安全问题提出了国际病人安全目标用于病人安全管理,目前已成为全球医疗行业规范执业行为、保证病人安全的公认标准。

（2）前瞻性识别:对造成医疗差错的风险进行前瞻性识别,可通过不良事件报告、近似不良事件报告、网络资源通报(如卫生行政部门通报、网络通报)、医疗文献报道等多渠道进行学习,分析风险发生的原因以吸取经验教训。

2. 临床干预　医疗机构一旦识别相关风险,必须采取相应措施进行干预。使用基于证据的临床干预措施或流程再造,落实人员培训,提高医护人员医疗安全防护的意识及能力,从而降低差错的发生。

3. 管理经验的借鉴　将其他行业如航空业先进的管理经验用于医疗安全管理,进一步提高医疗安全管理水平。

四、国外 NICU 的安全管理策略介绍

（一）团队建设与安全文化

团队策略与绩效管理工具及病人安全管理(team strategies and tools to enhance performance and patient safety,Team STEPPS)是由国防部和健康研究与质量机构合作发起的一项改革项目,旨在改善病人安全及构建高效可信的团队。他们认为团队的核心能力包括四个方面。

1. 领导能力　组织、构建、促进团队工作,制定工作目标并清晰地传达到每一位员工。对需要协助完成的项目制订计划并作出决策。允许团队成员提出质疑及对不同意见发表看法。管理化解矛盾及冲突,收集反馈意见。对结果进行信息分享,能实施有效的人力资源管理,与员工进行有效沟通交流及平等分配工作量。管理策略包括使用工作简报、集束化管理及信息反馈。

2. 安全意识　评估影响病人安全的工作环境及相关因素。

（1）团队成员胜任力评估:评估团队成员彼此之间的不足,取长补短,纠正团队成员的错误,确保遵守法律法规、规章制度及操作规程。

（2）工作环境评估:使用 STEP 保持安全意识及评估工作环境是否安全。①S:status,即评估病人状态(包括生物 - 心理 - 社会状况评估)。②T:team,即评估团队成员的状况,包括职业倦怠、超负荷工作、工作压力大、是否有药物滥用现象、操作技能水平、工作绩效、是否掌握用药相关知识、团队成员的基本需求如饮食及排便等。③E:environment,即评估工作环境是否有影响病人安全的不良因素,包括组织的信息是否通畅、对病人的分诊是否正确、仪器设备及转运设备状态、急诊入院、光线及噪声对工作人员及患者的影响等。④P:progress,即评价是否达到预计目标,病人的护理是否正确;病人护理计划及干预是否告知家人;病人的干预及治疗是否及时完成等。

3. 团队协助　有效的团队协助可以消除或降低工作压力,工作繁忙时能提供相互支持及协助,排除发生错误的危险因素、提供建设性意见及积极的反馈、对规章制度中的不安全因素提出质疑,积极支持病人,建立良好的工作关系。

4. 沟通交流 提供直接、简明扼要、合情合理、及时的沟通交流。不遗忘、拖延、忽略一些信息的改变,以便团队成员之间以及护患之间有效沟通交流。

(二) 国外 NICU 安全管理实施方案

1. 系统管理

(1) 政策干预:制定红线规则(red rules)以保证系统的可靠性。即对偏离基于证据的、清晰的、可以测量的、通过组织与员工进行沟通及交流后制定的操作规程及规章制度、常规,应严格遵照执行,任何人违背均为零容忍。

(2) 前瞻性干预

1) 通过对病人及环境的风险评估分析进行前瞻性管理,预防错误的发生。

2) 不良事件管理:①建立不良事件管理及报告系统:通过不良事件管理及报告系统,如匿名专业的内部报告系统和网站及强制性的组织机构、州政府及全国病人安全外部报告系统,对不良事件进行报告、追踪及预防,识别近似错误,预防错误发生。同时,借不良事件报告系统披露不良事件作为全国各地医疗机构的学习资源,给医务人员创造学习机会,总结经验教训,防止类似错误再犯。②建立错误报告的奖励及惩罚措施:医院通过错误报告的奖惩机制,可促进不良事件的上报,促进护理质量的提高。如果医院从来没有不良事件上报,保险公司将停止对医院医疗费用的支付。

(3) 系统改进或流程再造:①采用电脑录入医嘱以及条码扫描打印以降低用药错误的发生;②通过单间设计及床旁交接班降低工作环境中的危险因素如噪声,促进以患者及家庭为中心的护理;③制定及使用系列安全启发核查单,实时核对,保证护理过程及操作过程的安全;④通过持续质量改进和人体工程学改进质量及处理争端。

2. 基于证据的临床干预

(1) 循证实践证明通过手卫生管理以及中心静脉置管及机械通气的集束化管理可以有效降低新生儿医院感染的发生。

(2) 出生时的标准复苏以及出生后黄金小时(出生后 1h)的稳定可以有效降低新生儿的死亡率,降低慢性肺部疾病的发生以及缩短住院时间。

(3) 通过人力资源管理及情景模拟训练可提升护士的素质,保证护理安全。

3. 管理工具的应用

(1) 失效效应分析模式(failure mode effect analysis,FMEA):通过风险评估对不良事件进行前瞻性预防及控制。

(2) 根本原因分析(root cause analysis,RCA):对已发生的不良事件进行事件还原、分析,找出根本原因进行干预。

(3) 随机安全分析工具包以及安全核查单(random safety analysis toolkits and checklists):可以预防过程中的偏差,从而预防不良事件发生。

(4) 公正文化模式(The "Just Culture" Model):在承认人性容易犯错的基础上提升责任心,旨在确保遵守国家法律法规、医疗系统的规章制度及操作规程;确保个人价值观与组织的价值观保持一致,区分无意的以及粗心大意不良后果的行为;创造学习机会,从别人呈报的不良事件中进行学习,总结经验教训;促进公开、公正、透明及科学管理;制定对系统及个体的安全管理规则。

(三) 国外关于患者安全管理实施的建议

1. 无论是医疗机构系统还是医务人员个体都必须有病人安全优先的意识。

2. 承认个人及系统都有可能存在缺陷,即使是最好的医院及医务人员都有可能犯错。正确对待犯错,加强管理,加强责任心,总结经验教训,避免类似错误再发生。

3. 向现状提出挑战,做一个现实变革推动者。在工作中需要善于发现存在的不足并给予持续改进。

4. 对护理单元的安全需要有警醒意识,进行风险评估,积极提供各种条件满足安全需要。

5. 对安全相关人员进行培训及绩效奖励。

6. 当有问题出现时领导者与员工通过直接交流解决问题。

7. 记录及汇报病人护理方面存在的偏差及失误。所有的不良事件的发生都可能有先兆,通过回顾及分析,可以进行有效预防。

8. 促进以病人及家庭为中心的护理,收集有用的信息,倾听患者家属的意见,尊重家属的意愿。

9. 在实施护理、使用仪器设备及操作时,避免为了节约时间不按操作规程进行。如在使用药物时必须进行条码打印及腕带扫描及查对。

相比国外,国内医疗系统的安全管理因体制、政府的支持力度、管理观念等的不同而有所区别。国内尤其是在护理人力资源配置及仪器设备的配置方面均相对落后,维护医疗安全对临床护士具有更大的挑战。

要 点 荟 萃

1. 医疗事故分四级,与护理密切相关的四级医疗事故为局部注射造成组织坏死,坏死体表面积成人大于 2%,儿童大于 5%。

2. 国内新生儿病房及 NICU 存在的护理不良事件主要包括:抱错婴儿、丢失婴儿、坠地、压疮、烫伤、用药错误、静脉注射渗漏或局部皮肤坏死、胃食管反流或呕吐物误吸导致的呼吸暂停、心动过缓甚至窒息、猝死、各种非计划性拔管(如气管插管导管、中心静脉导管、各种手术引流管等)、医源性皮肤损伤、医院感染暴发事件、导管相关性血流感染、奶源污染、红臀、尿布皮炎等。

3. NICU 安全管理工具包括:失效效应分析模式、根本原因分析、随机安全分析工具包及安全核查单、21 世纪公正文化模式。

(苏绍玉　程　红)

第二节　新生儿重症监护病房工作环境与病人安全

国外很多学者通过对成人病人的研究已证实,医院工作环境与医护人员的服务质量及病人的临床结局密切相关。良好的医疗工作环境不仅可以提高医务人员的工作满意度,也可以提高护士的留任率及改善护理质量。新生儿重症监护病房(NICU)是医院的高风险科室之一,其工作环境是医务人员为患儿提供照护活动的重要载体,NICU 的工作环境与住院患儿的安全及结局息息相关。因此,更多关注 NICU 的工作环境,从环境空间布局设计出发,充分考虑周围环境如噪声、照明控制、流程设置、人员配置等与病人安全有关的因素,才能更好地提供照护服务,促进病人临床结局的改善,保障病人安全。本节将着重阐述 NICU 工作环境与患儿安全的关系。

一、NICU 工作环境的概述

(一) 工作环境的定义

根据国外学者 Hoffart 和 Lake 等人的定义,工作环境指的是组织机构具备的一系列具体或抽象的特征,主要涉及员工感知到的组织机构里促进或阻碍其专业实践的组织架构及其内部流程。因此,工作环境包括两个最理想的类型,物理环境和专业环境。

(二) NICU 工作环境

1. 定义　根据工作环境的定义,NICU 工作环境是指新生儿重症监护病房具备的一系列具体或抽象的特征,主要涉及医护人员感知到的 NICU 里促进或阻碍新生儿照护实践的组织架构及其内部流程。

2. 类型　NICU 工作环境是新生儿专业人员传递医疗照护活动的重要载体,也包括 NICU 的物理环境与专业环境两种类型。

(1) 物理环境:主要涉及 NICU 具备的一些具体特征,是 NICU 提供医疗服务的基本设施保障,包括:①布局,如各功能区的位置、空间相邻、是否符合医院感染预防及控制,如清污路线是否合理、房间的布局是否符合感染性患儿与非感染性疾病患儿的照护、是否配备足够的洗手设施等。②内部空间设计,如各种设施、固定装置、材料如氧源、压缩气源、负压吸引装置、电源插座、各种仪器设备如呼吸机、输液泵、蓝光治疗仪等。③室内环境,如噪声、通风与空气净化、照明、气味等。物理环境的设计是一个潜在的因素,对病人的安全将产生直接或间接的影响。

(2) 专业环境

1) 定义:指 NICU 所具备的一些抽象特征,即由专业人员之间构成的组织关系特征,这是促进 NICU 医疗服务活动正常开展的组织保障。实施医疗照护的专业人员主要包括医生和护士。而护士作为直接照护患儿的一线专业人员,承担了更多的照护角色,如改善患儿的健康与维持病情稳定状态,维护输液管道的完整性,帮助家属做好照护角色及向出院过渡的准备,因而,护士能从一个更独特的角度去报告与服务质量及病人安全密切相关的 NICU 工作环境状态。更多关注护理工作环境,将有利于促进患儿安全。

2) 测量:护理工作环境属于抽象特征,对其测量应用最早的工具是由国外学者 Lake 于 2002 年编制的护理工作指标的实践环境量表(practice environment scale of the nursing work index, PES-NWI),该量表在 2004 年国际安全论坛会上得到一致赞同,之后在全世界范围被广泛应用。量表包括 31 个条目,主要从护士参与医院活动、照护质量的护理基础、护士的领导与支持、护士配置与资源充足、护士医生关系等 5 个维度测量护士对护理工作环境的评价等级。前两个维度是基于护士个体层面的测量,后面三个维度是基于科室整体层面的测量。

二、NICU 物理环境与病人安全

(一) NICU 物理环境造成的病人安全隐患

NICU 的物理环境是医护人员进行医疗护理活动的主要场所,病区的设计在很大程度上会影响患儿安全,例如,NICU 的病区设计缺陷将有可能导致婴儿丢失。同时,NICU 的物理环境也可通过影响医护人员的满意度及留任率,从而间接影响护理质量与病人安全。物理环境、医务工作人员、病人安全之间存在的关系如图 1-1 所示。

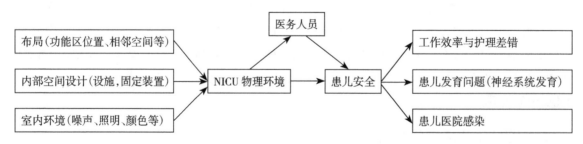

图 1-1　NICU 物理环境与病人安全的关系

1. NICU 内布局对护士工作效率的影响　病室布局是影响 NICU 所有方面(如病人隐私、舒适与安全、医务人员工作条件等)最重要的设计因素。而护士、医生等专业人员的工作是传递病人照护的重要活动,由许多复杂的医疗活动或任务构成,如对病人的直接护理 / 重要的谈话沟通 / 表格绘制 / 接入信息系统等。所以,当这些工作发生变化以后,很多医院若没有重新考虑医院及病室的物理环境设计应该随之改变,结果就会直接导致医务人员的压力增加,工作效率降低,从而影响病人安全。

(1) 常见的病室单元布局:常见的病室布局有放射状型、跑道型。James 与 Tatton-Brown 等人已确认至少七种医院单元布局,包括开放式或南丁格尔式、走廊式或欧式、双工或纳菲尔德型、跑道或双走廊型、庭院型、十字型、集群型和径向型(放射状型),具体见图 1-2。

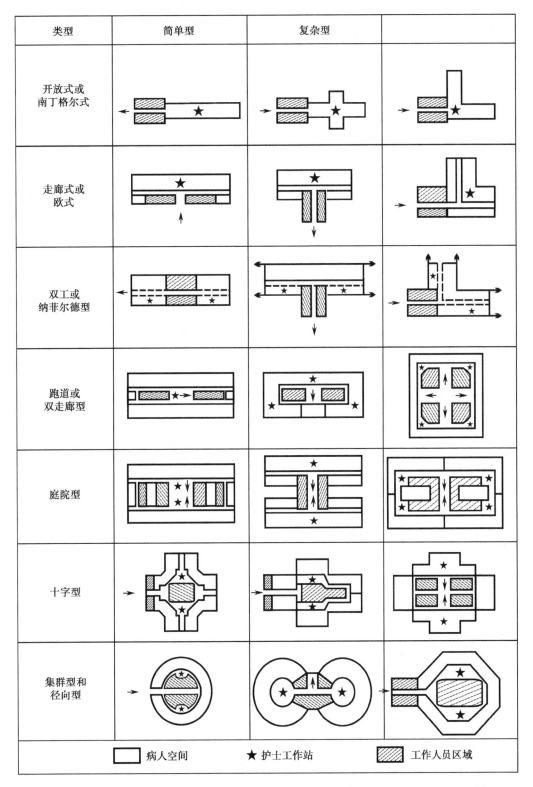

图 1-2　常见的医院病室单元布局

(2) 病室单元布局对护士工作效率的影响

1) 护士工作时间的耗费:护士的很多工作时间耗费在行走之上。Bauer 等人调查了 16 名护士的 37 个班次,结果发现普通病房每班次每个护士平均行走 6260m,而 ICU 的护士平均行走 8260m。Burgio 等人的研究发现护士工作时间的 28.9% 耗费在行走,而这仅次于花费在病人护理上的时间比例(占 58.9%)。

2) 不同的病室布局对护士工作时间耗费的影响:国外有较多研究表明,不同的病室布局(如单走廊型或双走廊型)会影响护士总共耗费的行走时间。比如,Sturdavant 的研究表明,与单走廊型的布局相比,放射状型的布局可减少护士的行走步数,即使两者在病人照护方面的时间耗费无差异。Shepley 等人的研究表明与矩形病室单元相比,护士在放射状型布局的病室里行走的步数明显下降(7.9 步 / 分 VS 4.7 步 / 分)。此外,也有研究证明通过改变病室布局而减少的行走耗费时间与病人护理时间的增加是有关联的。过多的行走时间耗费不仅会增加护士倦怠而且直接降低了护士对患儿的照护时间,从而影响护理服务质量。

2. 大房间的设计与对患儿安全的影响　国内 NICU 的床位设置多以大房间设计为主,每个大房间能放置多间床位;并辅以少量单间病房,用于安置需单间隔离的病人。大房间的床位设计,在一定程度上可以节约护士人力,但主要存在以下问题。

(1) 增加医院感染发生率:Ulrich 等人通过文献回顾发现有 120 个研究结果揭示医院感染与环境设计有关。空气传播与接触传播是病人通常发生医院感染的两个主要途径。文献资料报道医院的物理环境设计即通过以上两个途径影响医院感染的发生率,且有证据显示医院感染发生率低的地方都具有共同的特征,即良好的病房空气质量及单间设计病房,而不是大房间设计。

1) 空气传播隔离受限:对于有空气传播的疾病,大房间的设计不利于进行空气传播隔离。

2) 增加接触传染的机会:大房间的设计会增加病人与病人、病人与物体表面的接触,从而增加病人的接触感染机会;当病人出院后,大房间的整体去污处理效果不如单间病房,也相应会增加物体表面成为病原宿主的机会。此外,大房间的洗手设施设置便利性也不及单间病房,这在一定程度上也会降低医护人员的洗手依从性,增加接触感染风险。

(2) 增加用药错误风险:Ulrich 等人通过文献回顾发现,3 篇具备严格科研设计的研究结果揭示,照明度、工作的中断或注意力分散及无充足的操作空间等 3 个物理环境中的重要因素,与发生药物开具及药物配送错误密切相关。大房间的病房设计允许多个病人同住一间,操作空间有限,操作也可能会被频繁打断,从而增加药物用错对象的风险。

(3) 增加噪声及光线对患儿的不良影响。

3. NICU 内的噪声对患儿临床结局的影响

(1) 噪声的来源:噪声通常是分贝较高而且不必要的声音。NICU 的噪声主要来源有两类:① NICU 内的仪器、设备、人员活动等产生的噪声,如对讲机、电话、报警、床位移动、气流输送管、高频机械通气、手推车、洗手流水、人员谈话等。②环境物体表面的声音反射。环境中的墙面、地面、屋顶等表面材质硬,对噪声产生反射而非吸收作用。噪声被反射后会传播一定距离,再通过走廊传入病人房间,在更大面积内影响患儿和工作人员。噪声被反射后还可能形成回声、重叠及引起很长的混响时间。

(2) 噪声对患儿临床结局的影响

1) 影响神经系统发育:在过去的 30 年中,NICU 的物理环境已得到较多关注。Als 早在 20 世纪 80 年代的研究已提高了人们对早产儿神经系统发育状态重要性的认识以及对 NICU 常规工作可能导致的不良事件的关注。胎儿在孕 28~30 周时形成睡眠和正常的睡眠周期,这对早期的感觉发育,以及形成能对早期感觉系统发育产生支持的永久性的神经生理周期非常重要,同时,也对建立长久的记忆、学习非常重要。而许多国外学者的研究已表明,NICU 物理环境中的高水平噪声、照明、气味以及在无眠的 NICU 环境里不能让患儿维持正常的生理节律等因素对患儿的神经系统发育发挥着潜在决定性影响作用。此外,Graven 等人的相关研究也表明,NICU 的背景声音如果持续超过 60 加权分贝(A-weighted decibels,dBA),将干扰患儿从背景噪声水平中区别语音、语言、音乐以及其他一些有意义的环境声音的能力。

2) 引发临床不良事件:人类对声音的敏感度从 0dBA 开始,当分贝超过 120~140dBA 时,会产生不舒适甚至疼痛。有研究表明,过多的噪声刺激会导致早产儿产生负面的生理反应,如呼吸暂停、心率、血压、血氧饱和度的波动,长时间大量的噪声刺激还可能会增加发生听力丧失、异常的脑部和感觉发育的风险、言语障碍及情绪发展障碍。

4. NICU 内的照明对患儿临床结局的影响

(1) NICU 的照明类型及意义:NICU 的常见照明类型有四类,包括持续的明亮照明(continuous bright light,CBL)、不规则的暗光照明(dimmed light,DL)、接近黑暗的照明(灯照强度 5~10lux)(nearly darkness,ND)以及循环照明(照明 12h 和关灯 12h)(cycled lighting,CL)。NICU 的照明对新生儿及工作人员都非常重要,它可提供以下作用:①为临床操作的可视化提供必要的照明。②影响生理节律周期。③在一定程度上为工作人员、患儿家属及来访者展示了医院的服务及先进性水平。

(2) 照明对患儿临床结局的影响

1) 照明对胎儿的影响:胎儿在母体内时,周围环境中不同强度的光照及声音会通过子宫传导至胎儿,这种声光的刺激具有生理节律性,对胎儿生理节律周期的养成具有重要作用。

2) 照明对新生儿的影响:目前国内大部分的 NICU 采取的照明方式为持续的明亮照明、不规则的黑暗照明或接近黑暗照明,以及这两种方式的不规律结合。虽然至今有关 NICU 及新生儿康复病房里面不同种类的照明方式会产生的潜在益处或风险还没被明确定量,但已有学者报道上述两种照明方式会产生的影响。①持续的明亮照明:国外学者 Rivkees 等人的报道表明,持续的明亮照明与患儿的压力有关,因其可造成患儿活动增加、睡眠减少及心动过缓。②不规则的黑暗照明或接近黑暗的照明:其原理主要来源于模仿子宫的照明环境,但是这种照明方式却忽略了早产儿需处于一个相对黑暗,但又富于听觉、触觉及动觉的感官刺激的环境中才能良好发展的事实。此外,让早产儿持续处于黑暗的环境中也剥夺了患儿本应该在整个胎龄成长中应获得的昼夜交替的信息。

3) 照明对医疗安全的影响:早在 1995 年,国外学者 Roseman 等人发现医院里所有给药错误中的 58% 是发生在一年当中日照光线较少的第一个季度。

(二) NICU 的物理环境设计策略

当新建或改建一个 NICU 病区时,应把病区的安全设计放在首位,并把 NICU 的房间设计作为病人整体安全项目中的一部分,以此保证新生儿的人身安全。一方面,NICU 的物理环境设计应从系统长远发展的观点和目标出发,以此设置病房的功能、服务范围、空间利用、床单位空间需求、人员需求以及与病房服务任务相关的其他基本信息。另一方面,应同时考虑降低物理环境对 NICU 危重新生儿及早产儿的不良刺激,以减少短期内对患儿神经系统状态的影响及远期发育影响。

1. NICU 疗愈性环境的设计理念　疗愈性环境是指一个能为健康结局或医疗照护过程提供积极影响作用的物理空间。依据环境心理学的压力学说,越脆弱的人,对周围挑战性的物理环境就更敏感。NICU 中的早产儿显然是一个特别脆弱的群体。因此,设计 NICU 的物理环境时就应特别谨慎。同样,医务人员对于良好环境的需求也不能被忽略,因为处于医疗照护环境中的医务人员也充满压力感,不适宜的环境同样会导致医务人员身心的高消耗,从而影响病人照护,进而威胁病人安全。国际医疗质量和医疗机构评审联合委员会(The Joint Commission on Accreditation of Healthcare Organizations,JCAHO)通过对护士的调查也发现医院物理工作条件、支持与补偿是导致护士流动与倦怠的关键因素。因此,通过改善工作环境,提供支持性环境是缓解护士压力与倦怠、提高工作效率、保障病人安全的重要措施。

2. 布局设计需考虑的原则　NICU 的布局设计需从病人及医务人员层面考虑需注意的问题,主要包括以下几方面。

(1) 安全保证:①减少护士护理病人时进出病房的次数。②控制台应设置在离进入患儿区域最近及可直接直视的地方,所有来访者都必须经过控制台才能进入病区。③清污路线清楚,足够的房间及洗手设施,符合医院感染预防及控制要求。

(2) 工作效率保证:NICU 不断提高的医疗技术手段增加了治疗对于物理空间的需求,而实施医疗照护工作的有效性在一定程度上受物理环境及工作空间的影响。

1) 患儿床单位周围可用空间要求:White 撰写的 NICU 设计的推荐标准中提到,每个患儿床单位的周围可用空间(除去洗手池、吊塔、通道)应至少达到 $11.2m^2$,以满足设置患儿家属在床旁的休息区域。如果是单间的病房设计,病房内应预留不小于 2.4m 宽的无阻碍通道,以便于紧急情况下医疗设备及人员的进出;如果是多床位的房间设计,每个床位之间应预留 2.4m 的空间,包括 1.2m 的相邻通道。国外学者 Sue 等人的研究也表明 NICU 患儿暖箱周围的平均空间需求应达到 $13.5m^2$,如果加上储物、流通功能,其平均空间需求将上升至 $18.46m^2$。国内《新生儿病室建设与管理指南 2009 年(试行)》也要求新生儿监护病室为了满足患儿医疗救治的需要,无陪护病室每床净使用面积不少于 $3m^2$,床间距三个边不小于 1m。有陪护病室应当一患一房,净使用面积不低于 $12m^2$。

2) 去中央化的设置:护士工作时间的 28.9% 花费在了行走之上,包括拿取物资、设备及找人。因此,部分医院改变了过去将物资集中存放在一独立的中央位置的设计特点,而采取去中央化的设置,即将护士站及病人所需的物资、设备放在邻近患儿病房之处,从而减少护士行走的时间,将更多的时间用于病人照护。

3. 单间设计　单个病床设计的房屋布局是大约 20 年前提出的设计理念。目前,随着以家庭为中心的照护理念根植人心,单间病房的设计也越来越被更多医院在新建病区时采纳。单间的病房设计最大化地满足了以家庭为中心的需求,保护了家庭隐私,提高了沟通满意度,在一定程度上也减少了医院感染的发生。

4. 环境噪声的控制

(1) 允许的声音分贝:普通的谈话声音分贝水平为 50~60dBA。

1) 患儿区域:NICU 设计推荐标准委员会于 2012 年修订了 NICU 环境暴露的噪声推荐指南,认为 NICU 内的患儿及家属休息区域的联合持续的背景声音不应超过 45dBA,1 小时的 L10(L10 是指噪声未超过 1 小时内声音总体水平 10% 的分贝值)不超过 50dBA。此外,为避免声音对人体造成压力,Lmax(Lmax 指的是在 1 小时内监测到的最高音频的单个声音分贝数)不能超过 65dBA。

2) 工作人员及活动区域:联合持续的背景声音不应超过 50dBA,1 小时的 L10 不超过 55dBA,此外,为避免声音对人体造成压力,Lmax 不能超过 70dBA。

(2) 减少噪声的具体措施

1) 吸音材料的应用:NICU 房屋的屋顶、墙壁、地面建造时应选用吸音较好的材料,保证周围环境不产生较高的背景噪声及吸收噪声。

2) 减少噪声产生的活动:如及时回应电话铃、报警;禁止在暖箱周围谈话及敲击暖箱;选择发声较小的水龙头;穿软底鞋等。

3) 创造安静时间(quiet hour):在 NICU 里面实施“安静时间”,即每日在治疗较少的时段保证安静 1 小时,在这一小时内所有医务人员减少说话、走动,避免不必要的操作等,为患儿赢得安静休息、不被打扰的时间。

5. 环境照明的设计

(1) 提供正常的照明:①安装可调节光照强度的开关及迅速关灯的总开关。②患儿区域的照明亮度也应该可调节,达到 10~600lux。③环境中的照明用光照强度不高于 500lux。④每个床单元应增加独立的操作照明,光照强度不低于 2000lux,且能够最优化调节,以保证未被操作的患儿不接受过高的光线刺激。此外,操作照明可设立在墙壁或暖箱上,让患儿周围的工作空间最大化,也减少可能的锐器损伤。

(2) 提供昼夜交替功能的光线照明:光线是人体感知一日昼夜交替所能依靠的最主要的环境刺激源,这种功能远不同于光线所提供的照明功能。

1) 循环照明方式的选择:国外学者 White 撰写的 NICU 设计的推荐标准中提到,对于极早早产儿,暴露于光线中并没有可证实的益处。但当胎龄超过 28 周以后,有部分证据证明白天循环的光线照明对早产儿有潜在的益处。目前还没有统一的指南用于定义循环照明的时间及光照强度。一般采用的是 12 小时照明及 12 小时关灯。

2) 循环照明的好处:国外学者 Morag 等人以循环照明对 NICU 早产及低出生体重儿的影响为研究主题做了一个 Cochrane 系统评价。该系统评价纳入 6 个研究,424 名早产儿及低出生体重儿,对 CL 及 ND 进行比较。结果发现,虽然在第 3 个月或第 6 个月的体重、视网膜病的发病率方面,两者的差异无统计学意义,但在住院时间方面,CL 组患儿的住院日较 ND 组明显缩短[均值为 −13 天,95%CI(−2,−23)],差异有统计学意义;而且有一个研究报道 CL 组的患儿在校正胎龄 11 周时的哭吵时间少于 ND 组[均值为 −0.57h/24h,95%CI(−1.09,−0.05)],差异也具有统计学意义。除此之外,纳入的另 2 项研究比较了 CL 与 CBL 的差异。其中一项研究(纳入 41 例早产儿)的结果表示,与 CBL 组患儿相比,CL 组患儿在 3 个月校正胎龄时的体重较重,且每 24 小时中处于觉醒的时间相对较少,差异具有统计学意义;一项研究表明(纳入 41 例早产儿)机械通气时间较短[均值差 −18.2d,95%CI(−31.40,−5.0)],差异均具有统计学意义;一项研究(纳入 41 例早产儿)的结果表明 CL 组患儿达到第一次经口喂养的时间较短[均值差 −6.8d,95%CI(−13.29,−0.31)],差异具有统计学意义。

3) 循环照明的实施:①白天的照明可利用人工照明及不被遮挡的窗户透光照明,同时不遮挡暖箱,以此达到 200~500lux 的光照强度。②夜间,窗帘需用黑暗的窗帘遮挡,调暗灯光或关掉灯光,光线照明度低于 30lux。当需要强光照明操作时,用眼罩遮挡患儿的双眼。

4) NICU 光照的注意事项:①光线强度可随时调节:无论是自然光线还是人工照明,其光照强度均能在需要时即可调整为高暗度。②光线的显色指数不低于 80,域面积指数不低于 80,不高于 100,以保证医务人员能较好地识别患儿皮肤颜色,这对 NICU 患儿的病情观察非常重要。③每个病室应具备至少一个可接触自然光线的入口,但患儿区域也应避免自然光线或人工照明光线的直接照射(操作照明除外)。

三、NICU 专业环境(护理工作环境)与病人安全

由前所述,NICU 的专业环境是指由专业人员之间构成的组织关系特征。NICU 中的主要专业人员包括医生和护士。而护士作为直接照护患儿的一线专业人员,是医疗照护人员中重要的组成部分,也承担了更多的照护角色。因此,本部分内容主要从护理工作环境方面阐述 NICU 专业环境与病人安全之间的关系。

(一) 护理人力资源配置对病人安全的影响

提到护理工作环境对病人安全的影响,护理人力资源配置常常是被首要考虑的影响因素。

1. 护士短缺与病人安全 护士短缺是一个全球性问题,且日趋严峻,而这也将直接威胁病人安全。国际医疗质量和医疗机构评审联合委员会(The Joint Commission on Accreditation of Healthcare Organizations, JCAHO)早在 2002 年的报告中指出,护士的短缺已将病人的生命安全置于威胁之中。JCAHO 回顾了自 1996 年以来的 1690 份病人死亡和受伤的医院报告,发现这些报告中 24% 的案例存在护士短缺问题。国内也有资料表示,81.5% 的护理缺陷是由组织缺陷引起,而田敏等人的研究也证实,在影响病人安全的护理组织因素中,护理人力资源配置的权重占到 0.361,说明护理人力资源配置是影响病人安全的重要因素。

2. NICU 护士人力短缺与病人安全 关于成人 ICU 的护理人力资源配置,国外已有学者研究报道,病人安全不良事件(包括病人死亡)的发生是与护理人力资源的低配置与高工作量相关。但有关 NICU 护理人力资源配置对患儿安全结局影响的相关报道却较少见。国外有部分学者研究了 NICU 护理人力资源配置产生的影响,但大都关注的是短期结局,如人力资源配置对能达到的血氧饱和度目标的影响,对于护理人力资源配置与病人死亡结局之间的关系讨论还存在一定争议。国外学者 Michael 等人的系统评价纳入了 7 项研究,了解 NICU 护患比与患儿临床结局的关系。结果发现,有 3 项研究均指出低护患比与患儿高死亡率相关,而

有 1 项研究的结果正好相反。但无论怎样,清楚地认识护理人力资源配置或护理工作量与患儿临床结局之间的关系,会对临床实践、组织机构及政策制定产生诸多方面的影响。

(二) 护理人力资源配置比例的推荐建议

基于证据的护理人力资源配置标准有助于促进病人安全,一方面降低不良事件的发生率,另一方面降低医护人员的职业倦怠感,减少人员流失造成的护士短缺以及对病人安全的间接影响。

1. 护患比 目前国家尚没有新生儿科护理人员配置标准的文件或指南,病房人力配置的标准主要参照的是卫生行政部门《三级儿童医院评审标准》(2011 年版)的要求,即新生儿特别护理病房护士人数与病人数之比应当大于 0.6∶1 以上(目前存在争议,有的认为应在 0.8∶1 以上),NICU 护患比为(1.5~1.8)∶1。但实际上不同地区、不同性质医疗机构 NICU 救治病人的疾病严重程度有所差异,不同时段护士工作量的分布也有所不同,上述标准只为病房的整体护士人力配置提供了参考,但对病房做具体的人力资源调配管理的指导还存在一定局限性。国外的人力资源设置有更具体的标准,如美国新生儿科 NICU 每班护患比均为 1∶2,也就是每个护士每班只分管2 个患儿,且根据科室设置及规模还配备了适当数量的助理护士、呼吸治疗师、营养师、药师、儿童医疗辅导师以及高级执业护士(advanced practice neonatal nurse, APNN)。但目前国内 NICU 这些岗位的人员设置还处于起步阶段,只有个别三级甲等医院有些配置如呼吸治疗师、药师及营养师,但数量都非常少。此外,美国加利福尼亚州发表的一份关于护士人力资源配置的声明也表示,根据科室的不同,护患比有所不同,儿童病房中,任何时候的护患比都应该是 1∶2,产房中任何时候的护患比均为 1∶2,产后病房只照顾产妇时,护患比可为 1∶6。

2. 人员配置要求

(1) 护理负责人的要求:按照原卫生部《新生儿病室建设与管理指南》(试行)要求,三级医院和妇幼保健医院新生儿病室护理组负责人应当由具备主管护师以上专业技术职务任职资格,且有 2 年以上新生儿护理工作经验的护士担任。二级医院和妇幼保健医院新生儿病室护理组负责人应当由具备护师以上专业技术职务任职资格,且有 2 年以上新生儿护理工作经验的护士担任。但随着新生儿重症医学的发展以及人民群众对健康的高要求,对护理负责人的要求会更高。

(2) 护士资质要求:新生儿病室护士要相对固定,经过新生儿专业培训并考核合格,掌握新生儿常见疾病的护理技能、新生儿急救操作技术和新生儿病室医院感染控制技术。但目前还没有相关指南提出,构成NICU 护理人力资源配置应具备的最优化的各层次学历及专业技术职称护士所占比例,以此产生最优质的护理服务及最大化保证病人安全。

要 点 荟 萃

1. NICU 工作环境是指新生儿重症监护病房具备的一系列具体或抽象的特征,主要涉及医护人员感知到的 NICU 里面促进或阻碍新生儿照护实践的组织架构及其内部流程。主要包括:①物理环境:布局、内部空间设计、室内环境。②专业环境:指 NICU 所具备的一些抽象特征,即由专业人员(医生和护士)之间构成的组织关系特征。

2. NICU 物理环境对病人造成的安全隐患包括:①NICU 内布局对护士工作效率的影响。②大房间的设计对患儿安全的影响。③NICU 内的噪声对患儿临床结局的影响。④NICU 内的照明对患儿临床结局的影响。

3. 护理人力资源配置要求主要包括两个方面:①护患比:新生儿特别护理病房护士人数与病人数之比应当大于 0.6∶1 以上,NICU 护患比为(1.5~1.8)∶1。②人员配置要求:护理负责人的要求和护士的资质要求。

(万兴丽 李小文)

第三节　新生儿病房护理诊疗风险环节与护理管理

根据国际病人安全目标,并结合我国新生儿病房及 NICU 的具体情况分析,在新生儿诊疗护理过程中如果存在系统管理问题,没有建立安全文化及安全环境,没有制定完善的规章制度、职责以及规范的流程,就会出现安全防范意识不足,防范措施不当,从而导致不良事件的发生。因此,全面评估新生儿病房的护理安全风险环节,对入住新生儿科的所有高危新生儿采取防范措施进行普遍预防非常必要。下面将结合新生儿病房的护理服务特点及病人十大安全目标,对新生儿护理安全风险环节的识别及干预进行阐述,以便医护人员进行针对性预防。

一、正确进行身份识别,防范抱错婴儿或丢失婴儿

抱错婴儿或丢失婴儿是严重的医疗事故。即使在美国,仍然有身份识别错误的报道。据报道,美国医院新生儿科的身份识别错误占 NICU 不良事件的 11%。身份识别错误常发生在入院登记、出院办理、给药及外出检查等关键环节。医院一旦发生抱错婴儿或丢失婴儿的不良事件将给孩子及其家庭带来无法弥补的终身伤害。因此,医疗机构应严格落实身份识别制度及查对制度,制定相应的流程,在任何诊疗环节中尤其是重点环节都必须实施身份识别及查对措施,对抱错婴儿及丢失婴儿实施零容忍。

1. 风险环节识别　患儿入院、日常诊治及护理、外出检查以及出院等医疗护理环节是容易出现抱错婴儿的风险环节。医院的系统管理如安保系统以及科室的安保系统及管床医护人员的疏忽可能导致丢失婴儿。

2. 护理管理措施

(1) 安全目标:无抱错婴儿及丢失婴儿事件发生。

(2) 防范措施:落实身份识别制度及查对制度,提高医务人员对患儿及监护人、陪伴家属以及外来人员身份识别的准确性,防止抱错婴儿及丢失婴儿。

(3) 具体措施

1) 入院时确认腕带信息:入院时凭入院证信息打印或手工填写两个腕带,与家属共同确认患儿姓名、登记号 / 住院号、床号、性别、入院时间等信息正确后,及时佩戴腕带(一般依据男左女右的习惯,手、脚各系一个腕带),同时做好床头卡,与腕带内容相符。登记家属有效证件(身份证或军官证等)号码及电话号码。

2) 操作中核查腕带信息:遵照《患者十大安全目标》里至少同时使用两种患者身份识别方法的原则,新生儿的身份识别可采用姓名、登记号 / 住院号。入院后进行各种检查、治疗、护理操作时都应首先确认患儿身份正确,仔细查对患儿手、足腕带上的姓名、登记号 / 住院号信息与检查单或执行单的信息相符。当有一个腕带脱落时应双人查对后补戴,并每班确认两个腕带同时存在。

3) 出院时的患儿信息确认:护士先根据患儿入院时填写的家属有效证件确认家属身份,再与家属共同查对腕带上的姓名、登记号 / 住院号、性别与出院证明信息相符,并仔细检查全身皮肤黏膜完好,双方在新生儿出院查对记录单上签名确认后方可抱走患儿。

4) 保证通道安全:①新生儿病房的通道应实施门禁系统管理,许可进入的工作人员有权限级别。②进入病房的外来人员需进行身份核实并登记。③加强工作人员通道安全的培训,提高警惕,对不认识的外来人员有询问职责。④护士每班清点患儿数量,并清楚患儿的流向。

二、规范用药管理,防范用药错误

1. 风险环节识别　从医嘱下达(或医嘱转抄)、医嘱执行、经药房配药、发药至病房的暂时储存、护士进行药物配制及药物使用,任何一个环节出错都可能发生用药错误。

2. 护理管理措施

（1）安全目标：尽量杜绝用药错误，及时识别及纠正近似错误。

（2）防范措施：①建立查对制度、身份识别制度以及药物管理制度。②根据制度以及药物的特殊性，制订相应的管理规范及药物使用流程，对医务人员进行相关培训。③一线医务人员在诊疗护理时严格落实以上制度。

（3）具体措施

1）用药前查对及评估：给药前核对患儿身份（手腕带及脚腕带）、床头卡，确认患儿身份正确，并评估药物的使用与病情相符合，核对医嘱的正确性以及药师发放药物的正确性。

2）用药时的三查八对：①落实三查，即操作前、操作中、操作后查；八对，即核对姓名、登记号/住院号、床号、药名、剂量、浓度、时间、给药途径。②执行静脉给药及口服特殊药物时风险较高，需双人查对并签字，以提高用药的安全性。

3）确保药物名正确，防止用药混淆：①确保药物标签清晰易读，对于药名相似、包装相似、读音相似的药物，分开存放并做好标识。② 10% 氯化钾、10% 氯化钠等高危药品应单独存放，且有红色标识，建议病房一般不留基数，需要时由药房配送。

4）确保药物剂量准确及正确使用：①严格掌握新生儿常用药物剂量及换算方法，掌握特殊药物的不良反应，精确计算抽吸量。科室可制作特殊药物剂量速算卡，方便护士计算，减少记忆出错。②急救车上可附常用急救药物（如肾上腺素、多巴胺等）应用于不同体重新生儿的常用剂量，减少急救时计算错误。③可制作并悬挂特殊药物的配制流程于治疗室、护士站、治疗车等区域，方便临床使用。④做好多通道给药时的药物标记，有条件的医院利用信息化技术防范用药错误，如使用药物条码扫描及条码打印。此外，应用不同颜色清晰地标识各类型管路，如动脉通道的输液泵、输液管及三通管全部使用红色。⑤准确记录输入量，加强对输液泵及推注泵的运行状况监测，查看输液速度是否正确，输入量是否吻合。

三、加强特殊用药管理，减少静脉注射渗漏导致的皮肤损伤

1. 风险环节识别　静脉输液或静脉注射均有可能发生液体渗漏。尤其是通过外周静脉输注高浓度电解质液、强酸、强碱药物及血管活性药物等时易发生。极低或超低出生体重儿、各种疾病致循环灌注不良者及危重新生儿等是发生静脉注射渗漏的高风险人群。

2. 护理管理措施

（1）安全目标：杜绝因严重渗漏导致的局部皮肤坏死及致残性损伤，尽量减少渗漏导致的其他危害。

（2）防范措施：使用渗漏风险高的药物时严格掌握应用指征，合理选择给药途径及给药方式，针对药物特性制订相应规范，并对人员进行相关培训。

（3）具体措施：详见第二章。

四、妥善固定各种导管，防范非计划性拔管

1. 风险环节识别　对带有各种管道的患儿（如气管插管、外科引流管、中心静脉导管等），在进行日常医疗护理的过程中，如体格检查、体位改变、各种操作等环节以及患儿烦躁的情况下均有可能发生非计划性拔管。

2. 护理管理措施

（1）安全目标：尽量降低气管插管、中心静脉导管、胸腔闭式引流管、腹腔引流管等管路的非计划性拔管率。其中尤以气管插管的非计划性拔管危害最大，可以直接导致病人因窒息死亡或因严重的低氧血症致全身多器官组织损伤。重新插管也会增加气管黏膜损伤以及感染的发生率等，增加并发症及住院时间，增加住

院费用等。根据美国循证研究显示,儿科病人可以接受的气管插管非计划拔管率为每100天机械通气日发生1次非计划性拔管,但国外NICU的实际非计划性拔管率为每100天机械通气日平均发生2.2~4.8次。我国对一所三级甲等儿科医院的气管插管非计划性拔管的调查为儿科病儿为每100天机械通气日发生1.77次,按非计划拔管数与插管人数比为11.2%,其中新生儿发生气管插管非计划性拔管率更高,为25%。

(2) 防范措施:制定各种管路的护理操作规程,并加强培训,预防非计划拔管;制定非计划性拔管的应急预案。

(3) 具体措施

1) 妥善固定各种导管:规范各种管路的固定方法,外科性引流管路可采用双固定法,减少外力牵拉。每班查看并记录各种管道的外露情况(如气管插管导管外露长度、外周中心静脉导管外露长度,做好标识,班班交接),发现异常,及时报告处理。

2) 保持患儿安静:分析患儿烦躁的原因并给予相应干预措施如非营养性吸吮、安抚等,必要时适当约束或使用镇静剂。

3) 必要时双人操作:对于留置管路较多的危重新生儿,在进行体位变动、基础护理、敷料更换等时操作难度较大,容易引起管道牵拉而脱出,最好双人完成,一人固定管道,一人操作,减少脱管风险。

4) 及时巡视:及时巡视患儿情况,观察有无非计划拔管预兆如固定胶布被分泌物浸湿,管路外露长度超过正常、患儿烦躁等,并给予及时干预。一旦发生导管脱落,按应急预案处理流程进行处理。如有创机械通气患儿出现烦躁、有哭声或皮肤青紫、经皮血氧饱和度下降、双侧呼吸音不对称等异常情况则提示气管插管脱出可能,应立即积极处理。

五、做好皮肤黏膜保护,防范医源性皮肤损伤

1. 风险环节识别 无创辅助通气鼻塞的应用、敷贴或胶布的粘贴固定不当、帽状腱膜下血肿的加压包扎等均可对新生儿造成医源性皮肤损伤。此外,极低及超低出生体重儿、低蛋白血症引起全身水肿、昏迷等患儿是发生医源性皮肤损伤的高危人群。

2. 护理管理措施

(1) 安全目标:尽可能避免医源性皮肤损伤的发生。

(2) 防范措施及具体措施详见第五章。

六、落实消毒隔离制度,防范新生儿医院感染及暴发流行

1. 风险环节识别 医护人员以及其他工作人员在任何工作环节未严格执行消毒隔离措施都有可能带来医院感染的发生,甚至引起院感暴发。

2. 护理管理措施

(1) 安全目标:新生儿医院感染发生率尽量控制在低线,国家对三甲医院的规范为不超过10%,杜绝医院感染暴发以及因医院感染导致患儿死亡的现象。

(2) 防范措施:严格落实《消毒技术规范》《手卫生规范》以及中华人民共和国关于《医疗机构环境表面清洁与消毒管理规范》等医院感染防控方面的行业标准,加强消毒隔离,积极防控医院感染。

(3) 具体措施:详见第四章。

七、规范喂养,加强监测,防止误吸致窒息、猝死

1. 风险环节识别 因新生儿的解剖生理特点决定所有患儿在住院期间都有可能发生反流误吸,导致呼吸暂停、心动过缓甚至猝死。早产儿、胃食管反流患儿、重症感染儿如新生儿败血症、新生儿重症肺炎以及各

种危重新生儿等是发生反流误吸的高风险人群,需要医护人员严密监护。

2. 护理管理措施

(1) 安全目标:杜绝因奶汁反流、呕吐物误吸导致新生儿猝死的发生。

(2) 防范措施:制定反流误吸的预防措施以及发生后的应急预案,并加强人员培训;加强对住院高危新生儿的监护及评估,密切观察患儿的生命体征尤其是血氧饱和度及面色,及时发现奶汁反流并按应急预案流程进行急救处理,保证患儿安全。

(3) 具体措施:①提高意识:新生儿病房的每个医护人员都应该意识到所有住院新生儿均有可能发生奶汁反流造成误吸窒息致死。②规范喂养操作:按时按量喂奶,选择合适奶嘴;喂奶时抬高头肩部喂养,喂毕拍背协助排出吞入的气体,取头高侧卧位,头偏一侧。③经口留置胃管:减少经鼻留置胃管导致的一侧鼻孔堵塞引起的通气障碍,妥善固定,防止胃管滑脱引起误吸,鼻饲喂养前先回抽确认胃管在胃内才注奶。④喂奶后加强巡视:至少每4~6分钟一次。对于有胃食管反流患儿、早产儿、极低/超低体重儿、重度窒息、重度肺炎、呼吸衰竭、重度硬肿症、腭裂等各种危重新生儿,更应加强巡视频次。⑤正确设置报警界限:建议对所有住院新生儿都用脉搏血氧饱和度仪或生命体征监护仪持续监测患儿经皮血氧饱和度、呼吸及心率,并设置安全报警线,听到报警及时评估患儿并积极处理。

八、做好患儿环境安全管理,防范坠地

新生儿坠地是严重的医疗事故。坠地可能导致患儿颅内出血、骨折、重要脏器破裂发生内脏出血等,严重者危及患儿生命。因此,医院及科室对坠地应实施零容忍。

1. 风险环节识别　患儿放在操作台上无人看护时、暖箱或蓝光治疗箱箱门打开未及时关闭又无人守护、将患儿放在辐射保暖台上未采取保护措施以及沐浴、磅体重、进行各种操作如给予气管插管、静脉穿刺、床旁拍胸片以及外出检查等环节防护不当均有可能导致患儿坠地。

2. 护理管理措施

(1) 安全目标:杜绝坠地发生。

(2) 防范措施:建立与实施新生儿坠地的防范制度及处理程序,加强对新入科室医护人员的安全培训及督查。

(3) 具体措施:①执行各种操作时需将新生儿置于安全环境,专人看护。②新生儿小床均设床挡。③用暖箱、蓝光治疗箱、抢救台时,及时关闭箱门、挡板。④对可能出现意外情况的新生儿使用安全约束带,如实施外周同步动静脉换血时。⑤定期对仪器设备进行维护,检查暖箱、辐射台、婴儿床等各部件是否完好,排除安全隐患。

九、做好高危人群的皮肤护理,防范压疮发生

1. 风险环节识别　昏迷、呼吸机机械通气患儿、出生体重<1000g、帽状腱膜下血肿急性期以及有水肿硬肿面积>50%(面积计算方法为头颈部20%、双上肢18%、前胸及腹部14%、背及腰骶部14%、臀部8%、双下肢26%)的患儿是压疮发生的高风险人群。

2. 护理管理措施

(1) 安全目标:杜绝可控性压疮的发生。

(2) 防范措施:制定预防新生儿压疮的规范流程,提高压疮预防意识。

(3) 具体措施:①保持患儿皮肤清洁干燥,床单位清洁干燥、无皱褶。②危重及特殊患儿的骨突处皮肤、受压部位可使用水胶体敷料(人工皮)保护。③行无创正压辅助通气治疗时应选择大小型号合适、柔软的鼻塞,并用水胶体敷料保护鼻部皮肤,每2小时松动鼻塞,减轻鼻部压力。④可采取柔软的床垫或自制的水枕、

水床,减少患儿皮肤受压。⑤每2小时翻身,检查患儿全身皮肤情况,并做好记录及交接班。

十、规范保暖,防范烫伤或低体温

1. 风险环节识别 凡应用加热设备或操作环节中保暖不当,均有可能造成保暖过度或不足,引起患儿烫伤或低体温。

2. 护理管理措施

(1) 安全目标:做好保暖,防止烫伤或低体温发生。

(2) 防范措施:建立与完善新生儿保暖制度,防止新生儿发生低体温、烫伤。

(3) 具体措施

1) 根据新生儿的胎龄、体重、日龄、病情选择合适的保暖设施,提供适宜的环境温度,使体表温度维持在36.5℃左右。

2) 正确使用各种加热仪器或设备:①正确放置加热设备的温度传感器(床温:感应面朝上,禁止物品遮盖;肤温:感应面紧贴皮肤),暖箱出入风机口禁止物品遮盖,防过度加热发生烫伤。②烤灯治疗时照射距离为30~35cm(灯泡40W)。以工作人员的手接近照射部位感觉热而不烫为原则,定时检查。③正确设置呼吸机湿化器的温度,确保呼吸机提供的吸入气体温度不超过37℃。④定期巡检仪器设备,发现故障或异常及时终止使用,立即报修。

3) 沐浴时维持室温26~28℃,保持水温38~42℃,关闭门窗。体温不稳定者如出生后不足24h、极低及超低出生体重儿出生后1~4周以及危重新生儿暂缓沐浴,予床上擦浴,减少沐浴散热等。喂奶时奶液温度维持38~40℃,手臂内侧试奶液温度热而不烫为宜。

4) 使用热水袋保暖时:应严格按操作规程进行,加入热水倒提不漏水,热水袋加布套,放置在包裹新生儿的绒子外,禁止直接紧贴新生儿皮肤放置,并且班班交接局部皮肤情况防止烫伤发生。

5) 各项操作集中进行,尽量开启暖箱或光疗箱的小窗进行操作,减少散热,维持箱内的温度恒定。自制水床时,用温热水,系好接头防漏水,放置于暖箱内褥褓垫下。

6) 住暖箱、辐射保暖台及蓝光治疗箱的患儿,应注意贴上肤温传感器,实时监测体温。同时密切监测患儿箱温,根据监测的体温调整箱温。

十一、加强奶源使用的全程管理,防范新生儿奶源污染

1. 风险环节识别 在配奶、送奶以及储奶、喂养过程各环节中未执行消毒隔离措施以及配奶、喂奶用具未严格消毒都有可能发生奶源污染。

2. 护理管理措施

(1) 安全目标:保证新生儿奶源的安全使用,不发生因为奶源变质、过期及污染导致的不良后果(腹泻、感染等),杜绝医源性奶源污染的发生。

(2) 防范措施:建立新生儿配方奶及母乳管理制度规范,防范奶源污染。

(3) 具体措施

1) 加强母乳喂养的宣教:教会家属正确采集母乳、保存、运送母乳的方法,防止母乳污染变质。母乳用储奶袋 / 储奶瓶盛装,每次以一次喂奶用的份量为单位贮存,并在容器上标明床号、姓名、挤奶日期和时间。运送母乳时将载有母乳的容器放入清洁防水袋内,防止容器直接接触冰块,并在保温盒内放入冰块,确保母乳低温储存。不接收在室温下放置 >4 小时,冷藏 >24 小时或污染的母乳。接收母乳后放入冷冻室保存,温度维持在 -16℃以下。运送的新鲜母乳温热后立即使用,量多者可放于冷藏室24小时内使用,未用尽者丢弃。

2) 配方奶现配现用:人工喂养时要求新生儿奶源尽量现配现用,配制奶液的器具及容器均应高压灭菌

消毒,严格按照无菌原则进行配制,配制后奶源在常温下放置时间一般不超过 2 小时,及时放置入 4℃冰箱储存,喂养前再次加温。应监测冰箱冷藏室及冷冻室温度并做好记录,发现异常立即评估奶源情况并积极处理。

3)冰箱的清洁消毒管理:每日清洁奶库冰箱,并用消毒液擦拭冰箱,每周对奶库冰箱进行彻底大消毒;定期做细菌采样检查消毒效果。

十二、规范早产儿安全用氧,防范氧中毒

1. 风险环节识别 早产儿进行氧疗者。

2. 护理管理措施

(1) 安全目标:尽量使用低氧浓度维持早产儿血氧分压的正常,减少因用氧过度导致的早产儿视网膜病及支气管肺发育不良。

(2) 防范措施:提高安全用氧意识,严格遵循卫生部《早产儿治疗用氧和视网膜病变防治指南》,防治氧中毒。

(3) 具体措施

1) 严格掌握氧疗指征:临床上有呼吸窘迫的表现,在吸入空气时,动脉氧分压(PaO_2)<50mmHg 或经皮氧饱和度($TcSO_2$)<85% 者,应给予吸氧。治疗的目标是维持 PaO_2 50~80mmHg,或 $TcSO_2$ 90%~95%。

2) 对早产儿尤其是极低 / 超低体重儿用氧时,一定要告知家长早产儿血管不成熟的特点、早产儿用氧的必要性和可能的危害性,取得家属的同意,签署知情同意书。

3) 建议采用空氧混合仪进行氧疗,给氧浓度视病情需要而定,调整氧浓度应逐步进行,以免波动过大。早产儿初步复苏时首选 30%~40% 的氧浓度,足月儿初步复苏时选用空气复苏,效果不佳时提高氧浓度。

4) 连续吸入氧浓度(FiO_2)60% 者不宜超过 24 小时,80% 者不宜超过 12 小时;纯氧不宜超过 4~6 小时,临床视病情而定。如患儿对氧浓度需求高,长时间吸氧仍无改善,应积极查找病因,重新调整治疗方案,给以相应治疗。

5) 在氧疗过程中,密切监测 FiO_2、PaO_2 或 $TcSO_2$,必要时进行血气分析。使用氧浓度测定仪进行监测时,按操作规范先进行定标,监测时将传感器放于新生儿鼻部附近,以得到患儿吸入氧浓度的准确值。

6) 凡是经过氧疗,符合眼科筛查标准的早产儿,应在出生后 4~6 周或矫正胎龄 32~34 周时进行眼视网膜病变(ROP)筛查,以早期发现、早期治疗。

十三、做好新生儿基础护理,防范不到位引起的问题

1. 风险环节识别 住院期间基础护理不到位或消毒隔离措施执行不佳都有可能发生结膜炎、鹅口疮、脐炎、尿布皮炎、皮肤糜烂等护理相关问题。

2. 护理管理措施

(1) 安全目标:尽量减少新生儿结膜炎、鹅口疮、脐炎、尿布皮炎、皮肤糜烂的发生率。

(2) 防范措施:制定基础护理质量标准及考核标准,加强环节质量控制,每日监测上述基础护理质量问题并记录、追踪分析发生原因,每月进行统计分析,制定整改措施并落实到护理工作中。

(3) 具体措施:①每班护士认真做好基础护理工作,包括新生儿眼部护理、口腔护理、脐部护理、臀部护理、新生儿沐浴 / 擦浴、床单位布类更换、体位更换、喂奶等。一旦出现有上述情况,必须及时报告护士长或护理组长,加强护理,并做好交接班。②护士长每日查房了解有无上述基础护理质量问题,检查护理措施是否恰当,并给予指导,分析发生原因并登记,追踪检查有上述问题时落实细节管理后的转归情况。

十四、密切观察患儿病情变化,防范病情恶化未能识别或未能及时识别

1. 风险环节识别　所有高危儿住院期间均有可能发生短时间内的病情急剧恶化,尤其合并颅内出血、严重感染、复杂型先天性心脏病以及生命体征不稳定的患儿,其病情的变化进展更快。

2. 护理管理措施

(1) 安全目标:及时发现病情恶化,及时汇报及处理,杜绝因患儿病情恶化而未及时发现延误急救时机事件发生。

(2) 防范措施:加强对患儿的监护及评估,制定病情评估流程及方法,加强病情评估及预见处理。

(3) 具体措施

1) 严密观察病情变化和生命体征:对分管的每个患儿每 4~6 分钟巡视一次,监测患儿的体温、心率、呼吸、血压、血氧饱和度;根据医嘱正确实施治疗、用药;准确测量 24 小时出入量;观察皮肤颜色是否改变(红润、青紫或苍白、黄疸)、管道是否通畅、各仪器状态是否正常等。

2) 将观察巡视贯穿于护理工作的各个环节中:在进行喂奶、换尿布、加药、经皮测胆红素、测微量血糖、吸氧、吸痰等操作时均可实施病情观察,做到时时留心,处处观察,养成善于发现问题、分析问题及解决问题的能力。如静脉穿刺时可了解患儿意识、对刺激的反应、穿刺部位血管弹性、凝血情况等;遵医嘱给药时可以了解患儿的用药情况及患儿用药后的反应等;喂养时注意观察患儿的吸吮、吞咽情况、胃内容物及消化情况,有无呕吐、反流、腹胀等。

3) 需重点监测的项目:①心率:当心率低于 100 次 / 分(心肌损伤除外)或低于 60 次 / 分需给予人工正压通气或胸外心脏按压、药物等处理。当患儿安静情况下心率持续大于 180 次 / 分往往是心力衰竭的表现,需要结合评估患儿呼吸、面色、肝脏大小、听诊心音、小便情况进行分析,积极应对处理。②经皮血氧饱和度(TcSO$_2$):新生儿正常值应维持在 95% 及以上。但如果给氧状况下至少应维持在 90% 以上。血氧饱和度的变化是病情发生变化最敏感的指标之一。发现 TcSO$_2$ 下降时,在排除患儿烦躁、传感器接触不良、光疗等干扰的情况下,首要评估患儿的呼吸、体位是否适当、呼吸道是否通畅、有无分泌物,同时观察皮肤颜色是否有相应变化,立即进行清理呼吸道以畅通气道,必要时给予氧疗等处理。③新生儿休克:新生儿休克的早期表现为精神萎靡、皮肤青紫或苍白、肢端凉、毛细血管充盈时间延长、心率增快等,进一步发展为血压降低等。发现有异常情况及时处理或立即报告当班护理组长、护士长或与值班医师及查房医师沟通,积极处理。

总之,医疗安全是当前医院管理中的重中之重,医院安全管理的最终目标是保证病人安全。护理工作作为医院医疗工作的重要组成部分,护理安全已成为衡量护理服务的重要质量指标。新生儿科由于其服务对象的特殊性及高风险性,在对住院期间的患病新生儿的日常诊疗护理过程中,需要护理管理者及从事临床一线护理工作的临床护士严格执行国家法律法规、医院及科室各项规章制度及操作规程,有预见性地进行风险评估及防范,持续改进护理质量,保证患儿安全,从而提高患儿的救治成功率及生存质量。

附:中国医院协会患者安全目标(2017 版)

目标一　正确识别患者身份

目标二　强化手术安全核查

目标三　确保用药安全

目标四　减少医院相关性感染

目标五　落实临床"危急值"管理制度

目标六　加强医务人员有效沟通

目标七　防范与减少意外伤害

目标八 鼓励患者参与患者安全

目标九 主动报告患者安全事件

目标十 加强医学装备及信息系统安全管理

要 点 荟 萃

1. 新生儿十四大安全目标:①正确进行身份识别,防范抱错婴儿或丢失婴儿。②规范用药管理,防范用药错误。③加强特殊用药管理,减少静脉注射渗漏导致的皮肤损伤。④妥善固定各种导管,防范非计划性拔管。⑤做好皮肤黏膜保护,防范医源性皮肤损伤。⑥落实消毒隔离制度,防范新生儿医院感染及暴发流行。⑦规范喂养,加强监测,防止误吸致窒息、猝死。⑧做好患儿环境安全管理,防范坠地。⑨做好高危人群的皮肤护理,防范压疮发生。⑩规范保暖,防范烫伤或冷伤。⑪加强奶源使用的全程管理,防范新生儿奶源污染。⑫规范早产儿安全用氧,防范氧中毒。⑬做好新生儿基础护理,防范不到位引起的问题。⑭密切观察患儿病情变化,防范病情恶化未能识别或未能及时识别。

(苏绍玉 胡艳玲)

第四节 新生儿科护理质量管理及持续改进

一、护理质量概述

1. 护理质量 护理工作质量直接关系到医疗质量和医疗安全,关系到人民群众的健康利益和生命安全,关系到社会对医疗卫生服务的满意程度。护理质量是指在临床护理工作中护理人员为病人提供护理技术服务和生活服务的过程及效果,以满足服务对象需要的程度。为病人提供安全、有效、方便、满意的护理服务是护士的职责所在。护理质量作为护理工作的基础和核心,是体现医疗机构管理水平以及护理人员理论知识、技术水平、工作态度和护理效果的总和。

2. 护理质量构成要素 1969 年美国著名学者 Donabedian 提出包括"要素质量 - 环节质量 - 终末质量"的三维质量结构模式,认为护理质量可以从护理结构、护理过程和护理结果三方面进行评价。要素质量的组成主要包括护理人力资源和环境结构方面;环节质量主要强调护理人员实施护理服务的环节行为及过程控制;终末质量以病人为取向,针对护理终末结果制定。这一理论模式被广泛应用于护理质量评价,是各国建立护理质量评价标准与指标的主要理论基础。

(1) 要素质量(结构质量):要素质量是完成护理工作所必须的基本要求和条件,是医疗机构护理队伍的基本结构情况。包括科室床位设置、护理人力资源的配置及管理(如护士数量、质量、职责、胜任力)、仪器设备配置及管理、符合人体工程的医疗环境设计、规章制度的建立以及流程的制定等。其中护士质量包括:①护理人员的人才梯队建设(如护士本科及以上学历构成比、护士专科工作年限、护士中级职称及以上职称构成比)。②护士的在职继续教育培训(如在工作中是否持续接受病人安全知识及理论培训、专科理论知识及专科技能的培训、急救知识及技能、新技术、新知识的培训以及护士的胜任力,护士机动库人力储备等)。按照实际病人数量配备足够的护士即足够的护患比、高素质的护理专科人才、规范系统的专科培训、必要充足的仪器设备及安全的环境、完善的制度及流程管理是提供优质护理质量的保证。

(2) 环节质量(过程质量):环节质量是护士按照工作或技术要求与规范执行实践活动的过程,也叫过程质量。护士在为服务对象提供护理服务的过程中是否严格遵照国家法律法规,认真执行各项规章制度,按照工作流程落实各项服务措施,做到及时、准确、安全、有效为患儿提供各种服务,包括对服务对象病情评估与记录、执行各种医嘱及用药、实施各种基础护理及专科护理、提供疼痛评估及各种支持护理、做好急救物品及一般物品管理、仪器设备使用及管理、消毒隔离及病人安全管理如预防用药错误、坠床、压疮、烫伤、静脉注射渗漏等。其中关键环节的护理措施如入院评估与急救、输血换血操作、中心静脉置管及机械通气患儿的集束化管理措施、预防导管相关血流感染及呼吸机相关性肺炎以及其他并发症、母乳喂养的管理与实施等都直接影响服务对象的终末护理质量。

(3) 终末质量(结果质量):结果质量是指护士为服务对象提供各种干预措施后呈现的效果与服务对象或其监护人的感受(满意度)。例如病人及其监护人满意度、母乳喂养率以及护理不良事件发生率(如病人身份识别错误、烫伤、用药错误、坠床、中心静脉堵管、导管相关性血流感染、医院感染、呼吸机相关性肺炎、红臀/尿布皮炎、静脉炎、静脉注射渗漏、医源性皮肤损伤以及非计划性拔管等的发生率)。其中护理质量还与医疗质量密切相关,如早产儿坏死性小肠结肠炎、早产儿视网膜病、早产儿支气管肺发育不良以及早产儿颅内出血等的发生率、患儿的急救成功率与死亡率、患儿平均住院日等。

要素质量、环节质量及终末质量三者互为因果,相互关联。终末质量的优劣与要素质量及环节质量密切相关。只有具备良好的要素质量方能提供优异的环节质量,方能获得好的终末质量。也只有优质的医疗护理质量方能减少患儿并发症、提高患儿急救成功率及生存质量。

二、护理质量管理工具

1. 护理质量管理 是按照护理质量形成过程和规律,对组成护理质量的要素进行计划、组织、协调和控制,以保证护理服务达到规定的标准和满足服务对象需要的活动过程。

2. 护理质量管理原则 高效管理原则包括化混乱为条理、变复杂为简单、人人有事做、事事有人管、简单工作丰富化。科室管理者可以采取各种创新行为调动小组成员及每一位护士的工作积极性,如将护士的职业规划与科室的业务发展、对病人管理等进行有机结合,充分发挥护士在护理实践中的创新精神与行为,并在工作中积极查找存在的不足,针对改进措施献言献策,共同管理好病房。

3. 质量管理工具及方法 包括 PDCA 循环、根本原因分析方法、失效模式与效应分析以及红线规则、品管圈等。根据具体的管理活动目的,选择不同的质量管理工具,对护理质量进行持续改进。

(1) PDCA 循环:被认为是质量管理的基本方法,是一种全面质量管理所应遵循的科学程序,最早由美国质量管理专家戴明提出,亦称“戴明环”。其步骤包括:①第一步,P(plan)计划,确定方针、目标及活动计划。②第二步,D(do)执行,实地去做,实现计划中的内容。③第三步,C(check)检查,总结执行计划的结果,注意效果,找出问题。④第四步,A(act)行动,对总结结果进行处理,包括成功经验和失败教训。未解决的问题放到下一个 PDCA 循环。因此 PDCA 四个过程是周而复始地进行。一般情况下一个循环解决了一部分的问题,尚未解决的和新问题进入下一次循环。

(2) 根本原因分析法(root cause analysis,RCA):是一种回顾性分析不良事件,寻找与不良事件发生有关的所有原因的一种方法。该方法强调整个系统及过程的改善,特别是对于事件发生的根本原因的寻找及改进,而非仅限于个人执行方面的检讨。RCA 执行步骤包括:①第一阶段:收集事件发生过程所有相关资料,列出事件流程时间表。②第二阶段:找出所有原因,分析根本原因。③第三阶段:找出发生根本原因相关的系统或流程问题。④第四阶段:设计及执行改善行动如对流程进行改进,加强培训及考核等。通常使用鱼骨图进行根因分析。

(3) 失效模式与效应分析(failure mode and effects analysis,FMEA):是一种专为医疗保健机构研发的前瞻性危机分析系统,用于持续质量改进,降低医疗风险以保证病人安全。包括 5 个基本步骤:①确定主题:针对医疗护理工作中存在的需要急需解决的问题进行风险评估。②组建团队:可以由多学科人员组成,如医生、护士、药师、呼吸治疗师、营养师、物理治疗师等组成。一般小组成员 6~10 人。③绘制流程图:对流程每个步骤进行编号。如果是复杂流程则找出关键环节,确定所有子流程并编号。④危害分析:通过头脑风暴找出所有子流程进行编号。利用风险指数分析确定高风险环节,对高风险环节进行决策树分析,最终确定采取的行动。⑤制定并执行措施,评价结果。FMEA 作为一种前瞻性分析方法,能够帮助护理人员系统评估和识别程序中的高危因素并进行改进,从而降低风险,预防不良事件的发生,保障病人安全。

(4) 红线规则(red rules):即工作中必须遵守的规则,如果出现偏差,必须停下来纠正,立即遵守规则。护理人员针对国家对医疗机构有关的法律法规必须遵守,同时对医院及科室制定的规章制度及流程也必须遵守。

4. 质量管理工具图

(1) 检查表或调查表(worksheet):是一种统计分析表,主要用于系统收集资料和积累数据,将数据制成图形或表格,进行统计整理并对影响质量的原因做粗略分析。

(2) 鱼骨图(cause-effect diagram):又称因果图、石川图,由日本管理大师石川馨先生所发明。它是表示质量特性波动与其潜在原因的关系,即表达和分析因果关系的一种图表。可以借鉴鱼骨图程序化的管理,发现安全隐患,提出问题,及时整改。

(3) 控制图(control chart):又称控制图法,指利用控制图对质量状态进行分析判断和控制。纵坐标表示质量特性或其样本统计量,横坐标表示样本序号或时间。在三条横线中,中间的横线称为中心线(CL),上面的虚线是上控制界限(UCL),下面的虚线是下控制界限(LCL)。图中的折线是把按时间顺序抽样所得的质量特性值描成“点”连接而成,如图 1-3。

(4) 排列图(pareto):又称帕累托图,由意大利经济学家帕累托提出,将质量改进项目从最重要到最次要顺序排列,寻找影响质量的主要因素,其原理是 80% 的问题仅来源于 20% 的主要原因。排列图由一个横坐标、两个纵坐标、几个直方图和一条曲线构成,横坐标表示影响质量的各个因素,按照影响程度大小从左到右排列;两个纵坐标中,左边的纵坐标表示频数,右边的纵坐标表示频率;直方形表示影响因素;曲线表示各影响因素大小的累计百分数,见图 1-4/ 文末彩图 1-4。

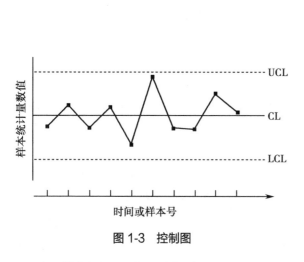

图 1-3 控制图

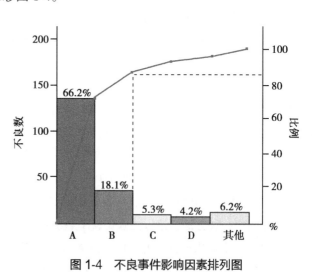

图 1-4 不良事件影响因素排列图

(5) 散布图(satter):又称相关图,用于分析两个变量或两种质量特性之间有无相关性以及相关关系如何的一种直观判断的方法,如图 1-5。

(6) 直方图(histogram):又称柱状图、质量分布图,是分析质量数据,判断和预测护理服务过程质量的一种常用方法。根据从护理服务过程中收集来的质量数据分布情况,画成以组距为底边、以频数为高度的一系列

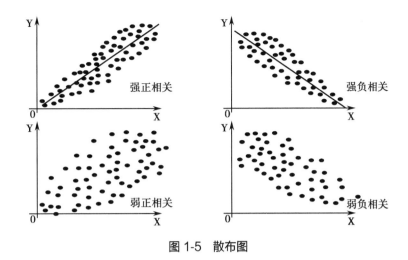

图 1-5　散布图

直方型矩形图,来反映护理质量的分布情况,判断和预测护理质量及不合格率,如图 1-6。

(7) 分层法(stratification):是整理质量数据、分析影响质量原因的一种重要方法。将收集的数据按其来源及性质、根据使用目的和要求加以分类,把性质相同、在同一条件下收集的数据集中归类,以便进行分析比较,从而发现问题,找到影响质量的原因。应用分层法的步骤:收集数据;将采集到的数据根据不同选择分层标志;分层;按层分类;画出分层归类图。

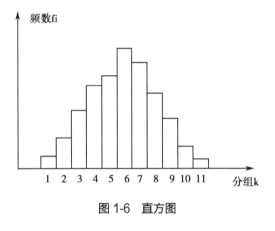

图 1-6　直方图

三、新生儿科护理质量管理

1. 要素质量管理

(1) 护患比:应根据科室的规模如实际收治患儿的数量与危重程度进行护士配置。发达国家的新生儿病房护士分工详细,各职责明确,配置中央监护站及监控人员,每班每个护士分管 2~3 个患儿,且仍有国家医疗管理者呼吁为提高危重新生儿的护理质量,希望每班每个护士只分管一个患儿。而在我国,虽然目前没有国家层面的新生儿科护患比具体要求,但在《新生儿病室建设与管理指南(2009 试行)》以及《2011 年三级甲等儿童医院评审标准》中均有所规定,即新生儿重症监护室(NICU)护患比为(1.5~1.8):1,新生儿特护观察病房护患比应≥0.6:1。每班每个护士分管危重患儿应少于 4 个,特护观察患儿应等于或小于 6 个。即便有此规范,但仍有部分医院因各种原因无法达到国内护患比的要求,影响了护理质量。

(2) 护士的岗位胜任力与在职培训:新生儿科护士的岗位胜任力特别是专科护理能力对新生儿护理质量有很大的直接影响。在美国,几乎所有的新生儿科均配有专门从事新生儿新入职护士以及在职护士的岗位培训师(educator)。岗位培训师不仅具有丰富的临床实践经验,且具有较高学历水平,多为护理硕士毕业,具有全面的培训能力,包括沟通及演讲技巧等。据参观交流时调查显示,一家发达国家的 NICU,实际收治患儿超过 50 个时,配有专职培训师 3 人。专职培训师的职责主要为新入职护士的培训以及在职护士培训,准备培训资料,实施集中培训以及考核。专职培训师还经常与护士长(manager)针对病房存在的问题进行沟通交流以便采取针对性培训。同时,科室规章制度以及流程的修订等也由专职培训师负责。通过培训师的集中理论、操作、规章制度以及流程等培训及考核后再将新入职护士交给临床一线护士进行一对一培训,直到考核新入职护士具备独立工作的岗位胜任力方可以单独上班。

（3）护士长的岗位胜任力：护理质量不仅取决于护理人员的素质和技术力量，更有赖于护理管理水平。对于新生儿科而言，护士长的岗位胜任力与新生儿科的护理质量密切相关。新生儿科的护士长不仅需要丰富的专科理论知识与技能，有风险管理意识，还需要较强的创新思维才能带领科室护士做好护理质量的持续改进。如何巧妙地将各项核心制度的落实与护理文件书写、临床护理操作有机结合，既缩短护士书写时间，同时又能留下证据可查，还能提高护士的工作效率等。如设置输血记录单、换血记录单、入院及出院核查记录单、表格式的护理观察记录单、PICC 维护记录单等，有效节约了护士时间及规范护士的书写记录，让护士有更多的时间直接为患儿服务。

（4）新生儿科的环境设计与护理质量也密切相关。

2. 环节质量管理 新生儿科环节质量既有基础护理质量，又包括专科护理质量。新生儿科需要保证安全的零容忍指标包括坠床、烫伤、抱错婴儿、丢失婴儿、严重用药错误发生率以及医院感染暴发。护理实践中一线护理管理者以及一线护士是否将保证患儿的安全措施落实于各个具体的细节之中，防范于未然是环节质量管理首先需要关注的。其次是基础护理及专科护理措施的具体落实。反映基础护理质量指标如红臀尿布疹等皮肤护理问题、输液渗漏、静脉炎、医源性皮肤损伤、医院感染发生率以及专科护理质量指标如母乳喂养率、中心静脉堵管率、气管插管非计划性拔管率、导管相关性血流感染发生率以及呼吸机相关性肺炎发生率等都与护理环节质量密切相关。

护士长应该坚持每日查房制度（护士长不在班时可以由护理质控护士替代），详细了解科室护理环节存在的问题以及制定改进措施。对于临床一线护理管理者来讲，护理质量检查不是去抓护士的差错，而是重点去关注护理工作中的薄弱环节及其相关因素。质量控制首先是制定并执行计划，有清晰及可以测量的指标，具备有效的资料采集渠道，采用科学的评价方式，有反馈及质量追踪。对环节质量的管理可以促进要素质量的改进，如通过存在的问题修订制度、流程或再次对护士进行相关培训等。护士长使用护士长日查房登记表，坚持每日查房并记录，不仅全面掌握病房动态，更清楚病房的重点关注对象，如护士长每日关注的患儿是危重急救患儿以及有护理并发症（输液渗漏、静脉炎、红臀等）的患儿，特殊感染患儿、呼吸支持患儿、换血患儿等。重点关注的护士是低年资护士以及质控护士的工作。这样，护士长能更好地发现护理工作中存在的问题，及时查找原因进行纠正，促进了护士长的环节质量控制，也促进护士的护理行为更加规范。同时还针对问题进行相关培训、修订流程以及设计相关表格加强督查、加强交接班等措施。如针对危重新生儿需要氧疗戴鼻塞以及极低超低儿医源性皮肤损伤发生率较高的现象，科室质量管理小组一起讨论分析了新生儿医源性皮肤损伤的高危人群、高危环节以及防范措施，加强对护士进行培训、同时制定查检表每日查检评估高危患儿、采取针对性指导预防、加强交接班等措施，使医源性皮肤损伤明显下降。针对非计划性拔管（气管导管）发生率较高的问题，护士长通过观察及广泛收集护士意见，一方面加强培训及监管，同时改进气管导管的胶布及固定方法，明显减少非计划拔管率，减少重插管概率，也减少了呼吸机相关性肺炎的发生率。

护士长将护理质量敏感指标纳入日查房监测过程中，同时科室每日负责质量控制的护士也将护理质量敏感指标纳入每日质控评估中。鼓励护士非惩罚性上报敏感指标涉及的内容，如红臀、静脉炎、用药错误及近似错误等。具体做法为对每个房间分管患儿的责任护士每班进行询问，并评估每个患儿，详细记录有发生护理并发症患儿的床号、登记号、姓名、发生经过，查看护士的护理措施是否妥当，并及时纠正偏差，随时追踪转归直到痊愈。每月对数据进行统计分析，一旦发现某一项关键指标超出了目标值，立即查找并分析原因进行整改，再复查是否达到预期效果。

护士长通过加强环节质量控制，护理管理者非常清楚科室存在的薄弱环节，通过不断地完善制度、修订流程、制定关键环节的质量目标、对护士进行针对性培训以及现场培训指导、加强督查等措施，持续改进护理质量，使患儿安全得到保证。

3. 终末质量管理 终末质量直接体现的是护理服务呈现的效果。新生儿科的护理终末质量指标多由新生儿科专科护理质量指标所代表。首先,终末护理质量指标的制定应具有:①客观性,即应从临床实际出发,如新生儿静脉炎发生率、静脉注射渗漏发生率等;②特异性,即指标能反映护理活动的重要方面,如母婴分离下母乳喂养率、红臀、尿布疹发生率等;③灵敏性,即指标能反映护理活动的实际质量;④可操作性,即指标在实际运用中应易于测量和观察;⑤简易性和层次性,即指标结构简单明了,量化方法简单,各级指标间体现概括与解释的关系,同层次指标相互独立又相互依存。如呼吸机肺炎发生率与气管插管非计划性拔管率、PICC堵管率与导管相关性血流感染率等。

4. 护理质量管理与持续改进　护理质量管理需要护士长、质量控制护士以及全体护士共同参与,才能及时发现护理实践中存在的问题,特别是通过发现环节质量中的问题、促进要素质量的改进,从而获得较好的终末质量。

(1) 通过护理质量管理能公平公正对护士进行绩效考核,从而有效规范护士的护理行为。应用每日查房表对病房患儿及每班护士进行全面巡检后,护士长熟悉科室患儿动态,护士分管患儿的数量、难度以及质量,随时可以进行人力资源的再分配,并关注重点护士、重点病人及细节护理,通过对护士分管患儿时是否做到熟悉病情、清楚治疗、巡视观察是否到位、基础护理措施落实情况、医院感染防控措施落实情况、专科护理措施落实情况及时执行医嘱、对有护理并发症的患儿及时汇报及处理、追踪有护理并发症患儿的效果等进行绩效评分。使每一项扣分及加分均有具体理由,使绩效考核公正、公开及透明,从而促进了护士的精细化护理,有效规范了护士的护理行为,保证了护理质量及患儿安全。

(2) 通过护理质量管理,指引护理人员共同关注病人的护理问题,避免了因护理人员的资质、专科水平的参差引起病人的护理成效迥然不同的后果。特别是当低年级护士在护理过程中不断得到护士长及质控护士的针对性指导,有助于帮助她们提高护理技能及对问题的处理能力。

要 点 荟 萃

1. 护理质量是指在临床护理工作中护理人员为病人提供护理技术服务和生活服务的过程及效果,以满足服务对象需要的程度。护理质量构成要素包括:①要素质量,护理人力资源和环境结构方面。②环节质量,强调护理人员实施护理服务的环节行为及过程控制。③终末质量,以病人为取向,针对护理终末结果制定。其中,环节质量管理非常重要,环节质量的高低不仅是要素质量高低的直接体现,而且还决定着终末质量。

2. 质量管理工具包括:PDCA 循环、根本原因分析方法、失效模式与效应分析、红线规则、品管圈等。质量管理工具图包括:检查表或调查表、鱼骨图、控制图、排列图、散布图、直方图、分层法。

(苏绍玉　胡艳玲)

参 考 文 献

[1]《医疗事故处理条例》起草小组. 医疗事故处理条例释义. 北京:中国法制出版社,2002.

[2] 吕略钧,高也陶. 美国医疗差错的概念、定义和特征. 国际医药卫生导报,2002,11:23-25.

[3] 中华人民共和国卫生部. 中华人民共和国卫生部令(第 32 号)—医疗事故分级标准(试行).http://www.moh.gov.cn/mohyzs/s3572/200804/18391.shtml. [2002-09-01].

[4] Haifa AS,Jacqueline MM,Whitney R. Patient Safety in the NICU.J Perinat Neonat Nurs,2000,25(2):123-1325.

[5] The Quality Interagency Coordination Task Force (QuIC).Doing what counts for patient safety:federal actions to reduce medical errors and their impact(report to the president).https://archive.ahrq.gov/quic/report/toc.htm. [2000-02].

［6］ Kohn LT,Corrigan JM,Donaldson MS. To Error is human:building a safer health system.Washington,DC:National Academy Press,1999.

［7］ Friese CR,Lake ET,Aiken LH,et al. Hospital nurse practice environments and outcomes for surgical oncology patients. Health Serv Res,2008,43(4):1145-1163.

［8］ Lake ET,Hallowell SG,Kutney-Lee A,et al. Higher Quality of Care and Patient Safety Associated With Better NICU Work Environments. Journal of nursing care quality,2016,31(1):24-32.

［9］ Rochefort CM,Clarke SP. Nurses'work environments,care rationing,job outcomes,and quality of care on neonatal units. Journal of advanced nursing,2010,66(10):2213-2224.

［10］ Lake ET. Development of the practice environment scale of the Nursing Work Index. Research in Nursing and Health,2002, 25(3):176-188.

［11］ Mahbub R. A decade of adult intensive care unit design:A study of the physical design features of the best-practice examples. Critical care nursing quarterly.2006,29(4):282-311.

［12］ Ulrich RS,Zimring C,Joseph A,et al. The role of the physical environment in the hospital of the 21st century:a once-in-a-lifetime opportunity. Concord:The Center for Health Design,2004.

［13］ Shepley MM,Davies K. Nursing unit configuration and its relationship to noise and nurse walking behavior:an AIDS/HIV unit case study. AIA Academy Journal,2003.

［14］ Joseph A ,Rashid M . The architecture of safety:hospital design. Current Opinions in Criticai Care,2007,13(6):714-719.

［15］ Warshawsky NE,Havens DS. Global Use of the Practice Environment Scale of the Nursing Work Index. Nursing Research, 2011,60(1):17-31.

［16］ White RD.Report of the eighth census conference on newborn ICU design. Standard 27-acoustic environment.http://docplayer.net/30200239-Recommended-standards-for-newborn-icu-design.html.［2012-01-26］

［17］ Shepley MM. Evidence-based design for infants and staff in the neonatal intensive care unit.Clinics in Perinatology,2004,31(2):299.

［18］ Als H. Toward a synactive theory of development:promise for the assessment and support of infant individuality. Infant Mental Health J,1982,3(4):229-243.

［19］ Stevens DC,Helseth CC,Khan MA,et al. Neonatal intensive care nursery staff perceive enhanced workplace quality with the single-family room design. Journal of Perinatology,2010,30(5):352-358.

［20］ Elander G,Hellstrom G. Reduction of noise levels in intensive care unit for infants:evaluation of an intervention program. Heart Lung,1995,24(5):376-379.

［21］ Gray L,Philbin MK. Effects of the neonatal intensive care unit on auditory attention and distraction. Clin Perinatol,2004,31(2):243-260.

［22］ Graven SN. Early neurosensory visual development of the fetus and newborn. Clin Perinatl,2004,31(2):199-216.

［23］ Schaal B,Hummel T,Soussignan R. Olfaction in the fetal and premature infant:functional status and clinical implications. Clin Perinatl,2004,31:261-285

［24］ Brown G. NICU Noise and the Preterm Infant. Neonatal network,2009,28(3):165-173.

［25］ Graven SN,Browne JV. Sensory development in the fetus,neonate and infant. Newborn Infant Nurs Rev,2008,8(4):169-172.

［26］ Graven SN,Browne JV. Sleep and Brain Development:The Critical Role of Sleep in Fetal and Early Neonatal Brain Development. Newborn Infant Nurs Rev,2008,8(4):173-179.

［27］ Morag I,Ohlsson A. Cycled light in the intensive care unit for pretermand low birth weight infants(Review). Cochrane Database of Systematic Reviews,2013,8.

［28］ Mark R. Lighting for caregivers in the neonatal care unit. Clin Perinatol,2004,31(2):229-242.

［29］ Rivkees SA,Halo H. Developing circadian rhythmicity in infants. Pediatrics 2003,112(2):373-381.

［30］ Roseman C,Booker JM. A seasonal pattern of hospital medication errors in Alaska. Psychiatry Res,1995,57(3):251-257.

［31］ Morris BH,Philbin MK,Bose C. Physiological effects of sound on the newborn. J Perinatol,2000,20(8):S55-S60.

［32］ Watts C,Trim E,Metherall J,et al. Neonatal transport—the comfort zone. Neonatal Transp,2008,4:27-31.

［33］ Occupational Safety and Health Administration(2011)OSHA fact sheet:laboratory safety noise. https://www.osha.gov/

Publications/laboratory/OSHAfactsheet-laboratory-safety-noise.pdf.［2014-01-02］

［34］蒋银芬.剖析缺陷根本原因构建安全护理文化.中国医院管理,2006,26(12):80.

［35］田敏,刘峰,陶俊荣,等.影响患者安全的护理组织因素及其权重分析.中华护理杂志,2014,49(6):696-699.

［36］Sink DW,Hope SAE,Hagardorn JI. Nurse:patient ratio and achievement of oxygen saturation goals in premature infants. Arch Dis Child Fetal Neonatal Ed,2011,96(2):93-98.

［37］Grandi C,Gonzalez A,Meritano J. Patient volume,medical and nursing staffing and its relationship with risk-adjusted outcomes of VLBW infants in 15 Neocosur neonatal network NICUs(in Spanish). Arch Argent Pediatr,2010,108(6):499-510.

［38］Wan XL,Feng XQ. A survey on the current status of pediatric nursing human resources in Sichuan province of China. Journal of Evidence-Based Medicine,2015,8(4):209-214.

［39］汪牡丹,成守珍,李佳梅.护理质量评价指标的研究进展.中国护理管理,2012,12(9):40-43.

［40］成守珍,汪牡丹,陈利芬,等.ICU护理安全质量评价指标体系的构建.中华护理杂志,2014,49(3):270-274.

［41］刘朝霞,高琼.护理质控网络化管理的实施.护理学杂志,2013,28(1):69-70.

［42］汤磊雯,叶志弘,潘红英.护理质量敏感指标体系的构建与实施.中华护理杂志,2013,48(9):801-803.

［43］赵燕,韩雪,王雪霞.追踪方法学在临床护理质量评价中的应用.护理学杂志,2014,29(14):61-63.

［44］田梅梅,段霞,施雁,等.护理管理专家筛选护理质量关键指标的质性研究.护理学杂志,2011,26(10外科版):12-16.

［45］王静,施雁.临床护理人员对现行护理质量考评评价的质性研究.现代临床护理,2013,12(1):7-9.

［46］张玉侠.实用新生儿护理学.北京:人民卫生出版社,2015.

［47］简伟研,么莉.我国护理质量宏观管理现况简析和展望.中国护理管理,2014,14(5):449.

［48］王红莲,程远.PICC护理质控敏感指标的建立与应用.现代医院管理,2015,13(5):77-79.

［49］许翠花,张玉侠,顾莺,等.儿科气管插管非计划性拔管现况调查与分析.中国护理管理,2013,13(1):36-39.

［50］李秋平,张国明,封志纯.早产儿治疗用氧和视网膜病变防治指南(修订版)解读.中华实用儿科临床杂志,2013,28(23):1835-1836.

［51］Samra HA,McGrath JM,Rollins W. Patient safety in the NICU:a comprehensive review. J Perinat Neonatal Nurs,2011,25(2):123-132.

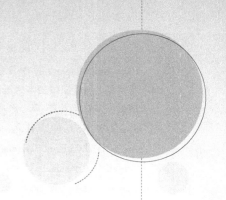

第二章

新生儿用药安全评估及管理

导读与思考:

　　由于新生儿自身因素以及药物的理化特性及毒性作用使新生儿在静脉输液时容易发生渗漏导致伤害。因此,护士应了解新生儿用药的特点,关注关键环节,用药过程中应采取防范措施,以减少用药对患儿的伤害,从而保证用药安全。

　　1. 新生儿用药有哪些特点? 如何选择正确用药途径及用药剂量以保证患儿安全?

　　2. 新生儿容易发生渗漏的高风险药物有哪些? 如何预防渗漏的发生?

　　3. 为减少发生渗漏带来的伤害,一旦发生渗漏应如何进行积极处理?

　　4. 新生儿静脉炎有哪些临床表现? 如何预防及治疗新生儿静脉炎?

第一节　新生儿用药特点

一、新生儿用药途径选择

　　1. 静脉注射　包括静脉推注及静脉滴注,是新生儿最常用的给药方式,能保证药物快速有效地进入血液循环。但静脉注射速度过快容易出现药物不良反应,而且一旦发生渗漏可导致局部皮肤坏死以及静脉炎。因此,静脉注射具有高风险渗漏的特殊药物需谨慎选择静脉通路,尽量选用中心静脉通道给药如外周中心静脉导管(PICC),以减少外周静脉给药风险。

　　2. 肌内注射　只能用于某些药物小剂量单次注射,如维生素 K_1、乙型肝炎疫苗以及乙型肝炎免疫球蛋白等。其他血管收缩剂(如肾上腺素)及需要重复多次使用的抗生素等应尽量避免肌内注射。肌内注射及皮下注射药物的吸收主要取决于局部的血流灌注及药物沉积在肌肉中的面积。新生儿尤其是早产儿肌肉组织少,局部血流灌注不足,在缺氧、低体温、休克等疾病状态下,肌内注射药物更不能有效吸收,容易造成局部硬结或脓肿以及局部药物蓄积。早产儿肌内注射吸收缓慢可产生"储库效应",此时机体血药浓度在较长一段时间缓慢升高导致出现药物不良反应。

　　3. 口服给药　也是新生儿常用的给药方式之一。但新生儿肠道给药时常因吸收问题可能达不到有效的血药浓度。新生儿常见的消化道问题如胃排空延迟、胃食管反流等均可影响药物的治疗效果。此外,合并支气管肺发育不良、充血性心力衰竭及腹泻时也会影响药物的吸收。所以重症患儿的给药途径一般不首选口服给药。

　　4. 其他给药方式　临床还有其他的给药方式。①气管插管给药:一般仅限于急救未建立静脉通道时使用。可以通过气道插管给药的药物包括肺表面活性物质、肾上腺素、利多卡因、纳洛酮以及阿托品,但该方式给药需要熟练掌握插管技术。②皮肤给药:如局部外用药物经皮肤吸收达到治疗效果。但新生儿及早产儿体表面积大,皮肤角质层薄,药物经皮肤吸收较成人快,有些药物经皮肤吸收容易发生中毒,特别是皮肤完整性受损时。如酒精擦浴可导致酒精中毒,新生儿发热行物理降温时禁忌使用酒精擦浴。

二、药物在新生儿体内的代谢特点

药物进入新生儿体内会经历吸收、分布、代谢以及排泄四个过程。

1. 吸收　不同给药途径确定了药物在体内的吸收速度。静脉注射是将药物直接注射入血液循坏,是药物吸收最快的方式。

2. 分布　药物的分布取决于局部组织或器官的血流量、体液的 pH、药物的理化特性以及药物与血浆蛋白的联结程度。新生儿脂肪含量低,脂溶性药物结合有限,在血浆中的游离药物浓度升高,容易出现药物中毒。而早期新生儿以及早产儿血 - 脑屏障发育不完善,脑组织富含脂质,游离药物容易进入脑组织出现神经系统不良反应。药物与血浆蛋白的联结是影响药物分布最重要因素。只有未与血浆蛋白联结的游离药物才具有活性。阻止药物与血浆蛋白联结的因素如酸中毒、黄疸可发生药物中毒。一些与胆红素竞争清蛋白连接点的药物可诱发或加重新生儿黄疸。

3. 代谢　体内大多数药物经过代谢转化为水溶性及离子化的代谢产物排出体外。肝脏是药物代谢的重要器官。新生儿肝脏功能发育不完善,对药物的清除能力有限,在疾病状态下如缺氧、黄疸、摄入不足时更明显。

4. 排泄　肾脏是新生儿药物排泄的主要器官。少部分药物由肠道、胆道以及呼吸系统排出。新生儿肾脏排泄能力有限,特别是缺氧及低血压造成肾小球血流量减少时更明显,容易导致药物在体内蓄积发生药物中毒。

由此可见,新生儿器官功能发育不完善,尤其在疾病状态下,可影响药物的吸收、分布、代谢以及排泄,无论任何一个环节受影响,均容易导致药物蓄积发生中毒或不良反应。因此,新生儿用药具有高风险性。

要 点 荟 萃

1. 新生儿用药途径包括:①静脉注射;②肌内注射;③口服给药;④其他途径给药:气管插管给药、皮肤给药。

2. 新生儿用药注意事项:①需反复多次给药时一般选择静脉注射,尽量避免肌内注射,反复多次肌内注射容易发生药物"储库效应",出现药物不良反应;②急救使用肾上腺素时,在静脉通道未建立前可选用气管插管给药;③新生儿皮肤给药吸收快,容易发生中毒,严禁使用酒精擦浴行物理降温。

3. 药物进入新生儿体内会经历吸收、分布、代谢以及排泄四个过程。新生儿药物代谢的主要器官是肝脏,药物排泄的主要器官是肾脏,当肝肾功能不全时容易导致药物中毒。

(苏绍玉　刘春华)

第二节　新生儿用药风险评估及护理管理

一、药物不良事件概述

1. 药物不良事件(adverse drug events)　用药错误与药品不良反应都属于药物不良事件。据报道,我国每年因为药品不良反应死亡的人数约有 20 万人,住院病人中有 10%~30% 发生药品不良反应。

2. 药品不良反应(adverse drug reaction,ADR)　是指合格药品在正常用法用量下出现的与用药目的无关的有害反应。ADR 是药品的自然属性,一般不需要承担相关责任;但需要用药者严格掌握用药指征,密切监测其不良反应,择其利,疏其弊。

3. 用药错误(medication error)　是指药品在临床管理及使用全过程中出现的任何可以防范的用药疏失,导致病人发生潜在或直接的伤害。用药错误为人为疏忽,当事人或其管理机构需要承担一定的责任。

全世界都存在药物不良事件。据报道,医疗失误中用药错误所占的比例为美国 24.7%,英国 22.2%,荷兰 21.4%,澳大利亚 19.7%,加拿大 17.3%,新西兰 9.1%。合理用药国际网络(International Network for the Rational Use of the Drugs,INRUD)中国中心组临床安全用药组自 2012 年成立,2 年来共收到 5000 余例关于用药错误的报告,可见用药安全问题是医疗系统需要高度关注的重要问题,需要采取多种有效措施进行防范以保证病人安全。

二、新生儿用药风险评估

(一) 新生儿是发生药物不良事件的高风险人群

新生儿各器官系统发育不完善,更容易受到因用药错误带来的伤害。根据美国报道,NICU 入院的每 100 个患儿药物不良事件的发生率是 13~91 人次。NICU 中使用的药物大多缺乏对新生儿药物治疗的证据,甚至是超说明书用药。药物使用的各阶段都可能发生药物不良事件,包括可预防和不可预防的,需要进行系统管理及建立用药安全文化。国外在新生儿重症监护病房对用药差错的流行病学和循证干预措施有更多的研究,以减少用药错误,改善病人安全。在努力减少小儿用药错误率中,美国儿科学会(AAP)开发了针对儿童和(或)新生儿的独特的研究。我国政府也高度重视用药安全管理,2011 年原卫生部颁布的《医疗机构药事管理规定》以及 2012 年颁发的《三级综合医疗机构实施标准评审细则》等均明确规定关于用药错误的报告及管理措施。INRUD 中国中心组临床安全用药组针对国内用药错误也提出了相应的管理对策。

(二) 新生儿用药错误风险环节

1. 医嘱下达错误及转抄错误

(1) 医嘱下达错误:医生的手写处方以及医嘱转抄是发生错误概率最高的用药错误。据报道,医嘱处方缺陷占儿童医院不良事件的 14%。其中,最常见的为医嘱开具药物剂量错误。NICU 中最常见的用药错误也是用药剂量开具问题。常见的错误原因包括病人体重记录不正确、药物剂量单位混淆、剂量单位换算错误、小数点错位、错误或不正规的缩写。

(2) 医嘱转抄错误:使用电子医嘱可以有效减少或消除抄写错误的药物。但并不是所有的医院都是电子医嘱。即使在美国,目前仍有手写医嘱及转抄医嘱现象,这样就增加了在转录阶段发生错误的机会。有文献报道,在手写转录的过程中,转录错误占用药错误的 18%。

2. 药物配制错误　药物制备和配发的控制是保障儿童用药安全的重要环节。根据美国资料报道,配药失误占用药错误的 11.8%。常见的原因包括医嘱录入错误而未能审核修正错误,药物溶媒选择不正确,未贴药物标签或标签粘贴错误,听似、看似或包装相像的标签不明显导致取药错误,剂量计算错误或抽吸错误,违反药物配伍禁忌证,配制药物的过程被频繁干扰中断,用药环境光线不明、空间狭小和沟通不畅等。

3. 药物使用错误　将药物应用到病人体内是执行药物治疗的最后一个环节,该环节发生错误常常是不可逆的。前面三个环节的问题若没有杜绝,均可在该环节产生用药错误。其中最严重的错误即为药物使用对象错误。此外,还可能发生输液管道连接错误、输入药物速度调节错误、输液泵故障导致的输入药物量错误等。常见的原因包括在用药过程中未严格执行查对制度,未正确识别病人身份或者身份识别错误;另外,护患比不足,人力资源短缺使护士超负荷工作,护理人员知识不足,未获得相关培训及知识陈旧未能及时更新,用药过程中沟通不畅、未及时交接班、使用药物时被打扰等也会导致用药错误发生。在给药过程中不熟悉或缺乏使用药物和输液设备的经验,设计不当的工作流程,也有可能造成失误。

4. 药物管理问题 新生儿病房用药失误 50% 的因素与药物管理问题有关。不正确的药物管理可影响病人安全用药。例如,不正确的药物管理方法或途径造成药物过期,或贮存冰箱药物时药物冰箱的温度失控、药物冰箱清洁消毒不正确、药物的贮存混放未进行分类,特别是未对高危药物进行严格监管等,均可直接或间接造成用药错误。

三、新生儿用药错误管理

1. 管理策略

(1) 法律法规及制度建设:医院及科室应遵守国家卫生行政部门的相关法律法规,以此为依据再结合科室的具体情况制定相应的安全用药管理制度。如《高危药品管理制度》《毒麻精神药品管理制度》《急救药品管理制度》《冰箱药品管理制度》《超说明书用药管理制度》等。

(2) 人员培训:倡导安全用药文化,每一位医务人员都是安全用药的责任者,需要不断更新知识,熟悉各种药物的药理作用,正确使用方法以及药物可能出现的不良反应等。尤其掌握高风险药物以及看似、听似相同药物的相关知识以及对药物使用设备的正确使用及维护。

(3) 人员配备及环境:应按护患比配备足够人力资源,环境设置应符合人因工程学,充分考虑空间、光线、温度、噪声对人体的影响。还要配备相应的设备、设置合理的流程等因素,保证用药安全。

(4) 对药物实施强制约束管理:药物管理及医嘱实施自动化及信息化,减少科室基数药,对高危药品统一由药房进行管理且进行分类管理、根据医生职称以及患儿的病情对药物实施分级管理、实施计算机医嘱录入系统、电子处方、杜绝医嘱转抄、统一使用药物通用名、计算机系统限定药物的用法、用量、给药途径等。

2. 用药错误具体防范措施

(1) 加强沟通交流:医生、药师、护士在用药环节应加强沟通,做好交接班。

(2) 通过强制使用信息化手段如计算机医嘱录入、减少医嘱转抄、实施条码扫描医嘱等可以有效减少用药差错。

(3) 医嘱规范:医生在开医嘱时严格遵守医疗机构的药物"一品两规"规定,提交医嘱前审核医嘱的正确性。

(4) 护士用药前审核:熟悉病人病情及体重,审核医嘱、确认医嘱正确,确认药师发放的药物正确,包括病人身份、药品的名称、浓度、剂量、数量、使用说明以及给药途径和时间,在配制药物时掌握正确的配制方法,注意药物配伍禁忌,配制及使用药物时与患儿家属沟通确保药物的正确使用。

(5) 护士用药过程查对:正确用药需遵守用药安全技术操作规范如护士的"三查八对"以及使用高危药品时双人查对。用药时确保将正确的药物、正确的剂量、正确的用药途径以及正确的频率用于正确的病人。

(6) 科室加强暂存药物监管:对于暂时储存在科室治疗室、急救车以及冰箱的药物实施专人管理,并定期检查药物存放点的温度、清洁卫生状况、药物的效期以及是否分类存放、标签是否醒目等,发现问题及时纠正。

四、新生儿科高危药品使用安全管理

1. 高危药品(high risk drugs) 是指使用错误时,可能对病人造成严重伤害或死亡的药品。高危药品引起的差错可能不常见,但一旦发生后果非常严重。因此 WHO 已将高危药品管理列为医疗风险管理的重要内容。新生儿科常见的高危药品包括血管活性药物、各种高浓度电解质液以及各种急救药物等。根据高危药品的使用频率,发生用药差错时对患儿的危害程度将新生儿科使用的高危药品分为 I 类高危药品及 II 类高危药品,具体见表 2-1 及表 2-2。

表 2-1　新生儿科常见的 I 类高危药品

类别	通用名	药品名称	规格	剂型
静脉用肾上腺素受体激动药	重酒石酸去甲肾上腺素注射液	重酒石酸去甲肾上腺素注射液	注射液	2mg/1ml/ 支
	盐酸肾上腺素注射液	盐酸肾上腺素注射液	注射液	1mg/1ml/ 支
	盐酸异丙肾上腺素注射液	盐酸异丙肾上腺素注射液	注射液	1mg/2ml/ 支
	多巴胺注射液	多巴胺注射液	注射液	20mg/2ml/ 支
	注射用甲磺酸酚妥拉明	注射用甲磺酸酚妥拉明	注射液	10mg/ 支
高渗葡萄糖注射液(20% 或以上)	50% 葡萄糖注射液	50% 葡萄糖注射液	注射液	20ml/ 支
胰岛素,皮下或静脉用	胰岛素注射液	胰岛素注射液	注射液	400U/10ml/ 支
硫酸镁注射液	硫酸镁注射液	硫酸镁注射液	注射液	2.5g/10ml/ 支
10% 氯化钾注射液	10% 氯化钾注射液	10% 氯化钾注射液	注射液	1g/10ml/ 支
静脉用强心药	去乙酰毛花苷	毛花苷丙	注射液	0.4mg/2ml/ 支
口服强心药	地高辛片	地高辛片	片剂	0.25mg/ 片
	地高辛口服液	地高辛口服液	口服液	1.5mg/30ml/ 支
静脉用抗心律失常药	盐酸利多卡因注射液	盐酸利多卡因注射液	注射液	100mg/5ml/ 支 400mg/20ml/ 支
浓氯化钠注射液	10% 浓氯化钠注射液	10% 浓氯化钠注射液	注射液	1g/10ml/ 支
阿片类镇痛药,注射给药	盐酸吗啡注射液	盐酸吗啡注射液	注射液	10mg/ 支

表 2-2　新生儿科常见的 II 类高危药品

类别	通用名	药品名称	规格	剂型
100ml 以上灭菌注射用水	注射用水	注射用水	大容量注射液	500ml/ 瓶
静脉用中度镇静药	盐酸咪达唑仑注射液	力月西(精二)	注射液	10mg/2ml/ 支
	注射用苯巴比妥钠	苯巴比妥(精二)	注射液	100mg/ 支
	地西泮注射液	地西泮针(精二)	注射液	10mg/2ml/ 支
儿童口服用中度镇静药物	水合氯醛口服溶液	水合氯醛口服溶液	口服溶液	5ml/ 瓶
凝血酶冻干粉	凝血酶冻干粉(外用)	凝血酶冻干粉	冻干粉针	500u/ 支
脂质体药物	注射用两性霉素 B 脂质体	两性霉素 B 脂质体	冻干粉针	10mg/ 瓶

其他常见的高危药品:①抗血栓剂:如华法林、肝素和低分子量肝素;②肾上腺素拮抗剂:如普萘洛尔、美托洛尔、拉贝洛尔等;③神经肌肉阻断剂:如琥珀酰胆碱、罗库溴铵等。

2. 高危药品安全管理规范

(1)加强行政管理:国家卫生行政部门在《等级医院评审标准》以及大型医院巡查中均明确医院应将高危药品纳入强制管理。①科室一般不设置高危药品基数,高危药品应存放在医院药剂科或药房的专用存放区域、药架或药柜,不得与其他药品混合存放。②设置"高危药品"标识,使用高危药品专用标签。③进行数量管理,班班交接。④医院信息系统中设置专用标识和警示语。

(2)人员培训:对医务人员进行高危药品培训,护士须掌握高危药品的药理作用、使用剂量、使用方法以及药物可能出现的不良反应等。

(3)双人查对:使用高危药品时必须双人查对,确认医嘱的准确性,病人身份识别正确、剂量计算及配制正确,有醒目标识以及医务人员之间的有效沟通(医生、护士以及药师核查、医护以及护士与护士之间的交接班等)。

(4) 建立高危药物正确使用指引:可以将各种药物使用做成规范的流程图,放在医生工作站、护士工作站、药物配制中心或治疗室、治疗车、急救车以及病人床旁或护士工作手册上,随时供使用药物的医务人员做参考。

五、新生儿超说明书用药及安全管理

1. 超说明书用药(off-label drug use) 是指处方或使用药物超出官方管理机构批准的药品说明书范围的用药行为。由于药品说明书编写于药品上市前,其更新和完善常滞后于医学研究,超说明书用药这一行为比较普遍。据报道,超说明书用药在全球儿科以及新生儿病房普遍存在。有报道称 NICU 使用的药物中几乎有 50% 都是超说明书用药。临床用药时遵照药物许可程序执行,可确保药物质量及用药的安全性和有效性。然而,许多用于治疗新生儿疾病的超说明书用药大致包括超出该产品授权协议的条款规定或无可供新生儿年龄组许可的药物选择等两种情况。

2. 超说明书用药风险 超说明书用药时,常因无儿童用药信息致使用药没有规范的管理,出现超剂量和超疗程用药。加之新生儿及儿童正处于生长发育期,各器官功能发育不完善,超说明书用药时可能会增加药物对儿童器官功能的损害而发生安全隐患。因此护士在进行超说明书用药时,应该严密观察患儿是否出现药品不良反应,并及时汇报,及时采取相应对策,尽最大努力减少对患儿的伤害。

要 点 荟 萃

1. 用药错误:指药品在临床管理及使用过程中出现的可防范的用药疏忽,导致病人发生潜在或直接的伤害。用药错误是人为疏忽,当事人或其管理机构均需承担一定的责任。用药高风险环节主要包括:①医嘱下达错误及转抄错误;②药物配制错误;③药物使用错误;④药物管理错误。用药错误与药物不良反应都属于药品不良事件,新生儿是药物不良事件的高风险人群。

2. 新生儿用药错误安全管理包括:①根据相关法律法规制定药物管理及使用规章制度;②对高危药物实施强制管理;③配备足够人员;④提供用药安全环境;⑤对人员进行用药相关知识培训。

3. 高危药品:指使用错误后可能对病人造成严重伤害或死亡的药品。使用高危药品时应进行双人查对,严格掌握剂量,防止用药差错。

(苏绍玉 何雪梅)

第三节 新生儿静脉注射药物渗出及外渗评估与安全管理

新生儿血管非常细,血管管腔小,缺乏皮下组织的保护,加之药物本身的毒性作用,静脉注射治疗过程中容易发生药物渗漏。新生儿表皮组织薄弱,一旦渗出很容易扩散,从而引起组织损伤、皮肤坏死甚至留下瘢痕等伤害。因此,医护人员需要在用药前进行风险评估,在用药期间严密观察预防药物渗漏,或及早发现渗漏,并尽快给予干预措施将伤害降到最低。

一、静脉注射渗漏评估

(一) 概述

1. 药物渗出(infiltration of drug) 指输液过程中,非腐蚀性药物进入血管外的组织。

2. 药物外渗(extravasation of drug) 指输液过程中,腐蚀性药物进入血管外的组织。

3. 新生儿药物渗漏的高危因素

（1）新生儿自身因素：新生儿静脉细小，血管通透性强，患儿存在水肿、硬肿以及组织缺氧，新生儿感觉缺失或不能表达各种不舒适感觉等。

（2）药物因素：发疱性药物，强酸、强碱性药物，药物本身的毒性作用。

（3）穿刺技术：反复静脉穿刺，静脉留置针的材质，导管固定不正确或患儿穿刺部位反复摩擦及头皮针穿刺输液等。

（4）用药途径：通过外周静脉使用高渗透压药物、血管活性药物、发疱性药物等时均具有药物渗漏的高风险。通过中心静脉（如脐静脉或 PICC 等）使用药物时，如果导管尖端位置发生移位，过深或过浅亦有可能造成药物渗漏，甚至发生胸腔积液或肝坏死等。

4. 新生儿药物渗漏的临床表现及后果　穿刺部位出现红、肿、热，触摸患儿有痛苦表情、渗出的皮肤脱落、发疱、皮肤腐肉形成及组织坏死、肌腱关节损伤，严重者损伤区域内的感觉及运动功能缺失，甚至需要截肢，如发生严重感染可威胁生命。

（二）新生儿静脉注射渗漏高风险药物分类

1. 血管收缩药物　多巴胺、去甲肾上腺素、肾上腺素等。

2. 高渗性药物　白蛋白、丙种球蛋白、20% 甘露醇、10% 葡萄糖酸钙、10% 氯化钾、10% 葡萄糖、50% 葡萄糖等。

3. 酸性药物　万古霉素（pH 2.5~4.5）、吗啡（pH 3~6）等。

其他刺激性及发疱性药物，还有各种抗病毒药、抗生素、蛋白制剂、血液制品以及抗肿瘤药物等。

（三）新生儿静脉注射渗漏临床案例分享

由于新生儿自身特点及药物本身的理化特性决定了新生儿静脉注射渗漏的高风险性，临床也常有高风险药物输注渗漏的案例发生，笔者收集了部分案例及图片，见表 2-3 和图 2-1~ 图 2-9。

表 2-3　新生儿常见高风险药物输注渗漏案例

药名	高风险原因	严重案例情况	图片
10% 葡萄糖酸钙	钙剂外渗引起组织坏死，损伤皮肤真皮层	1 例院外经手背静脉注射后出现轻微渗漏，数日即出现从手指到肩部整个手臂肿胀，患儿有触痛，皮肤呈青紫色，后期康复近半年仍未完全恢复，后失访（图 2-1/ 文末彩图 2-1）。 1 例换血患儿使用钙剂无明显渗漏，仅穿刺点微红，拔针后数小时手背至上臂出现肿胀进行性加重，触痛明显，经处理后触痛缓解，至出院后随访 20 天时仍肿胀，约 3 个月恢复。 1 例院外经头皮静脉注射钙剂，渗漏后出现局部坏死，至我院门诊随访时见头部约 6cm×7cm 组织改变，有钙化形成，局部无毛发生长	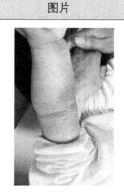图 2-1　葡萄糖酸钙渗漏致手臂肿胀
凝血酶原复合物	影响局部血凝状态（具体原因不详）	1 例院外转入输注凝血酶原复合物的患儿，经下肢大隐静脉注射，该侧下肢到大腿根部出现大面积黑色坏死，且合并感染，预后极差，家属后放弃治疗。另 1 例药物轻微渗漏后，局部少许发红，进而出现手背进行性加重变紫发黑，面积达到 8cm×6cm，局部坏死。后结痂残留瘢痕约 1cm×2cm，未影响关节活动（图 2-2/ 文末彩图 2-2）	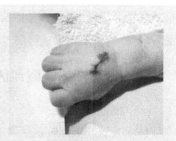图 2-2　凝血酶原复合物渗漏导致的皮肤损害

续表

药名	高风险原因	严重案例情况	图片
丙种球蛋白	pH 为 4, 酸性, 强腐蚀	1 例出现足踝处组织坏死, 面积 5cm×3.5cm, 坏死组织脱落可见内部组织, 经过外科会诊等处理恢复近半年, 残留瘢痕, 后期康复 1 年, 随访无功能活动障碍(图 2-3/ 文末彩图 2-3)	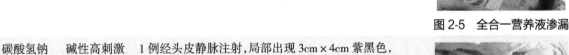图 2-3　丙种球蛋白渗漏的皮肤损害及恢复过程
多巴胺	收缩血管, 影响局部供血	1 例院外经下肢大隐静脉注射多巴胺, 整个小腿出现发白, 转入后予酚妥拉明外敷。25 天后局部皮肤颜色基本恢复, 沿血管方向出现瘢痕组织挛缩样改变(图 2-4/ 文末彩图 2-4)	图 2-4　静脉注射多巴胺引起小腿发白
全合一营养液	高渗透压	头皮输注后药物轻微渗漏, 局部出现 3cm×3cm 紫黑色, 周围肿胀不明显, 立即予扩血管药物外敷(院外用的酚妥拉明)后生理盐水湿敷 + 多磺酸粘多糖外用, 6 小时后基本恢复(图 2-5/ 文末彩图 2-5)	图 2-5　全合一营养液渗漏
碳酸氢钠	碱性高刺激药物	1 例经头皮静脉注射, 局部出现 3cm×4cm 紫黑色, 局部肿胀明显, 院外经处理(具体不详)后转入时局部仍发黑, 面积 1cm×2cm, 至出院未恢复, 后失访(图 2-6/ 文末彩图 2-6)	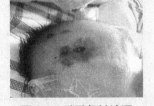图 2-6　碳酸氢钠渗漏
肾上腺素	强烈收缩血管	该患儿经头皮静脉注射肾上腺素, 出现头部皮肤发黑, 转入院时查见局部皮肤 4cm×3cm 发黑, 局部有脱皮, 组织已坏死, 未恢复, 后失访(图 2-7/ 文末彩图 2-7)	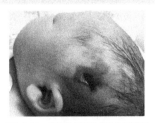图 2-7　静脉滴注肾上腺素渗漏致头皮坏死

药名	高风险原因	严重案例情况	图片
夫西地酸	强刺激性抗生素	经头部输注该药物后,无明显肿胀即出现皮肤变紫发黑,中心发白,约 7cm×5cm,局部组织坏死,后瘢痕形成(图 2-8/ 文末彩图 2-8)	 图 2-8　夫西地酸渗漏
万古霉素	强刺激性抗生素	经头皮静脉注射后,局部发红,肿胀不明显,转入我科时局部皮肤 1cm×2cm 发黑,组织坏死处结痂脱落,局部无毛发生长(图 2-9/ 文末彩图 2-9)	 图 2-9　万古霉素渗漏
静脉用造影剂	超强刺激性	经手背静脉推注造影剂,局部出现肿胀,拔针后局部进行性加重,手背及前臂约 2/3 部位发黑坏死,面临截肢风险(未到我院,无图片)	

二、静脉注射渗漏管理

(一)注射渗漏管理以预防为主

1. 系统管理　①科室应建立预防、评估和治疗静脉注射渗漏的相关制度、程序及实践指南;②科室应对全体医护人员进行有关新生儿静脉注射渗漏发生因素、预防措施以及评估处理原则及措施的相关培训;③护士长在安排护士工作时需评估护士的用药胜任能力(预防及处理新生儿静脉注射渗漏的相关知识及技能);④建立及倡导安全文化:通过内部及外部不良事件上报系统、文献报道等途径学习特殊案例,并对特殊案例进行根因分析,采取针对性预防措施。

2. 新生儿静脉注射渗漏预防措施

(1) 加强责任心:每个医务人员都必须加强责任心,充分认识高风险药物渗漏的危害性,认真学习相关知识,必须按操作流程进行管理。

(2) 注射前的充分评估:注射前充分评估患儿病情、机体状况、血管条件,必要时与团队成员进行充分沟通,减少风险性;评估药物毒副作用以及评估用药途径,特殊药物、新药品使用前必须查阅药物说明书,包括药物名、使用方法、注意事项以及禁忌证,确认正确用药途径及方法,规避风险。

(3) 加强巡视:不依赖于电子输液泵报警来确定是否有静脉注射渗漏,因报警故障时还可能会加速输液渗漏。可根据患儿的病情、年龄、液体类型、药物渗出及外渗的级别、血管通路装置的类型以及解剖位置等决定输液开始后的巡视频率,以早期识别静脉注射渗出及外渗,从而控制渗入至皮下组织的液体量,及早进行处理。

3. 执行预防注射渗漏的标准流程

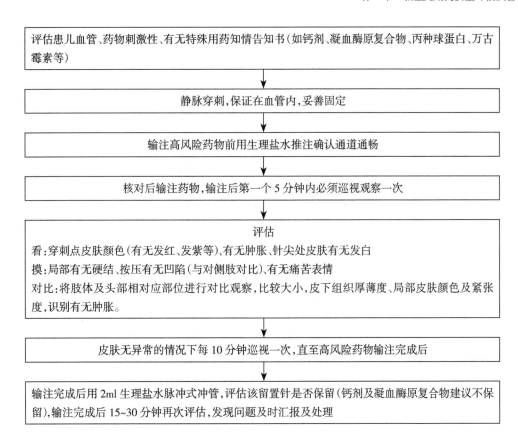

评估患儿血管、药物刺激性、有无特殊用药知情告知书(如钙剂、凝血酶原复合物、丙种球蛋白、万古霉素等)

↓

静脉穿刺,保证在血管内,妥善固定

输注高风险药物前用生理盐水推注确认通道通畅

核对后输注药物,输注后第一个 5 分钟内必须巡视观察一次

评估
看:穿刺点皮肤颜色(有无发红、发紫等)、有无肿胀、针尖处皮肤有无发白
摸:局部有无硬结、按压有无凹陷(与对侧肢对比)、有无痛苦表情
对比:将肢体及头部相对应部位进行对比观察,比较大小,皮下组织厚薄度、局部皮肤颜色及紧张度,识别有无肿胀。

↓

皮肤无异常的情况下每 10 分钟巡视一次,直至高风险药物输注完成后

输注完成后用 2ml 生理盐水脉冲式冲管,评估该留置针是否保留(钙剂及凝血酶原复合物建议不保留),输注完成后 15~30 分钟再次评估,发现问题及时汇报及处理

(二) 新生儿常见的静脉注射渗漏高风险药物特点与管理

新生儿科因疾病治疗常常需要输注高风险药物,了解常见的高风险药物特点,有助于进行针对性的静脉注射渗漏预防,具体见表 2-4。

表 2-4　常见的静脉注射渗漏高风险药物特点及预防

常见高风险药物	药物特性及使用注意事项
10% 葡萄糖酸钙	①大多数药品有配伍禁忌,只能与生理盐水、葡萄糖注射液及全静脉营养液混合输注。静脉滴注时需至少等倍稀释。 ②推注过快可导致心动过缓、低血压、甚至心搏骤停致死。静脉滴注时须监测心率,当心率 <100 次 / 分时需停止输注。 ③最好选用 PICC 通道给药。静脉注射时注意观察输液管道内有无沉淀。 ④若发生渗漏,可致注射部位皮肤发红、皮疹和疼痛,随后出现脱皮和组织坏死
人凝血酶原复合物(康舒宁)	①需要严格掌握用药指征及用药剂量。 ② 2~8℃避光保存及运输,使用前将专用溶媒加温至 20~25℃后进行稀释,轻轻转动直至本品完全溶解(防止产生很多泡沫)。 ③须用带有滤网的输液器进行静脉滴注,不能加入其他任何药物;首次使用开始滴速要慢,持续滴注 15 分钟后无不良反应可逐渐增加滴速。 ④新生儿 PICC 导管型号为 1.9Fr,不能通过 PICC 通道输入,只能单独通过外周静脉注射。为防止血栓形成,最好选择粗大的外周静脉血管。 ⑤一旦开瓶应立即使用,不得超过 3 小时,未用完部分不能保留再用。 ⑥注意与凝血酶(也名纤维蛋白酶)区别。凝血酶是局部止血药,严禁静脉注射,否则可致血栓、局部坏死甚至危及生命。 ⑦药物过量有引起弥散性血管内凝血或血栓的危险。一旦发现有弥散性血管内凝血或血栓的临床症状或体征,要立即终止使用,并用肝素拮抗

续表

常见高风险药物	药物特性及使用注意事项
丙种球蛋白	①2~8℃避光保存及运输,不可肌内注射。 ②该药既是刺激性药物、发疱性药物,又是 pH 4 的过酸性药物,对局部血管及皮肤刺激性大,输注时开始速度应慢。 ③属血液制品,应使用专用输血器进行单独输注,不得与其他药物混用。 ④新生儿 PICC 导管型号通常为 1.9Fr,不宜通过 PICC 通道输注该药物,建议选择外周粗大静脉通道输入。 ⑤若发生渗漏,可引起局部组织肿胀,甚至坏死
多巴胺	①静脉滴注时建议通过 PICC 通道。因该药为血管活性药物,静脉滴注时可因外周血管长时间收缩,导致局部坏死。 ②若无 PICC 通道,使用外周留置针时尽量选择粗大静脉,且应建立静脉双通道,常规每 2 小时更换输液部位并需要密切评估输注部位有无皮肤发白及渗漏。 ③一般选用生理盐水或 5% 葡萄糖等渗溶液稀释;输药完毕时再继续输注生理盐水冲管。 ④静脉注射期间持续监测呼吸、心率、心律、血压、经皮氧饱和度,必要时(休克时)监测中心静脉压,如心率 > 180 次 / 分,有心律失常或血压过高须减慢输注速度或停药。 ⑤一旦有皮肤发白及渗漏,可用酚妥拉明液局部浸润封闭及湿敷
肾上腺素	①药物配伍禁忌:氨茶碱、氨苄西林、碳酸氢钠和透明质酸酶。 ②静脉推注可发生严重的高血压和颅内出血。用药时持续监测心率及血压。 ③静脉注射部位渗漏可导致局部缺血坏死。注意观察注射部位的渗漏情况,出现渗漏可用酚妥拉明溶液湿敷或封闭治疗
全合一营养液	①营养液对机体局部皮肤的损害取决于营养液的成分及渗透压。 ②静脉液体渗透压越高,渗漏风险越大: 渗透压 <450mOsm/L 为低度渗漏风险,如等渗液体。 渗透压 450~600mOsm/L 为中等渗漏风险,如 5% GNS(560mOsm/L)。 渗透压 >600mOsm/L 为高度渗漏危险,如 12.5% GS(625mOsm/L),TPN(约 1400mOsm/L)。 ③一般营养液渗透压 >900mOsm/L 建议采用中心静脉通道。使用外周静脉通道时需密切监测评估有无渗漏的发生
万古霉素	①与较多药物有配伍禁忌,可形成白色沉淀。常见的配伍禁忌药物有头孢唑啉及头孢吡肟等头孢类、苯巴比妥、地塞米松、肝素、甲氧苯青霉素等。 ②该药只能静脉滴注,不能推注,不能肌内注射,否则会导致局部疼痛及坏死。可配伍溶媒有 5% GS、10% GS、0.9% NS。 ③常见的副作用包括耳毒性、肾毒性以及红人综合征(皮疹及低血压)、中性粒细胞减少症、类过敏反应以及静脉炎。静脉滴注时间必须超过 1 小时,血药浓度达 60μg/ml 可发生毒性反应(肾、耳),严格遵医嘱每 12 小时一次或每 8 小时一次使用。 ④对局部血管及皮肤刺激性大。发生药液外漏时可能会引起疼痛或组织坏死以及血栓性静脉炎
甘露醇	①20% 甘露醇在低温情况下,药物内有很多结晶物质,当液体温度达到 35℃时微粒减少到最低,故须加热至药物完全溶解澄清,无结晶,并保持输注环境温度不宜过低。 ②溶液中若有结晶微粒,进入血管可引起血栓,致局部堵塞和供血不足,引起组织缺氧而产生水肿和炎症,最好使用精密输液器输注。 ③本药为高渗药物,防范注射时漏出血管外。 ④禁用于进行性肾衰竭、肺水肿、活动性脑出血等情况。心功能不全慎用

常见高风险药物	药物特性及使用注意事项
凯时(前列地尔: 前列腺素 E1)	①舒张肺血管、全身小动脉,尤其是动脉导管,用于动脉导管依赖性先天性心脏病,保持动脉导管开放,减轻缺氧、酸中毒,维持患儿生命,为外科手术创造条件和赢得时间。 ②需避光,0~5℃保存,避免冻结。 ③药物约 30 分钟发挥峰效,迅速代谢,半衰期仅 3 分钟,因此需要持续输注药物。 ④每 2 小时更换药物(本制剂输液混合后在 2 小时内使用,残液不能再使用)。 ⑤不良反应:休克(血压降低)、血管炎、加重心力衰竭、肺水肿、腹泻、腹胀、皮肤潮红、发热等,偶可见弥散性血管内凝血

(三)静脉注射渗漏后的干预

1. 渗漏评估 一旦发生新生儿静脉注射渗漏,应立即进行临床评估(标准化评估量表),并对渗入到组织的液体量进行估计,如果渗出液体量大于 25~50ml,将增加组织损伤的危险,具体见表 2-5。

表 2-5 静脉注射渗出及外渗评估量表

等级	临床标准
0	没有症状
1	皮肤发白,水肿范围最大直径小于 2.5cm(1 英寸),皮肤发凉,伴有或不伴有疼痛
2	皮肤发白,水肿范围最大直径在 2.5~15cm(1~6 英寸之间),皮肤发凉,伴有或不伴有疼痛
3	皮肤发白,水肿范围最小直径大于 15cm(6 英寸),皮肤发凉,轻到中等程度的疼痛,可能有麻木感
4	皮肤发白,半透明状,皮肤紧绷,有渗出,皮肤变色,有瘀斑、肿胀,水肿范围最小直径大于 15cm(6 英寸),呈可凹形水肿,循环障碍,轻到中等程度的疼痛,可为任何容量的血液制品、发疱性或刺激性的液体渗出

2. 渗漏处理 根据渗出的严重程度采取相应的措施。

(1)一般处理原则:立即停止输液,拔除留置针前回抽液体,减轻组织肿胀感;抬高患肢并制动。

(2)封闭疗法:根据不同的药物渗漏采用透明质酸酶或酚妥拉明封闭。

1)透明质酸酶封闭:①目的:透明质酸酶可以水解组织中的透明质酸,提高组织通透性,促进渗出的药液扩散及吸收从而减轻伤害。②当静脉滴注葡萄糖酸钙、全合一静脉营养液等药物出现渗漏时,立即更换输液部位,在渗出部位给予透明质酸酶封闭。③操作方法:用生理盐水或灭菌注射用水将透明质酸酶 1500U/支稀释成 15U/ml,一般抽吸 1ml 左右(根据渗出部位大小决定封闭量)做点状皮下注射或分四个象限,每次注射剂量为 0.1~0.2ml。进针角度为 15°~20°,注意避开血管,不能注入静脉。④封闭注射在渗出后越早越好,最好在 2 小时内,一般 12 小时内均有效。

2)酚妥拉明封闭:主要用于多巴胺以及肾上腺素等缩血管药物渗出的封闭治疗。方法:将酚妥拉明稀释成 0.5mg/ml,抽吸 1ml 在局部点状皮下注射,每次注射剂量为 0.1~0.2ml,进针角度为 15°~20°。

(3)外用药:多磺酸粘多糖乳膏涂擦;生理盐水或硫酸镁湿热敷。

(4)必要时请伤口治疗师协助处理。

3. 不良事件上报 患儿发生一级输液渗漏时需及时发现、处理并报告科室护士长。一旦发生二级及以上静脉注射渗漏时须上报不良事件,并做根因分析,防范类似事件再发生。

要 点 荟 萃

1. 新生儿静脉注射渗漏包括：①药物渗出，指输液过程中，非腐蚀性药物进入血管外。②药物外渗，指输液过程中，腐蚀性药物进入血管外。

2. 常见高风险药物分类：①血管收缩药物，如多巴胺、去甲肾上腺素、肾上腺素等。②高渗性药物，如白蛋白、丙种球蛋白、20%甘露醇、10%葡萄糖酸钙、10%氯化钾、10%葡萄糖、50%葡萄糖等。③酸性药物，如万古霉素、吗啡等。④其他药物，如刺激性及发疱性药物、各种抗病毒药、抗生素、蛋白制剂、血液制品以及抗肿瘤药物等。

3. 输注高风险药物的注意事项：①为预防外周静脉注射渗漏导致严重后果，新生儿静脉滴注10%葡萄糖酸钙及多巴胺时建议使用PICC通道。②若无PICC通道，外周静脉滴注多巴胺以及肾上腺素时建议每2小时更换一次输液部位。③不能使用PICC通道输注血液及血液制品，如凝血酶原复合物等，使用外周静脉滴注时需严密观察有无渗漏。

4. 输液渗漏时应根据渗出的严重程度采取相应的措施。

(1) 一般处理原则：①立即停止输液；②回抽液体后拔除留置针，以减轻组织肿胀感；③抬高患肢并制动。

(2) 封闭疗法：根据渗漏药物不同采用透明质酸酶或酚妥拉明封闭，越早越好，最好在2小时内，一般12小时内均有效。

(3) 外用药：①多磺酸粘多糖乳膏涂擦。②生理盐水或硫酸镁湿热敷。

(4) 必要时请伤口治疗师协助处理。

（苏绍玉　胡艳玲）

第四节　新生儿静脉炎评估及安全管理

静脉注射常见并发症包括静脉炎、渗出和外渗、感染、空气栓塞、导管相关的静脉血栓及血流感染等。新生儿由于机体自身特点与儿童大不相同，会影响新生儿个体对各种输液通路材质的相容性与对药物相关毒副作用的反应，从而增加静脉炎的发生率。静脉炎也是新生儿临床护理工作中经常遇到的静脉注射相关问题，如果处理不及时，可进展为局部蜂窝组织炎，甚至导致新生儿败血症的可能。不仅增加住院日及医疗费用，还危害患儿健康。因此，本节将重点讨论与静脉炎相关的因素以及安全管理措施。

一、新生儿静脉炎评估

(一) 静脉炎的分类及相关因素评估

静脉炎一般可分为机械性、化学性、细菌性及血栓性四类。其中，以机械性静脉炎及血栓性静脉炎常见。其相关因素评估具体见表2-6。

表2-6　静脉炎的分类及相关原因评估

静脉炎分类	原因
机械性静脉炎	主要与导管和血管的相容性有关；反复静脉穿刺、导管移动、不正确的固定方法等均可对血管造成机械性刺激或损伤
化学性静脉炎	刺激性药物、高渗药物会引起血管壁的化学刺激；消毒剂未干也可对局部皮肤产生化学刺激
细菌性静脉炎	没有执行无菌原则和手卫生、局部敷贴污染未及时更换等造成静脉导管感染
血栓性静脉炎	反复静脉穿刺导致血管内膜损伤；某些特殊药物以及患儿有红细胞增多症导致血液黏滞度增加等的情况下引起血栓形成

（二）静脉炎的临床表现及评估

1. 穿刺部位及周围出现红肿、硬化,可触及静脉条索状或局部化脓,有触痛及疼痛(新生儿可能出现哭闹及生理指标的改变)表现(图2-10/文末彩图2-10),严重者还有可能出现局部蜂窝织炎(图2-11/文末彩图2-11)。可用静脉炎评估量表对静脉炎的严重程度进行评估。该量表切实可行,具备一致的效度及良好的信度,具体可见表2-7。

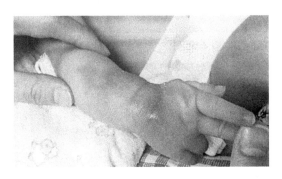
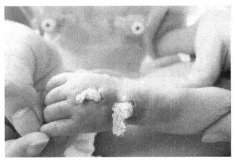

图 2-10 静脉炎　　　　　　　　　图 2-11 静脉炎进展为局部蜂窝组织炎

表 2-7 静脉炎评估量表

静脉炎等级	临床标准
0	没有症状
1	穿刺部位发红,伴有或不伴疼痛
2	穿刺部位疼痛伴有发红和(或)水肿
3	穿刺部位疼痛伴有发红,条索状物形成,可触摸到条索状物静脉
4	穿刺部位疼痛伴有发红疼痛,条索状物形成,可触摸到条索状的静脉,其长度 >2.5cm(1英寸),有脓液流出

2. 静脉炎发生率的计算　单位时间内发生静脉炎的例数/留置外周静脉导管的总例数再乘以100等于外周静脉炎发生率。

3. 新生儿静脉炎安全管理

（1）系统管理:①科室应建立预防、评估和治疗静脉炎的相关制度、程序及实践指南。②科室应对全体医护人员进行有关新生儿静脉炎发生因素、预防措施以及评估处理原则及措施的相关培训。

（2）静脉炎预防措施:①静脉置管前充分评估患儿机体及血管状况,选择与血管相匹配的置管材料。尽量避开有皮肤损伤的部位,选择相对较粗的血管。②充分评估药物的毒性作用,选择合理的给药通道。③穿刺时避开关节部位以及容易发生摩擦的部位,妥善固定静脉导管,使用透明敷贴以便于观察。④穿刺前及穿刺时做好消毒隔离措施。⑤实施静脉注射过程中加强对输液部位的评估,发现异常及时更换输液部位。⑥沐浴过程中防止浸湿输液部位,及时更换被污染的敷贴。⑦拔出留置针时仔细评估输液穿刺部位,按静脉炎评估量表评估。

（3）静脉炎处理:新生儿静脉炎如果不及时处理,可以从1级发展为4级。新生儿4级静脉炎如果不及时处理可以发展为新生儿败血症甚至并发新生儿化脓性脑膜炎等危及患儿生命。一般1~3级静脉炎的处理原则为局部处理,可用生理盐水温热湿敷或局部涂擦喜疗妥(多磺酸黏多糖乳膏),国内外多项研究显示疗效明显。4级静脉炎可用生理盐水温湿敷、局部涂擦抗生素软膏及全身抗生素治疗,必要时对局部成熟的脓肿行切开引流。

要 点 荟 萃

1. 静脉炎一般可分为机械性、化学性、细菌性及血栓性4类。其中以机械性静脉炎及血栓性静脉炎常见。静脉炎分4级：①0级：没有症状；②1级：穿刺部位发红，伴有或不伴疼痛；③2级：穿刺部位疼痛伴有发红和(或)水肿；④3级：穿刺部位疼痛伴有发红，条索状物形成，可触摸到条索状的静脉；⑤4级：穿刺部位疼痛伴有发红疼痛，条索状物形成，可触摸到条索状的静脉，其长度＞2.5cm(1英寸)，有脓液流出。

2. 容易导致静脉炎的药物有：①发疱剂；②肠外营养(内含各种高浓度电解质)液；③强酸、强碱性药物，如pH<5或pH>9的药物；④渗透压超过600mOsm/L的液体；⑤腐蚀性药物；⑥刺激性药物，如各种抗生素、各种抗病毒药物等。

3. 新生儿静脉炎的处理方法有：抬高患肢、生理盐水温湿敷以及多磺酸粘多糖乳膏涂擦。4级静脉炎需要辅以全身抗生素治疗或局部脓肿切开引流。

(苏绍玉　李凡)

参 考 文 献

[1] Gorski, Lisa A, The 2016 Infusion Therapy Standards of Practice. Home Healthcare Now, 2017, 35(1):10.

[2] 王建荣. 输液治疗护理实践指南与实施细则. 北京：人民军医出版社，2009.

[3] 王永午，封志纯，徐通，等. 儿科常规用药. 北京：军事医学科学出版社，2011.

[4] 张伶俐，罗碧如. 常用静脉药物配制使用手册(妇儿版). 北京：人民卫生出版社，2015.

[5] 陈自励，李凤英. 新生儿临床用药. 第2版，北京：人民卫生出版社，2002.

[6] 合理用药国际网络(INRUD)中国中心组临床安全用药组. 中国用药错误管理专家共识. 药物不良反应杂志，2014，16(6):321-326.

[7] 夏同霞，罗晓兰，王玉和，等. 风险管理在我院科室高危药品管理中的应用及体会. 中国药房，2010，21(7):1552-1553.

[8] High-alert medications and patient safety [J/OL].The Joint commission. http//www.jointcommission.org/sentinelevents/sentineleventalert/sea_11.htm [2008-11-12].

[9] 李连新，王春红，付燕霞. 对高危药品的管理现状及措施. 中国医药，2011，6(8):1008-1009.

[10] NLM(2010), MeSH NLM Controlled Vocabulary. http://www.ncbi.nlm.nih.gov/mesh/68056687. [2011-09-13].

[11] 张伶俐，李幼平，梁毅. 全球住院儿童超说明书用药现状的系统评价中国循证医学杂志，2012，12(2):176~187.

[12] 张巍，王丹华，崔玉涛. 新生儿监护手册. 北京：人民卫生出版社，2006.

[13] 夏登枝. 酚妥拉明联合愈肤宁治疗去甲肾上腺素外渗的效果观察. 当代护士，2010，2:67-68.

[14] 王海霞，张妮. 酚妥拉明局部封闭疗法用于葡萄糖酸钙静脉输液外渗. 护理学杂志，2007，22(5):19.

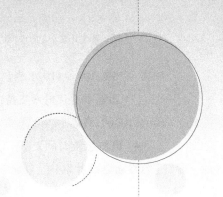

第三章

新生儿输血换血安全评估及管理

导读与思考：

　　新生儿贫血将危害新生儿健康,严重贫血需要进行输血治疗。新生儿换血是抢救严重新生儿溶血病,预防其发生新生儿胆红素脑病以及治疗新生儿红细胞增多症的一种急救手段。无论是输血还是换血治疗,都需要严格掌握指征,评估风险因素,确保新生儿输血及换血安全。

　　1. 新生儿输血指征有哪些? 如何保证输血安全?

　　2. 新生儿换血的指征有哪些? 换血的目的是什么? 新生儿换血有哪些并发症? 如何保证新生儿换血病人的安全?

第一节　新生儿输血评估及安全管理

　　新生儿输血及换血都是新生儿诊疗护理过程中对危重新生儿实施急救的关键环节,输血及换血安全是保证患儿不受伤害以及急救成功的关键。需要医务人员加强合作,严格遵守输血相关法律法规及操作流程,确保输血及换血安全。

一、新生儿贫血与输血评估

　　1. 新生儿贫血的诊断　新生儿出生时脐血血红蛋白(Hb)值正常范围在 140~200g/L,平均约为 170g/L。新生儿贫血的诊断标准为:出生后 2 周静脉血 Hb ≤130g/L,毛细血管血 Hb ≤145g/L,2 周 ~1 月 <120g/L。

　　2. 生理性贫血　足月儿出生后 6~12 周 Hb 下降至 95~110g/L;早产儿(出生体重 1200~2500g)出生后 5~10 周 Hb 下降至 80~100g/L,或出生体重 <1200g 者出生后 4~8 周 Hb 下降至 65~90g/L。

　　3. 新生儿输血指征

　　(1) 出生 24 小时内,静脉血 Hb < 130g/L。

　　(2) 急性失血≥10% 血容量(新生儿正常血容量一般为 80ml/kg)。

　　(3) 静脉采血≥5%~10% 血容量。

　　(4) 具有明显的呼吸系统疾病、需要机械通气的足月儿或先天性心脏病(大的左向右分流),而血细胞比容(HCT)≤35%~40%,Hb ≤110~120g/L 者。

　　(5) 出现与贫血有关的症状,如气促、呼吸困难、呼吸暂停、心动过缓或过速、进食困难或淡漠等可考虑输血。

　　(6) 对需要中度或明显呼吸支持的患儿,平均气道压(MAP)>8cmH_2O 以及氧浓度(FiO_2)>40%,如果

HCT ≤35%,Hb ≤110g/L 者。

(7) 对需要轻度呼吸支持的患儿持续气道正压,呼气末正压 >6cmH$_2$O 以及 FiO$_2$<40%,如果 HCT ≤30%,Hb ≤100g/L 者等。

4. 输血急救时间要求 ①异常紧急输血:发血时间 15 分钟内。②非常紧急输血:发血时间 1 小时内。③急诊输血:3 小时内。④常规输血:24 小时内。

二、输血安全管理

输血安全管理是从血液标本的采集、合血、取血以及血液输入患儿体内任何一个环节不得出现差错,否则将危及患儿生命。此外,输血反应及感染也会对患儿造成伤害。因此需要医护人员遵守国家有关输血的法律法规及认真执行临床用血安全管理制度、查对制度以及身份识别制度等,确保输血患儿生命安全。

临床用血安全管理

1. 确保合血标本采集正确 医护人员评估患儿后由医生核对患儿身份,填写输血申请单,医护人员双人查对患儿身份后采集合血标本(贴有患儿身份信息的紫头管 2ml,采血后轻轻颠倒混匀 8 次)并签名后送血库检验,此过程需要保证绝对正确。

2. 输血前安全核查 由两名医护人员在床旁认真核对患儿姓名、登记号/住院号、床号、性别、血型、输血量、交叉配血报告单、血袋标签等各项内容,检查血袋无破损渗漏,血液颜色正常准确无误后方可输血,同时做好输血前核对记录。

3. 输血过程安全管理 ①取回的血应尽快输用,临床科室不得自行贮血。全血、红细胞等需在离开冰箱 30 分钟内输注,4 小时内完成输注;血小板离开冰箱后立即输注,30 分钟内完成输注。②输用前将血袋内的成分轻轻混匀,避免剧烈震荡。③血液内不得加入其他药物,如需稀释只能用静脉注射生理盐水;输血前后用静脉注射生理盐水冲洗输血管道。连续输用不同供血者的血液时,前一袋血输完后,用静脉注射生理盐水冲洗输血器,再接下一袋血继续输注。④使用输血泵控制输血速度及输血量(注意不得使用输液泵输血)。输血过程中应先慢后快,再根据病情和年龄调整输注速度。

4. 输血反应的观察及处理 ①输血期间和输血后密切观察有无发热、畏寒和寒战、皮疹、气促、红色/深色尿和低血压等反应。②输血观察时间:输血开始前、输血开始时、开始输血后 15 分钟、输血过程中至少每小时监测一次皮肤颜色、意识状态及血压直至输血结束后 4 小时,同时使用生命体征监护仪持续监测呼吸、心率及经皮血氧饱和度。③一旦发生急性输血反应,应立即停止输血,做好观察和记录,同时须立即报告主治医师及血库并给予相应处理。对致命的输血反应,血库应在第一时间通知市血液中心质管科。

5. 输血结束处理 由运输人员将血袋送回血库至少保存一天。

6. 做好输血观察记录 附输血护理记录单。

输血护理记录单

姓名_____ 登记号_____ 床号_____

输血前核对:双人核对:□交叉配血报告 □血袋标签 □血袋无破损渗漏 □血液颜色正常

输血时核对:双人核对患儿:□姓名 □登记号 □床号 □性别 □血型

输血开始时间: 年 月 日 时 分

输血速度: ml/h

输入血型:(□ A、□ B、□ AB、□ O)型 Rh(□阳性,□阴性)(□红细胞悬液,□去白红细胞,□洗涤红细胞, 输血量共计 ml

输血结束时间: 年 月 日 时 分

输血过程中患儿生命体征评估记录

日期时间	心率 (次/分)	呼吸 (次/分)	氧饱和度 (%)	血压 (mmHg)	输血反应 有　　无	签名

（备注：输血开始时、开始15分钟记录一次，之后每1小时记录一次，输血结束时及输血结束后4小时评估记录一次。）

输血过程中使用药物：□呋塞米　　　mg静脉推注　　时间：　　　　　　　　签名：

　　　　　　　　　其他：

其他处理记录（需要时记录，按时间、患儿情况、处理及处理后评价进行）

　　　　　　　　　　　　　　　　　　　　　　　　　　　　　　签名：

　　　　　　　　　　　　　　　　　　　　　　　　　年　　月　　日　　分

7. 输血安全质量评定　①要素质量：医疗机构具有输血资质及相应的设施设备及规章制度、流程，医务人员接受过相关培训具有输血安全胜任能力；②环节质量：血液标本采集、合血、取血以及用血等过程落实相关法律法规、制度及流程，认真查对，严格遵守无菌技术；③终末质量：没有输血差错、不良反应及相关感染等并发症发生。

要 点 荟 萃

1. 新生儿贫血的诊断　出生时脐带血的 Hb 正常值为 140~200g/L，平均约为170g/L。出生后2周静脉血 Hb ≤130g/L，毛细血管血 Hb ≤145g/L，2周~1月 <120g/L 即可诊断为贫血。

2. 新生儿输血指征　①出生24小时内，静脉血 Hb<130g/L；②急性失血≥血容量的10%；③静脉采血≥血容量的5%~10%；④具有明显的呼吸系统疾病、需要机械通气的足月儿或先天性心脏病（大的左向右分流）而血细胞比容≤35%~40%，Hb ≤110~120g/L 者；⑤出现与贫血有关的症状或表现时可考虑输血；⑥需要呼吸支持的患儿，MAP>8cmH$_2$O 或 FiO$_2$>40%，HCT ≤35%，Hb ≤110g/L 者；⑦对持续气道正压通气患儿，PEEP>6cmH$_2$O 以及 FiO$_2$<40%，如果 HCT ≤30%，Hb ≤100g/L 者等。

3. 输血急救时间要求　①异常紧急输血，发血时间15分钟内；②非常紧急输血，发血时间1小时内；③急诊输血，3小时内；④常规输血，24小时内。

4. 保证输血安全需要医生、护士及检验技师共同完成　包括：①确保合血标本采集正确；②输血前做好安全核查；③输血过程中的安全管理；④观察输血反应；⑤做好输血用物处理及输血护理记录。

（苏绍玉　王碧华）

第二节　新生儿换血评估及安全管理

一、新生儿换血（exchange transfusion,ET）指征评估

（一）新生儿高胆红素血症

新生儿溶血病　①产前诊断:新生儿溶血病,出生时脐血 Hb<120g/L,伴有水肿,肝大、心力衰竭者。②血清胆红素值评估:早期新生儿,血清胆红素值:足月儿 <24h,血清胆红素 ≥15mg/L(256μmol/L),或 ≥12mg/L(205μmol/L) 光疗失败需换血,24~48h 血清胆红素 ≥20mg/L(342μmol/L) 或 ≥17mg/L(290μmol/L) 光疗失败需换血,48~72h,血清胆红素 ≥25mg/L(427μmol/L),或 ≥20mg/L 光疗失败需换血,>72h 血清胆红素 ≥25mg/L)。③其他:凡有早期胆红素脑病者,不论血清胆红素浓度高低都应换血;早产儿及前一胎有死胎、全身水肿、严重贫血等病史者,酌情降低换血标准。

（二）新生儿红细胞增多症

红细胞增多症患儿常伴有高黏滞度综合征而影响全身各器官的血流速率导致严重的缺氧、酸中毒以及营养供应减少,表现为中枢神经系统异常以及严重的胃肠道症状如新生儿坏死性小肠结肠炎以及血栓等,需要进行部分换血治疗缓解症状。

二、新生儿换血的目的

1. 换出血液中的胆红素、抗体以及致敏红细胞,减轻溶血预防胆红素脑病的发生。
2. 纠正贫血,预防心力衰竭的发生。
3. 用于有重症感染的高胆红素血症,可以换出致病菌及其毒素。
4. 新生儿红细胞增多症患儿换血的目的是减少红细胞数量,改善临床症状。

三、血源选择以及换血量

1. 血源　Rh 血型不合溶血者一般选用与母亲相同的 Rh 阴性血,并与新生儿 ABO 同型血,不可用 O 型血,否则容易导致医源性溶血。ABO 血型不合溶血症者一般选用 O 型红细胞和 AB 型血浆。

2. 换血总量　一般为新生儿全部血容量的 2 倍即 160ml/kg,因为新生儿血容量通常为 80ml/kg。

四、新生儿换血安全管理

1. 换血危险性及并发症评估

（1）心血管功能障碍:库血未经复温直接输入体内可导致类休克样反应。陈旧库血因血钾含量高,高钾血可导致心室纤颤、心律失常以及心脏停搏。

（2）心力衰竭:换血量过多或短时间内速度过快可导致。

（3）血栓栓塞及空气栓塞:换血过程中因血凝块及空气注入。

（4）感染:如败血症。

（5）NEC 及肠穿孔:肠道缺血及坏死所致,特别是通过脐部血管换血的患儿。

（6）脐静脉换血可导致脐静脉穿孔、出血进入腹腔及肝脏;导管插入过深可导致反复的心律失常。

（7）其他:呼吸暂停、输血反应、肾衰竭、肢端循环障碍、假性动脉瘤等严重并发症。

2. 新生儿换血安全管理

(1) 换血前准备:①环境准备:房间空气消毒:打开换血室动态杀菌机进行房间空气消毒;开启辐射保暖台,设置手动模式,加热功率调节在 60% 左右。②患儿身份核查:与医生一起双人核对患儿身份后采集合血标本,注入经双人核对贴有患儿信息标签的紫头管送检。最好备血查快速输血免疫全套。③病人准备:给患儿进行加强光疗,评估患儿是否有脱水等现象,与医生沟通必要时建立静脉双通道,同时补液及输注白蛋白等;禁食:如果患儿过于烦躁,可给予安抚。不能安抚者可给予少量奶汁喂养,在换血时安置胃管抽空胃内容物。换血前 30 分钟遵医嘱给予镇静。④用物准备:无菌手套、液体、药物(肝素、镇静剂、呋塞米等)、留置针(建议 22GA 用于动脉穿刺,24GA 用于静脉穿刺)、采血管、输液器、输血器、负压引流器、利器盒、输液泵 1 台、输血泵 3 台、生命体征监护仪 1 台、急救物品包括复苏球囊一套、氧源、负压吸引装置。

(2) 换血过程:①与分管床位护士及医生核对患儿身份进行双人查对并评估患儿生命体征、血管条件。②将患儿移至换血室预热的辐射保暖台上,做好约束,再次评估患儿,若患儿的血清胆红素 >500μmol/L,将光疗毯放于辐射台上,旁边再配一个白灯光疗仪。保暖,暴露穿刺部位进行动脉穿刺,给予肝素液(2~10U/ml)封管。③待血液取回后对血液进行复温后开始换血,换血速度先慢后快,刚开始换血速度可设置为 30ml/h,待血液进入 10ml 左右后患儿无异常表现时转为正常换血速度。一般换血速度为 250~300ml/h。即从一个静脉通道输入血液(输血泵均匀泵入),从动脉通道抽出血液。④预防动脉通道堵管:每换 100ml 血用肝素封管动脉通道。⑤换血期间密切监测患儿面色、反应、皮肤颜色等,使用生命体征监护仪持续监测患儿呼吸、心率、血压、经皮血氧饱和度,并按要求做好监护记录。

(3) 换血结束后:①拔出动脉置管,加压包扎。②将患儿转运至房间,与管床护士一起评估动脉穿刺部位及输液部位。③整理关闭辐射保暖台,整理换血室用物。④检查医嘱是否完善及换血记录是否完善。⑤密切观察生命体征以及有无换血后的不良反应。⑥继续加强光疗。⑦病情观察:动脉置管后部位有无渗血;输液部位评估、光疗效果评估以及持续监测患儿生命体征及神志状态、消化系统情况等。

3. 换血注意事项

(1) 动脉穿刺技巧:①首选桡动脉。桡动脉体表定位:将患儿的手臂外展(手肘、手腕、手掌心在一水平位)或用手指触摸手肘内侧横纹上,扪到有搏动即可。②其他动脉的选择:头部动脉一般与大静脉伴行。先找到静脉,在静脉旁边可触及动脉搏动。上肢动脉一般在大骨节部位较易触及,穿刺动脉时建议使用 22GA 留置针。选好动脉后做上标记。③桡动脉穿刺前持续按压穿刺部位 5~10 秒(可使动脉显露更明显)消毒局部皮肤及穿刺者右手中指,绷好皮肤,再次确认动脉位置,进针稍快,进针角度可从大到小,45°角进针,若患儿的皮下脂肪较厚,可加大进针角度。进针速度的要求:先慢进皮肤表层,再快进,见有回血,再沿血管方向送针一点,最后边进针芯边退针柄(如果大角度穿刺未成功,可以退出减少角度穿刺再次进针),见回血后慢慢将针送入 1mm,再退针芯,缓慢将套管送入血管,回抽回血,将血抽至留置针的透明导管的一半,观察有无搏动,肝素正压封管,将留置针的夹子放在最近端夹紧。④妥善固定,可用高透敷贴,动脉选择 2U/ml 肝素溶液 2~3ml 正压封管,如果患儿有红细胞增多症肝素液浓度可以大于 5U/ml,做好动脉标识。⑤换血过程中保持动脉通畅的措施:减少患儿动脉穿刺处的肢体活动,上肢可以使用温热的 500ml 液体袋固定肢体,减少动脉出血端三通管道进入空气,如需要取开三通管,应先关闭三通管总开关,如果换血过程中出血端管道出现异常情况应及时处理。减少出血端输血泵关闭次数。

(2) 整个换血过程中防坠床、防寒冷损伤、防管道滑脱及堵管等。换血后如实记录,见表格式的换血护理记录单。

换血护理记录单

姓名＿＿＿＿＿＿　登记号＿＿＿＿＿＿　床号＿＿＿＿＿　体重＿＿＿kg

换血前核对：

换血方式：□外周同步动静脉换血　□脐静脉切开置管换血

换血前镇静：□苯巴比妥　　　mg　□其他药物及剂量

换血前核对：双人查对：□交叉配血报告、□血袋标签□血袋无破损□血液颜色正常

换血时核对：双人核对：□姓名　□登记号　□床号　□血型

换血开始时间：　　年　月　日　时　分

换血速度：　　ml/h

换入血型：

（□ A、□ B、□ AB、□ O）型 Rh（□阳性，□阴性）（□红细胞悬液，□去白红细胞，□洗涤红细胞）　　ml

AB 型血浆　　　ml

共计换入总量：　　ml　换出总量：　　ml

换血结束时间：　　年　月　日　时　分

换血过程中患儿生命体征评估记录

日期时间	心率 （次／分）	呼吸 （次／分）	氧饱和度 （%）	血压 （mmHg）	输血反应 有　无	签名

（备注：换血开始时、开始15分钟记录，之后每30分钟记录，换血结束后记录。）

换血过程中使用药物：□苯巴比妥　　　mg 静脉推注　时间：　　　　签名：

其他记录（需要时记录，按时间、患儿情况、处理及处理后评价进行）

　　　　　　　　　　　　　　　　　　　　　　　签名：

　　　　　　　　　　　　　　年　月　日　时　分

4. 新生儿外周同步动静脉换血质量评价

（1）要素质量：①基本条件具备：检验科、血库以及具有 NICU 的配备。②科室有相应的管理规范（人员资质、管理要求、相关制度、操作流程等）。③换血护士：接受过相关培训包括动静脉置管技术（新生儿血管解剖与生理）、输血泵的应用、新生儿高胆红素血症相关知识、换血指征，操作流程，并发症的预防、观察及处理、换血实践操作、输血操作流程，并发症的预防、观察及处理、新生儿心肺复苏术理论及操作、护理记录书写、感染控制相关知识、医患沟通技巧、新生儿各系统评估技能等。

（2）要素质量评价：①有新生儿高胆红素血症诊疗指南；②有输血技术操作规程及换血疗法操作规程；③有换血疗法并发症的应急预案或者处理流程；④有蓝光治疗护理常规；⑤有换血护士和（或）巡回护士岗位职责或实践范围；⑥有定期的换血培训计划与实施记录，定期对换血人员进行理论及技能考核；⑦实行弹性排班，保证每班至少 1~2 名护士参与换血治疗。

（3）环节质量：①换血前患儿护理到位；②换血用物准备齐全，房间消毒、辐射保暖台提前开启；

③穿刺成功,封管正确无堵管;④换血期间查对、保暖措施以及防坠床措施得当;⑤整个操作符合无菌技术;⑥护理观察记录到位;⑦换血结束所有用物处理得当(关闭辐射台、整理用物得当、医疗废物处理妥当)。

(4) 环节质量评价:①换血前准备充分:入院后立即采取持续强光疗及相关药物治疗,入院后 1 小时内送检相关检验标本。光疗开始后 4~6 小时内监测胆红素变化,与患儿监护人沟通,签署换血和输血知情同意书。②核对医嘱完整性;检查环境及物资准备情况。评估患儿情况,联系输血科配血。③换血中的护理:双人核对患儿身份;疼痛评估,采取有效的安抚或镇静措施;使用最大无菌屏障等预防感染;进行动静脉穿刺置管,其中动脉穿刺次数每人每例不应超过 2 次;以最快速度实施换血治疗(签署换血知情同意书后即刻配血,血液取回后即刻换血);妥善固定动静脉导管,合理使用肝素保持动脉管路通畅;实时监测体温、心率、呼吸、经皮氧饱和度及血压;实施换血出入量双复核制并记录;观察并正确处理换血并发症。据医嘱及术中情况实时调控换血速度,一般控制换血时间在 90~120 分钟内,有规范的换血和输血记录。④换血后的护理:拔出动脉导管后充分止血,穿刺点无血肿等情况;医疗废物按《医疗废物管理条例》进行处理;术后入住重症监护室;术后每 4 小时监测一次总胆红素(TSB),当 TSB 降至换血阈值 50μmol/L 以下时,每 6~12 小时监测一次,光疗结束后 12~18 小时监测 TSB 水平;执行光疗护理常规;为病人家属进行健康宣教。

(5) 终末质量及质量评价:①工作效率:换血人员储备情况、一次动脉置管成功率、动脉导管堵管率、拔出动脉导管后充分止血,穿刺点无血肿等;②换血效果:严重并发症发生率包括呼吸暂停、输血反应、NEC、败血症、肾衰竭、心力衰竭、血栓栓塞、空气栓塞、肢端循环障碍、假性动脉瘤等;③换血过程中血压的波动范围;④维持体表温度在 36~37℃之间;⑤换血过程中心率的波动范围;⑥住院期间换血死亡病例数;⑦换血患儿监护人满意度。

要 点 荟 萃

1. 新生儿换血的目的 ①换出血液中的胆红素、抗体以及致敏红细胞,减轻溶血,预防胆红素脑病的发生。②纠正贫血,预防心力衰竭的发生。③有重症感染的高胆红素血症,可换出致病菌及其毒素。

2. 血源选择以及换血量

(1) 血源:①Rh 血型不合溶血,Rh 血型同母亲,ABO 血型同患儿,不可用 O 型血,否则容易导致医源性溶血;②ABO 血型不合溶血,一般选用 O 型红细胞和 AB 型血浆。

(2) 换血量:为新生儿血容量的 2 倍,即 160ml/kg。

3. 换血并发症 ①心血管功能障碍,如心室纤颤、心律失常、心力衰竭、心脏停搏;②栓塞,如血栓栓塞、空气栓塞;③感染,如败血症、NEC 及肠穿孔;④其他:如脐静脉穿孔、出血、呼吸暂停、输血反应、肾衰竭、肢端循环障碍、假性动脉瘤等。

4. 换血安全管理措施 ①换血人员经过相关知识及技能培训,具有岗位胜任能力;②换血前做好环境及物资准备,包括房间消毒、预热辐射台等;③换血前做好患儿准备,包括身份核查、保暖、约束、监护等;④换血过程严格遵守操作规范,整个换血过程中防坠床、防寒冷损伤、防管道滑脱及堵管等;⑤换血出入量保持一致,换血期间持续监测患儿呼吸、心率、血压、血氧饱和度、皮肤颜色等,评估有无并发症发生并及时处理。

(苏绍玉　李小文)

参 考 文 献

［1］邵肖梅,叶鸿瑁,丘小汕.实用新生儿学.4版.北京:人民卫生出版社,2011.

［2］张玉侠.实用新生儿护理学.北京:人民卫生出版社,2015.

［3］张家骧,魏克伦,薛兴东.新生儿急救学.2版.北京:人民卫生出版社,2009.

［4］中华医学会儿科学分会新生儿学组《中华儿科杂志》编辑委员会.新生儿高胆红素血症诊断和治疗专家共识,中华儿科杂志,2014,52(10):745-747.

［5］张长虹,周俊.新生儿输血进展与输血安全.中国输血杂志,2011,27(3):491-494.

［6］Girelli G,Antoncecchi S,Casadei AM,et al.Recommendations for transfusion therapy in neonatology.Blood Transfus,2015,13(3):484-497.

第四章

新生儿医院感染管理及防控

导读与思考:

　　随着新生儿重症监护病房(NICU)医疗技术的快速发展,各种危重新生儿得到及时救治,抢救成功率明显提高。但新生儿医院感染一直是困扰临床医务工作者的难题,目前已成为延长患儿住院时间、增加医疗费用,甚至造成新生儿死亡的重要原因之一。因此,应加强新生儿院感防控,杜绝新生儿医院感染暴发事件及因院感导致的新生儿死亡事件的发生。

　　1. 医院感染、医院感染暴发、疑似医院感染暴发、医院感染监测、目标性监测、多重耐药菌、标准预防、保护性隔离、医务人员职业暴露的定义分别是什么?

　　2. 什么是新生儿医院感染? 如何分类? 新生儿医院感染的高危因素、常见病原菌、感染途径、感染部位及感染特点有哪些?

　　3. 如何实施新生儿医院感染管理及防控?

　　4. 如何做好新生儿呼吸机相关性肺炎及导管相关血流感染的防控工作?

　　5. 多重耐药菌感染的常见细菌包括有哪些? 新生儿多重耐药菌感染的风险因素有哪些? 如何做好防控措施?

　　《WHO医院获得性感染预防控制指南》提出全世界都存在医院感染的问题,它既影响了发达国家,也影响了资源贫乏的国家。在医疗保健机构中获得的感染是住院病人死亡和病死率增高的主要原因,这给病人和公共卫生带来了沉重的负担。在发展中国家,新生儿、特别是未成熟儿,常在拥挤的新生儿重症监护病房(neonatal intensive care unit,NICU)接受治疗和护理,侵入性操作多,感染风险大,可能会导致菌血症传播,甚至造成医院感染的暴发,根据国内文献报道,NICU医院感染率为9.63%~20.60%,其中体质量<1500g的早产儿医院感染发生率更是高达29.88%,在医院感染暴发事件中新生儿医院感染占60%。原卫生部曾经通报国内几家新生儿医院感染暴发事件。新生儿医院感染已成为医疗卫生机构不可忽视的问题。本章就新生儿医院感染管理及防控问题进行讨论。

第一节　新生儿医院感染及相关因素

一、医院感染的相关概念

　　1. 医院感染(nosocomial infection or hospital infection)　又称医院获得性感染(hospital acquired infection),是指住院病人在医院内获得的感染,包括在住院期间发生的感染和在医院内获得出院后发生的感染,但不包括入院前已开始或入院时已存在的感染。医院工作人员在医院内获得的感染也属医院感染。

2. 医院感染暴发 指在医疗机构或其科室的病人中,短时间内发生3例或以上同种同源感染病例的现象。近年来,由于广谱抗生素的广泛使用,全球范围内新生儿病房均出现了各种耐药细菌感染流行,甚至引起感染暴发,成为目前新生儿病房医院感染控制面临的重要问题。

3. 疑似医院感染暴发 指在医疗机构或其科室的病人中,短时间内出现3例或以上临床症候相似、怀疑有共同感染源的感染病例;或者3例或以上怀疑有共同感染源或感染途径的感染病例现象。

4. 医院感染监测 指长期、系统、连续地观察、收集和分析医院感染在一定人群中的发生、分布及其影响因素,并将监测结果报送和反馈给有关部门和科室,为医院感染的预防控制和管理提供科学依据。

5. 目标性监测 指根据医院感染管理的重点,对选定目标开展的医院感染监测。如重症监护室病人的监测、外科术后病人的监测、新生儿的监测、抗感染药物耐药性监测等。大部分医院的新生儿科开展了呼吸机相关性肺炎以及导管相关血流感染的监测。

6. 多重耐药菌 主要是指对临床使用的三类或三类以上抗菌药物同时呈现耐药的细菌。常见多重耐药菌包括耐甲氧西林金黄色葡萄球菌(MRSA)、耐万古霉素肠球菌(VRE)、产超广谱 β - 内酰胺酶(ESBLs)细菌、耐碳青霉烯类抗菌药物肠杆菌科细菌(CRE)(如鲍曼不动杆菌、铜绿假单胞菌等)。

7. 标准预防 认定病人的血液、体液、分泌物、排泄物均具有传染性,须进行隔离,不论是否有明显的血迹污染或是否接触非完整的皮肤与黏膜,接触上述物质者,必须采取防护措施。其基本特点为:①既要防止血源性疾病的传播,也要防止非血源性疾病的传播。②强调双向防护,既防止疾病从病人传至医务人员,又防止疾病从医务人员传至病人。③根据疾病的主要传播途径,采取相应的隔离措施,包括接触隔离、空气隔离和飞沫隔离。

8. 隔离 将处于传染期的病人,可疑传染病人和病原携带者同其他人分开,或将感染者置于不能传染他人的条件下,即称为隔离。

9. 保护性隔离 指为预防高度易感病人受到来自其他病人、医务人员、探视者及病区环境中各种条件致病微生物的感染而采取的隔离措施。

10. 医务人员职业暴露 是指医务人员从事诊疗、护理等工作过程中,意外被乙型肝炎病毒(HBV)、丙型肝炎病毒(HCV)、人类免疫缺陷病毒(HIV)等传染病人的血液、体液(包括羊水、心包液、胸腔液、腹腔液、脑脊液、滑液、阴道分泌物等人体物质)污染皮肤,或黏膜,或被含有 HBV、HCV、HIV 等病源物质的血液、体液污染了的针头及其他锐器刺破皮肤,有可能遭受感染的情况。

二、新生儿医院感染

1. 新生儿医院感染 新生儿在医院内,产时或产后获得的感染均为医院感染。美国疾病预防和控制中心(Centers for Disease Control,CDC)将分娩时、患儿住院期间及出院后48小时获得的感染称为院内感染(但需排除垂直传播感染如梅毒、弓形虫病、风疹病毒、巨细胞病毒、乙型肝炎病毒、单纯疱疹病毒、HIV 感染等)。美国国家儿童保健和人类发育研究所(Netional Institute of Child Health and Human Development,NICHD)认为新生儿院内感染是指新生儿生后3天在医院内获得并产生临床症状的感染。

2. 新生儿医院感染分类 新生儿医院感染通常根据感染途径分为外源性感染及内源性感染。

(1)外源性感染:又称可预防性感染或交叉感染。病原菌来源于患儿身体以外,如工作人员的手、不洁的环境、物品、仪器设备、器械、空气以及奶源或其他感染患儿等通过直接或间接接触造成的交叉感染。

(2)内源性感染:又称难预防性感染或自身感染。是患儿体内的正常菌通过移位或活动造成的感染,如呼吸道、皮肤、口腔、胃肠道、泌尿道的定植菌,在一定条件下如免疫力低下时发生移位或菌群数量改变而造成自身感染。

3. 新生儿医院感染高危因素

(1) 新生儿自身因素:新生儿尤其是早产儿、低出生体重儿等,由于免疫系统发育不完善、抵抗力低易于感染;其皮肤屏障保护功能弱,皮肤角质层发育差,易损伤,pH 较高,病原菌易生长。因此,极低体重儿是医院感染的高危人群,病死率较高。其自身的定植菌是医院感染的主要来源。

(2) 侵入性操作:气管插管、呼吸机应用、吸痰、置胃管等侵入性操作,使黏膜屏障功能降低;静脉留置针、经外周中心静脉置管(PICC)、脐动静脉插管在早产儿中的普遍应用,增加了导管相关血流感染的发生率。

(3) 手卫生:医务人员的手是院内感染的重要传播途径。在无菌技术操作时是否能够严格执行无菌技术操作原则以及接触患儿前后是否能够认真洗手均是院内感染的人为因素。医院的工勤人员在保洁过程中若不注意手卫生,也可导致细菌"大搬家"。

(4) 环境:病房布局不合理,通风条件差;病人密度高,床间距太近;流动人员较多,保洁导致的交叉污染;空调过滤网未定期清洗等环境因素也是新生儿医院感染的重要原因。

(5) 物品设备:患儿使用的奶具是否清洗并消毒,毛巾、浴巾、衣服等是否清洁消毒,浴盆、操作台是否清洁,奶源是否有污染等都与医院感染发生率密切相关。病室内医疗仪器及固定装置的污染是造成交叉感染的重要途径,如新生儿暖箱、呼吸机、心电监护仪、治疗车、婴儿磅秤、操作台(配奶台)、沐浴盆等。

(6) 抗菌药物与激素的应用:抗菌药物及激素的滥用、不合理使用易导致菌群失调,各种条件致病菌(包括真菌)得以生长繁殖并致病,增加了细菌耐药性,同时易导致二重感染。

(7) 住院时间:医院感染的发生与住院时间呈正相关。据报道,住院 10 天以上的新生儿感染率甚至可以达到 20% 以上。降低平均住院日可降低医院感染发生率。

4. 新生儿医院感染常见病原菌　包括细菌、病毒、真菌等。其中 90% 以上为条件致病菌。

(1) 细菌:各种细菌感染约占新生儿医院感染的 95%。发展中国家以革兰阴性杆菌为主,如假单胞菌、埃希菌、大肠杆菌、克雷伯菌等,革兰阳性球菌较少。但近年来,耐甲氧西林金黄色葡萄球菌(MRSA)、凝固酶阴性葡萄球菌、肠球菌等革兰阳性菌有增多趋势。

(2) 病毒:以呼吸道合胞病毒、流感病毒、副流感病毒、肺炎病毒及轮状病毒最为常见。其中轮状病毒肠炎容易引起新生儿医院感染暴发。

(3) 真菌:据报道,新生儿病房医院感染病原菌中真菌占 10%~15%,以白色念珠菌最为常见。念珠菌感染多发生在长期应用广谱抗生素或免疫力低下,尤其是极低、超低出生体重儿,常导致深部感染。中心静脉导管真菌定植是新生儿发生侵袭性真菌感染最重要的危险因素。

5. 感染途径　接触传播最常见,其次是飞沫和空气传播。奶源污染是消化道感染的重要来源。

6. 新生儿医院感染常见感染部位及相关疾病

(1) 消化道:鹅口疮、感染性腹泻(如轮状病毒肠炎)等。

(2) 呼吸道:上呼吸道感染、下呼吸道感染(如呼吸机相关性肺炎)等。

(3) 血源性感染:如败血症(如导管相关血流感染)、化脓性脑膜炎、新生儿坏死性小肠结肠炎。

(4) 皮肤黏膜感染:如结膜炎、皮肤感染(如新生儿脓疱疮)等。

7. 新生儿医院感染特点

(1) 感染来源广,易感因素多,病情进展迅速,死亡率高。

(2) 容易聚集、暴发流行:据相关文献报道,新生儿医院感染暴发占我国医院感染暴发事件的 60%。

(3) 社会影响及危害大:儿童是家庭和社会的希望,是祖国的未来,一旦发生与新生儿相关的公共卫生事件,将引起强烈的社会反响。

要 点 荟 萃

1. **新生儿医院感染** 指新生儿分娩时、患儿住院期间及出院后 48 小时内获得的感染均为院内感染,但需排除垂直传播感染。常见病原菌包括细菌、病毒、真菌等,其中 90% 以上为条件致病菌。

2. **感染途径分为** ①外源性感染,病原菌来源于患儿身体以外;②内源性感染,患儿体内的正常菌通过移位或活动造成的感染。以接触传播最常见,其次是飞沫和空气传播。常见感染部位为消化道、呼吸道、血源性感染以及皮肤黏膜感染,奶源污染是消化道感染的重要来源。

3. **新生儿医院感染高危因素** ①新生儿自身因素;②侵入性操作;③手卫生;④环境;⑤物品设备;⑥抗菌药物与激素的应用;⑦住院时间。

4. **标准预防** 即认定病人的血液、体液、分泌物、排泄物均具有传染性,须进行隔离,不论是否有明显的血迹污染或是否接触非完整的皮肤与黏膜,接触上述物质者,必须采取防护措施。

5. **医院感染暴发** 指在医疗机构或其科室的病人中,短时间内发生 3 例及以上同种同源感染病例的现象。

(陈 琼 周敬华)

第二节 新生儿科医院感染防控措施

一、新生儿科医院感染管理架构

一般大型三级甲等医院新生儿科的医院感染管理实行三级管理,即第一级为医院层面的医院感染管理委员会,第二级为医院行政职能部门的医院感染管理科,第三级为科室医院感染管理小组,组长为医疗主任,副组长为医疗副主任及护士长,小组成员为查房医疗组长、各位医生、各级护士呼吸治疗师及清洁工人。新生儿科的每位工作人员都对新生儿医院感染的防控有责任及义务。各成员分工及职责包括下面内容。

(一) 组长职责

1. **全面负责本科室医院感染管理工作** 根据本科室医院感染的特点,制定新生儿科医院感染管理规范,包括各种制度、规范以及操作流程等,并组织实施。

2. **监测本科室医院感染病例及感染环节** 对本科室的医院感染病例及感染环节进行监测,采取有效措施降低本科室医院感染发病率;发现有医院感染流行趋势时,及时报告医院感染管理科并积极协助调查。

3. **指导本科室抗菌药物的合理使用** 监督检查使用情况;对疑似感染病例及时进行病原微生物送检和药敏试验。

4. 组织本科室预防和控制医院感染相关知识和技术培训。

5. 督促本科室各级人员严格执行无菌技术操作规程和消毒隔离制度。

6. 定期召开感染管理小组会议,分析讨论感染病例、消毒隔离制度落实情况调查、医院感染预防及控制措施等问题。

(二) 副组长职责

1. **协助完善院感相关制度与流程规范** 协助组长不断完善新生儿科消毒隔离制度、规范及流程等,负责指导、督促、检查新生儿科各级人员认真执行新生儿科消毒隔离制度;协助组长及监控医师培训进修生、实习生等轮转人员医院感染相关知识,如新生儿科消毒隔离制度、手卫生规范、无菌技术操作规程等。

2. **监控新生儿科的随机采样结果** 对病房的空气、物体表面、医疗用品和仪器设备以及使用中的消毒液进行细菌采样,对细菌采样不合格的要查找分析原因并及时进行整改。

3. 加强新生儿奶源管理　对新生儿的配奶用具、配奶及喂奶环节进行监管,确保病儿奶源使用安全;加强母乳喂养安全知识的健康教育,加强新生儿科自体母乳库的清洁消毒以及冰箱温度的管理。

4. 加强医疗护理操作环节的管理　包括接触病人前后洗手、无菌技术操作,使用中呼吸机、暖箱等医疗仪器的清洁、消毒、更换及终末消毒,床单、小毛巾、婴儿衣服等布类的更换等。

5. 协助召开感染管理小组会议　分析讨论感染病例、消毒隔离制度落实情况调查、医院感染预防及控制措施等问题。

（三）监控医师职责

1. 掌握新生儿医院感染诊断标准　当出现医院感染散发病例时,经治医师应及时向本科室医院感染监控小组负责人报告,并于 24 小时内填表报告医院感染管理科,同时采取有效措施控制感染;当发现有医院感染流行趋势时,立即向本科室医院感染监控小组负责人报告,采取有效隔离方式,控制感染,并积极协助医院感染管理科进行调查。

2. 发现医院感染病例按规定填表报告。

3. 负责督促并检查本组各级医师(住院医师、进修医师、实习医师等)严格执行无菌技术操作规程等医院感染管理的各项规章制度。

4. 掌握新生儿抗菌药物合理应用的原则,做到合理使用抗生素。

5. 呼吸机治疗师重点加强机械通气患儿的病例统计及数据分析、呼吸机相关性肺炎的感染预防及控制、呼吸机管道的应用及消毒管理。

6. 参与培训本科室各级医师预防和控制医院感染的相关知识。

7. 定期参加感染管理小组会议,分析、讨论感染病例、消毒隔离制度落实情况、医院感染预防及控制措施等问题。

（四）监控护士职责

1. 协助护士长落实新生儿科消毒隔离制度。

2. 督促及检查各医疗护理环节中的新生儿科消毒隔离制度的执行情况。

3. 每日协助医院感染管理科对使用呼吸机以及留置 PICC 等静脉或动脉导管的病儿进行资料收集,协助开展新生儿呼吸机相关性肺炎及导管相关血流感染的目标性监测。

4. 加强留置导管的观察及置管部位的护理,如 PICC 置管、脐静脉置管、留置导尿管等。

5. 协助监控新生儿科各病房的空气、物体表面、医疗用品和使用中消毒液的细菌采样,对细菌采样不合格的要查找分析原因并及时进行整改。

6. 当发生感染或疑似感染时,按要求正确采集标本并及时送检。

7. 定期参加感染管理小组会议,分析、讨论感染病例、消毒隔离制度落实情况、医院感染预防及控制措施等问题。

二、制定新生儿科医院感染防控制度

制度的制定应有法可依。科室应以国家颁布的《医院感染管理办法》《医疗机构消毒技术规范》(2015年版)、《多重耐药菌医院感染预防与控制技术指南(试行)》为准绳,结合《新生儿病房建设与管理指南》(2009年试行),并根据科室规模、收治病人状况、开展具体的诊疗护理技术、科室人员配置等制定医院感染的相关制度及管理流程,如新生儿医院感染管理制度、新生儿科消毒隔离制度、医务人员手卫生规范、新生儿科无菌技术操作规程、新生儿科隔离管理制度、医疗废物管理制度、新生儿多重耐药菌感染管理制度等,不断修订并落实各项医院感染相关制度及措施,并制定特殊操作流程规范(如 PICC 操作规程),加强医务人员培训,提高工作人员防控医院感染的意识,增强医务人员的执行力,保障患儿安全。

三、新生儿科医院感染防控具体措施

多中心研究显示,各地区各新生儿病房医院感染发生率存在明显差异。这说明各新生儿病房对院感的防控措施差异明显,因此,可通过改进临床实践来降低医院感染发生率。可考虑从新生儿科的建筑设计、工作人员医院感染防控意识与理念、分区收治不同疾病病种、规范抗生素的使用等方面进行防控。

(一) 建筑布局与医院感染防控

1. 病房建筑布局符合环境卫生学和医院感染预防与控制的原则 新生儿病房的建筑设计应做到布局合理、分区明确、人物分流,标志清晰,以最大限度减少各种干扰和交叉感染,同时满足医护人员便于随时接触和观察患儿的要求。病房入口处设有手卫生设施和更衣室(国外已取消更衣室,但根据我国国情还是主张设置)。新生儿病房的整体布局应使病房的医疗区域、医疗辅助用房区域、污物处理区域和医务人员生活辅助用房区域等有相对的独立性,以减少彼此之间的干扰并有利于感染的控制。

2. 床位设置 从医院感染防控安全角度考虑,新生儿病房每个管理单元以≤50张床位为宜;床位使用率若超过110%(国外超过93%)则表明新生儿病房的床位数不能满足医院的临床需要,应增加新生儿病房单元数。新生儿病房床位空间应符合要求,即首先应满足患儿医疗救治的需要,无陪护病室抢救单元每床净使用面积不少于$6m^2$,间距不小于$1m$;其他床位每床净使用面积不少于$3m^2$,间距不小于$0.8m$;有条件的医疗机构可以设立单间或家庭式NICU;有陪护病房每床净使用面积不低于$12m^2$。新生儿病房建筑修饰必须遵循不产尘、不积尘、耐腐蚀、防潮防霉、防静电、易清洁和符合防火要求的原则。

3. 通风、采光 新生儿病房应具备良好的通风及采光条件。有条件者应装配气流方向从上到下的空气净化系统,能独立控制室内温度和湿度。每个单间的空气调节系统应独立控制。

4. 清洁和消毒设施 新生儿病房应当配备手卫生设施。新生儿病房的洗手槽设计应保证洗手时不溅水、不积水。洗手槽的体积最小应为$61cm \times 41cm \times 25cm$,洗手槽上应贴有关于洗手说明的指示图。水龙头旁不能有通风设备,与洗手装置相连的墙壁不得疏松多孔。设置放置洗手液、纸巾及垃圾回收桶的空间,最好设置自动纸巾分发设备,以保证纸巾只在洗手过程中才与使用者接触。

(二) 医院感染防控意识与理念

医院工作人员,包括医生、护士、医技人员,甚至工人等,首先必须有医院感染防控的意识。其次,秉承"洁净的护理即是安全的护理"(clean care is safer care)的医院感染防控理念,从手卫生、洁净的环境、洁净的物品及仪器以及规范的操作对医院感染进行防控。

1. 手卫生

(1) 手卫生执行的现状:2009年WHO发布医护人员手卫生指南,同期我国原卫生部颁布医务人员手卫生规范,将手卫生列入医院优先监测3项目标之一。洗手是最经济、最简单易行的有效预防和控制医院感染的手段。据报道,做好手卫生可以降低30%~80%的医院感染。但据国外研究报道,NICU医务人员手卫生依从性为67%~76%。而国内调查结果显示,医护人员洗手依从性更低,即使洗手,合格率也仅为35.6%~75.6%。

(2) 影响手卫生执行的因素:能否有效实施手卫生,与以下因素密切相关。

1) 医护人员的职业素养和意识:在医务人员之间,洗手行为会相互影响。一般情况下,科主任、护士长是对洗手行为最有影响的群体。其次是对手卫生意义是否有充分的认识。部分医务人员对手卫生在医院感染控制中的必要性和重要性认识不够,从而忽略手卫生。再次,有部分医务人员担心洗手液和手消毒剂会损伤皮肤,可能会导致手部皮肤皲裂、破损,从而影响了洗手的积极性。此外,新入职的工作人员以及轮转人员等,手卫生的意识相对较薄弱。

2）洗手设施的便捷性：新生儿室通道及房间内洗手池的位置、手卫生设施的便捷性、洗手液、擦手纸是否配备充足、快速手消毒剂以及干手设施是否齐备等均是影响医护人员手卫生执行的重要因素。

3）医务人员人力资源的配置及工作强度也是影响手卫生依从性的重要因素。

（3）改善洗手依从性的措施

1）定期培训：新生儿各病房应对手卫生以及医院感染相关知识展开定期培训，增强工作人员医院感染防控的意识，尤其是对于新入室的工作人员、进修生、实习生等更应强调洗手意识。

2）完善洗手设施：进入新生儿室的通道以及各病房房间应具备完善的洗手设施，包括多套洗手池、感应式或脚踏式水龙头、对皮肤刺激性小的洗手液、擦手纸，张贴"七步洗手法"的海报等，病床挂速干手消毒液，方便手卫生的实施，以提高工作人员洗手依从性。

3）评估人力资源及工作强度，合理配备人员。

2. 环境管理 新生儿病房应做到环境舒适、安静、整洁，保证空气清新与流通，温湿度适宜。室内温度保持在 22~24℃，湿度保持在 55%~65%。新生儿普通病房每天上、下午开窗通风各 1 次，每次 20~30 分钟。每日使用动态杀菌机连续消毒房间 2 次，每次 30 分钟。层流净化病房须定时更换初、中、高效过滤器，保证层流效果。新生儿病室每日清洁拖地不少于 2 次，拖布专室专用，如疑似污染用 500mg/L 含氯消毒液擦拭。病室窗台、操作台等物体表面每日擦拭 2 次，保持清洁、干燥、无污迹、霉斑，有明显污染时使用清洁剂或消毒剂擦拭。治疗室、储藏室、病房、走廊、卫生间、污物间等的地面，每天使用清水或清洁剂湿式清洁 1 次，污染时随时清洁。消防通道不加锁，严禁堆放物品，保证通道通畅安全。

3. 仪器设备、物品的清洁消毒及管理 包括医疗器械、用品及生活物品。

（1）医疗器械及用品处理原则：接触完整皮肤黏膜的器具和用品必须一用一消毒。手术使用的医疗器械、器具及物品必须达到灭菌标准。重复使用的诊疗器械、器具、物品或布类，由消毒供应中心集中回收，遵循先清洗、后消毒或灭菌的处理程序。严格特殊管路的消毒，如呼吸机管道为环氧乙烷消毒，7 天更换管道一次，有污染时及时更换，有条件的医院最好使用一次性呼吸机管路。一次性使用的医疗器械、器具应当符合国家有关规定，不得重复使用。新生儿病室的医疗废弃物管理应当按照《医疗废物管理条例》及有关规定进行分类、处理。

（2）生活物品处理原则：①配奶用具或吸奶、储奶用具、奶瓶、奶嘴可采用高压灭菌消毒或使用一次性奶瓶、奶嘴。②毛巾、衣服、襁褓套等布类也应清洁消毒。每周更换不少于一次，污染后及时更换。患儿出院后床单位要进行终末消毒。③治疗室冰箱及奶制品存储箱要定时清洁与消毒。④新生儿暖箱的湿化液每日更换，用毕终末消毒。

4. 规范的操作 所有操作包括基础操作及专科操作均应按照相应的操作标准及规范进行。无菌操作时严格遵循无菌原则，实施标准预防。

5. 隔离措施 对感染或疑似感染的新生儿以及耐药菌感染的新生儿进行隔离，安置在隔离病房，床头有隔离标志。护理人员固定、诊疗用品专用、接触患儿应穿隔离衣、戴手套。

6. 重点人群管理 对早产儿、低出生体重儿、气管插管、各种外科术后安置引流管、中心静脉置管、免疫功能缺陷、多重耐药菌定植或感染的患儿重点管理，加强隔离与消毒措施。严格掌握各种侵入性操作的适应证及禁忌证，如气管插管、PICC 置管、换血等，对保留导管的必要性进行评估，不需要时应当尽早拔除。

7. 及时识别感染病人、及早治疗

（1）严密观察病情：密切观察患儿生命体征、病情、置管情况等，发现疑似感染或确诊感染时，采取相应消毒隔离措施。

（2）早期识别发生血行感染的临床表现：如皮肤颜色青灰、反应变差、奶量减少或拒奶、发热、心率增快、呼吸窘迫、呼吸暂停、喂养不耐受、黄疸、休克及出血倾向等,常预后不良。

(3) 严防并发症的发生:医院感染常导致的并发症包括感染性休克、多器官功能衰竭及 DIC、化脓性脑膜炎、坏死性小肠结肠炎等。应立即隔离,检查血常规、CRP,并做病原学检查,包括痰、分泌物、大便、血的培养等。

8. 医院感染监测 定期进行医院感染目标性监测及环境卫生学监测,对存在问题及时整改。

9. 医疗废物管理

(1) 相关工作人员在医疗废物处理工作中必须做到标准防护。

(2) 工作人员在工作中发生被医疗废物刺伤、擦伤等伤害时,应当及时报告护士长、医院感染管理科,采取相应的处理措施,并由医院感染管理科登记备案。医院感染管理科处理后要分析总结经验,减少事故的发生。

(3) 禁止转让、买卖医疗废物,禁止在非收集、非暂存地倾倒、堆放医疗废物,禁止将医疗废物混入其他废物和生活垃圾中。

(4) 产生的医疗废物应当根据《医疗废物分类目录》,对医疗废物实施分类管理,并按照要求及时分类收集医疗废物。

(5) 根据医疗废物的类别,将医疗废物分置于符合《医疗废物专用包装物、容器的标准和警示标识的规定》的包装物或者容器内。

(6) 在盛装医疗废物前,应当对医疗废物包装物或者容器进行认真检查,确保无破损、渗漏和其他缺陷。

(7) 感染性废物、病理性废物、损伤性废物、药物性废物及化学性废物不能混合收集。少量的药物性废物可以混入感染性废物,但应当在标签上注明。病理性废物采用冰箱低温、防腐暂存。

(8) 隔离的感染病人或者疑似感染病人产生的医疗废物应当使用双层包装物并及时密封。

(9) 放入包装物或者容器内的感染性废物、病理性废物、损伤性废物不得取出。

(10) 盛装的医疗废物达到包装物或者容器的 3/4 时,应当使用有效的封口方式,使包装物或者容器的封口紧实、严密。

(11) 包装物或者容器的外表面被感染性废物污染时,应当对被污染处进行消毒处理或者增加一层包装。

(12) 盛装医疗废物的每个包装物、容器外表面应当有警示标识。

(13) 科内医疗废物分类收集责任人为护士长。当保洁工人与专职废物收集运转人员移交医疗废物后,护士长及运转人员应及时填写医疗废物交接登记表,要求做到字迹清楚并签全名。

(14) 产生的医疗废物应有医疗废物登记表。登记内容包括医疗废物的来源、种类、重量或者数量、交接时间、去向以及经办人签名等项目。登记资料至少保存 3 年。每年及时更换新本。

10. 质量控制 新生儿室建立医院感染管理小组,明确职责。对本科室医院感染病例及感染环节进行监测,分析讨论感染病例,持续改进,保证临床安全。

11. 医院感染暴发处理(附应急预案) 在现阶段,我国新生儿医院感染暴发呈现如下特点:①新生儿重症监护室(NICU)和新生儿病房是最常见的感染暴发地。②接触传播仍是最常见的感染途径。③早产儿、低出生体重儿、先天性疾病患儿、接受有创操作的患儿是易感人群。④感染菌最常见为致病菌,以革兰阴性菌和葡萄球菌为主,条件致病菌感染有增加趋势,多重耐药菌感染亦有增加趋势,需要警惕。⑤部分感染暴发事件中新生儿病死率高,败血症、感染中毒性休克、多脏器功能衰竭和弥散性血管内凝血是常见死因。

新生儿医院感染暴发复杂、难以控制,可能造成巨大损失与后果,应引起高度警觉和极大重视。如果能尽早发现感染暴发和上报,积极进行控制处理,并得到院外专家的支援,及早予以合适的治疗和实施感染控制措施,可能控制感染蔓延,避免患儿死亡,减少损失。

附:医院感染暴发应急预案

新生儿科医院感染暴发流行应急预案

一旦发生医院感染暴发流行趋势,应立即做好以下工作:

1. 隔离确诊病人或疑似病人,划定专门的区域进行监护及诊治。

2. 加强医疗护理工作,确保病儿生命安全。安排有经验的医护人员管理,其他医护人员不得进入隔离区域。

3. 积极寻找可能的感染途径,并收集病原学证据。

4. 医护人员严格执行消毒隔离制度,加强空气、物表及生活用品、医疗物品的消毒,用后医疗物品先消毒—清洁后再消毒。

5. 在疑似院感流行期间,加强住院病人的周转,控制住院病人数。

6. 立即向医院相关职能部门(医院感染管理科、医疗质量管理部、护理部)上报。

7. 服从医院及相关职能部门的统一调度及安排。

要 点 荟 萃

1. 三甲医院新生儿科的三级管理架构

(1) 医院感染管理委员会。

(2) 医院行政职能部门的医院感染管理科。

(3) 科室医院感染管理小组。组长为医疗主任,副组长为医疗副主任及护士长,小组成员为查房医疗组长、各位医生、护士、呼吸治疗师及清洁工人。每位工作人员对新生儿医院感染的防控都有责任及义务。

2. 新生儿科医院感染防控具体措施

(1) 建筑布局与医院感染防控:①病房建筑布局应符合环境卫生学和医院感染预防与控制的原则;②床位设置从医院感染防控安全角度考虑,首先应满足患儿医疗救治的需要;③病房应具备良好的通风及采光条件;④配备完善便捷的手卫生设施。

(2) 工作人员具备医院感染防控的意识及理念,秉承"洁净的护理即安全的护理"的医院感染防控理念,从手卫生、洁净的环境、洁净的物品及仪器以及规范的操作对医院感染进行防控。

(3) 分区收治不同疾病病种,加强重点人群管理,及时识别感染病人,采取有效的隔离措施,及早进行治疗。

(4) 规范抗生素的使用。

(5) 定期进行医院感染目标性监测及环境卫生学监测,持续改进,保证临床安全。

(陈 琼　李 敏)

第三节　新生儿科医院感染相关监测

医院感染监测是指长期、系统、连续地观察、收集和分析医院感染在一定人群中的发生、分布及其影响因素,并将监测结果报送和反馈给有关部门和科室,为医院感染的预防控制和管理提供科学依据。新生儿医院感染监测主要包括环境卫生学监测及目标性监测。

一、新生儿环境卫生学监测

1. 监测项目 包括空气消毒效果监测、手消毒效果监测、物体表面消毒效果监测、使用中消毒剂监测等方面。

2. 监测目标 细菌菌落数应达到标准:空气菌落数≤200cfu/m³,手表面的菌落总数≤10cfu/cm²,物体表面平均菌落数≤5cfu/cm²。检测消毒效果是否达到标准要求,追查消毒方法是否正确。

3. 监测周期 空气消毒效果监测每月1次,手及物表消毒效果监测每季度1次,当怀疑医院感染与手及物表有关时,随时进行监测。使用中消毒剂监测每日1次。

4. 采样要求 除空气采样及使用中的消毒液监测由科室医院感染管理小组的专业人员进行采样及监测外,其余由医院感染管理科专职人员负责。采样需规范操作,使采集标本准确、无污染,培养结果准确。

二、新生儿医院感染目标性监测

一般三级甲等医院的医院感染管理科以及NICU除了对所有住院新生儿进行新生儿医院感染率监测外,还应开展重点人群、重点部位、重要环节医院感染监测及定植菌主动筛查,及时发现并处理感染风险。特别是针对呼吸机机械通气患儿以及动静脉留置导管的患儿开展呼吸机相关性肺炎以及导管相关血流感染的监测。

(一) 新生儿呼吸机相关性肺炎

随着机械通气的广泛使用,呼吸机相关性肺炎(ventilator associated pneumonia,VAP)已成为NICU主要的医院获得性感染之一。根据CDC定义,VAP是指原无肺部感染,机械通气治疗48小时后发生的肺部感染;原有肺部感染,机械通气治疗48小时后发生新的肺部感染;撤机拔管后48小时内所发生的肺炎。

1. VAP发生率 VAP是NICU排名第二的医院获得性感染,也是医院获得性感染的主要死因。VAP与患儿死亡率,住院时间以及住院费用的增加密切相关。有报道指出,机械通气患儿中,VAP在NICU的发生率为6.8%~62.8%。美国国家医疗安全网络(National Healthcare Safety Network,NHSN)2008年数据表明,新生儿VAP的发生率与NICU机构的水平有关,建议行机械通气治疗的危重新生儿,尤其是极低出生体重儿,应转运至Ⅲ级NICU进行治疗。

2. VAP的分型和病理生理学 VAP可分为2种类型,早发型与迟发型。早发型VAP发生在插管48~96小时,与敏感菌有关。迟发型VAP发生在插管96小时后,与耐药菌密切相关。VAP的病理生理学包含2个主要过程,消化道和呼吸道的细菌定植以及上、下气道分泌物的微量吸入。

(1) 细菌定植:指没有积极宿主反应的细菌存在。约10%的健康人口咽部有细菌定居,而在住院等应激状态下细菌定植增加30%~40%,危重病人可达到70%~75%。肺部细菌定植是由于不同来源的生物体传播,包括口咽部、鼻窦,鼻孔、胃肠道,医务人员与病人间的接触以及呼吸机管路。吸入任何来源的定植菌将导致积极的宿主反应,并且最终导致VAP的发生。

(2) 细菌定植的入侵通道:气管内导管为定植菌进入下呼吸道提供了一个直接的途径。气管插管导致上气道和气管间异常中断,绕过上气道的生理结构,为细菌进入下呼吸道提供了一个直接途径。因为气管插管插入上气道,导致身体本身的滤过功能和湿化功能减少。由于在插管期间,黏膜受损,黏液纤毛清除能力可能会相应受损。气管导管为细菌留在气管里提供了一个很好的场所,进一步增加了黏液分泌物的产生。这些天然宿主防御功能的破坏增加了细菌定植的可能性以及随后的定植菌吸入。

(3) 分泌物吸入:上气道以及口腔分泌物可在导管里形成一层生物膜,以生物膜BF形式寄植于管腔内的细菌能逃避机体免疫和抗生素的双重杀灭作用,从而充当了病原菌的庇护所和放大器作用,这开始于插管的

12小时内,生物膜含有大量细菌,通过呼吸机诱发呼吸的形式播散至肺内。此外,生物膜可能通过气道灌洗、吸引、导管重新定位而离开原位。

3. VAP 的风险因素　VAP 的风险因素分为三类:宿主相关、设备相关以及人员相关。

(1) 宿主相关风险因素:主要指患儿的机体情况。一组多因素研究显示,患儿胎龄、出生体重、出生时1分钟 Apgar 评分、原发病为呼吸系统疾病与 VAP 发生密切相关,其他宿主相关因素包括患儿体位。研究显示,仰卧位病人气管内分泌物的细菌污染高于半卧位病人。此外,患儿的意识水平、插管次数、机械通气时间、NICU 住院时间以及用药(包括镇静剂、抗生素及抗酸剂的使用)等有关。据报道,机械通气时间每延长10天,VAP 的发生率增加 2.3%。研究发现,如果患儿在 NICU 上机时间较长,免疫力相对较低,则容易受到细菌的入侵,进而发生 VAP。

(2) 设备相关风险因素:包括气管导管、呼吸机管路以及鼻胃管或者口胃管。分泌物可能会集中在气管导管内,若未及时吸引或吸引方式不当,很可能导致分泌物逆行至气道内引发肺部感染。而鼻胃管和口胃管破坏胃食管括约肌,导致反流并增加 VAP 的风险。是否安置鼻胃管或者口胃管至幽门远侧以降低吸入和 VAP 的风险尚存在争议,需要进一步研究。

(3) 人员相关风险因素:最大的风险因素是不正确洗手导致病人交叉感染。气管插管以及机械通气患儿经常需要一些干预措施,例如吸引或者呼吸机管路的处理。如果工作人员没有正确采用洗手方法,这些干预很大可能增加病人间交叉感染的可能性。在护理感染病人后没有洗手及更换手套也会大大增加 VAP 的发生率。此外,当已经明确了耐药菌时没有穿戴正确的个人防护设备,也会增加患儿间交叉感染的风险。

此外,胃内容物吸入是 VAP 的另一潜在风险因素。正常情况下,胃酸 pH<2,胃腔保持无菌状态。有研究显示 pH>4,微生物即在胃内大量繁殖,在胃液中培养出一种或多种细菌,并且胃液培养出的细菌与咽拭子和支气管内分泌物细菌的相同率达 40%,表明胃内细菌的逆向定植。多数机械通气病人都有胃管来进行肠道喂养。胃管破坏了胃食管括约肌功能,导致胃肠反流机会增加,并且为细菌改变位置进入口咽部和定植在上气道提供了一个良好的通道。肠道喂养增加了胃的 pH 以及胃容量,同时增加了细菌定植和吸入的风险。

4. VAP 的监控

(1) 监控高危人群:在使用气管插管行呼吸机机械通气的患儿中,发生 VAP 的高危人群包括母亲产前明确感染、早产(胎龄 <36 周)、低出生体重、原发病为新生儿呼吸窘迫综合征等呼吸系统疾患、昏迷、有重插管史、机械通气时间及 NICU 停留时间长、使用镇静剂、麻醉剂、安置口或鼻胃管,以及使用广谱抗生素、抗酸药物及 H_2 受体阻滞剂等,应重点加强此类人群的识别与监测。

(2) 识别感染征象:①机械通气 48 小时后出现体温不稳定,不能用其他原因解释。②气道分泌物量增加,性状或颜色改变,如痰液由白色转为淡黄色或黄色,性状由稀薄变得黏稠等。③出现病情变化:如血氧饱和度不能维持,血压降低,心动过缓(心率 <100 次/分)或心动过速(心率 >170 次/分),皮肤颜色青灰、反应变差等。④肺部出现干啰音或湿啰音。若出现以上一系列症状或体征时,高度警惕 VAP 的发生。

(3) 监控 VAP 防范措施的执行:由于 VAP 发病率高,一旦发生不仅延长住院时间,增加费用,甚至威胁患儿生命,故采取必要的措施预防 VAP 的发生尤为重要。虽然 VAP 有多重风险因素,但恰当的措施可以减少其发生率。防范 VAP 的措施应该始于插管,如果可能,在插管之前就应该开始。根据美国 2014 年《医院获得性感染:更新指南》VAP 的防控措施包括避免气管插管(如有可能,使用无创);尽量缩短机械通气时间;避免镇静,每日评估拔出气管插管的可能性;常规进行口腔清洁(使用无菌水);尽量减少呼吸机管路脱开,仅在管路发生污染或故障时更换。VAP 的预防主要包括医疗与护理两方面,因此,临床从医疗及护理方面监控 VAP 防范措施的执行情况,对防范 VAP 的发生非常重要。

医疗方面如严格掌握气管插管及机械通气的指征,优先考虑无创通气;若必须采用有创通气,则尽量减少插管次数;及时评估是否可以拔管及撤机,减少机械通气时间;根据药敏结果合理选用抗生素,避免滥用,尤其是第三代头孢菌素。

护士是防止口咽部以及胃肠道细菌定植的一线人员,故护理方面采用积极全面的集束化护理措施,能在很大程度上预防 VAP 的发生。

1) 预防细菌定植:①保证 NICU 环境清洁:国内的 NICU 大多无陪护,这在一定程度上限制了人员流动。每日 2 次用多功能动态杀菌机行空气消毒,湿式拖地至少 2 次 / 天。有条件医院的 NICU 可建立层流病房,保证空气洁净。②保持器械、设备清洁:体温计、听诊器、吸引设施、复苏囊等一人一用,用后及时消毒处理;暖箱每日于 500mg/L 的含氯消毒液擦拭外壁,内壁用清水擦拭,每周更换暖箱;保证床单元清洁干燥无污染,做好基础护理,防止皮肤感染。③重视手卫生:洗手是预防 VAP 最为有效的方式。在接触患儿前后严格按照“七步洗手法”洗手,在集中进行操作时或手无明显污染时可用快速手消毒液消毒双手。当可能接触口腔或者气管分泌物时应该戴手套。在病房门上张贴标识,提醒工作人员洗手以及戴手套,这是容易做到并且成本低廉的方法,可以帮助减少患儿间的细菌传播。此外,当耐药菌感染以及其他因素需要隔离时应该穿隔离衣。④口腔护理:通过减少患儿口腔里的细菌量来降低口咽部细菌定植的可能性。建议使用无菌水 Q4h 行口腔护理。也有研究显示,单独使用 2% 的碳酸氢钠或制霉菌素两种口腔清洁液对预防新生儿 VAP 有显著效果。⑤重视呼吸道管理,严格无菌技术操作:气道黏液可能会停滞在气道内,并且作为细菌生长的媒介。当行气管导管吸引时严格执行无菌技术操作是非常必要的。此外,吸引时应当使吸痰管带负压进入气管导管进行吸引,避免将积聚在导管内面的微生物带入下呼吸道,导致 VAP 发生。使用开放性和密闭性吸痰装置在 VAP 的发生率方面没有发现有何区别。当使用密闭性吸痰装置时,吸痰管的分泌物需要冲洗干净。⑥呼吸机管路护理:呼吸机管路的定植在 VAP 发生过程中也扮演了重要角色。研究显示,1 周更换一次管路不会增加 VAP 的发生风险。建议 7 天或当可见污染时更换呼吸机管路。湿化罐中加入灭菌用水,每 24 小时更换;冷凝杯保持低位,及时清除管路中的冷凝水并及时倾倒,以防逆流入患儿气道。⑦硝酸银气管导管的使用:许多研究建议将气管导管涂上硝酸银。因为前期有报道,在尿管上涂硝酸银可减少尿路感染的发生率,因此,研究者们假想硝酸银能妨碍细菌排列在气管导管上以及形成生物膜,故考虑将气管导管涂上硝酸银或许可以减少 VAP 的发生率。一项研究显示,对狗使用机械通气,气管导管上涂上硝酸银较传统的气管导管发生定植的机会小很多。需进一步研究来确定这种低成本高效益的导管来防止 VAP 发生。

2) 预防误吸:①体位管理:美国 CDC 推荐机械通气病人若无禁忌证,则最佳体位为半卧位并且抬高床头 30°~45°,可防止反流以及从胃部到气道的细菌吸入,可减少约 67% VAP 的发生。最好每 2 小时常规给患儿翻身可增加肺部引流,减少 VAP 发生风险。②胸部物理治疗:对痰液黏稠且量多的患儿可行胸部物理治疗技术,包括体位引流、拍背、震颤等方式。③气道灌洗:目前临床常有使用生理盐水灌洗来稀释分泌物以及防止黏液在气管导管内栓塞。而近年一项研究显示,生理盐水灌洗并不能稀释分泌物,反而减少进入肺内的氧气量,升高血压、心率、颅内压,使细菌从气管导管进入下气道,增加 VAP 发生风险。对吸入气体加温加湿,保持气道内足够的湿化可以帮助减少分泌物的黏性。④药物使用:在喂奶前 10~15 分钟使用胃动力药如多潘立酮,可在一定程度上减少反流误吸。而部分药物使用可能增加 VAP 的发生,如抑酸药。胃酸不仅能抑制胃腔中细菌生长而且还能阻止小肠内的细菌定植。抑酸药可使胃酸 pH 升高,胃内细菌过度生长,通过胃食管反流至咽喉部而从而误吸入下呼吸道,发生 VAP。对患儿使用镇静剂可抑制咽反射,容易导致胃内容物反流和误吸,深度镇静可能会导致病人脱机困难,增加 VAP 的发生率。

3) 加强护理,促进尽早撤机:VAP 的发生与机械通气时间呈正相关。一旦患儿开始机械通气,就应为尽早撤机做好积极的医疗及护理干预。因此,加强消毒隔离制度的落实,做好气道管理,及时调整呼吸机参数是尽早撤机以减低 VAP 发生的关键。

VAP 虽然对发病率和死亡率有很大影响,但通过积极的干预措施可得到最大程度的预防,护士在预防 VAP 发生方面扮演着重要角色。

(二)导管相关血流感染

导管相关血流感染(catheter related blood stream infection, CRBSI)是指带有血管内导管或者拔除血管内导管 48 小时内的病人出现菌血症或真菌血症,并伴有发热(>38℃)、寒战或低血压等感染表现,除血管导管外没有其他明确的感染源。实验室微生物学检查显示,外周静脉血培养细菌或真菌阳性,或者从导管段和外周血培养出相同种类、相同药敏结果的致病菌。

CRBSI 是一个全球问题,是 NICU 血流感染的主要原因之一。新生儿尤其是低出生体重儿和危重儿自身免疫功能低下,更易发生 CRBSI,不仅延长住院时间,亦可增加患儿死亡率。需要采取多种综合措施进行预防。

1. CRBSI 的发生率　导管相关血流感染发病率 =(插管病人中血流感染人数 / 病人中心插管总日数) × 1000‰。美国医院感染监测系统对 2002—2004 年多家 NICU 不同出生体重新生儿进行监测显示,CRBSI 总平均感染率为(3.5~9.1)/1000 导管日,出生体重越低,CRBSI 发生率越高。2010 年华盛顿路易斯儿童医院 NICU 1290 例新生儿临床资料,获得性血流感染 175 例次,其中 CRBSI 占所有血流感染的 62.3%,居血流感染首位,提示大部分血流感染与中心静脉置管有关。近期国内相关资料报道,CRBSI 发生率为(7.8~13.6)/1000 导管日,普遍高于发达国家,可能与经济水平、医疗卫生条件、置管技术、院感防控意识等因素有关。

2. CRBSI 的病原学分布　新生儿病原菌分布各地区存在一定差异。有资料显示,院内血流感染致病菌以 G^+ 菌为主,其中表皮葡萄球菌和金黄色葡萄球菌最常见,占 60%~70%。近年来,随着新型抗菌药物广泛应用于临床,G^- 菌感染率明显增加,以肺炎克雷伯菌及大肠埃希菌多见。另有报道,获得性真菌血流感染发生率总体呈上升趋势,尤其是假丝酵母菌所引发的血流感染。由于该菌具有很强的黏附能力,极易定植在 PICC 导管表面,通过导管输入的高营养液促进其生长,同时它还能在导管表面形成生物膜,逃避宿主的免疫反应及抗真菌药物作用,因此,假丝酵母菌在 PICC 中的感染率愈来愈高。

3. CRBSI 的风险因素　中心静脉置管如 PICC 和 UVC 以其操作方法简单、能减少反复穿刺、留置时间长等优势在 NICU 得到广泛应用,但由于侵入性操作,易造成 CRBSI,尤其是近年来 PICC 大量使用,是导致导管相关血流感染最主要的来源。CRBSI 的相关风险因素包括出生体重和胎龄、导管留置类型及材质、导管留置时间、导管留置部位、导管堵塞、抗生素使用等。

(1)出生体重和胎龄:两者是 CRBSI 发生的独立相关因素,研究显示,出生体重≤1500g、胎龄≤32 周与 CRBSI 的发生明显相关。

(2)导管留置类型及材质:目前使用的 PICC 导管材质分为聚氨酯与硅胶两种。研究发现,聚氨酯质的 PICC 导管比硅胶材料导管的机械性静脉炎发生率高,而硅胶材料的导管更易使假丝酵母菌在表面形成生物膜,对抗宿主的免疫反应,降低药物的敏感性。

(3)导管留置时间:研究显示,在 PICC 留置后的最初 18 天内 CRBSI 的发生率以每天 14% 递增,置管 19~35 天后 CRBSI 的发生不再增加,而置管后 36~60 天,CRBSI 的发生率以每天 33% 递增。

(4)导管留置部位:研究显示,股静脉置入中心静脉导管发生的 CRBSI 比其他部位置管的发生率高。

(5)导管堵塞:在中心静脉导管应用的并发症中最高,发生率报道不一,有报道堵管发生率 21.3%,长时间中心静脉置管相关的静脉血栓发生率为 0.3%~28.3%,发生时间一般在置管后 7.4 天。脂肪乳剂作为肠外营养中的重要成分,因其溶质含量高,极易沉积在导管中导致堵管,同时导管原有的光滑性受到破坏,易导致细菌的停留和繁殖,使导管细菌定植和 CRBSI 发生率增加。

(6)抗生素使用:CRBSI 通常发生在抗生素治疗后的 14~21 天,这可能与患儿的个体因素、治疗方案、抗生素的耐药等多方面有关。

4. CRBSI 的监控

(1) 监控高危人群：行 PICC 置管、脐动 / 静脉置管者，尤其是胎龄 <32 周，出生体重 <1500g 的早产儿或有严重基础疾病、免疫力低下、使用广谱抗菌药物、置管时间 >15 天或置管部位出现局部感染灶（红、肿、热、痛或脓液形成）的新生儿需高度警惕 CRBSI 的发生。研究指出，胎龄越小，出生体质量越低，导管留置时间越长，发生 CRBSI 的概率越高。

(2) 识别早期症状：CRBSI 早期临床症状缺乏特异性，如反应低下、皮肤灰暗或花斑纹、呼吸暂停、呼吸急促、腹胀、体温不升或体温过高等。实验室检查对 CRBSI 临床诊断有一定的参考意义。如血小板进行性下降、白细胞升高或下降、C 反应蛋白升高及降钙素原升高等感染指标改变。因此，对于置管患儿，当出现上述不典型症状时，应警惕 CRBSI，同时观察相关实验室指标变化。

(3) 监控 CRBSI 防范措施的执行

1) 科室制定动静脉置管流程，规范操作：对进行置管和维护操作的相关人员进行培训和教育，做好 PICC 置管护士严格考核后的资质准入。①新生儿科留置血管内导管的种类：新生儿科留置血管内导管的种类有外周留置针、经外周穿刺中心静脉置管（peripherally inserted central catheter，PICC）、外周动脉置管、脐静脉置管（umbilical venous catheter，UVC）、脐动脉置管（umbilical artery catheter，UAC）等；②资质：取得执业医师资格的所有经过培训的医师可以进行动脉置管、脐静脉置管等。所有取得护士执业资格的护士均可进行外周留置针穿刺，具有 PICC 穿刺资格证或 NICU 专科护士证的人员可进行 PICC 穿刺。观察性研究表明，没有置管经验的护士或护患比配置不当，与 NICU 中 CRBSI 相关。2011 年美国 CDC《血管内导管相关感染预防指南》指出：只有接受过培训并证明有能力进行周围和中心静脉置管和维护的工作人员才能被指派此项操作。因此，对于置管及维护人员的资质应该实施严格的准入制度。

2) 组织科室医护人员学习卫生部《导管相关血流感染预防与控制技术指南》（试行）（见附件）提高工作人员感染防控的意识，并对导管置入和维护的相关人员对指南知晓和遵从的程度进行周期性评估。

3) 严格执行无菌技术操作规程：置管时应当遵守最大无菌屏障要求，置管人员应当穿戴一次性帽子、一次性口罩、无菌手术衣、无菌手套并采用可以覆盖整个身体的无菌铺巾。置管使用的医疗器械、器具等医疗用品和各种敷料必须达到灭菌水平。

4) 严格执行医务人员手卫生规范：认真洗手并戴无菌手套后，尽量避免接触穿刺点皮肤。置管过程中手套污染或破损应当立即更换。

5) 选择合适的 PICC 材质：推荐选用聚氨酯材质的 PICC 导管，以减少真菌性导管相关血流感染的发生。

6) 选择合适的静脉置管穿刺点，新生儿 PICC 置管时，应当首选肘部贵要静脉，尽量避免使用股静脉。

7) 采用卫生行政部门批准的皮肤消毒剂消毒穿刺部位皮肤，自穿刺点由内向外以同心圆方式消毒，消毒范围应当符合置管要求。消毒后皮肤穿刺点应当避免再次接触。皮肤消毒至少两次。患疖肿、湿疹等皮肤病或患感冒、流感等呼吸道疾病，以及携带或感染多重耐药菌的医务人员，在未治愈前不应当进行置管操作。

8) 每 24 小时更换输液管路一次，可疑污染时立即更换。

9) 做好 PICC 置管后的维护：①使用肝素盐水每 6 小时进行常规冲管，预防导管内血栓形成。②给药前后脉冲式冲管，使之在血管内形成涡流，将残留药物冲洗干净，输注完成后及时正压封管，减少回血产生。③肝素的应用方法：加入全合一营养液，0.5~1U/ml 或加入 5% GS 或 10% GS 中，以 0.5U/（kg·h）伴随全合一营养液输注。④避免在 PICC 置管同侧肢体测量血压以及采集血液标本。⑤使用无菌透明、透气性好的敷贴覆盖穿刺点，并定期更换。

10）静脉营养液应在静脉配液中心完成,无配液中心时,需在洁净工作台完成营养液配制。严格遵守无菌技术操作原则;配液人员应取得相应资质;配液时,应当戴帽子、口罩、无菌手套,穿无菌手术衣,保证输注液体的无菌状态。

11）密切观察置管患儿生命体征、置管部位皮肤情况,怀疑发生导管相关感染或者病人出现静脉炎、导管故障时,应与管床医生讨论后及时采取相应措施,如拔管、留取导管尖端送培养以及同时采集外周血进行血培养,继续抗感染治疗等,减少重症感染发生。

12）医务人员应当每天对保留导管的必要性进行评估,不需要时应尽早拔除导管。尽量减少胃肠外营养的时间,加强母乳喂养宣教,建立自体母乳库,在母婴分离的条件下实施母乳喂养,促进早期肠道微量喂养的开展,促进肠道成熟与适应,尽快过渡到全胃肠喂养。

13）对置管患儿应进行目标性监测,一旦发现疑似感染尽早将导管予以拔除,减少CRBSI发生。不同地区CRBSI病原菌分布及耐药性存在一定差异,在应用抗菌药时,应结合本地区病原菌分布及患儿临床特点,合理用药,根据培养结果尽早选用敏感抗菌药物。

总之,VAP及CRBSI是院感质控的关键环节,科室管理人员需加强对各级人员的相关培训,全体医护人员需要严格落实各项防控措施,专人做好日常监测,统计分析数据并不断总结经验教训,持续改进。

三、多重耐药菌感染防控

多重耐药菌(multidrug-resistant organism,MDRO)主要是指对临床使用的三类或三类以上抗菌药物同时呈现耐药的细菌。常见多重耐药菌包括耐甲氧西林金黄色葡萄球菌(MRSA)、耐万古霉素肠球菌(VRE)、产超广谱 β-内酰胺酶(ESBLs)细菌、耐碳青霉烯类抗菌药物肠杆菌科细菌(CRE)〔如产Ⅰ型新德里金属 β-内酰胺酶(NDM-1)或产碳青霉烯酶(KPC)的肠杆菌科细菌〕、耐碳青霉烯类抗菌药物鲍曼不动杆菌(CR-AB)、多重耐药/泛耐药铜绿假单胞菌(MDR/PDR-PA)和多重耐药结核分枝杆菌等。

近年来,多重耐药菌已经成为医院感染重要的病原菌。由于多重耐药菌引起的感染具有复杂性、难治性等特点,对医疗质量和医疗安全有着极大的威胁,故采取有效的措施预防和控制多重耐药菌的感染对临床工作具有十分重要的意义。

(一) MDRO 的风险因素

美国医院感染监测系统(National Nosocomial Infection Surveillance,NNIS)数据表明,侵入性操作,如气管插管、插尿管是普遍引起医院感染及细菌耐菌的重要原因。在新生儿重症监护病房中,低胎龄、低出生体质量、长期住院患儿、频繁暴露在抗生素环境中、长期的肠外营养等是引起MDRO的重要原因。另外侵入性操作较多,如气管切开、气管插管、PICC等不仅造成血流相关性感染,同时也是引起耐药细菌生成的重要原因。

(二) MDRO 的监控

1. 监控高危人群　低胎龄、低出生体质量、住院天数长(>10天)、使用机械通气、长时间使用肠外营养及抗菌药物等患儿是发生MDRO的高危人群。尤其是长期住院的呼吸机治疗患儿是MDRO的重点监控对象。

2. 监控MDRO防范措施的执行

(1) 加强多重耐药菌医院感染管理

1) 重视多重耐药菌医院感染管理:科室应高度重视多重耐药菌医院感染的预防和控制,针对多重耐药菌医院感染的诊断、监测、预防和控制等各个环节,制定并落实多重耐药菌感染管理的规章制度和防控措施。新生儿室是MDRO的重点人群,应加强管理力度,落实各项防控措施。特别注意低出生体质量儿、难产儿和早产儿的管理,提高其免疫力,避免感染因素;减少不必要的机械通气和肠外营养等治疗方法,缩短住院时间。

2) 加强培训:加强对医务人员医院感染预防与控制知识的教育和培训,提高医务人员对多重耐药菌医院感染预防与控制认识,强化多重耐药菌感染危险因素、流行病学以及预防与控制措施等知识培训,确保医务人员掌握正确、有效的多重耐药菌感染预防和控制措施。

(2) 强化预防与控制措施

1) 加强医务人员手卫生:严格执行医务人员手卫生规范,加强手卫生和新生儿感染因素的目标监测,及时发现相关因素并给予干预。

2) 严格实施隔离措施:对所有患儿实施标准预防措施,对确定或高度疑似多重耐药菌感染患儿或定植患儿,应当在标准预防的基础上,实施接触隔离措施,预防多重耐药菌传播。①尽量选择单间隔离,也可以将同类多重耐药菌感染病人或定植病人安置在同一房间。隔离房间应当有隔离标识。没有条件实施单间隔离时,应当进行床旁隔离。②与病人直接接触的相关医疗器械、器具及物品如听诊器、血压计、体温表、输液架等要专人专用,并及时消毒处理。床旁心电图机等不能专人专用的医疗器械、器具及物品要在每次使用后擦拭消毒。③医务人员对病人实施诊疗护理操作时,应当将高度疑似或确诊多重耐药菌感染病人或定植病人安排在最后进行。接触多重耐药菌感染病人或定植病人的伤口、溃烂面、黏膜、血液、体液、引流液、分泌物、排泄物时,应当戴手套,必要时穿隔离衣,完成诊疗护理操作后,要及时脱去手套和隔离衣,并进行手卫生。

3) 遵守无菌技术操作规程:医务人员应当严格遵守无菌技术操作规程,特别是在实施各种侵入性操作时,应当严格执行无菌技术操作和标准操作规程,避免污染,有效预防多重耐药菌感染。

4) 加强清洁和消毒工作:加强多重耐药菌感染病人或定植病人诊疗环境的清洁、消毒工作,使用专用的抹布等物品进行清洁和消毒。对医务人员和病人频繁接触的物体表面采用适宜的消毒剂进行擦拭、消毒。被患儿血液、体液污染时应当立即消毒。出现多重耐药菌感染暴发或者疑似暴发时,应当增加清洁、消毒频次。在多重耐药菌感染患儿或定植患儿诊疗过程中产生的医疗废物,应当按照医疗废物有关规定进行处置和管理。

(3) 严格执行抗菌药物临床使用的基本原则:根据新生儿的生理特点结合细菌培养药敏试验结果合理选用有效抗菌药物,加强抗菌药物的管理,避免不必要长期、反复、联合使用抗菌药物。

(4) 建立和完善对多重耐药菌的监测:及时采集有关标本送检,提高感染标本送检率,必要时开展主动筛查;加强临床微生物实验室的能力建设,提高其对多重耐药菌检测及抗菌药物敏感性、耐药模式的监测水平。

要 点 荟 萃

1. 新生儿医院感染监测

(1) 环境卫生学监测

1) 监测项目:包括空气消毒效果监测、手消毒效果监测、物体表面消毒效果监测、使用中消毒剂监测等方面。

2) 监测目标:空气菌落数 $\leq 200 \mathrm{cfu/m^3}$,手表面的菌落总数 $\leq 10 \mathrm{cfu/cm^2}$,物体表面平均菌落数 $\leq 5 \mathrm{cfu/cm^2}$。

3) 监测周期:空气消毒监测每月 1 次,手及物表消毒监测每季度 1 次,当怀疑医院感染与手及物表有关时,随时进行监测。使用中消毒剂监测每日 1 次。

(2) 目标性监测:开展重点人群、重点部位、重要环节的医院感染监测及定植菌主动筛查,及时发现并处理感染风险,特别针对呼吸机相关性肺炎和导管相关血流感染的监测。

2. 呼吸机相关性肺炎(VAP)　指原无肺部感染,机械通气治疗 48 小时后发生的肺部感染;原有肺部感染,机械通气治疗 48 小时后发生新的肺部感染;撤机拔管后 48 小时内所发生的肺炎。

3. 预防 VAP 的措施　①预防细菌定植：保证 NICU 环境清洁；保持器械、设备清洁；重视手卫生；口腔护理；呼吸道管理及无菌技术操作等。②预防误吸：体位管理；胸部物理治疗等。③促进尽早撤机。

4. 导管相关血流感染（CRBSI）　指带有血管内导管或者拔除血管内导管 48h 内的病人出现菌血症或真菌血症，并伴有发热、寒战或低血压等感染表现，除血管导管外没有其他明确的感染源。其相关风险因素包括出生体重和胎龄、导管留置类型及材质、导管留置时间、导管留置部位、导管堵塞、抗生素使用等。

5. CRBSI 的防控措施　①重视 CRBSI，加强对医务人员知识的教育和培训；②加强医务人员手卫生；③导管置管资质的审核及操作质量控制；④遵守无菌技术操作规程；⑤密切观察生命体征及置管情况，及早识别有无感染征象积极处理；⑥评估保留导管的必要性，尽早拔除导管。

6. 多重耐药菌（MDRO）　指对临床使用的三类或三类以上抗菌药物同时呈现耐药的细菌。

7. MDRO 的防控措施　①重视多重耐药菌医院感染管理；②加强对医务人员医院感染预防与控制知识的教育和培训；③加强医务人员手卫生；④严格实施隔离措施；⑤遵守无菌技术操作规程；⑥加强清洁和消毒工作；⑦严格执行抗菌药物临床使用的基本原则；⑧建立和完善对多重耐药菌的监测。

（陈　琼　杨栗茗）

参 考 文 献

［1］李凯，刘超，王娟，等 .NICU 医院感染及病原菌分布临床分析 . 中国妇幼保健，2015，30（4）：598-601.

［2］陈历重，傅万海，游楚明，等 . 新生儿重症监护病房早产儿医院感染临床分析 . 中国新生儿科杂志，2013，28（2）：80-84.

［3］付瑞红，温静静，李琳，等 .NICU 医院感染相关因素分析 . 中华医院感染学杂志，2014，24（1）：105-109.

［4］中国医师协会新生儿专业委员会 . 中国新生儿病房分级建设与管理指南（建议案）. 中华实用儿科临床指南，2013，28（3）：231-237.

［5］张玉侠 . 实用新生儿护理学 . 北京：人民卫生出版社，2015.

［6］Klapdor B，Ewiq S. Ventilator-associated pneumonia. Dtsch MedWochenschr，2014，139：251-254.

［7］Tan B，Zhang F，Zhang X，et al.Risk factors for ventilator-associated pneumonia in the neonatal intensive care unit：a meta analysis of observational studies.Eur J Pediatr，2014，173：427-434.

［8］田鸾英，Aaron HAMVAS. 新生儿重症监护室医院获得性血流感染的高危因素分析 . 中国当代儿科杂志，2010，12（8）：622-624.

［9］陶连琴，朱婧，谢微微，等 . 新生儿血管内导管相关感染的临床分析 . 中国新生儿科杂志，2011，26（2）：102-105.

［10］Hei MY，Zhang XC，Gao XY，et a1.Catheter-related infection and pathogens of umbilical venous catheterization in a neonatal intensive care unit in China.Am J Perinatol，2012，29（2）：107-114.

［11］童德军，曹伟 . 新生儿导管相关真菌血流感染危险因素分析 . 中华医院感染学杂志，2011，21（20）：4235-4236.

［12］O'Grady NP，Alexander M，Burns LA，et al.Guidelines for the prevention of intravascular catheter-related infection.Am J Infect Control，2011，39（4suppl 1）：S1-S34.

［13］Rosenthal VD，BiJH，Maki DG，et al.International Nosococmial Infection Control Consortium（INICC）report，data summary of 36 countries，for 2004-2009.Am J Infect Control，2012，40（5）：396-407.

［14］Giuffrè M，Geraci DM，Bonura C，et al.The increasing challenge of multidrug-resistant gram-negative bacilli：results of a 5 year active surveillance program in a neonatal intensive care unit.Medicine Baltimore），2016，95（10）：e3016.

第五章
新生儿医源性皮肤损伤评估及管理

导读与思考:

　　皮肤是人体最大的器官,其屏障功能主要为对水分的平衡调节及防止外源物质的入侵,而临床的操作常可引起医源性皮肤损伤。因此,评估皮肤损伤的风险因素,针对性采取防范措施,使皮肤的屏障功能处于完整最佳状态是减少经皮肤引起感染等并发症的重要措施。

　　1. 新生儿的皮肤组织是如何构成的?

　　2. 新生儿的皮肤有哪些特点?

　　3. 什么是医源性皮肤损伤?

　　4. 常见的医源性皮肤损伤有哪些类型?会造成什么后果?

　　5. 医源性皮肤损伤的风险因素包括哪些?

　　6. 如何进行医源性皮肤损伤的防范?

　　在过去的50年中,新生儿重症监护室的诊疗技术显著提高,新生儿的照护也随之越来越精细化,但医源性皮肤损伤仍然持续发生。特别是近年来随着危重新生儿尤其是极低及超低出生体重儿的监护及诊治技术手段不断更新,多种药物及仪器设备的使用使医源性皮肤损伤发生率增加。严重的医源性皮肤损伤可导致患儿的皮肤防御功能丧失,发生感染、败血症或加重病情,延长住院日。因此,作为新生儿科的医务人员,需识别新生儿医源性皮肤损伤的高危因素,做好防范处理,减少对患儿的伤害,促进患儿康复。

第一节　新生儿的皮肤组织结构及生理功能

一、新生儿皮肤生理结构

　　足月新生儿皮肤面积约0.21m²,厚度约1mm。足月儿皮肤的重量为体重的5%~6%,而早产儿皮肤的重量约为体重的13%。皮肤由表皮、真皮、皮下组织组成,并包含丰富的血管、神经和淋巴管,还有皮肤附属器,如皮脂腺、汗腺、毛发和指(趾)甲。

　　1. 表皮　由形状、大小不同的5层上皮细胞组成,在真皮上的一层称基底层,也叫母层,由此不断增殖,向上延伸。根据其形态不同,其余4层上皮细胞分别叫棘层、粒层、透明层和角质层。新生儿基底细胞增生很快,而粒层很薄,透明层不显著,角质层非常薄,容易脱落,形成生理性脱屑。新生儿角质层厚度比成人薄30%,表皮厚度约占皮肤总厚度的1/20,比成人薄20%,早产儿的表皮则更薄。角质层细胞小,皮肤的合水能力不完善。由于这些组织结构特点,造成新生儿表皮防护功能比成人差,容易损伤,从而成为病原菌入侵的门户。也因为表皮薄,新生儿的皮肤渗透和吸收作用较大,在使用外用药时,需注意药物浓度应低于成人,否则容易导致吸收过量致不良反应。

2. 真皮　真皮是由胶原纤维和弹性纤维组成,接近表皮部分称为乳头层,其下为网状层,两者之间无明显界限,纤维束的大小是逐渐变化的,而最终的纤维束大小比成人细。此外,弹力纤维较细,在结构上不太成熟。新生儿真皮结缔组织整体发育不成熟,真皮乳头较平,血管丰富,毛细血管充血,使新生儿皮肤呈红色。真皮也缺乏弹性,容易在摩擦时导致损伤。

3. 皮下组织　位于真皮的下方,由疏松的纤维组织和脂肪细胞组成,脂肪含量多少因部位不同而有所差异。新生儿皮下脂肪含固体脂肪酸多,液体脂肪酸少,前者熔点低,在温度明显下降时容易凝固,所以,冬天寒冷时容易引起硬肿症。

二、新生儿皮肤组织的特点

1. 皮肤屏障功能不全　皮肤最重要的功能是对抗干燥和恶劣的外界环境,即皮肤的屏障功能主要体现为对水分的调节平衡能力和防止外源物质入侵的能力。新生儿皮肤结构不完善,角质层薄、角质细胞小以及致密的皮纹结构使皮肤表面积增加等特点,致使皮肤屏障功能也会较成人弱,加之新生儿体表面积和体重之比较成人大3~5倍,药物分子经屏障功能较弱的皮肤渗透得更直接,吸收也比成人多。早产儿的皮肤通透性更高,产后2周才有正常屏障功能。因此,当存在有害物质和过敏物质刺激时,皮肤反应也更加强烈。

2. 皮肤pH偏中性　皮肤pH的构成因素包括皮脂分泌、汗液、乳酸及氨基酸等。成人皮肤pH为弱酸性(4.5~6.7),酸性的皮肤环境非常重要,可防止某些病原体和其他微生物入侵,与屏障功能和修复密切相关。新生儿出生时皮肤pH却接近中性(由于部位差异波动于6.6~7.5),这可能与刚从羊水环境(pH=7.4)中出来有关。从出生后第2天,皮肤pH即开始下降,在出生后1个月内持续降低,直至出生后3个月保持相对稳定。但总体来说,新生儿的皮肤pH仍然高于成人,特别是在较为潮湿的尿布区域。因此,新生儿皮肤受刺激发炎的比例很高,而皮肤刺激的发生将进一步导致皮肤通透性增高,从而引起微生物的二次入侵。因此,当皮肤屏障功能出现紊乱时,其不容易自行恢复。

要 点 荟 萃

1. 新生儿皮肤生理结构特点:①表皮,角质层薄、细胞小,皮肤的合水能力不完善,防护功能比成人差,易损伤成为病原菌入侵的门户;皮肤渗透和吸收作用较大,外用药时容易导致吸收过量致不良反应。②真皮,结缔组织发育不成熟,真皮乳头较平,血管丰富,毛细血管充血,使新生儿皮肤呈红色;真皮也缺乏弹性,容易摩擦受损。③皮下脂肪,含固体脂肪酸多,液体脂肪酸少,前者熔点低,在温度明显下降时容易凝固,冬天寒冷时容易引起硬肿症。

2. 新生儿皮肤组织的特点:①皮肤屏障功能不全,体表面积和体重之比是成人的3~5倍,易造成药物分子经皮肤渗透入体内。早产儿皮肤通透性更高,产后2周才有正常屏障功能,当存在有害物质和过敏物质刺激时,皮肤反应更加强烈。②皮肤pH偏中性,受刺激容易发炎,进一步增高皮肤通透性,从而引起微生物的二次入侵。

(万兴丽　廖　宇)

第二节 新生儿医源性皮肤损伤防范与护理

一、医源性皮肤损伤的概述

1. 定义 医源性皮肤损伤是指在医疗上由于操作不当或仪器故障所造成的与原发病无关的皮肤损伤,如药物外渗引起的皮肤损伤,经皮氧饱和传感器长时间固定在一个部位压迫局部皮肤引起的皮肤损伤以及使用鼻塞导致的鼻部黏膜损伤等。

2. 发生原因 由前所述,新生儿皮肤屏障功能弱,抵抗外界环境刺激的能力及自行修复能力较差,诊疗过程中与皮肤相关的操作或诊疗均有可能导致医源性皮肤损伤。

3. 发生率 由于新生儿皮肤特殊的组织生理结构及特点,NICU 新生儿皮肤损伤发生率较高,尤其是 ≤32 周的早产儿,其皮肤角质层非常薄,发生皮肤损伤的概率更高。国外学者 Kugelman 等报道,胎龄 24~27 周的早产儿发生医源性皮肤损伤的发生率为 57%,而足月儿仅为 3%。Zsanett 等报道,NICU 新生儿(平均胎龄为 33.8 周 ±4.4 周)医源性皮肤损伤的发生率为 18%。Cartlidge 等也报道 NICU 出院患儿中的 4% 均遗留有表浅或功能障碍性瘢痕。国内学者肖晓玲等报告 15 所医院新生儿区护理不良事件构成中皮肤损伤占首位,达到 42.51%。程红等的研究结果也表明医源性皮肤损伤发生高风险的患儿在干预前的医源性皮肤损伤发生率为 34.5%。

4. 对患儿的影响

(1) 延长住院日:严重的医源性皮肤损伤一般愈合较缓慢,可导致住院日延长,增加家属经济负担甚至导致新生儿感染的发生。国外学者 Zsanett 等的一项回顾性调查研究结果也显示,发生医源性皮肤损伤组的患儿,其住院日为 32.2 天,未发生医源性皮肤损伤组患儿的住院日为 18.3 天,差异比较有统计学意义(P=0.001)。

(2) 增加感染风险:病原体聚集在损伤的皮肤表面,容易从角质层侵入体内引起败血症,加重患儿病情,不利于患儿疾病恢复。

(3) 病人家属满意度下降甚至导致医疗纠纷。

二、医源性皮肤损伤发生的部位类型及特点

临床常见的医源性皮肤损伤发生的部位及类型可分为以下几种。

1. 头颅损伤 大部分头颅损伤均发生在生产时,一般比较轻微,包括皮肤割伤、瘀斑等,主要与胎儿头颅监测或胎吸助产有关。有报道称胎吸助产和产钳助产引起的头颅和面部皮肤损伤发生率分别为 16% 和 17%。

2. 灼伤 主要发生在使用经皮氧分压监测仪、血氧饱和度监测器、光疗毯、红外线烤灯、各种电极、热水袋保暖等仪器设备时。严重的灼伤可导致患儿发生低体温、过多的水分丢失、败血症、肾衰竭、皮肤瘢痕、皮肤褪色等。除此之外,灼伤产生的疼痛与压力还可能引起大脑神经系统的不良发育。

(1) 热灼伤:临床常见于经皮血氧饱和度传感器使用后。使用组织相容性较差的血氧饱和度探头或长时间在同一个部位监测经皮血氧饱和度,会造成局部皮肤压疮和灼伤。

(2) 化学性灼伤:临床操作前使用的皮肤消毒剂会让皮肤受到化学性刺激,这也是皮肤发生化学性灼伤的常见原因。皮肤长时间接触酒精类的皮肤消毒剂、碘酒、聚维酮碘等以及使用碘酊作为消毒剂,或者在操作结束后没有彻底清洗干净残留的消毒剂,会造成化学性灼伤,甚至 2~3 级皮肤损伤。如有报道称一例极低出生体重儿在脐部动静脉置管时误用以酒精为主要成分的葡萄糖酸氯己定(70% 的乙醇里含 0.5% 酒精)做

皮肤清洁时造成腹部皮肤大面积损伤。

3. 胶布粘贴伤　是临床最常见的医源性皮肤损伤之一。临床操作中胶布常用作各种重要管路和仪器设备的固定,如气管插管、各种静脉通道管路、鼻饲管、电极、血氧饱和度传感器的固定及采血后压迫止血固定等,这些胶布常常被反复粘贴撕脱。有报道称一次胶布撕脱会导致 70%~90% 的表皮剥离,而且反复的胶布撕脱或胶布与监测仪器的长期粘贴固定会导致更深度的皮肤损伤。

4. 药物外渗损伤　药物外渗是新生儿常见的不良事件之一。Franck 等的调查结果称外周静脉导管外渗的发生率为 23%~63%。Wilkins 等的一项对某区域 NICU 中药物外渗事件的调查结果显示,药物外渗导致的皮肤坏死率为 3.8%,而且 70% 发生于胎龄≤26 周的早产儿。液体或药物外渗主要会引起部分或全部皮肤缺失,有的甚至造成肌肉、神经损伤,并合并功能障碍或需永久性修复的潜在风险。

5. 足后跟损伤　足后跟穿刺采血是 NICU 中最常见的侵入性操作之一。有报道称需频繁进行足后跟穿刺采血的高危新生儿容易发生足后跟的钙化结节。反复穿刺导致的足后跟组织损伤会引起局部的炎性改变,使皮肤变得更脆弱,对后继的穿刺损伤也更敏感。

6. 鼻部皮肤损伤　自 1980 年以来就有因使用持续气道正压通气而发生鼻部损伤的新生儿案例报道,其发生率为 20%~60%。鼻部皮肤损伤类型常包括皮肤压疮,人中部位、鼻尖、鼻中隔、鼻孔等部位的压力性皮肤坏死,这些鼻部的异常问题还有可能导致鼻部外观及功能的改变。发生的原因主要与仪器使用不恰当、鼻塞大小不合适、头部固定不合适及鼻部周围组织长时间受压、鼻黏膜娇嫩等有关。

7. 摩擦伤　主要见于躁动患儿,患儿裸露的肢体与光疗箱或暖箱壁、床面摩擦过多,或因活动过多而导致皮肤摩擦伤,常见于趾端指腹、双足外踝、足后跟处等。

三、医源性皮肤损伤的一般处理

1. 灼伤的处理　判断灼伤的程度,必要时可请烧伤科或伤口治疗师进行会诊处理。

2. 皮肤粘贴伤　保持皮肤清洁干燥。轻度的皮肤剥离损伤给予暴露,可自然愈合,重度的皮肤剥离损伤愈合时间会延迟,避免伤口感染是关键。

3. 外渗损伤的处理　根据渗出药物或液体的特性,进行针对性处理,详见相关章节。

4. 压伤的处理　重在预防,有报道称使用水胶体敷料可预防皮肤压伤。

四、医源性皮肤损伤的防范

(一) 管理层面预防

医源性皮肤损伤重在预防管理,主要的管理措施包括:①加强人员培训:提高医务人员防范意识是实施预防皮肤损伤措施的关键。加强对临床医源性皮肤损伤发生高危人群的监控,并落实人员培训及追踪执行效果,有效控制医源性皮肤损伤的发生。②通过梳理与皮肤损伤相关的各项操作流程及仪器设备使用,规范其使用方法,减少医源性皮肤损伤的概率。

(二) 临床操作层面预防

新生儿科医务人员有责任对每位入院患儿进行查体的同时,评估记录皮肤完整性情况,并且在住院期间也需每日评估皮肤状况,防范医源性皮肤损伤的发生。

1. 新生儿皮肤状况每日评估　国外的妇女健康、产科和新生儿护士协会(Association of Women's Health, Obstetric and Neonatal Nurses, AWHONN) 编制了新生儿皮肤状况评估量表(neonatal skin condition score, NSCS),用于每日皮肤状况评估,具体见表 5-1。

表 5-1　新生儿皮肤状况评估量表(NSCS)

分值	皮肤状况评价指标		
	皮肤干燥度	皮肤红疹	皮肤破裂
1	正常,无干燥皮肤	无皮肤红疹	无明显的皮肤破裂
2	皮肤干燥,可见脱皮	可见红疹,<50% 的皮肤表面积	皮肤破裂小,较局限
3	皮肤非常干燥,裂纹明显	可见红疹,≥50% 皮肤表面积	大量的皮肤破裂
评价标准:每个评价指标得分 1~3 分,总分为 3~9 分。3 分表示皮肤状况良好,9 分为皮肤状况差。			

2. 医源性皮肤损伤的风险因素评估

(1) 格拉摩根压力损伤风险评估:对患儿的皮肤状况进行每日评估的同时,如果忽略对皮肤损伤风险因素的考虑,也可能导致不能及时识别患儿发生医源性皮肤损伤的可能性。国外 Anthony 学者应用改良版的格拉摩根压力损伤风险评估表(Glamorgan pressure injury risk assessment,GS),对 7 个患儿自身相关的危险因素及 4 个仪器设备相关的危险因素进行评估,具体见表 5-2。

表 5-2　格拉摩根压力损伤风险评估表(改良版)

风险因素	风险评估	分值
确认并记录的风险因素如下: ● 胎龄 < 32 周 ● 血管受损或组织灌注不良(HIE,寒冷,正性肌力药) ● 神经或感觉受损 ● 因疾病、镇静、肌肉松弛等原因躯体不能活动 ● 感染、脱水、水肿 ● 机械通气(气管插管、CPAP) ● 外科手术 评估仪器设备/电源线/电极线 ● 心电监护、鼻塞式 CPAP、高频呼吸机、经皮血氧饱和度监测仪、脑电图电极、体温监测探头 ● 各种管道的固定(静脉注射管路/夹板、胃管、光疗的眼罩等的固定) ● 床垫表面	1. 患儿无太大的困难或因病情有恶化的可能而不能移动(如机械通气的患儿因体位改变或在特定的体位下会导致氧合下降)。周围循环灌注不良:肢端冷,毛细血管再充盈时间 >2s,皮肤花斑	20
	2. 在无任何外力帮助的情况下患儿不能完成体位改变或减少躯体移动(新生儿本身或许没有能力移动躯体,但其照护者可以在不影响病情变化的情况下协作体位改变)	15
	3. 具备一些躯体移动能力,但与年龄并不相称(新生儿有一些躯体移动的能力,但也有些受限)(如 CPAP 通气患儿,有输液/输液夹板限制)	10
	4. 具备与年龄相称的躯体移动能力	0

5. 对设备/物品/坚硬物体表面对皮肤的压迫或摩擦的风险评估
(选择"是"或"否",一般都会选择"是",则得分 15 分)
评分要求:从以上第 1~4 条中选择评分,再加上第 5 条的评分,最高分为 35 分。若评分≥20 分,则表示患儿具有发生医源性皮肤损伤的异常高风险。

(2) 其他相关因素评估:临床实践中发现医源性皮肤损伤的发生可能与患儿的胎龄、出生体重、疾病严重程度等有关。以色列学者 Srulovici E. 等通过回顾性调查分析某 4 所大学附属三级医院 NICU 收治的所有新生儿案例发生医源性皮肤损伤的相关因素。通过单因素分析发现,患儿的 4 个自身因素,包括胎龄、出生体重、通过新生儿急性生理及围生期延长评分判断(score for neonatal acute physiology and perinatal extension,SNAPPE)的原发疾病的严重程度及住院日与医源性皮肤损伤的发生显著相关,且该 4 种因素与医源性皮肤损伤的发生均存在着一个显著的剂量 - 反应关系。此外,单因素分析结果还显示,环境因素中的轮班种类(而非工作量)与医源性皮肤损伤的发生有关。但是多通过多元 logistic 回归分析发现,只有住院日[调整的 OR 值为 1.02,(95%CI,1.01~1.03)]以及轮班的种类,如白班(morning shift) vs 小夜班(evening shift)[调整的 OR 值为 3.44,(95%CI,2.33~5.08)]、白班 vs 夜班(night shift)[调整的 OR 值为 6.07,(95%CI,3.86~9.56)],与医源性皮肤损伤的发生独立相关。综上所述,住院日延长与白班是与医源性皮肤损伤发生密切相关的因素。此外,国外学者 Baharestani 与 Schumacher 等通过研究发现,仪器设备造成的皮肤压力与患儿的活动限制度也是造成医源性皮肤损伤的高危因素。

(3)风险环节的评估

1)利器 / 锐器使用:使用剃刀、床单位遗留物损伤等。

2)仪器使用:鼻塞使用压伤,留置针管道压疮、无创辅助通气弹力帽压伤等。

3)粘贴伤:胶布 / 敷贴粘贴后撕伤,血氧饱和度传感器粘贴压迫伤等。

4)液体渗漏相关:输液外渗、造瘘口液体刺激等。

5)皮肤护理相关:皮肤皱褶处护理不当,翻身不及时导致压疮等。

6)患儿自身:抓伤、躁动不安摩擦伤、手脚套线头缠绕指趾头缺血损伤等。

3. 医源性皮肤损伤风险因素评估后干预

格拉摩根压力损伤风险评估后干预推荐:根据不同的评分结果采取不同的预防干预措施,具体见表 5-3。

表 5-3 格拉摩根压力损伤风险评估后的推荐干预措施

风险评估分值	类别	推荐干预措施
0	无风险	持续每日评估,患儿状况有改变时需再次评估。
10+	有风险	每天至少检查皮肤情况 2 次。至少每 2~4h 更换体位一次,以减轻局部皮肤压力。有必要的情况下可使用大小和重量均合适的压力舒缓器。至少每 2~4h 更换仪器的监测部位。
15+	高风险	每次更换体位时均应检查皮肤情况。至少每 2~4h 更换一次体位及仪器监测部位。在皮肤出现颜色改变之前就应减轻皮肤压力。需使用大小和重量均合适的压力舒缓器。
20+	异常高风险	如果病人病情允许的情况下,应每小时检查皮肤状况。在皮肤出现颜色改变之前就应移动或变换患儿体位。确保监测的仪器或物体未对皮肤造成压迫。如果病人病情允许的情况下,至少每 2h 更换仪器监测部位。假如患儿病情不允许移动,可考虑使用特殊的减压装置。

4. 其他防控措施

(1)严格交接班、落实责任制,班班交接包括床旁口头交接班及书面交接记录。

(2)规范利器 / 锐器及仪器的正确使用方法

1)剃刀使用:首选安全型,需彻底剃除毛发时使用一次性剃刀,需注意使用技巧,防止剃伤,用后及时移到安全范围,避免意外伤害。

2)无创辅助通气的使用:使用人工皮 / 水胶体敷料保护鼻中隔及鼻唇沟处鼻黏膜,固定方法妥当(鼻塞进入鼻腔即可,方向正确,不可加压),防止产生不恰当压力;随时巡视检查,定时松动鼻塞,每 4 小时清洗鼻腔,防止鼻部损伤等。

3)管道固定接触皮肤时,可用棉球 / 人工皮垫于其下,避免压伤。

4)保持床单位整洁,使用物品放置规范,防止遗留在床上导致皮肤损伤。

(3)保护新生儿皮肤,避免粘贴伤:尤其是早产极低 / 超低出生体重儿,对水肿、胎龄≤32 周,体重≤1500g 患儿,可常规使用人工皮贴双足背偏外侧 1 周,用于血氧饱和度传感器更换用;采血后胶布一般不直接贴于皮肤,可使用棉球展开后缠绕胶布贴于棉球上;若确需粘贴,在去除胶布时需使用液体石蜡浸湿后慢慢撕去。

(4)避免液体外渗导致皮肤损伤:对输液患儿加强巡查:观察有无静脉炎或药液外渗等,及早发现,视情况使用多磺酸粘多糖、生理盐水湿敷等相关措施处理。

（5）加强皮肤清洁护理,仔细查体,及时发现皮肤问题。

1）沐浴/擦浴时:彻底清洁皮肤,特别注意皮肤皱褶处的清洁护理。

2）对腹泻患儿或母乳喂养大便次数较多的患儿,及时更换尿布,清洁臀部,及时发现有无红臀及尿布皮炎,积极暴露等处理。

3）对皮肤菲薄或昏迷、使用镇静剂患儿,勤翻身,检查骶尾部、耳后乳突等易受压部位有无压疮发生,必要时使用水枕、水垫等工具。

4）加强造瘘口周围皮肤护理,使用皮肤保护剂等,防止造瘘口皮肤损伤。

（6）躁动患儿及时安抚,使用手脚套等防护措施,必要时通知医生使用镇静剂,防止抓伤及摩擦伤。

要 点 荟 萃

1. 医源性皮肤损伤指在医疗上由于操作不当或仪器故障所造成的与原发病无关的皮肤损伤。常见的发生部位及类型:①头颅损伤,与胎儿头颅监测或胎吸助产有关;②灼伤,与光疗毯、红外线烤灯等仪器设备的使用有关;③胶布粘贴伤;④药物外渗损伤;⑤足后跟损伤;⑥鼻部皮肤损伤;⑦摩擦伤。新生儿是发生医源性皮肤损伤的高危人群,≤32周的早产儿发生率更高。

2. 新生儿医源性皮肤损伤重在预防,可采用新生儿皮肤状况评估量表(NSCS)每日识别皮肤状态,及利用格拉摩根压力损伤风险评估表(改良版)对皮肤损伤的风险因素进行判断,从而采取针对性的预防措施。

3. 新生儿医源性皮肤损伤的具体预防措施:①提高医务人员对医源性皮肤损伤的防范意识,严格交接班、落实责任制;②规范利器/锐器及仪器的正确使用方法;③保护新生儿皮肤,避免粘贴伤;④避免液体外渗导致皮肤损伤;⑤加强皮肤清洁护理,仔细查体,及时发现皮肤问题;⑥躁动患儿及时安抚,使用手脚套等防护措施,必要时使用镇静剂等。

（万兴丽 苏绍玉）

参 考 文 献

［1］Sardesai SR ,Kornacka MK ,Walas W ,et al. Iatrogenic skin injury in the neonatal intensive care unit. J Matern Fetal Neonatal Med,2011,24(2):197-203.

［2］高莹,鲁楠,职蕾蕾,等. 婴幼儿皮肤结构和生理特征的研究进展. 中国美容医学,2015,24(3):77-80.

［3］Vitellaro-Zuccarello L,Cappelletti S,DalPozzo RV,et al. Stereological analysis of collagen and elastic fibers in the normal human dermis:variability with age,sex,and body region. Anat Rec,1994,238(2):153-162.

［4］Holbrook KA,Byers PH. Diseases of the Extracellular Matrix. Structural alterations of collagen fibrils in skin . Connective Tissue Disease Molecular Pathology of the Extracellular Matrix(Uitto J and Perejda AJ,eds),1987:101-140.

［5］Visscher MO,Chatterjee R,Munson KA,et al. Changes in diapered and nondiapered infant skin over the first month of life. Pediatr Dermatol,2000,17(1):45-51.

［6］Telofski LS,Peter MA,Catherine MCM,et al. The infant skin barrier:can we preserve,protect,and enhance the barrier. Dermatol Res Pract,2009,doi:10,1155/2012/198789.

［7］Yosipovitch G,Maayan-Metzger A,Merlob P,et al. Skin barrier properties in different body areas in neonates. Pediatrics,2000,106(1Pt1):105-108.

［8］Giusti F,Martella A,Bertoni L,et al. Skin barrier,hydration,and pH of the skin of infants under 2 years of age. Pediatr Dermatol,2001,18(2):93-96.

［ 9 ］张丽华, 刘继秀 . 新生儿医源性皮肤损伤的原因分析及防范策略 . 临床护理杂志, 2012, 11 (5): 48-51.

［ 10 ］刘富菁, 顾莺 . 危重新生儿医源性皮肤损伤的护理进展 . 上海护理, 2011, 11 (1): 67-69.

［ 11 ］肖晓玲, 张东华, 王艳华, 等 . 孝感市新生儿病区 2009 年 -2012 年护理不良事件发生情况的调查分析 . 护理研究, 2013, 27 (6C): 1835-1837.

［ 12 ］程红, 万兴丽, 苏绍玉 . 新生儿医源性皮肤损伤的高危人群高危环节的皮肤损伤的预警监控管理及效果观察 . 中华妇幼临床医学杂志, 2016, 12 (2): 211-215.

［ 13 ］Kugelman A, Inbar-Sanado E, Shinwell ES, et al. Iatrogenesis in neonatal intensive care units: observational and interventional, prospective, multicenter study. Pediatrics, 2008, 122 (3): 550-555.

［ 14 ］Cartlidge PHT, Fox PE, Rutter N. The scars of newborn intensive care. Early Human Development, 1990, 21 (1): 1-10.

［ 15 ］Mannan K, Chow P, Lissauer T, et al. Mistaken identity of skin cleansing solution leading to extensive chemical burns in an extremely preterm infant. Acta Paediatrica, 2010, 96 (10): 1536-1537.

［ 16 ］Hoath SB, Narendran V. Adhesives and emollients in the preterm infant. Seminars in Neonatology Sn. 2000, 5 (4): 289.

［ 17 ］Srulovici E, Ore L, Shinwell ES, et al. Factors associated with iatrogenesis in neonatal intensive care units: an observational multicenter study. European Journal of Pediatrics, 2012, 171 (12): 1753-1759.

［ 18 ］Baharestani M, Ratliff C. Pressure Ulcers in Neonates and Children: An NPUAP White Paper. Advances in Skin & Wound Care. 2007; 20 (4): 208-220.

［ 19 ］Schumacher B, Askew M, Otten K. Development of a Pressure Ulcer Trigger Tool for the Neonatal Population. Journal of Wound, Ostomy & Continence Nursing. 2013; 40 (1): 46-50.

［ 20 ］Anthony D, Willock J, Baharestani M. A comparison of Braden Q, Garvin and Glamorgan risk assessment scales in paediatrics. Journal of Tissue Viability. 2010; 19 (3): 98-105.

［ 21 ］Franck LS, Hummel D, Connell K, et al. The safety and efficacy of peripheral intravenous catheters in ill neonates. Neonatal Network Nn, 2001, 20 (5): 33.

［ 22 ］Wilkins CE, Emmerson AJ. Extravasation injuries on regional neonatal units.　Archives of Disease in Childhood Fetal & Neona, 2004, 89 (3): F274.

［ 23 ］Awhonn. Neonatal Skin Care: Evidence-Based Clinical Practice Guideline 3rd ed. Washington USA: Johnson & Johnson; 2007

［ 24 ］Lund. CH, Osborne JW. Validity and Reliability of the Neonatal Skin Condition Score. J Obstet Gynecol Neonatal Nurs, 2004; 33 (3): 320-327

［ 25 ］高希花, 张淑丽, 张海燕, 等 . 鱼骨图管理在降低新生儿医源性皮肤损伤中的作用 . 中外医学研究, 2015: 13 (6): 94-96.

［ 26 ］王巧洪 . 水胶体敷料应用于新生儿皮肤护理的研究进展 . 当代护士, 2014, 11 (8): 9-10.

第六章

新生儿转运安全与护理管理

导读与思考：

　　新生儿转运系统即"流动的新生儿重症监护中心"，可以将医疗资源合理分配，通过有计划、有组织地到基层医院，对其高危新生儿进行抢救，并转至上级医院进行诊治。这种区域性转诊系统能降低新生儿的病死率和致残率，是促进母婴健康的重要保障。

　　1. 新生儿转运有哪些常见的类型？

　　2. 国内外的新生儿转运指征有哪些？

　　3. 组成新生儿转运人员需具备哪些急救技能？

　　4. 新生儿转运中应遵循什么原则？

　　5. 如何进行新生儿转运质量的评价与改进？

　　新生儿转运（neonatal transport，NT）是新生儿重症监护病房（neonatal intensive care unit，NICU）的重要工作内容之一，也是新生儿抢救医疗工作的重要环节，目的是将高危新生儿安全地转运到 NICU 进行救治，充分发挥优质卫生资源的作用。但新生儿转运工作也可能存在患儿出现病情恶化和死亡的风险，要实现安全、快速的转运，必须规范和优化 NT 工作，充分评估与防范转运风险，以达到提高转运质量、降低新生儿病死率的目的。

一、新生儿转运的国内外现状

　　1. 国外新生儿转运的发展进程　　早在 1900 年，美国芝加哥 Lying-In 医院报道了首例用可移动暖箱转运病危的早产新生儿。1950 年，美国成立了新生儿转运系统（neonatal emergency transport system，NETS）。该系统是一项由接收医院主动把"流动的新生儿重症监护中心"送到危重患儿身边的双程转运系统。区域性新生儿转运网络（region neonatal transport network，RNTN）以 1 个三级医院 NICU 为中心，向周围辐射，集转运、联络通信和培训为一体的特殊医疗系统，主要通过有计划、有组织地对基层医院中的高危新生儿进行就地抢救，待病情稳定后再转运至上级医院的 NICU，使危重患儿得到更好地诊疗与护理。发达国家的这种区域性三级转诊系统是降低新生儿病死率与致残率、促进母婴健康的重要保障。

　　2. 国内新生儿转运的发展历程　　我国的新生儿转运工作起步较晚。20 世纪 80 年代后期和 90 年代初，随着国内 NICU 的建立，我国的新生儿转运才逐步开始实行。目前，我国许多大中城市均开展了新生儿转运工作，且转运规模不断扩大，转运技术不断完善和提高。国内较早报道参与转运网络的 19 家基层医院，新生儿总体病死率从 1994 年的 18.9% 降至 1996 年的 15.4%。近年报道参与转运网络的基层医院新生儿死亡率进一步降低至 4.8%~7.6%。

二、新生儿转运类型

新生儿转运根据转运的双方医疗机构参与的方式不同,可分为以下几种常见的转运类型:

1. 新生儿院内转运　主要指在医疗机构内部进行的转运,即新生儿从产房转运至 NICU。

2. 单向转运(one-way transport)　是指将危重新生儿由基层单位转运至具备危重新生儿救治能力的上级医疗机构的 NICU,主要包括两种方式:①由本单位的急诊医疗服务团队转运;②通过当地急救站急救车及医护人员转运。单向转运简单易行,但是很多急诊的医疗服务的救护车不具备新生儿复苏的设备,负责转运的医护人员一般也不具备新生儿急救技能,不能很好地处理转运途中突发的病情变化。

3. 双向转运(two-way transport)　是指由三级医院 NICU 到基层医院去接诊患儿。双程转运能有计划、有组织地将基层医院与 NICU 建立关系,并在 NICU 指导及参与下,将基层医院的高危新生儿经就地抢救,病情稳定后转入 NICU,从而有效地降低病死率及致残率。

三、新生儿转运的实施

需转运的新生儿均为危重新生儿,患儿在转运过程中可能会随时出现病情变化。因此,做好转运工作的安全风险防范、规范管理转运工作非常重要。

(一) 转运指征

为实现优质卫生资源的充分利用,又防止 NT 中心超负荷运转,新生儿转运指征的制定应以《新生儿病房分级建设和管理指南(建议稿)》定义的各等级 NICU 的业务范围为依据,即按照初级、高级和特级 NT 中心的救治能力分别制定相应的转运指征逐级转运。特殊病情危重新生儿可以根据需要越级转运,尽可能将危重新生儿集中到具有救治监护能力的 NT 中心进行救治。

1. 国外的新生儿转运指征　国外学者根据 Powell-Tippit(2005)指出新生儿的转运指征主要包括以下 14 条内容。

(1) 早产:胎龄 <34 周或出生体重 <2000g。

(2) 呼吸窘迫:由肺表面活性物质缺乏、呼吸性酸中毒、胎粪吸入、肺炎、肺或气道发育不良引起的呼吸窘迫。

(3) 败血症 / 感染。

(4) 代谢性酸中毒。

(5) 先天性心脏病。

(6) 休克 / 低氧血症。

(7) 窒息。

(8) 惊厥。

(9) 代谢紊乱:低血糖、低血钙、先天性的代谢性疾病。

(10) 电解质失衡。

(11) 高胆红素血症:有换血的必要性或溶血性疾病。

(12) 先天性发育畸形。

(13) 外科紧急手术。

(14) 孕母相关疾病:糖尿病、药物滥用、处方药物的使用、子痫前期 / 高血压、自身免疫性疾病、感染。

2. 国内新生儿转运指征　据《实用新生儿学》(第 4 版)提出国内新生儿转运指征包括如下:

(1) 早产儿:出生体重 <1500g 或胎龄 <32 周。

(2) 呼吸窘迫:严重呼吸窘迫、频发呼吸暂停需辅助通气。

(3) 严重感染、神经行为异常、频繁惊厥、严重黄疸需要换血、急性贫血、频繁呕吐及腹泻脱水患儿。

(4) 严重的出生窒息,复苏后仍处于危重状况,神经系统异常(肌张力低、惊厥、抑制状态);酸中毒难以纠正;低血糖、低血钙等代谢紊乱。

(5) 出生后发绀且氧疗不改善、休克或有先天性心脏病。

(6) 先天畸形需要立刻外科手术者,如膈疝、气管食管瘘、胃肠道畸形等。

(7) 循环衰竭:血压低、少尿、皮肤灌注不佳者。

(8) 产伤及先天性心脏病等。

(二) 转运人员

1. 转运人员组成　应设立专门的新生儿转运队伍,由新生儿科医师、注册护士和司机至少各一名组成转运小组,可加入呼吸治疗师等成员。根据区域内转运工作量的大小,有时需设立多个转运小组以保证转运工作的及时和顺利完成。所有人员均经过新生儿转运的专业培训,并具备良好的组织沟通协调能力。

2. 转运人员需掌握的急救技术　参照《中国新生儿转运指南》,转运医师和护士必须掌握的技术包括以下几方面。

(1) 能识别潜在的呼吸衰竭,掌握气管插管和 T- 组合复苏器的使用技术。

(2) 熟练掌握转运呼吸机的使用与管理。

(3) 能熟练建立周围静脉通道。

(4) 能识别早期休克征象,掌握纠酸、扩容等技术。

(5) 能正确处理气胸、窒息、惊厥、低血糖、发热、呕吐等常见问题。

(6) 能熟练掌握儿科急救用药的剂量和方法。

(7) 掌握转运所需监护、治疗仪器的应用和数据评估。

(三) 转运装备

1. 交通工具　主要以转运救护车为主。有条件的可开展航空转运,实现更快捷的长途转运。目前在上海、西安等城市已有医院开展航空转运。

2. 转运仪器设备　转运设备均应配置在转运车上。危重新生儿转运设备实际就是一个移动的 NICU 抢救单元,所以所有设备所需的电源必须是同时可应用蓄电池电源和交流电源。具体包括转运暖箱、简易呼吸机、生命体征监护仪(脉搏氧饱和度仪)、氧气筒、T- 组合复苏器、负压吸引器、输液泵、血糖仪。另外还包括气管插管用物(喉镜及各型号舌片、各型号气管插管导管)、吸氧用物(氧气管、各型号面罩与复苏球囊)、吸痰管、胃管及输液用品(消毒液、无菌棉签、输液器、胶布、静脉留置针、各型号注射器针)、无菌胸腔引流包、胸腔引流管、听诊器、电筒、备用电池、无菌手套等。

3. 药品配置　肾上腺素、多巴胺、毛花苷丙(西地兰)、利多卡因、阿托品、地西泮、苯巴比妥(鲁米那)、5% 碳酸氢钠、葡萄糖酸钙、呋塞米、氨茶碱、地塞米松、葡萄糖注射液(5%、10%、50%)、生理盐水、甘露醇、注射用水等。

(四) 转运前准备

1. 需要转运患儿的医院的准备事项

(1) 符合转运指征者,由主管医师向转运中心提出转运请求。

(2) 保持与上级 NT 中心电话联系。

(3) 充分的医患沟通:向家长解释患儿病情,告知转运的原因、必要性以及转运风险,征得患儿家长知情同意,签署转运同意书。

(4) 填写新生儿转运单:包括病史、辅助检查结果和治疗的详细方案。

（5）家属心理准备及经济准备。

（6）再次通知上级 NT 中心，正式启动转运程序。

（7）在转运队伍到达之前，对患儿进行初步复苏急救，稳定病情。

2. 转入医院的准备事项

（1）了解被转运患儿的情况：转运医院接到转运电话后，需充分了解患儿病情，包括胎龄、出生时间、出生体重、出生情况、目前生命体征及病情、转诊原因、转诊医院名称和地址、要求转诊医生的姓名和电话号码、转诊是否被家属接受等。

（2）转运风险评估：了解患儿情况后应做充分的转运风险评估，但原则上应创造条件积极转运。院内转运由主管医师决定，院间转运则需由转出医院主管医师和接收医院专科医师共同商议，并且最终应由接收医院主管医师决定，包括最终做出是否取消转运的决定。

（3）确定转运：确定患儿需转运治疗后，填写转诊记录单诊断，同时通知转运小组，启动新生儿转运。

（五）现场评估转运

1. 了解病情，进行危重评分　转运队伍到达后，医护人员应尽快熟悉患儿的产前、产时情况及诊治过程，进行查体和询问，了解患儿目前的整体情况，可利用《新生儿危重病例评分法》或《新生儿危重病例单项指标》进行评分，并填写评分表格。

2. 转运前的急救处理 STABLE 原则　STABLE 原则可有效指导转运人员实施转运前救护，有效稳定患儿病情，但在需要新生儿复苏时，ABC 原则［气道（airway）、呼吸（breath）、循环（circulation）］优于 STABLE 原则。

（1）S（safe care and sugar）

1）safe：保证患儿转运安全是转运的最根本前提。因此，转运过程中的任何与安全有关的事项如严重的低氧血症、可能的奶汁反流与误吸以及震动颠簸导致的颅内出血等都应引起转运人员的高度重视。

2）sugar：需维持患儿血糖稳定在 2.5~7.0mmol/L。国外推荐维持血糖正常范围在 2.8~6.1mmol/L。若血糖低于 2.5mmol/L，予 10% 葡萄糖 2ml/kg，以 1ml/min 的速度静脉推注，并以 10% 葡萄糖 80ml/（kg·d）的速度静脉注射维持，即葡萄糖的输注速率为 5.5mg/（kg·min）。半小时后再复测血糖，血糖仍 <2.5mmol/L，再次以 10% 葡萄糖 2ml/kg 静脉推注，并可将输注的 10% 葡萄糖液体速度提高到 100ml/（kg·d），即葡萄糖的输注速率为 6.9mg/（kg·min），半小时后再次复测血糖直至稳定。

（2）T（temperature）：无论健康还是患病新生儿，维持体温稳定均是最首要的目标。按照 WHO 的标准，正常的核心体温维持在 36.5~37.5℃；轻度低体温：核心温度 36~36.4℃；中度低体温：核心温度 32~35.9℃；重度低体温：核心温度 <32℃。因此，置患儿于预热好的暖箱中，并将转运途中所需要的血压袖带、氧饱和度传感器、胃管、吸氧管、压脉带等各类物品也放入暖箱中预热。另外，进行各项操作及抢救时注意保暖。

（3）A（assisted breathing）：指保证呼吸道通畅。清除患儿呼吸道内的分泌物，视病情需要给氧，必要时进行气管插管维持有效的通气，此时应适当放宽气管插管的指征。并注意整个转运途中患儿保持鼻吸气体位。

（4）B（blood pressure）：指维持循环保持血压稳定。目前比较普遍的临床实践方法是利用平均动脉压来评价患儿的血压是否正常，尽管这种方法还没有被实践验证，但临床还是普遍接受如果患儿的平均动脉压等于胎龄或稍高出胎龄，即可认为血压是正常的。转运过程中需监测患儿的血压、心率及经皮血氧饱和度以确认机体是否能维持正常灌注。出现休克或血压偏低时可使用生理盐水 10ml/kg 扩容，15~30 分钟之内输完，也可应用多巴胺及多巴酚丁胺维持血压。

（5）L（labworks）：确保患儿各项实验室指标处于正常值范围：应用掌式血气分析仪监测患儿的各项指标，根据结果进行纠酸和补液，确保患儿的水、电解质及酸碱平衡。

（6）E（emotional support）：指情感支持。待患儿病情稳定后，由医师向患儿的法定监护人（父亲）讲明目前患儿的病情及转运途中可能会发生的各种意外情况,稳定患儿家属的情绪,使其主动配合,争取抢救时间。

四、转运途中的护理与风险防范

(一) 转运途中的护理

1. 保暖 设定暖箱温度为患儿的适中温度,防止患儿出现低体温。

2. 体位和约束 患儿仰卧或侧卧,颈部轻度仰伸到"鼻吸气"的位置,肩下垫一小毛巾,厚度为2~3cm,使咽后壁、喉和气管成直线,防止颈部过伸或过曲,保证呼吸道通畅。用小软枕固定头部,避免左右晃动,防止呕吐。同时用束缚安全带固定患儿体位,松紧适宜。

3. 呼吸道管理 保证氧气的有效供给,采用呼吸机辅助通气者应妥善固定气管导管和呼吸机管道,防止转运过程中气管导管移位或脱出。

4. 保持静脉通道畅通 所有转运患儿均应建立并保持静脉通道(一般通过外周静脉建立留置针通道)以备途中急救用药。用输液泵控制输液速度,密切观察输液部位,防止渗漏、肿胀。

5. 保持各种引流管道的畅通 尤其是外科手术患儿,如肠闭锁、肠梗阻、食管闭锁、坏死性小肠结肠炎、先天性无肛、小肠旋转不良等外科术后,每个患儿身上均有不同的引流管道,如胃管、引流管、吸氧管、尿管等,护理难度相对较大。因此,管道需标记清楚,且保持管道通畅,固定妥善,防止管道堵塞、受压、移位和脱出。

6. 生命体征监护 严密监测患儿心率、呼吸、血压、经皮血氧饱和度,发现异常应及时处理,必要时将救护车停靠在路边进行气管插管,复苏囊正压通气等紧急处理,待病情相对稳定后继续转运。

(二) 风险及防范

1. 救护车定期维护,仪器设备妥善固定 定期对救护车进行检修与维护,保证安全行车。转运路途颠簸可能会出现仪器装备振荡,注意妥善固定,保证安全。如将患儿置于转运暖箱中时,转运暖箱应与救护车的纵轴方向相同,锁定暖箱的箱轮,防止暖箱过度晃动,以减少途中颠簸对患儿头部血流的影响。

2. 保持车速,避免急刹车 转运车司机应具备丰富的驾驶经验,尽量保持车速平稳,避免颠簸,尽量避免和减少急启动、急加速、急刹车,防止或加重患儿颅内出血。

3. 无法预计的病情恶化 转运出发前需先稳定患儿病情,并给家属进行充分沟通转运风险。转运途中密切监护,一旦病情变化,立即组织抢救,如有必要应及时按交通规则妥善停驶车辆。同时,通过移动电话与NT中心取得联络,通知NICU值班人员做好各方面的抢救与会诊准备。

五、转运后处理

患儿到达后,应由绿色通道直接送入NICU。NICU值班人员先妥善安置患儿,稳定患儿病情,进行必要的处置,同时,转院人员需与NICU值班人员进行交接,将当地医院的所有资料交给NICU值班人员,详细介绍患儿转运全过程的情况。待患儿病情基本稳定后,协助交代家长办理入院手续,并完成进一步详细询问病史,完成各种知情同意书的告知并签字。转运人员完善转运记录单,详细检查已使用过的转运设备,清点药品、物品,补充氧气及其他耗材,做好消毒处理,以备下一次使用。

六、转运质量的持续改进

(一) 转运后评估

1. 转运时间评估 包括转运动员时间,指转运队员接到转运通知到出发的时间,最低标准为10~15分钟;稳定时间,指从抵达转出医院到离开的时间,会受到患儿病情严重程度和必须采取的医疗措施次数的影响;转运时间,即医院间转运的持续时间,取决于交通状况、一天中的时间段和转运工具等。稳定时间和转运时间受患儿病情情况以及外界环境影响较大,不易控制;但动员时间长短可反映转运中心的应急效率高低。

2. 转运有效性 通过转运前后的危重度评分以及转运途中的病死率做出评估。

(二) 质量改进

1. 规范转运记录 定期检查转运记录,包括转运时间(特别是动员时间)、转运前的处理、转运日志记录是否完整准确(包括新生儿转运单、转运途中记录单、新生儿危重评分表、转运患儿信息反馈单),并将结果通报,分析原因及时整改。

2. 建立转运患儿资料库 定期对转运资料进行回顾总结分析,特别是对转运至 NT 中心新生儿的数量、病死率以及对患儿预后有严重影响的主要并发症,包括Ⅲ级以上的颅内出血、中至重度的支气管肺发育不良、坏死性小肠结肠炎和Ⅲ期以上的视网膜病变,并做重点分析,以达到提高危重新生儿救治水平的目的。同时,进行年度总结,找出存在的问题和解决办法,不断优化 RNTN 的运行。

3. 定期对转运团队进行培训和考核 定期对转运团队进行 STABLE 原则和新生儿复苏的专业技能培训,可配合情景演练,训练转运人员的应急与处理能力。同时,对转运队员进行必要的评估和考核,重点考察转运队员独立实施重症患儿转运的能力和意识。

要 点 荟 萃

1. 新生儿转运指征 ①国外:包括早产、呼吸系统、循环系统、神经系统、代谢、感染、孕母危重疾病状态等 14 个方面的临床危急重症状况。②国内:包括了除孕母危重疾病状态外的 6 个临床危急情况,如早产、窒息、抽搐、先天性疾病、感染、休克等。

2. 新生儿转运中应遵循 STABLE 原则,即 S(safe care and sugar)安全及血糖、T(temperature)体温、A(assisted breathing)气道、B(blood pressure)血压、L(labworks)实验室检查、E(emotional support)情感支持。但在需要新生儿复苏时,ABC 原则优于 STABLE 原则。转运途中的护理包括保暖、体位和约束、呼吸道管理、保持静脉通道畅通、保持各种引流管道的畅通、生命体征监护等。

3. 为提高新生儿转运质量,保证患儿安全,应在每一次新生儿转运结束后,对本次转运进行质量评价,包括从转运时间、转运有效性及转运中存在的缺陷进行评价,提出改进措施,并定期对转运团队进行培训和考核,提高转运团队的转运水平,保证患儿安全。

(万兴丽 陈涛蓉)

参 考 文 献

[1] 中国医师协会新生儿专业委员会.中国新生儿转运指南(2013).中华实用儿科临床杂志,2013,28(2):153-155.

[2] 曲凯.危重新生儿转运方式和护理体会.中国临床研究,2014,27(2):239.

[3] Karlsen KA . The STABLE Program:Post-resuscitation/Pre-transport Stabilization Care of Sick Infants,Guidelines for Neonatal Healthcare Providers. 6th ed. Salt Lake:Amer Academy of Pediatrics,2012.

[4] Katz LL,Stanley CA.Disorders of glucose and other sugars.//Spitzer AR.Intensive care of the fetus & neonate.Philadelphia:Elsevier Mosby,2005:1167-1178.

[5] Cowett RM,Farrag HM.Selected principles of perinatal-neonatal glucose metabolism.Semin Neonatal 2004,9(1):37-47.

[6] Powell-Tippit V Stabilisation and transportation.// Hertz D. Care of the Newborn:a primary care handbook. Philadelphia:

Lippincott Williams and Wilkins,2005.

［7］Debra T,Catherine H. Baby on the move：issues in neonatal transport. Paediatric Nursing,2008,20(1):20-25.

［8］Dempwey EM,Barrington KJ. Evaluation and treatment of hypotension in the Preterm Infant. Clin Perinatol,2009,36(1):75-85.

［9］Pellicer A,Valverde E,Elorza MD,et al.Cardiovascular support for low both weight infants and cerebral hemodynamics：a randomized,blinded,Clinical trial.Pediatrics,2005,115(6):1501-1512.

中 篇
新生儿评估与干预

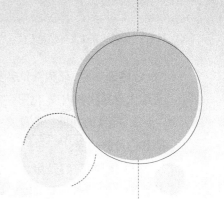

第七章

母亲与胎儿的评估与干预

导读与思考:

  胎儿的发育离不开赖以生存的母体环境。胎盘是孕期特有的结构,是联系母亲与胎儿的重要器官。胎盘的正常发育及良好的功能是保证胎儿正常发育的前提。母亲的健康状况、用药情况都将对胎儿和新生儿产生影响。

  1. 胎盘有哪些重要功能? 当胎盘异常如前置胎盘、胎盘早剥会对胎儿及新生儿有哪些不良影响?

  2. 糖尿病母亲、高血压母亲对胎儿及新生儿的不良影响有哪些?

  3. 母亲使用抗惊厥药物及降压药对胎儿及新生儿的不良影响有哪些? 母亲使用毒麻药物对胎儿及新生儿的不良影响有哪些?

  4. 什么是药物滥用? 母亲药物滥用时新生儿出生后可能出现戒断综合征,如何护理这些患儿?

第一节　胎盘功能及异常胎盘

  胎儿在子宫内的生长发育依赖于母体、胎盘以及胎儿间的相互协调及平衡。胎盘是联系母体与胎儿的重要器官,是胎儿进行气体交换、吸取营养及排泄废物的重要器官。胎盘合成的许多激素能调节母体功能。

一、胎盘的解剖生理及功能

  1. 解剖生理　胎盘由羊膜、叶状绒毛膜和底蜕膜组成,是女性妊娠期特有的器官,是胎儿和母体共同形成的盘状结构,多为圆形或椭圆形,重 430~650g,其中 18% 为血液。胎盘的胎儿部分由绒毛板、绒毛干及其分支、终末绒毛网组成,见图 7-1/ 文末彩图 7-1。

  胎盘血液循环:胎儿心脏将血液由脐动脉泵入胎盘,在绒毛间隙内胎儿血液与母体血液通过胎盘屏障进行物质交换,使来自脐动脉的静脉血变成动脉血经脐静脉回流至胎儿体内。胎盘屏障又称胎盘膜,是胎盘内最重要的结构,是胎血与母血之间进行物质交换的薄层组织,由三部分组

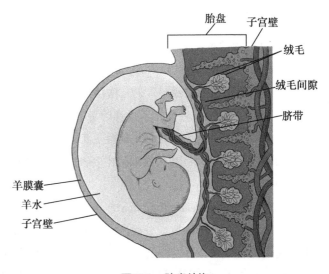

图 7-1　胎盘结构

成:合体滋养层、细胞滋养层及其基膜;绒毛内结缔组织;绒毛毛细血管基膜和内皮,见图 7-2/ 文末彩图 7-2。

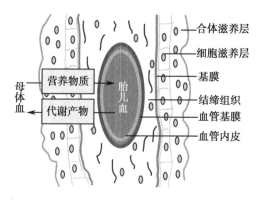

图 7-2 胎盘屏障

2. 胎盘的功能 胎盘的三大主要功能:物质交换、防御功能和内分泌功能。

(1) 物质交换:是胎盘最基本也是最重要的功能。胎儿生长发育所需的所有营养物质(葡萄糖、氨基酸、游离脂肪酸、维生素、电解质等)和氧气都是通过胎盘屏障从母体血液中摄取的,胎儿代谢产物(尿酸、尿素、肌酐等)和二氧化碳等废物也经胎盘屏障从母体血液排出。胎儿与母体间的物质交换并非简单的物理弥散,而是有高度特异的选择性。

(2) 防御功能:母体血液中的大分子物质、多数细菌和其他致病微生物不能通过胎盘屏障进入胎儿血液,从而保护胎儿免受侵害。同时,母血中的抗体蛋白(IgG)可通过胎盘屏障进入胎儿体内,使胎儿以及婴儿生后早期获得对某些疾病的被动免疫力。但胎盘的防御作用极为有限,某些药物、病毒(风疹病毒、巨细胞病毒等)、细菌和螺旋体等可通过胎盘屏障进入胎儿体内,影响胎儿正常发育,导致感染、畸形甚至死亡。

(3) 内分泌功能:胎盘形成后分泌大量蛋白和甾体激素,完全替代卵巢和垂体促性腺激素的作用,成为妊娠期间一个重要的内分泌器官。主要包括人绒毛膜促性腺激素、人胎盘催乳素、雌激素、孕激素和催产素酶等。

(4) 其他功能:控制胎儿与母体间的物质交换,同时在胎儿期暂代肺、肝、小肠和肾的功能。由于胎盘是含有双亲抗原的胚胎结构,因而它在免疫学方面的作用具有重大意义。

二、异常胎盘及对胎儿的影响

1. 前置胎盘(placenta previa,PP)

(1) 概述:胎盘正常的附着位置在子宫体的后壁、前壁或侧壁。妊娠 28 周后,胎盘附着于子宫下段,下缘达到或覆盖宫颈内口,位置低于胎先露部时称为前置胎盘。妊娠 28 周前,胎盘几乎占据子宫内壁面积的一半;28 周后子宫下段逐渐形成,原呈前置状态的胎盘可被动向上迁移而形成正常位置的胎盘。前置胎盘可导致妊娠晚期大出血危及母儿生命,是妊娠晚期严重并发症之一,也是妊娠晚期阴道流血的常见原因。国内报道前置胎盘的发生率为 0.24%~1.57%,国外报道为 0.5%~0.9%。前置胎盘常见于高龄孕妇(>35 岁)、经产妇、多产妇、之前有前置胎盘病史、妊娠中期 B 超提示胎盘前置状态、剖宫产、人工流产、多胎妊娠、吸毒或吸烟妇女等。

(2) 前置胎盘对胎儿及新生儿的影响:对胎儿的影响主要与母亲阴道出血量的多少有关,因前置胎盘会减少从胎盘流向胎儿的血流量,从而导致胎儿贫血、低氧血症和窒息、宫内生长发育迟缓、早产和感染的发生。有文献报道,前置胎盘早产的危险增加近 18 倍,且相比一般早产新生儿,前置胎盘早产儿呼吸窘迫综合征发生率显著增加,孕 34 周之前分娩的早产儿呼吸窘迫发生风险增加 25 倍。

(3) 对母亲有前置胎盘的胎儿及新生儿的处理:评估胎儿生长发育情况,随时准备好与早产有关的护理。新生儿出生后监测血红蛋白、血细胞比容,评估贫血程度,监控有无酸中毒、多器官功能衰竭及感染,针对性进行处理。

2. 胎盘早剥(placental abruption)

(1) 概述:妊娠 20 周后或分娩期,正常位置的胎盘在胎儿娩出前,部分或全部从子宫壁剥离称为胎盘早剥,也是妊娠晚期严重并发症之一。国内报道发生率为 0.46%~2.1%,国外发生率在 0.5% 左右。胎盘早剥往往起病急,进展快,如不及时处理,可危及母儿生命。胎盘早剥可能与母亲妊娠期高血压疾病、子宫肌瘤、外伤、嗜可卡因、吸烟、营养不良、绒毛膜羊膜炎等有很大关系。

（2）胎盘早剥对新生儿的影响：胎盘早剥会导致胎儿心动过速、新生儿缺氧和窒息、贫血、出血、血容量过低甚至死亡。

（3）处理

1）针对母亲：积极纠正休克；胎盘早剥危及母儿生命，一旦确诊，必须及时终止妊娠；积极处理并发症（产后出血、凝血功能障碍等）。

2）针对新生儿：评估新生儿有无休克，必要时给予扩容或输血，监测有无酸中毒、窒息和多器官功能衰竭等并进行相应处理。

要 点 荟 萃

1. 胎盘是联系母体与胎儿的重要器官，是胎儿进行气体交换、吸取营养及排泄废物的重要器官。胎盘的三大主要功能是：①物质交换，是胎盘最基本也是最重要的功能。②防御功能，极为有限，某些药物、病毒、细菌和螺旋体可通过胎盘屏障进入胎儿体内，影响正常发育，导致感染、畸形甚至死亡。③内分泌功能。

2. 前置胎盘是妊娠晚期严重并发症之一，可导致妊娠晚期大出血危及母儿生命。因前置胎盘会减少从胎盘流向胎儿的血流量，从而导致胎儿贫血、低氧血症和窒息、宫内生长发育迟缓、早产和感染的发生。

3. 胎盘早剥也是孕母妊娠晚期严重并发症之一，可危及母儿生命。胎盘早剥可能与母亲慢性高血压、重度妊娠高血压综合征、子宫肌瘤、外伤、可卡因史、吸烟史、营养不良、绒毛膜羊膜炎等有很大关系。对胎儿/新生儿的影响包括胎儿心动过速、新生儿缺氧和窒息、贫血、出血、血容量过低甚至死亡。

（黄　希　吴耀华）

第二节　胎儿发育与环境

胎儿的生长发育与遗传、子宫内外环境因素有着密切的关系，胚胎/胎儿发育的宫内环境由母体因素决定，如母亲的疾病状态、生活方式、药物应用、不良环境暴露及母亲遗传特征等。受精卵对致畸因素的敏感性最强，易导致各种先天畸形。神经系统致畸敏感期在受精后 15~25 天，心脏为 20~40 天，眼睛为 24~39 天，四肢为 24~46 天，外生殖器为 36~55 天，亦可同时出现多种畸形。

1. 环境与早期妊娠结局

（1）早期妊娠（first trimester）：指末次月经第 1 天起至 12 周末，在此期间内，四肢和心脏开始发育直到第 8 周末，嘴、上腭、外生殖器开始发育直到 12 周末。

（2）不利的环境影响因素

1）可卡因：胎盘形成后可影响胎盘功能，从而影响胎儿发育。可导致胎儿宫内生长迟缓、心血管异常、胆道闭锁等。

2）难以控制的高血糖：可以改变细胞分化和生长，导致先天畸形。

3）酒精：含有乙醇、致畸因子。母亲孕期过度饮酒可导致胎儿宫内生长迟缓和中枢神经系统损害，尤其是脑功能发育障碍。

2. 环境与中晚期妊娠结局

(1) 中晚期妊娠(second and third trimester):中期妊娠指第 13~27 周末,晚期妊娠指 28 周至分娩。在妊娠中晚期所有的生长和器官发育已经成形,脂肪组织也已经成形,营养物质和环境条件主要影响生长。神经系统和眼睛开始发育直到 24 周。

(2) 不利的环境影响因素

1) 安非他命、毒麻药、类阿片药物滥用:将导致胎儿营养物质减少,或者导致胎盘无效工作。

2) 孕母患妊娠糖尿病:将会影响胎盘血液循环,对胎儿的影响包括导致胎儿高血糖、胎儿过度发育(巨大儿)、胎儿肺发育成熟受累、胎儿生长受限。对新生儿的影响包括增加新生儿窒息、新生儿低血糖、新生儿红细胞增多症、新生儿高胆红素血症型、新生儿肥厚性心脏病等的发生率。

3) 胎盘问题(前置胎盘或胎盘早剥)或母亲高血压:影响胎儿生长发育及健康,或导致早产。

要 点 荟 萃

1. 妊娠早期主要影响胎儿心脏、四肢、嘴、上腭、外生殖器的发育,不利环境因素主要包括可卡因、高血糖和酒精,可以导致各种发育畸形及早产。

2. 妊娠中晚期主要影响神经系统、眼睛和体格的生长发育,不利环境影响因素主要包括安非他命、毒麻药、类阿片药物、糖尿病和母亲胎盘问题,可以导致胎儿宫内生长发育迟缓及早产。

(黄　希　苏　昕)

第三节　高危妊娠对胎儿的影响

在妊娠期和分娩期,由于某种致病因素和并发症,对孕妇、胎儿、新生儿可能构成危险,增加孕产妇和围生儿的发病率、死亡率的都统称为高危妊娠。识别和系统管理高危妊娠、降低孕产妇和围生儿死亡率是衡量围生医学质量的指标之一。

一、糖尿病母亲与胎儿 / 新生儿

1. 妊娠合并糖尿病分类

(1) 糖尿病合并妊娠:妊娠前已确诊患糖尿病。

(2) 妊娠期糖尿病(gestational diabetes mellitus,GDM):妊娠前糖代谢正常或有潜在糖耐量减退,妊娠期才出现或确诊的糖尿病,占糖尿病孕妇中的 80% 以上。GDM 可导致孕妇和胎儿围生期死亡率增加、难产、感染、习惯性流产、新生儿先天畸形等不利影响。另外,GDM 和宫内危险因素可增加母亲和后代肥胖、代谢综合征、心血管疾病及 2 型糖尿病(T2DM)的风险。

2. 妊娠合并糖尿病对新生儿的影响

(1) 母亲持续高血糖的不良后果

1) 大于胎龄儿或巨大儿(体重 >4000g):在母体高血糖环境下,刺激胎儿反应性分泌胰岛素,将糖转化成脂肪。巨大儿可能导致难产及产伤的发生。

2) 胎儿可能发生宫内死亡。

3) 呼吸窘迫:由于持续的高血糖导致肺泡表面活性物质产生减少,可以诱发新生儿呼吸窘迫综合征的发生。

4) 低血糖症：胎儿在宫内为了应对母亲的高血糖水平反射性分泌较多胰岛素，出生后胰腺继续分泌胰岛素，使胰岛素分泌过多而致低血糖症。

5) 低钙血症和低镁血症：因出生后甲状旁腺激素合成不能增加所致。

6) 先天性畸形：高血糖可能使发育中的胎儿产生畸形，尤其是在妊娠早期，主要的组织器官正在形成（三倍的增长）；常见的先天性畸形包括神经管畸形、大动脉转位、室间隔缺损、心内膜缺损、气管食管瘘、肠道闭锁、肛门闭锁、Potter 综合征、多囊肾、输尿管重叠等。

(2) 管理：评估和预防产伤；监测初生婴儿有无呼吸急促、低氧血症以及三凹征；监测和纠正血糖、电解质紊乱；监测与低钙血症和低镁血症相关的抽搐和痉挛（低血糖症状：肌张力减低、惊厥、烦躁、拒食）；评估异常情况，提供相关护理。

二、高血压母亲与胎儿／新生儿

1. 妊娠期高血压分类 2000 年美国国家高血压教育项目工作组（National High Blood Pressure Education Program Working Group，NHBPEP）推荐的妊娠期高血压疾病的诊断与分类可分为五类：①妊娠期高血压。②子痫前期。③子痫。④慢性高血压伴发子痫前期。⑤慢性高血压。

2. 妊娠期高血压疾病对母亲的影响

(1) 妊娠期高血压（原被称为妊娠高血压综合征，简称妊高症或 PIH）：妊娠 20 周后首次出现高血压，≥140/90mmHg，但尿蛋白(−)，产后 12 周内血压恢复正常。

(2) 子痫前期：发生在 20 周之后出现血压升高≥140/90mmHg，伴有尿蛋白≥0.3g/24h 或随机尿蛋白(+)。子痫前期病人的中枢系统、肝脏、血液系统等器官或组织常受累，表现出相应的临床症状。重度子痫前期的表现依据下列标准，至少符合一条即可诊断：中枢神经系统异常表现（视物模糊、头痛、头晕）、持续上腹部疼痛及肝包膜下血肿或肝破裂表现、血清转氨酶升高、血压改变（收缩压≥160mmHg，舒张压≥110mmHg）、血小板 $<100 \times 10^9$/L、尿蛋白≥5g/24h、少尿、肺水肿、脑血管意外、血管内溶血、凝血功能障碍、胎儿生长受限或羊水过少等。

(3) 子痫：包括子痫前期的所有症状及抽搐，或伴有昏迷，且不能以其他原因解释者。

(4) 妊娠合并慢性高血压：既往存在高血压或在妊娠 20 周前发现血压≥140/90mmHg，妊娠期无明显加重；或孕前、孕早期未进行检查，在妊娠 20 周首次诊断高血压并持续到产后 12 周以后。

(5) 慢性高血压并发子痫前期：慢性高血压孕妇，孕 20 周前无蛋白尿，孕 20 周后出现尿蛋白≥0.3g/24h 或随机尿蛋白(+)；或孕 20 周前有蛋白尿，孕 20 周后尿蛋白定量明显增加；或出现血压进一步升高等重度子痫前期的任何一项表现。

3. 妊娠期高血压疾病对胎儿／新生儿的影响

(1) 病理生理：母亲的肾脏疾病或高血压会减少血液流向胎盘，引起胎盘提前老化或胎盘早剥，从而可能导致下列情况。

1) 胎儿宫内生长受限：胎盘血流量减少所致。

2) 红细胞增多症：红细胞生成增加是胎儿对慢性缺氧做出的反应。常见症状包括皮肤发红、毛细血管充盈时间 >3s、呼吸窘迫等。

3) 血栓形成：红细胞增多，血液处于高黏状态，可能引起肾静脉血栓。

4) 高胆红素血症：过多的红细胞被破坏或溶血使胆红素生成增多。

5) 低氧血症：与胎盘血流量减少时胎儿供血减少有关。

6) 早产：与胎盘提早老化和胎盘早剥有关。

(2) 处理措施

1）评估胎儿生长发育迟缓（IUGR）程度。

2）可对红细胞增多症患儿进行部分换血。

3）监测肾静脉血栓，常见的症状包括血尿、贫血、少尿、血压不稳定、凝血因子异常、低钠血症、高钾血症等。

4）对高胆红素血症者给予光照疗法及其他相应治疗措施。

5）监测胎儿有无宫内窘迫并给予相应干预。

6）提供与早产相关的护理。

7）监测和处理新生儿酸中毒。

（3）母亲使用抗惊厥药和降压药对新生儿的影响

1）新生儿高镁血症：当临近分娩使用硫酸镁（$MgSO_4$）时可出现。应监测呼吸和神经肌肉抑制症状：嗜睡、呼吸暂停、肌张力减低、吸吮力减弱等。

2）新生儿血小板减少：在一些使用肼屈嗪（肼苯哒嗪）的案例中有报道。母亲有使用该药物病史时应监测新生儿血小板计数。

3）新生儿低血压、心动过缓、低血糖：母亲使用盐酸拉贝洛尔过程中需监测新生儿心率、血压及血糖。

三、母亲药物滥用与新生儿戒断综合征

1. 药物滥用（物质滥用） 指非医疗目的反复、大量地使用具有依赖特性的药物（或物质），使用者对此类药物产生依赖（瘾癖），强迫和无止境地追求药物的特殊精神效应，由此带来严重的个人健康与公共卫生和社会问题。药物使用不当（使用时间过长、用药剂量过大）可最终演变成药物滥用。

2. 常见的滥用药物及对孕期的影响

（1）尼古丁

1）病理生理：尼古丁的滥用导致胎盘血管收缩，释放一氧化碳与血红蛋白结合，导致胎儿或新生儿出现组织缺氧、胎儿宫内生长发育迟缓、增加畸形及新生儿猝死综合征风险，如果婴儿暴露在吸烟环境下，会增加一氧化碳的吸入浓度。

2）孕期影响：自然流产、前置胎盘、胎盘早剥、胎膜早破、早产等。

（2）酒精

1）病理生理：酒精影响胎盘向胎儿输送营养，酒精的致畸效应干扰细胞生长，从而使胎儿出现宫内生长受限及胎儿酒精中毒综合征，包括面部畸形和中枢神经系统异常，生后 12h 内戒断症状发作。

2）孕期影响：自然流产、胎盘早剥等。

（3）可卡因

1）病理生理：可卡因可阻滞交感神经末梢对多巴胺、去甲肾上腺素的重吸收，间接增加神经递质的浓度。可卡因滥用导致母亲、胎儿和胎盘血管收缩、高血压、心动过速，从而使胎儿出现宫内生长发育迟缓及低氧血症。

2）吸食可卡因可导致母亲神经性厌食症，从而阻止了胎儿吸收必需营养素来供给细胞生长，将导致先天畸形，如肾脏、泌尿生殖系统、四肢、心脏和颅骨的缺损等。

3）孕期影响：自然流产、早产、胎盘早剥、妊娠期高血压等。分娩时胎儿窘迫可导致胎粪吸入及新生儿持续肺动脉高压（persistent pulmonary hypertension of the newborn，PPHN）等。

（4）麻醉药品

1）病理生理：麻醉剂滥用导致胎盘血流减少，将导致宫内生长受限、胎儿窘迫（致羊水粪染）。

2）母亲面临着药物注射部位感染的风险，胎儿面临着与毒品相关的感染风险以及新生儿戒断症状发作

的风险,通常发生在新生儿出生后第 2 天到第 4 周之间。

3) 孕期影响:①与药物使用相关的医学问题,如心脏病、贫血、厌食和血栓形成;②婴儿也是性传播疾病感染的高风险人群。

(5) 安非他命

1) 病理生理:安非他命和甲基安非他命(冰毒)通常导致母亲及胎儿的血管收缩和高血压,这将导致胎儿宫内生长发育迟缓及长期的神经系统后遗症。

2) 孕期影响:早产、高血压、心肌梗死、胎盘早剥等。

(6) 围生期其他药物滥用:有些妇女在孕期不止使用一种成瘾药物,如应用可卡因加海洛因或美沙酮,或加用苯丙胺类,或同时酗酒。有些孕妇还应用苯巴比妥和阿片类或中枢兴奋剂。使用多种药物比使用单一药物更普遍,对胎儿或新生儿的影响更严重,并且短期的结果不能反映长期的后果。

3. 新生儿戒断综合征

(1) 新生儿戒断综合征(neonatal abstinence syndrome,NAS):指妇女孕期因某种疾病需要或不良嗜好而长期或大量服用镇静、止痛剂、麻醉剂或致幻剂,以致对该药物产生成瘾或依赖时,药物通过胎盘屏障使胎儿也产生一定程度的依赖。胎儿出生后,由于其血中药物浓度逐渐下降,从而出现神经系统、呼吸系统、消化系统、循环系统和自主神经等五方面的典型症状和体征。

(2) 药物滥用与新生儿戒断综合征:成瘾药均系作用于中枢神经系统的药物,具有水溶性和脂溶性的双重特性,容易透过胎盘屏障,并易通过血 - 脑屏障进入胎儿脑组织。NAS 的发病时间和持续期限与母亲所用药物的种类、剂量、用药时间的长短、末次用药距分娩的时间、分娩时是否使用了麻醉剂及使用剂量、出生体重和胎龄以及新生儿是否合并原发疾病等有关。孕期用药愈早、剂量愈大、用药时间愈长,对胎儿的危害也愈大,可导致新生儿宫内窘迫、胎粪吸入、窒息甚至猝死。据报道,围生期死亡率为正常对照组的 2~3 倍,存活儿可有智力及行为发育障碍。

(3) 临床表现:NAS 是一种涉及多个系统的疾病,该病发作初期可是暂时的、间断的、轻型的,以后逐渐加重;也可以是严重的急性发作,以后逐渐减轻;还可以是双向的,在病情改善后变成亚急性的表现复发。戒断症状的持续时间可为 2~3 个月。

1) 神经系统:表现为颤抖、易激惹、警醒度增强、听觉过敏、睡眠困难、高音调哭声、惊厥、吮手指等兴奋症状,也可有肌张力增强、腱反射亢进、角弓反张、拥抱反射增强等表现。

2) 呼吸系统:表现为呼吸加快但无呼吸困难或呼吸暂停等表现。

3) 消化系统:常有呕吐、腹胀、腹泻、脱水等症状,还可表现为食欲缺乏或食欲亢进、反复不间断的吸吮和吞咽动作。

4) 循环系统:常有心动过速或过缓、血压升高等表现。

5) 自主神经系统:多表现为多汗、鼻塞、频繁打呵欠和喷嚏、流涎、皮肤花斑或面色潮红、发热、体温不稳定、体重不增等表现。

(4) 护理干预

1) 舒适护理:①根据新生儿出生体重、日龄等提供中性环境温度。②提供发展性照顾措施:减少环境刺激,减弱光线和噪声,多抱或睡摇篮减轻不安及激惹,集中护理,操作时动作轻柔。③提供喂养支持。药物可从乳汁分泌,可暂停母乳喂养,给予捐赠母乳或配方奶代替。如果呼吸频率持续 >60 次 / 分给予管饲喂养;患儿因有反复不间断的吸吮和吞咽动作,可予少量多次喂养,喂奶时抬高患儿,吸吮时托住脸颊,喂奶期间让婴儿多休息。④对病情轻或中度者密切观察,保持液体及热量供应。该病有自限性病程,但重度患儿可危及生命。

2) 药物管理:①管理口服吗啡和鸦片酊(酒精含量更高);②管理其他药物,如美沙酮、可乐定(症状立即逆转)或苯巴比妥等非麻醉相关的戒断药物。

3) 制订出院计划:①需考虑连续性照顾和儿童安全,配合社区服务和辅助服务。②通过沟通明确期望值,根据家长的文化程度,给予针对性指导、教育。③教会家长怎样安抚新生儿。④明确告知喂养注意事项:使用尼古丁、酒精、可卡因、安非他命、大麻、海洛因或艾滋病毒阳性的母亲,应禁忌母乳喂养;长期使用镇静催眠药物的母亲母乳喂养会导致新生儿嗜睡和体重不增;乙型肝炎的母亲在新生儿出生后给予乙肝高价免疫球蛋白及乙肝疫苗注射后可母乳喂养。

要 点 荟 萃

1. 妊娠期糖尿病(GDM)　指妊娠前糖代谢正常或有潜在糖耐量减退,妊娠期才出现或确诊的糖尿病。母亲高血糖对新生儿的影响包括:①大于胎龄儿或巨大儿(体重 >4000g);②胎儿可能发生宫内死亡;③呼吸窘迫;④低血糖症;⑤低钙血症和低镁血症;⑥先天性畸形等。

2. 妊娠期高血压分类　①妊娠期高血压;②子痫前期;③子痫;④慢性高血压伴发子痫前期;⑤慢性高血压。

3. 妊娠合并高血压对胎儿 / 新生儿的影响主要包括胎儿宫内生长受限、红细胞增多症、早产、高胆红素血症、低氧血症和血栓形成等。

4. 母亲使用抗惊厥药或降压药对胎儿 / 新生儿的影响包括高镁血症、新生儿血小板减少、新生儿低血压、心动过缓、低血糖等。

5. 药物滥用(物质滥用)　指非医疗目的反复、大量地使用具有依赖特性的药物(或物质),使用者对此类药物产生依赖(瘾癖),强迫和无止境地追求药物的特殊精神效应,由此带来严重的个人健康与公共卫生和社会问题。药物使用不当(使用时间过长、用药剂量过大)可最终演变成药物滥用。孕母常见的药物滥用主要包括尼古丁、酒精、可卡因、麻醉药品、安非他命。药物滥用的影响主要包括胎盘功能异常、胎儿发育畸形、宫内生长受限、母亲疾病、新生儿戒断综合征等。

6. 新生儿戒断综合征(NAS)主要涉及 5 方面的异常,包括神经系统、呼吸系统、消化系统、循环系统和自主神经等。护理干预主要包括:①提供舒适护理(提供适中温度、集中护理、减少刺激、给予喂养支持、提供液体及能量);②做好药物管理;③做好家属的健康教育,并与社区联系做好支持护理。

(黄 希　闫地瑞)

参 考 文 献

[1] 邵肖梅,叶鸿瑁,丘小汕 . 实用新生儿学 .4 版 . 北京:人民卫生出版社,2011.

[2] 崔焱 . 儿科护理学 .5 版 . 北京:人民卫生出版社,2012.

[3] Broussard A,Hurst H. Antepartum-intrapartum complications. // Verkan T,Walden M. Core curriculum for neonatal intensive care nursing. 3rd ed. Philadelphia:Elsevier,2004:21-45.

[4] Committee on Drugs,American Academy of Pediatrics. Neonatal drug withdrawal. Pediatrics,1998,101(6):1079-1088.

[5] Landry N.Uncomplicated intrapartum care. // Verkan T, Walden M. Core curriculum for neonatal intensive care nursing. 3rd ed. Philadelphia:Elsevier,2004:3-20.

[6] Pitts K. Perinatal substance abuse. // Verkan T,Walden M. Core curriculum for neonatal intensive care nursing. 3rd ed. Philadelphia:Elsevier,2004:46-79.

[7] 徐志芳,杨昱,陈丽莉 . 妊娠期糖尿病发病机制及其对母婴的影响 . 中国临床医生杂志,2015.43(8):26-28.

[8] 杨孜,张为远.妊娠期高血压疾病诊治指南(2015)解读.中国实用妇科与产科杂志,2015.31(10):886-893.

[9] 国家食品药品监督管理总局.[EB/OL].http://www.sda.gov.cn/WS01/CL0855/118389.html,2015-05-05.

[10] 汪志良,寻知元,范强.浅谈精神药物的撤药反应与依赖综合征和戒断综合征.中国药物依赖性杂志,2016.25(3):320-322.

[11] 曹泽毅.中华妇产科学.3版.北京:人民卫生出版社,2014.

[12] 中华医学会妇产科学分会妊娠期高血压疾病学组.妊娠期高血压疾病诊治指南(2012版).中华妇产科杂志,2012.47(6):476-480.

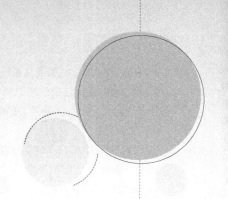

第八章

新生儿出生时评估与干预

导读及思考:

　　新生儿出生后第一个24h是生命最脆弱的时期,此期需要完成从母体宫内到宫外因生存环境的不同所进行的调适。如果新生儿出生后不能顺利调适,就需要外界给予各种干预协助。因此,对初生婴儿进行快速评估、及时有效支持是保证患儿生命安全的重要举措。

　　1. 出生后评估　如何对初生婴儿进行快速评估,判断是否需要复苏以及如何实施复苏?

　　2. 如何评价新生儿复苏是否成功?

　　3. 如何评估初生婴儿是否为高危新生儿或危重新生儿? 是否需要立即干预并转入 NICU 进行进一步的监护及诊疗护理?

　　4. 新生儿日常保暖措施有哪些?

　　5. 新生儿体温异常(低体温、发热)的表现有哪些?

　　从脐带结扎那一刻起,新生儿就离开了安全、舒适的宫内环境,开始一种新的生命活动方式,它既是胎儿的延续,又是人类发育的基础阶段。由于新生儿组织器官功能尚未发育完善、免疫系统不成熟、宫内外生存环境的不同等都使得新生儿需要完成多方面的生理调节来适应复杂多变的宫外环境,尤其在早产或疾病的影响下新生儿死亡率更高。因此,在新生儿出生时需进行全面系统的评估及给予相应的支持。其中,新生儿出生后产房内评估、复苏、体温调节以及保持新生儿机体内环境的稳定显得尤为重要。

第一节　新生儿出生后评估

一、初步评估

(一) 初步评估内容及原则

　　1. 初步评估内容　新生儿娩出后,首先进行初步评估:是否足月,羊水是否清亮,肌张力是否良好,有无呼吸和哭声。如果答案是否定的,需要对新生儿立即进行初步复苏(详见第二节新生儿复苏)。如果答案是肯定的,经过快速的常规处理后使用系统观点进行体格检查。一般采用观察法,首先评估和记录重要症状并进行优先排序,如优先评估气道、呼吸和循环问题(气道开放困难、低血压、呼吸暂停、惊厥等),并依据对初生婴儿的危害程度及轻重缓急进行处理。

　　2. 评估原则及注意事项　先视诊,再听诊,最后触诊。首先评估和记录重要症状,如果新生儿生命体征稳定,没有缺氧、低血糖等异常,一般从非侵入性到侵入性操作;从头到脚进行体格检查;整个检查过程中保持患儿舒适;对于早产儿来说发展性照顾很重要,尽可能减少侵入性操作。

(二) 呼吸系统评估

1. 呼吸频率

(1) 正常情况

1) 安静时呼吸不费力,呼吸频率(RR)为 40~60 次/分。

2) 正常情况下可出现周期性呼吸。

(2) 异常情况

1) 呼吸急促:安静状态下呼吸频率持续 >60 次/分,提示新生儿可能有呼吸窘迫、充血性心力衰竭、败血症、低体温或高热、低血糖或红细胞增多症等。

2) 呼吸暂停:呼吸停止时间 >20 秒伴发绀或苍白、心动过缓(心率 <100 次/分)、肌张力下降等,常见于健康无器质性疾病的早产儿,25% 的低出生体重儿和 >80% 的超低出生体重儿都可能在新生儿期发生呼吸暂停。原发性呼吸暂停也见于生产过程中有窒息史的患儿,继发性呼吸暂停常见于低血压、低血糖、低体温、高热、败血症、呼吸系统、心血管系统或神经系统疾病,生产过程中长时间窒息,孕妇使用过麻醉剂等。

3) 呼吸窘迫:出现三凹征、呻吟、鼻翼扇动、呼吸不规则等。

4) 不对称胸廓运动:提示有先天性膈疝、膈神经损伤、气胸以及肺部病变的可能。

(3) 呼吸音

1) 正常情况:呼吸音清晰且双侧对称。

2) 异常情况:①在胸部听到肠鸣音提示有先天性膈疝的可能。②啰音提示可能有呼吸窘迫伴肺部有痰液。③干啰音可能表明大气道阻塞。④胸部摩擦音可能表明胸腔积液或炎症。⑤喘鸣音可能表明上呼吸道部分阻塞。⑥哮鸣音可能表明呼吸窘迫。

(三) 心血管系统评估

1. 心率和灌注

(1) 正常情况:安静时心率为 120~160 次/分。皮肤黏膜呈粉红色,生后 48 小时内肢端发绀较常见(多为保暖不足引起),毛细血管再充盈时间小于 3 秒。

(2) 异常情况

1) 安静时心率持续 <100 次/分,常见于窒息、心肌损伤。

2) 安静时心率持续 >160~180 次/分,常见于发热、贫血、缺氧等。

3) 心律失常、阵发性室上性心动过速、心力衰竭、心房扑动或心房颤动、阵发性室速、心室扑动或心室颤动、房室传导阻滞、频发室性早搏等,常见于窒息缺氧、器质性心脏病、感染性疾病、电解质紊乱及药物因素等。

4) 心音低钝、弱,可见于感染、心力衰竭、休克等。

5) 毛细血管再充盈时间大于 3s 提示外周灌注差,脉搏减弱或消失提示休克、血栓或心排血量降低。

2. 血压

(1) 正常情况:

1) 足月儿收缩压一般为 50~80mmHg,舒张压一般为 30~50mmHg,平均动脉压为 40~60mmHg,但血压的高低需要结合新生儿的体重、日龄等因素考虑。

2) 早产儿的血压与出生体重和胎龄相关。当胎龄为 26~32 周时,平均动脉压在数值上近似等于胎龄值;当体重 <800g 时,平均动脉压值可能小于胎龄值。

3) 血压的大小与生后日龄、体温、婴儿的行为状态和监测袖带的尺寸相关。

(2) 异常情况

1）血压降低（足月儿 <50/30mmHg，早产儿 <40/20mmHg）提示有休克，心力衰竭或心排血量降低。

2）高血压（足月儿：收缩压 >90mmHg，舒张压 >60mmHg；早产儿：收缩压 >80mmHg，舒张压 >50mmHg），提示可能有器质性或功能性肾脏问题。

3）（上肢血压 – 下肢血压）>20mmHg 提示有主动脉缩窄或动脉导管未闭。

（四）腹部评估

1. 外观

（1）正常情况：腹部柔软、圆润、对称、无腹胀，触诊没有包块，皮肤颜色及腹部张力正常。

（2）异常情况：①腹部深紫色、先天性腹部肌肉组织缺失提示可能有神经系统功能紊乱；②舟状腹提示有先天性膈疝；③腹水提示可能与胎儿积水有关；④腹胀提示可能有胃肠道阻塞或肾脏疾病；⑤明显可见的肠型提示有消化道梗阻；⑥腹壁缺失，常见于腹裂或脐膨出；⑦肝大与心脏病或感染有关；⑧脾大与病毒感染有关。

2. 肠鸣音

（1）正常情况：四个象限的肠鸣音都是活跃的。

（2）异常情况：①肠鸣音消失提示肠梗阻或肠蠕动减弱；②肠鸣音亢进提示阻塞或肠蠕动过强。

（五）体温评估

1. 正常情况　①足月儿：腋温 36.5~37.5℃，体表温度 36~36.5℃；②早产儿：腋温 36.3~36.9℃，体表温度 36.2~37.2℃。

2. 异常情况

（1）低体温：国外将体温 <36.2℃视为低体温。我国关于低体温的定义为体温 <35℃。低体温常伴随有呼吸暂停、心动过缓、呼吸窘迫、烦躁、低血糖、肌张力降低、血流灌注不足、胃残留量增加、体重增长不良、哭声小、吸吮差等。

（2）体温升高：体温 >37.5℃为发热。伴随症状可有易激惹、昏睡、心动过速、饮入差、呼吸暂停、皮温高、皮肤潮红等。

3. 体温监测与调节　生后 2 小时内，每 30 分钟测量一次体温直到体温稳定在正常范围。特殊情况下增加测量频率，如蓝光治疗。暖箱 / 辐射台的肤温传感器贴在下腹部可见处，避免置于骨突出处（详见本章第三节）。

（六）哭声评估

1. 正常情况　足月儿是有节奏的大声啼哭，早产儿是单调的较弱的哭泣。

2. 异常情况　①持续不断的、易激发的哭闹可能是母亲孕期用药或药物撤退引起；②哭声沙哑可能是因为声带麻痹；③猫叫综合征是猫叫样的哭声，可能是染色体紊乱的问题；④颅内出血的哭声为尖声且单调。

（七）皮肤评估

1. 颜色

（1）正常情况：皮肤红润、温暖，出生 24 小时或 48 小时内可以有肢端发绀。

（2）异常情况：①中心性发绀可能有心脏病、低体温、低血糖、呼吸障碍或败血症；②皮肤颜色青灰可能有灌注不良或败血症；③黄疸说明有血型不合溶血病、肝脏疾病、母亲使用药物（如阿司匹林）或败血症等；④苍白或贫血可能伴随窒息、休克、败血症、低体温、胎胎输血或心脏病。

2. 完整性

（1）正常情况：皮肤光滑、富有弹性且温暖，没有皮损。

（2）异常情况：①广泛性水肿，提示胎儿水肿、心力竭衰或肾衰竭；②皮肤灌注不良，提示宫内生长受限或脱水。

（八）神经系统评估

1. 正常情况　有正常的吸吮反射、觅食反射、握持反射、竖颈反射、拥抱反射、踏步反射以及巴宾斯基反射。

2. 异常情况　异常原始反射（增强或减弱）可能提示早产或神经系统方面的问题。

（九）其他评估

干预措施与婴儿出生时的胎龄、Apgar 评分、出生体重等密切相关。

二、高危新生儿

通过以上初步评估即可判断初生婴儿是否为高危新生儿。所有高危儿经产房初步处理后均应立即转入新生儿重症监护室（neonatal intensive care unit，NICU）进行诊疗及护理。

1. 高危儿定义　指早产、极低 / 超低出生体重儿和出生时 / 出生后有异常的新生儿。

2. 高危儿类型　①胎龄 <32 周或出生体重 <1500g 的早产儿；②出生时 1 分钟 Apgar 评分 <3 分，5 分钟 Apgar 评分 <7 分；③严重呼吸异常，如呼吸窘迫、呼吸节律不齐、反复呼吸暂停或呼吸衰竭者；④心率异常及低血压；⑤神志异常，如反应差、肌张力改变或惊厥；⑥体温不稳定；⑦常压给氧不能缓解的持续性发绀；⑧全身皮肤苍白及水肿；⑨有出血倾向；⑩严重畸形，如气管食管瘘、先天性膈疝等需要手术干预的患儿。

3. 新生儿危重病例单项指标　根据中华医学会儿科学分会新生儿学组专家共识，凡是符合下列单项指标之一的患儿均为危重新生儿，均需立即干预并转入三级甲等医院的 NICU 进行诊疗护理。①需行气管插管机械辅助呼吸者或反复呼吸暂停对刺激无反应者；②严重心律失常，如阵发性室上性心动过速合并心力衰竭、心房扑动和心房颤动、阵发性室性心动过速、心室扑动和颤动、房室传导阻滞（Ⅱ度Ⅱ型以上）、心室内传导阻滞（双束支以上）；③弥散性血管内凝血者；④反复抽搐，经处理抽搐仍持续 24 小时以上不能缓解者；⑤昏迷患儿，弹足底 5 次无反应；⑥体温 ≤30℃或 >41℃；⑦硬肿面积 ≥70%；⑧血糖 <1.1mmol/L（20mg/dl）；⑨有换血指征的高胆红素血症；⑩出生体重 ≤1000g。此外，对新生儿危重程度的评估还可进行综合评分。

要 点 荟 萃

1. 新生儿娩出后经快速常规处理后则使用系统观点进行体格检查，先视诊，再听诊，最后触诊。首先评估和记录重要症状，一般从非侵入性到侵入性操作，从头到脚进行体格检查，对早产儿尽量减少侵入性操作。评估内容主要包括呼吸系统、心血管系统、腹部评估、体温评估、哭声评估、皮肤评估、神经系统评估等。

2. 高危儿指早产、极低 / 超低出生体重儿和出生时 / 出生后有异常的新生儿。主要包括：①胎龄 <32 周或出生体重 <1500g 者；②出生时发生窒息者；③严重呼吸异常，如呼吸窘迫或呼吸衰竭者；④心率异常及低血压；⑤神志异常；⑥体温不稳定；⑦常压给氧不能缓解的持续性发绀；⑧全身皮肤苍白及水肿；⑨有出血倾向；⑩严重畸形需要手术干预的患儿。

3. 新生儿危重病例单项指标：①需行气管插管机械辅助呼吸者或反复呼吸暂停对刺激无反应者；②严重心律失常；③弥散性血管内凝血者；④反复抽搐，经处理后仍持续 24h 以上不能缓解者；⑤昏迷患儿，弹足底 5 次无反应；⑥体温 ≤30℃或 >41℃；⑦硬肿面积 ≥70%；⑧血糖 <1.1mmol/L；⑨有换血指征的高胆红素血症；⑩出生体重 ≤1000g。

（黄 希　周定琼）

第二节 新生儿复苏

据统计,大约只有 10% 的新生儿生后需要复苏支持,其中不到 1% 的新生儿需要完整的心肺复苏措施,大部分新生儿只需要基本支持,包括保暖和气道管理。需要进一步复苏支持的患儿通常有呼吸衰竭和呼吸窘迫。在 ABCD 复苏原则下,将新生儿复苏分成 4 个步骤:①快速评估(或有无活力评估)和初步复苏。②正压通气和脉搏血氧饱和度监测。③气管插管正压通气和胸外按压。④药物和(或)扩容。根据 2015 年国际复苏联络委员会推出的复苏指南以及中国新生儿复苏项目专家组制定的指南介绍如下。

一、复苏条件

(一)复苏团队

1. 每次分娩时至少有 1 名熟练掌握新生儿复苏技术的医护人员在场,负责对初生婴儿进行评估及复苏。

2. 高危孕妇以及多胎妊娠孕妇分娩时需要由新生儿科专科医护人员组成的复苏团队,如医生、护士以及呼吸治疗师等对每名出生的新生儿进行专人评估复苏。

(二)仪器设备及物品准备

1. 新生儿复苏仪器设备 辐射保暖台、喉镜及舌片、不同型号(2mm、2.5mm、3mm、3.5mm 以及 4mm)的一次性气管导管、空氧混合仪、T 组合复苏器、简易复苏气囊、不同型号的面罩、喉罩、脉搏血氧饱和度仪等。

2. 药品齐全 生理盐水、1∶10 000 肾上腺素等。

3. 急救药品及设备管理 专人管理,分类存放,随时保持完好备用状态。

二、复苏步骤

(一)快速评估

生后立即快速评估的主要指标包括 4 项:①足月。②羊水清。③有哭声或呼吸。④肌张力好。如果这 4 项指标均为“是”,说明新生儿出生情况良好,处理措施包括:快速彻底擦干新生儿,让新生儿与母亲皮肤接触,进行常规护理。如这 4 项中有 1 项为“否”,则需进行初步复苏。

(二)初步复苏

初步复苏主要包括做好保暖、摆好体位、必要时给予吸引、及时处理羊水有胎粪污染的新生儿以及刺激新生儿产生自主呼吸。

1. 保暖 保持产房环境温度 25~28℃。足月儿复苏时,预热辐射保暖台温度至 32~34℃,或保持足月儿腹部体表温度 36.5℃;早产儿根据其出生胎龄及体重参照其所需的中性温度设置。用预热的毛巾包裹初生婴儿放在辐射保暖台上,擦干头部,并带帽予头部保暖。对胎龄 <32 周的早产儿进行复苏时,可将其头部以下躯体和四肢放在清洁的聚乙烯袋内,或盖以塑料薄膜置于辐射保暖台上,摆好体位后继续复苏。但整个保暖过程中应避免高温对呼吸产生抑制。

2. 体位 置新生儿头轻度仰伸位,即鼻吸气位,使咽后壁、喉和气管成一直线,以保持呼吸道通畅。

3. 吸引 必要时(分泌物量多或有气道阻塞时)用吸引球或负压吸引管清理口鼻腔分泌物,先吸口咽部,后吸鼻腔。注意吸引的时间 <10s,吸引负压不超过 100mmHg(1mmHg=0.133kPa),以免导致喉痉挛、心动过缓和自主呼吸延迟等发生。

4. 羊水胎粪污染时的处理 当羊水胎粪污染时,仍需首先评估新生儿有无活力。新生儿有活力(指新生儿有强有力的呼吸、肌张力好和心率 >100 次 / 分)时,继续初步复苏;新生儿无活力(无良好的自主呼吸、肌张力降低或缺失、心率 <100 次 / 分)时,应在 20 秒内完成气管插管及用胎粪吸引管吸引胎粪。若不能气

管插管时应快速清理口鼻羊水、胎粪后立即开始正压通气。

5. 擦干和刺激 快速彻底擦干头部、躯干和四肢,拿掉湿毛巾。在擦干过程中及时刺激新生儿以诱发自主呼吸。此过程如果不能诱发自主呼吸,还可用手轻拍或手指弹新生儿足底或摩擦背部来诱发自主呼吸。如这些措施无效说明新生儿已处于继发性呼吸暂停,再进行刺激将会延误宝贵的急救时间,需要立即正压通气以协助新生儿建立自主呼吸。

(三) 正压通气

新生儿复苏成功的关键是维持充分通气。

1. 指征 当新生儿出现:①呼吸暂停或喘息样呼吸。②心率 <100 次 / 分时必须立即实施有效的正压通气。如果新生儿有呼吸,心率 >100 次 / 分,但存在呼吸困难或持续发绀,应清理气道,监测经皮血氧饱和度,根据呼吸困难及缺氧程度采用常压给氧或持续气道正压通气。

2. 气囊面罩正压通气

(1) 压力:一般将初调通气压力设置为 20~25cmH$_2$O(1cmH$_2$O=0.098kPa),病情严重的患儿可予 2~3 次 30~40cmH$_2$O 压力的通气。国内使用的新生儿复苏囊为自动充气式气囊,最好配备压力表,检查减压阀功能良好,防止压力过高造成对气压伤。

(2) 通气频率:40~60 次 / 分。

(3) 给氧浓度:无论足月儿或早产儿,正压通气均要在脉搏血氧饱和度仪的监测指导下进行。一般情况下,足月儿复苏开始时可用空气,早产儿予 21%~40% 浓度的氧,再根据血氧饱和度情况,用空氧混合仪调整给氧浓度。早产儿复苏时要防止给氧浓度过高造成氧中毒,使经皮血氧饱和度维持在 90%~95% 即可。当给予胸外按压时给氧浓度需提高到 100%。脉搏血氧饱和度仪的传感器粘贴位置以新生儿右上肢手腕或手掌的中间表面(即新生儿动脉导管前位置)为宜。为了快速测得脉搏血氧饱和度值,在传感器与仪器连接前,先将传感器与婴儿连接有助于最迅速地获得信号。

(4) 通气效果判断:开始正压通气时即刻连接脉搏血氧饱和度仪,并观察胸廓是否起伏。有效的正压通气表现为胸廓起伏良好、心率迅速增快。如达不到有效通气,首先需检查面罩和面部之间是否密闭,再次通畅气道(可调整体位为鼻吸气位,清除分泌物,使新生儿的口张开)。在新生儿复苏的全过程以及每一步复苏过程中,均需要及时评估复苏是否达到所期望的效果以便确定下一步需要采取的措施。评估的主要项目包括呼吸、心率以及经皮血氧饱和度。如果有良好的自主呼吸且呼吸频率在 40~60 次 / 分、心率 >100 次 / 分、经皮血氧饱和度达到目标值说明通气有效。为了不耽误急救时间,需要快速评估心率,其方法为触摸新生儿的脐带搏动或用听诊器听诊新生儿心跳,计数 6 秒,乘 10,即得出每分钟心率的快速估计值,或用生命体征监测仪测量心率和血氧饱和度。正压通气后如心率仍 <100 次 / 分,可进行气管插管或使用喉罩气道。

(5) 评估及处理:经 30 秒有效正压通气后,如有自主呼吸且心率 ≥100 次 / 分,可逐步减少并停止正压通气,根据经皮血氧饱和度值决定是否常压给氧;如心率 <60 次 / 分,应气管插管正压通气并开始胸外按压。

(6) 防治胃胀气:持续气囊面罩正压通气时,一部分气体可经口咽、食管进入胃部使胃胀气,应常规经口插入 8F 胃管,用注射器抽气并保持胃管远端处于开放状态以减轻腹胀。

3. T- 组合(T-Piece)复苏器的使用 为了提高新生儿复苏的效果及保证患儿在复苏过程的安全,复苏指南推荐使用 T- 组合复苏器替代新生儿复苏囊对新生儿进行正压通气。T- 组合复苏器具有稳定的压力输出,操作简便且操作者不易疲劳等特点。其原理是一种由气流控制、有压力限制的机械装置,能提供恒定的吸气峰压及呼气末正压。使用方法:接上压缩气源,气体经 T- 组合复苏器的新生儿气体出口端连接一管道输送到新生儿端,与面罩或气管导管相连后进行正压通气。可先设定吸气峰压 20~25cmH$_2$O、呼气末正压 5cmH$_2$O(一般最大气道压不超过 40cmH$_2$O)。操作者用拇指或示指关闭或打开 T 形管的开口,控制呼吸频率及吸气时间,使气体直接进入新生儿气道。由于提供恒定一致的呼气末正压及吸气峰压,维持功能残气量,更适合早产儿复苏时正压通气的需要。

（四）气管插管

1. 指征　①当新生儿出生后有羊水胎粪污染且新生儿无活力时需要气管内吸引清除胎粪。②气囊面罩正压通气或 T- 组合复苏器通气无效。③需要胸外按压。④需要经气管注入药物如给予肺表面活性物质或急救药物(如肾上腺素)。⑤特殊复苏情况,如先天性膈疝或超低出生体重儿。一般采用喉镜下经口气管插管。气管导管型号和插入深度的选择方法,详见表 8-1。

表 8-1　新生儿体重与气管导管型号选择及插入长度的关系

新生儿体重 (g)	导管内径 (mm)	唇 - 端距离 (cm*)
≤1000	2.5	6~7
~2000	3.0	7~8
~3000	3.5	8~9
>3000	4.0	9~10

* 注:唇 - 端距离指上唇至气管导管尖端的距离,即插入深度。

2. 方法　关键在于暴露声门,一般喉镜直视下如果暴露良好能见两个口,即食管口及气管口。气管口位置在食管口前面。

(1) 插入喉镜:左手持喉镜,足月儿用 1 号喉镜片,早产儿用 0 号,超低体重儿可根据情况选择 00 号,经口气管插管。将喉镜柄夹在拇指与前 3 个手指间,镜片朝前。小指靠在新生儿颏部提供稳定性。喉镜镜片应沿着舌面右侧滑入,将舌推至口腔左侧,推进镜片直至其顶端达会厌软骨谷,超过舌根。

(2) 暴露声门:采用一抬一压手法。轻轻抬起镜片,上抬时需将整个镜片平行于镜柄方向移动,使会厌软骨抬起即可暴露声门和声带。如未完全暴露,操作者用自己的小指或由助手用示指向下稍用力压环状软骨使气管下移有助于暴露声门。

(3) 插管:插入气管导管(导管过细或较软时可以使用金属管芯增加硬度),将管端置于声门与气管隆凸之间,接近气管中点。插管完毕,右手稳定导管,小心退出喉镜。

(4) 操作技巧:整个操作需在 20~30s 内完成,以防低氧血症发生。如插入导管时声门关闭,可由助手用右手示指和中指在胸外按压的部位向脊柱方向快速按压 1 次促使呼气产生,协助声门张开。

(5) 评估气管导管位置是否正确:正常情况下气管导管尖端应该到达气管中点即胸骨切迹上。当插管成功进行正压通气时可见患儿:①胸廓起伏对称。②听诊双肺呼吸音一致,尤其是腋下,且胃部无呼吸音。③无胃部扩张。④呼气时导管内有雾气。⑤心率、血氧饱和度及新生儿的反应好转。⑥CO_2 检测器确定有二氧化碳呼出。

(6) 胎粪吸引管的使用:气管内吸引胎粪时,将胎粪吸引管直接连接气管导管进行吸引。吸引时操作者用右手示指将气管导管固定在新生儿的上腭,左手示指按压胎粪吸引管的手控口使其产生负压,边退气管导管边吸引,3~5s 后将气管导管撤出气管外并随手快速吸净口腔内分泌物。

在某些特殊情况下气管插管失败或不可行时,如 Pierre-Robin 综合征和唐氏综合征有小下颌或相对大的舌时,如果气囊面罩通气无效,可使用喉罩气道替代。喉罩气道是一个用于正压通气的气道装置,可连接复苏囊或呼吸器进行正压通气。

（五）胸外按压

当有效的正压通气以及气管插管复苏措施实施后仍不能使患儿心率上升时,需要采取胸外心脏按压进行复苏。

1. 指征　有效正压通气 30s 后心率 <60 次 / 分,在正压通气的同时须进行胸外心脏按压。

2. 要求 ①此时应气管插管正压通气配合胸外按压,以使通气更有效。②胸外按压时给氧浓度增加至100%。③按压部位为胸骨下 1/3(两乳头连线中点下方)段,避开剑突,深度约为胸廓前后径的 1/3,产生可触及脉搏的效果,按压和放松的比例为按压时间稍短于放松时间,放松时拇指或其他手指不应离开胸壁。④按压方法有拇指法和双指法。拇指法是指双手拇指的指端按压胸骨,根据不同的新生儿可采取双拇指重叠或并列,双手环抱胸廓支撑背部。拇指法能产生更高的血压和冠状动脉灌注压,且操作者不易疲劳,加之采用气管插管正压通气后,拇指法可以在新生儿头侧进行,不影响脐静脉插管,是胸外按压的首选方法。双指法是指右手示指和中指 2 个指尖放在胸骨上进行按压,左手支撑背部。

3. 胸外心脏按压和正压通气的配合 胸外心脏按压时应同时行气管插管正压通气。由于通气障碍是新生儿窒息的首要原因,因此胸外按压和正压通气的比例应为 3∶1,即 90 次 / 分的按压和 30 次 / 分的通气,达到每分钟约 120 个动作。每个动作约 0.5 秒,2 秒内 3 次胸外按压加 1 次正压通气。45~60 秒重新评估心率,如心率仍 <60 次 / 分,除继续胸外心脏按压外,考虑使用药物如肾上腺素等。

(六) 药物

复苏时需要用药的新生儿很少,因为新生儿心动过缓常是由于肺部通气不足或严重缺氧,纠正心动过缓的最重要步骤是充分的正压通气。但当经过有效的正压通气及胸外按压后患儿的心率仍不能上升时就不得不在正压通气及胸外心脏按压基础上使用药物复苏。

1. 肾上腺素 ①用药指征:45~60s 的正压通气和胸外按压后,心率持续 <60 次 / 分。②剂量及用药途径:新生儿复苏应使用 1∶10 000 的肾上腺素。静脉(首选脐静脉给药)用量 0.1~0.3ml/kg,气管内用量 0.5~1ml/kg,必要时 3~5min 重复 1 次。若需重复给药,则应选择静脉途径。

2. 扩容剂 ①指征:有低血容量、怀疑失血或休克的新生儿在对其他复苏措施无反应时。②扩容剂:推荐生理盐水。③方法:首次剂量为 10ml/kg,经脐静脉或外周静脉 5~10min 缓慢推入。必要时可重复扩容 1 次。

3. 其他 产房新生儿复苏时一般不推荐使用碳酸氢钠。使用碳酸氢钠前需要进行充分的有效通气,否则弊大于利。新生儿复苏流程的示意图可参见图 8-1/ 文末彩图 8-1。

(七) 复苏注意事项

如果按复苏流程规范复苏,新生儿的心率、氧饱和度和肌张力状况绝大部分都有改善。如患儿无良好的胸廓运动,听不到呼吸音,持续发绀,可能有气道机械性阻塞(如胎粪或黏液阻塞)、后鼻孔闭锁、咽部气道畸形(如 Pierre-Robin 综合征)、肺功能损害、气胸、胸腔积液、先天性膈疝等。如果新生儿持续发绀或心动过缓,可能为先天性心脏病或心脏功能损害以及胎儿失血等,此类患儿很少在生后立即发病。所有无法成功复苏的原因几乎都是通气问题。

三、复苏后监护

复苏后的新生儿可能并发多器官损害的危险,应继续做好以下监护:①体温管理。②生命体征监测。③及时发现有无早期并发症,监测机体内环境是否稳定,包括血氧饱和度、心率、血压、血糖、血气分析及血电解质等。及时对脑、心、肺、肾及胃肠等器官功能进行监测。如合并中、重度缺氧缺血性脑病,可给予亚低温治疗。早期发现异常并适当干预可以有效减少死亡和伤残。

四、早产儿复苏需关注的问题

1. 加强体温管理 置于适合患儿个体的中性温度的暖箱。对胎龄 <32 周早产儿复苏时可采用聚乙烯塑料袋保温及帽子进行头部保暖。

2. 控制通气压力 早产儿由于肺发育不成熟,通气阻力大,不稳定的间歇正压给氧易使其受伤害。推荐使用 T- 组合复苏器进行正压通气以便给予恒定的吸气峰压及呼气末正压。

新生儿复苏流程

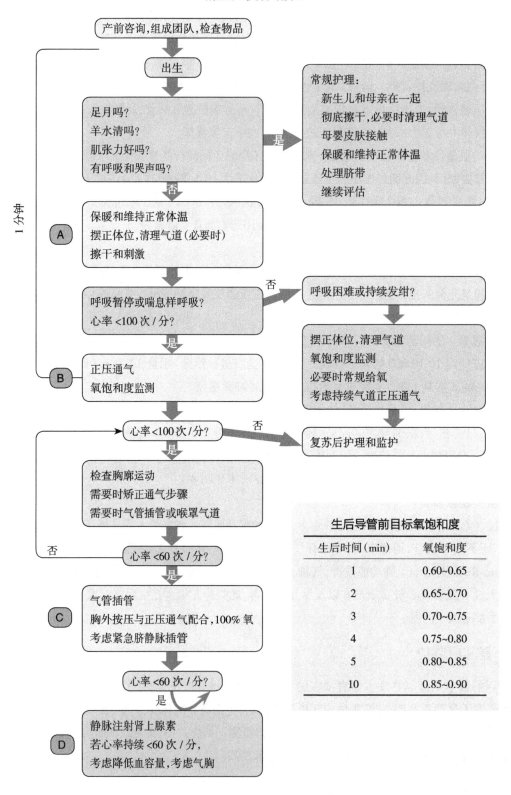

图 8-1　新生儿复苏流程示意图

　　3. 避免肺泡萎陷　胎龄 <30 周、有自主呼吸或呼吸困难的早产儿,产房内尽早使用持续气道正压通气及肺表面活性物质。

　　4. 维持血流动力学稳定　由于早产儿大脑生发层基质的存在,易导致管膜下 - 脑室内出血。复苏时要特别注意操作轻柔、避免使用高渗药物、维持颅内压稳定。

5. 缺氧后器官功能监测　围生期窒息的早产儿因缺氧缺血易发生坏死性小肠结肠炎,早期应根据情况谨慎进行肠内营养,可以延迟开奶或微量喂养,首选母乳。注意监测心率和心律及尿量。

6. 减少氧损伤　早产儿对高动脉氧分压非常敏感,易发生氧损害,需要规范用氧,复苏开始时给氧浓度一般为21%~40%,最大不超过65%,除非需要胸外心脏按压,并进行脉搏血氧饱和度或血气的动态监测,使血氧饱和度维持在目标值,复苏后应使血氧饱和度维持在90%~95%,并按规范进行眼底视网膜病检查随访。

五、关于复苏与 Apgar 评分

新生儿出生时需要快速评估,往往在 1 分钟内就需要做出判断是否需要进行初步复苏并干预,所以国外有学者将其称为"黄金 1 分钟"。而新生儿 Apgar 评分是在出生后 1 分钟、5 分钟甚至 10 分钟、15 分钟直到 20 分钟采取的评分行为。因此,Apgar 评分不能作为是否需要复苏的标准。复苏常常发生在 Apgar 评分之前。但 Apgar 评分可以用来判断复苏效果以及推断复苏后可能出现的并发症以及预后,给后期干预提供依据。Apgar 评分项目(表 8-2)由 5 项体征组成,每项评分 0 分、1 分或 2 分,然后将 5 项评分相加的总分进行判断。1 分钟 Apgar 评分 0~3 分为重度窒息,4~7 分为轻度窒息。

表 8-2　Apgar 评分表　　　　　　　　　　孕周:

体征	0	1	2	1min	5min	10min	15min	20min
肤色	青紫或苍白	四肢青紫	全身红润					
心率	无	<100 次/分	>100 次/分					
呼吸	无	微弱,不规则	良好,哭					
肌张力	松软	有些弯曲	动作灵活					
对刺激反应	无反应	反应及哭声弱	哭声响,反应灵敏					
总分								

备注:	复苏					
	分钟	1min	5min	10min	15min	20min
	给氧					
	PPV/NCPAP					
	气管插管					
	胸外按压					
	肾上腺素					

注:PPV:正压通气(positive pressure ventilation);NCPAP:鼻塞持续气道正压(nasal continuous positive airway pressure)

要 点 荟 萃

1. 新生儿复苏分成 4 个步骤:①快速评估(或有无活力评估)和初步复苏;②正压通气和脉搏血氧饱和度监测;③气管插管正压通气和胸外按压;④药物和(或)扩容。初步复苏主要包括:保暖、摆好体位、必要时给予吸引、及时处理羊水或胎粪污染的新生儿、刺激新生儿呼吸。

2. 鼻吸气位,指使咽后壁、喉和气管成一直线,以保持呼吸道通畅。有活力,是指新生儿有强有力的呼吸、肌张力好、心率 >100 次/分。

3. 新生儿复苏成功的关键是维持充分通气。

(1) 正压通气的指征:①呼吸暂停或喘息样呼吸;②心率 <100 次 / 分。

(2) 通气压力:20~25cmH₂O。

(3) 通气频率:40~60 次 / 分。

(4) 给氧浓度:①足月儿,开始时可用空气复苏;②早产儿,21%~40% 浓度的氧气复苏。

(5) 通气效果判断:胸廓起伏良好、心率迅速增快。

(6) 评估要点:呼吸、心率、经皮血氧饱和度。

(7) 通气有效的指征:①呼吸频率 40~60 次 / 分;②心率 >100 次 / 分;③经皮血氧饱和度达到目标值。

4. 气管插管指征包括:①出生后有羊水、胎粪污染且新生儿无活力时需要气管内吸引清除胎粪时;②气囊面罩正压通气或 T- 组合复苏器通气无效;③需要胸外按压时;④需要经气管注入药物时;⑤特殊复苏情况,如先天性膈疝患儿。评估气管导管位置是否正确的方法包括:①胸廓起伏对称;②听诊双肺呼吸音一致,尤其是腋下,且胃部无呼吸音;③无胃部扩张;④呼气时导管内有雾气;⑤心率、血氧饱和度及新生儿的反应好转;⑥CO₂ 检测器确定有二氧化碳呼出。

5. 在有效正压通气 30 秒后心率仍 <60 次 / 分,在正压通气同时须进行胸外心脏按压。①给氧浓度:100%。②按压位置:胸骨下 1/3(两乳头连线中点下方),避开剑突。③按压深度:胸廓前后径的 1/3。④按压方法:拇指法和双指法。胸外心脏按压注意事项:①胸外心脏按压时应同时行气管插管正压通气。②胸外按压和正压通气的比例应为 3∶1,即 90 次 / 分的按压和 30 次 / 分的通气。③45~60 秒重新评估心率,如心率仍 <60 次 / 分,除继续胸外心脏按压外,考虑使用药物。

6. 肾上腺素:①用药指征:45~60 秒的正压通气和胸外按压后,心率持续 <60 次 / 分;②用药剂量:1∶10 000 的肾上腺素;③用药途径:静脉(首选脐静脉给药)用量 0.1~0.3ml/kg,气管内用量 0.5~1ml/kg,必要时 3~5 分钟重复 1 次。若需重复给药,则应选择静脉途径。扩容剂:①使用指征:有低血容量、怀疑失血或休克的新生儿在对其他复苏措施无反应时;②药物种类:生理盐水;③用量用法:首剂 10ml/kg,经脐静脉或外周静脉 5~10min 缓慢推入。必要时可重复扩容 1 次。

7. 早产儿复苏注意事项:①加强体温管理,做好保暖;②控制通气压力,防止气压伤;③尽早使用持续气道正压通气及肺表面活性物质;④操作轻柔;⑤避免使用高渗药物、维持颅压稳定;⑥复苏后器官功能监测及规范用氧,减少氧损伤。

(黄 希 吴小红)

第三节 新生儿体温调节及护理干预

一、新生儿体温调节与中性环境温度

人体在体温调节中枢的调控下,会在一定的环境温度变化范围内,通过产热和散热的动态调节,维持体温在正常范围内。新生儿因体温调节中枢的功能发育不完善,体温调节容易受外界环境温度影响,且因本身发育特点,产热相对少于散热,容易发生体温异常。有研究表明,新生儿生后 1 小时内体温可降低 2.5℃,在中性环境温度下需要 6~8 小时才能恢复正常,且之后的 2 天内体温仍不稳定。因此,做好新生儿的体温管理非常重要。

(一) 新生儿体温调节特点

1. 产热少 机体的产热由基础代谢、食物的特殊动力作用、活动以及对寒冷刺激的反应四方面组成。前两项产热方式对体温无调节作用,第三项对体温的调节作用也非常小,所以,新生儿常见的产热方式是对寒冷刺激的反应,包括非寒战产热(化学产热)及寒战产热。

(1) 非寒战产热:通过分解棕色脂肪组织产热的过程称为非寒战性产热,也叫化学产热,是新生儿产热最重要的方式。刚娩出的新生儿会依靠糖原和脂肪代谢产热,但如未及时进食,糖原将很快被耗竭,则依赖脂肪代谢产热。棕色脂肪组织在孕 26~28 周开始形成,主要分布在胸腔纵隔膜、肾脏周围、肾上腺、颈部、腋窝以及肩胛骨之间。新生儿的棕色脂肪组织储存非常有限,尤其是胎龄越小,含量越少,产热和耐寒的能力越差,而且一旦耗尽就再不能补充,因此,新生儿通过分解棕色脂肪组织产生的热量也相对较少。

(2) 寒战产热:是指在寒冷环境中骨骼肌发生的不随意节律性收缩所产生的热量,是成人在寒冷应激时最主要的产热方式。但新生儿的肌肉较薄弱,收缩能力不强,在寒冷应激时很少出现寒战产热。

2. 散热多 新生儿因体表面积相对较大、皮下脂肪相对较薄、表皮角化差等,散热相对较多。主要的散热方式包括辐射、对流、传导、蒸发。

(1) 辐射:热量以电磁波的形式散失,发散至周围冰凉的墙壁、窗户或其他物体表面,是最主要的散热途径。如新生儿身体裸露置于操作台,热量除了传导到操作台面外,还会以辐射的方式散失至操作台面及空气中。

(2) 对流:通过流动气体或水从机体带走热量。如新生儿接受无创正压通气时,如果气体的加温湿化效果不好,则会因吸入较冷的气体而散失热量。

(3) 传导:热量从体内器官经体表皮肤传导至与皮肤直接接触的寒冷物体,如被服、床垫等而丢失热量。同时,新生儿因棕色脂肪储备少,隔热能力不足,皮肤接触未预热的包被、床单时容易散热。

(4) 蒸发:由于存在蒸汽压力梯度,热量通过潮湿的皮肤及呼吸道散失。新生儿的体表面积大,皮层薄,对水的通透性大,蒸发散热相对大于成人和儿童,早产儿更加明显。

3. 体温调节功能不完善 下丘脑体温中枢发育不完善,体温调节功能差,容易受环境温度影响。

(二) 中性温度

中性温度是指机体既能维持正常的新陈代谢且耗氧量和能量消耗也最少时的环境温度。一般情况下,胎龄越小、出生体重越低的新生儿所需中性温度越高。中性温度应根据出生体重和日龄进行调节,详见表 8-3。

表 8-3 不同出生体重及日龄的中性温度

出生体重(kg)	暖箱温度			
	35℃	34℃	33℃	32℃
1.0	出生 10 天内	10 天以后	3 周以后	5 周以后
1.5	—	初生 10 天内	10 天以后	4 周以后
2.0	—	初生 2 天	2 天以后	3 周以后
>2.5	—	—	初生 2 天	2 周以后

二、新生儿护理过程中的日常保暖

(一) 减少辐射引起的热量散失

1. 凡是有入暖箱指征的新生儿均置于双壁暖箱内,减少辐射散热,并根据出生体重初调箱温(详见表8-3),日常严密监测体温,使其维持在正常范围。

2. 收治超低体重儿时或冬天环境温度过低时,可在暖箱外面覆盖暖箱套来防止箱内热量散失。

3. 对于日龄适宜且病情稳定者,可着单衣住在小床内。

4. 给新生儿戴上绒布帽子。

(二) 减少对流散热

1. 头部面积占全身体表面积的20.8%,生后尽可能戴绒布或帽子以减少对流散热,可使氧耗减少约14.5%。

2. 吸氧患儿,提供温湿化的氧气吸入。

(三) 减少传导散热

1. 母婴同室时,新生儿尽可能与母亲进行皮肤接触。

2. 避免冰凉物体接触患儿身体,减少传导散热　①接触患儿的听诊器、查体的双手都应预先温热;②称体重时,用一次性的治疗巾垫在体重秤上面;③收治新生儿时,提前开启辐射台,预热床垫;④输液时采用加温输液,输血/换血前先温热血液。

(四) 减少蒸发引起的热量散失

1. 在生后及转运过程中注意保暖并擦干皮肤。

2. 体温不稳定前不要沐浴,可用床旁擦浴代替。

3. 给予温湿化的氧气吸入。

4. 超低出生体重儿可用保鲜膜包裹放在辐射保暖台上。

三、新生儿体温异常(低体温、发热)的评估及干预

(一) 低体温的评估及干预

1. 新生儿体温调节中枢发育不完善,易随环境温度变化而变化,低体温可导致新生儿硬肿症、心、肺、肝、肾等重要器官损伤,甚至死亡。

2. 引起低体温的相关因素评估　①寒冷:秋冬寒冷季节环境温度低,低体温发生率高;②早产、低出生体重儿:能源储备少、棕色脂肪少、吸吮力弱、摄入少、体温调节功能差等因素,胎龄越少、体重越低,低体温发生率越高,并发硬肿症及多器官功能受损更严重;③疾病影响:热量摄入不足,疾病消耗增加;④热量摄入不足:母乳不足或补液不足。

3. 临床表现　全身凉、嗜睡、反应差甚至昏迷、拒乳、少哭、少动;皮肤硬肿、黄疸;呼吸暂停、呼吸慢、肺水肿、肺出血;心率减慢或心动过速、心室颤动;少尿、无尿、肾衰竭;血液黏稠度增加、微循环障碍、DIC;酸中毒、高钾、高磷、低钠、低钙血症;免疫功能下降、败血症等。

4. 处理原则　复温、控制感染、供给热量、纠正酸中毒和水电解质紊乱、纠正器官功能障碍等措施同时进行。

(二) 发热的评估及干预

1. 新生儿发热的机制尚不完全清楚,是由各种原因导致产热和散热之间动态平衡关系失调造成的。新生儿对发热耐受性差,体温过高可引起心动过速、呼吸急促、呼吸暂停,严重者引起惊厥、脑损伤甚至死亡。正常情况下肛温比皮肤温度高1~2℃,足部温度比皮肤温度低2~3℃,但保暖过度和感染发热需要鉴别,详见表8-4。

表 8-4　保暖过度与感染发热的鉴别

保暖过度 *	感染发热
肛温升高	肛温升高
手、足热	手、足较凉(外周血管收缩所致)
腹壁皮肤温度低于足部皮肤温度(<2℃)	腹壁皮肤温度超过足部皮肤温度(>3℃)
皮肤红润	皮肤较苍白
姿势伸展	精神委靡
外观健康	一般状态欠佳

注:* 不适用于因保暖过度引起的超高热者。

2. 发热的相关因素评估

(1) 环境因素引起的发热:室温过高、包裹过多、暖箱温度湿度过高、光疗箱温度过高、暖箱或光疗箱的肤温传感线脱落造成仪器异常加热等。

(2) 新生儿脱水热:常见于生后 3~4 天母乳喂养婴儿,多为摄入量不足所致。表现为体温突然升高至 39~40℃,患儿烦躁不安、哭闹、面色潮红、呼吸增快,严重者口唇干燥、尿量减少或无尿。查体:心肺听诊正常,无感染中毒症状,血象正常,抗生素治疗无效。

(3) 感染引起发热:常见原因如败血症、肺炎、上呼吸道感染、脑膜炎、肠炎等。表现为高热、反应差、可有感染病灶、末梢循环差、外周皮肤血管收缩、肢端发凉、核心温度与外周温度差增大等。

(4) 其他:骨骼肌强直和癫痫持续状态;先天性外胚叶发育不良,汗腺缺乏,散热障碍;新生儿颅内出血可导致中枢性发热;母亲硬膜外麻醉等均可引起新生儿发热。

3. 发热的处理

(1) 鉴别发热的原因:①首先鉴别发热是环境温度引起的还是内源性物质产生过多所致(如感染);②若为环境温度过高,需查找肤温传感线是否脱落、暖箱湿度是否过高、肢端温度与身体其他地方温度是否一致,及时降低环境温度;③如果是感染性疾病导致的发热,除了处理发热外还需积极抗感染治疗,并加强隔离,积极寻找感染源。

(2) 发热的处理:①新生儿发热以物理降温为主,立即降低箱温、暖箱湿度,减少包裹、温水浴 / 温水擦浴(禁忌酒精擦浴),必要时(体温 >38.5℃)遵医嘱使用对乙酰氨基酚(每次 5~10mg/kg)口服或灌肠,每 4 小时一次,24 小时内不超过 4 次;②对因处理:若为脱水热,需尽快补充水分;若为感染引起,应明确感染源,积极控制感染。

要 点 荟 萃

1. 新生儿体温调节特点

(1) 产热少:①非寒战性产热,通过分解棕色脂肪组织产热的过程称为非寒战性产热,是新生儿产热最重要的方式。②寒战产热,新生儿的肌肉较薄弱,收缩能力不强,在寒冷应激时很少出现寒战产热。

(2) 散热多,新生儿因体表面积相对较大、皮下脂肪相对较薄、表皮角化差等,散热相对较多。主要的散热方式包括辐射、对流、传导、蒸发。

(3) 体温调节功能不完善。下丘脑体温中枢发育不完善,体温调节功能差,容易受环境温度影响。

2. 中性温度　是指机体既能维持正常的新陈代谢且耗氧量和能量消耗也最少时的环境温度。胎龄越小、出生体重越低的新生儿所需中性温度越高。中性温度应根据出生体重和日龄进行调节。

3. 低体温 新生儿体温调节中枢发育不完善,易随环境温度变化而变化,低体温可致新生儿硬肿症、心、肺、肝、肾等重要器官损伤,甚至死亡。

(1) 引起低体温的因素:①寒冷;②早产、低出生体重儿;③疾病影响:热量摄入不足,疾病消耗增加;④热量摄入不足:母乳不足或补液不足。

(2) 处理原则:复温、控制感染、供给热量、纠正酸中毒和水电解质紊乱、纠正器官功能障碍等措施同时进行。

4. 体温过高 新生儿对发热耐受性差,体温过高可引起心动过速、呼吸急促、呼吸暂停,严重者引起惊厥、脑损伤甚至死亡。

(1) 发热的相关因素评估:①环境因素引起的发热;②新生儿脱水热;③感染引起发热;④其他:骨骼肌强直和癫痫持续状态、汗腺缺乏,散热障碍等。

(2) 发热的处理:①新生儿发热以物理降温为主,禁忌酒精擦浴,必要时(体温 >38.5℃)时应用对乙酰氨基酚口服或灌肠,每4h 一次,24h 内不超过 4 次;②对因处理:若为脱水热,需尽快补充水分;若为感染引起,应明确感染源,积极控制感染。

(黄 希 袁 静)

参 考 文 献

[1] 邵肖梅,叶鸿瑁,丘小汕 . 实用新生儿学 . 4 版 . 北京:人民卫生出版社,2011.

[2] 崔焱 . 儿科护理学 . 5 版 . 北京:人民卫生出版社,2012.

[3] 中华医学会急诊学分会儿科学组,中华医学会儿科学分会急诊学组,新生儿学组 . 新生儿危重病例评分法(草案). 中华儿科杂志,2001,39(1):42-43.

[4] 中国新生儿复苏项目专家组 . 中国新生儿复苏指南(2016 年北京修订). 中国新生儿科杂志,2016,31(4):241-246.

[5] Perlman JM,Wyllie J,Kattwinkel J,et al. Neonatal resuscitation 2010 International Consensus on Cardiopulmonary Resuscitation and Emergency Cardiovascular Care Science with Treatment Recommendations. Circulation,2010,122:S516-S538.

[6] Kattwinkel J,Perlman JA.Aziz K,et al. Neonatal resuscitation:2010 American Heart Association guidelines for cardiopulmonary resuscitation and emer-gency cardiovascular care.Pediatrics,2010;126:e1400-e1413.

第九章

新生儿评估

导读与思考:

当初生新生儿从宫内生活成功过渡到宫外生活后,生后的第一个12~18小时应该运用系统理论对其进行体格检查,可防止查体遗漏,并可提供一个详细的可以用于解释解剖生理及功能变化的描述。

1. 新生儿出生后如何对其进行体格评估,具体要求有哪些?

2. 对于新生儿的体表特征如何区别正常与异常现象?

3. 新生儿有疼痛感觉吗? 具体表现有哪些? 疼痛对新生儿有哪些不良影响? 如何进行疼痛管理? 新生儿常用疼痛评估工具有哪些?

4. 什么是发育支持护理? 具体包括哪些?

第一节　新生儿体格评估

一、新生儿体格检查要求

1. 光线,声音和刺激控制

(1) 选择光线明亮的地方,但要遮盖婴儿的眼睛,避免阳光直射双眼。

(2) 将噪声控制到最低,不要叩击暖箱或猛关箱门,不要把其他物品放在暖箱上。

(3) 观察有无过度刺激的征象。

2. 促进舒适的措施

(1) 婴儿身体周围放置鸟巢样襁褓,提供体位支持。

(2) 检查者温暖双手,从暖箱袖孔伸入检查,减少暖箱热量散失。

(3) 给予患儿安抚,必要时使用安抚奶嘴。

(4) 提供发展性照顾,尤其是早产儿,尽可能减少侵入性操作。

3. 查体时机选择

(1) 常规体格检查与喂奶时间一致,观察有无喂养线索,在喂奶前进行体格检查。

(2) 计划性安排各种检查,尽可能和其他检查同时进行,减少对患儿的刺激,并严密观察新生儿的反应。

(3) 根据新生儿当时的情况调整检查内容:如早产儿呼吸急促,有吸气性三凹征,最好先暂停查体,予吸氧等对症处理,待生命体征平稳后再行检查。

4. 查体原则

(1) 使用系统观点进行体格检查,一般采用观察法。

(2) 首先评估和记录重要症状如气道、呼吸和循环,即 ABC 原则。

(3) 对重要症状进行优先排序,例如气道问题、低血压、呼吸暂停和惊厥应在眼部检查和测量之前进行处理。

(4) 先视诊,再听诊,最后触诊。

(5) 情况允许时,从非侵入性操作到侵入性操作。

(6) 根据情况从头到脚进行体格检查。

(7) 整个检查过程中保持患儿舒适。

二、生长发育及成熟度评估

1. 头部

(1) 头部的大小

1) 正常情况:头围在第 10~90 百分位之间。比胸围大 2cm、对称圆形、正常头围一般为 33~34cm。测量方法:将尺子从患儿的眉弓上方通过颅骨后方的枕凸环绕一周。头部重量约占身体的重量的 25%。

2) 明显异常:由于颅缝早闭或骨折导致形状不对称。小头畸形的头围在第 10 百分位以下。先天性无脑畸形、脑膨出是由神经管缺陷所致。

(2) 颅骨骨缝和囟门

1) 正常情况:颅骨骨缝稍重叠或分开,可活动;前囟柔软、平坦,婴儿哭闹时可扪及搏动;后囟柔软、平坦,可能较难触诊。

2) 明显异常:颅骨骨缝早闭指一个或多个颅缝过早闭合。囟门饱满、紧张表明可能有颅内出血、脑积水或脑膜炎等。

(3) 头皮

1) 正常情况:头皮无肿块,头发均匀分布。

2) 明显异常:头皮水肿是超越骨缝的弥散性水肿,2 天左右吸收。头颅血肿是骨膜下局限稳固的可触及的包块,有波动感,吸收可能要数月的时间。查体时注意鉴别头皮水肿和头颅血肿。

2. 眼部

(1) 正常情况:眼部位置正常,巩膜呈白色,瞳孔等大等圆,光反射有反应、眼球运动对称。

(2) 明显异常:①内眦间距大于 2.5cm 提示可能有遗传性疾病;②瞳孔不等大,无对光反射或瞳孔固定表明神经损伤;③持续性脓性分泌物可能是新生儿眼炎、衣原体结膜炎或泪管阻塞;④眼睛的溃疡可能是由于产伤或宫内感染所致;⑤蓝巩膜可能是成骨发育不全症,黄色巩膜提示黄疸。

3. 耳朵

(1) 正常情况:双耳对称,耳郭有软骨支撑,曲线清晰且有弹性(足月儿)。

(2) 明显异常:异常的耳朵大小、形状及不对称可能与家族遗传或者先天异常有关。听力情况可采用耳声发射或自动听性脑干反应进行评估。

4. 鼻部

(1) 正常情况:对称、位于脸部正中,鼻中隔位于鼻孔正中,两鼻孔可见。

(2) 异常情况:鼻梁低平与唐氏综合征有关;鼻孔阻塞可能是由于后鼻孔闭锁;鼻翼扇动表示呼吸窘迫;鼻塞和稀薄的水样分泌物提示可能为新生儿药物戒断综合征。

5. 唇周颜色

(1) 正常情况:嘴和唇是粉红色的。

(2) 异常情况:口周发绀提示有呼吸窘迫,黏膜发绀表示缺氧。

6. 嘴和舌头

(1) 正常情况:舌头可自由活动;上腭可有生理性珍珠白色样小丘疹;出生时可能有胎生牙齿,需要牙医或内科医生拔除;出生时在嘴唇或牙龈上面出现的水疱可能是由于宫内吸吮所致。

(2) 异常情况:①巨舌症(大舌头)与贝-魏德曼综合征、甲状腺功能减退或遗传性疾病有关;②悬雍垂分叉可能与遗传有关;③唇裂或腭裂可能是由于致畸原、基因突变,多基因遗传或跟唐氏综合征有关。

7. 颈部和锁骨

(1) 正常情况:脖子和锁骨柔软、没有包块。

(2) 异常情况:颈部肿块可能是囊性淋巴瘤、胸锁乳突肌血肿或唐氏综合征。捻发音、局部肿胀或锁骨柔软提示有骨折。

8. 会阴部

(1) 大小便

1) 正常情况:肛门可见,生后一般于 10~12 小时开始排胎便。第一次小便在生后 24 小时内(早产儿生后 48 小时内)排出。

2) 异常情况:①肛门闭锁是指正常肛门缺失。②外阴性别不明与遗传缺陷有关。③尿量减少或者第一个 24 小时无尿可考虑肾盂积水、肾衰竭、Potter 综合征、多囊肾、尿道口狭窄、尿路感染或尿道堵塞。④超过 24 小时还未排胎便,应仔细检查是否有肛门闭锁或其他消化道畸形。

(2) 女婴生殖器

1) 正常情况:阴唇和阴蒂是分开的,阴道可见,可有处女膜脱出。

2) 异常情况:阴唇膨出可能提示腹股沟疝;直肠阴道瘘是直肠与阴道之间有开口,使排泄物从阴道流出。

(3) 男婴生殖器

1) 正常情况:阴茎是直的,尿道外口居中,两边睾丸平均分布。

2) 异常情况:阴茎下弯是阴茎向下弯曲成弧形;尿道上裂是指开放的尿道在阴茎背侧表面,与泌尿生殖器异常有关;尿道下裂是指阴茎腹侧的尿道开放,与阴茎下弯、腹股沟疝和睾丸未降有关;阴囊变色或出现酒窝可能提示睾丸扭转;不透光的阴囊肿块可能提示腹股沟疝。透光的阴囊肿大可能为鞘膜积液,一般可自行恢复,需监测是否需要外科干预。

9. 骨骼肌肉

(1) 四肢

1) 正常情况:手指、脚趾数目正确,形状正常;活动范围、对称性一致。

2) 异常情况:手指短、第 5 根手指内弯并且起皱可能是唐氏综合征;多指畸形是显性基因遗传;手指数目或骨头缺失是由于胚胎发育问题或接触致畸剂引起;手臂运动受限,出现捻发音,或者患侧拥抱反射消失可能是由锁骨骨折所致;手臂延长,手内旋或拥抱反射消失可能是臂丛神经损伤;马蹄足内翻可能是基因问题或因为胎儿期在宫内缺乏运动。

(2) 髋关节

1) 正常情况:髋关节外展和内收没有声音。

2) 异常情况:外观形状、长度和臀褶不对称,髋部活动时发出声音可能是先天性髋关节发育不良的表现。

（3）背与脊柱

1）正常情况:正常的背部有匀称的肩胛运动曲线。

2）异常情况:脊柱侧凸可能与遗传缺陷有关;脊柱裂是神经管畸形。

10. 姿势

（1）正常情况:足月儿四肢屈曲,双手轻轻握拳,能顺利进行自主运动。早产儿有同样的姿势但张力相对较低。

（2）异常情况:肌张力降低可为低血糖、休克、母亲用药、败血症或脑损伤;肌张力过高可能与孕母吸毒、药物戒断综合征或脑损伤有关;活动受限、运动不对称或缺失可能是由于产伤或窒息。

要 点 荟 萃

1. 新生儿体格检查时机要求:①观察有无喂养线索,在喂奶前进行体格检查。②有计划性地安排各项检查,尽量集中进行,以减少对患儿的刺激,并严密观察新生儿的反应。③根据新生儿当时的情况调整检查内容,若有异常情况,先暂停查体,予对症处理后再行检查。查体原则:①使用系统观点查体,一般采用观察法。②首先评估和记录重要症状如气道、呼吸和循环。③对重要症状进行优先排序。④先视诊,再听诊,最后触诊。⑤情况允许时,从非侵入性操作到侵入性操作。⑥根据情况从头到脚进行体格检查。⑦整个检查过程中保持患儿舒适。

2. 出生时新生儿眼部持续性脓性分泌物可能提示新生儿眼炎、衣原体结膜炎,或泪管阻塞。生后一般于 10~12 小时开始排胎便,超过 24 小时未排胎便,应检查有无肛门闭锁或其他消化道畸形。第一次小便在生后 24 小时内(早产儿生后 48 小时内)排出。手臂运动受限或拥抱反射消失可能是锁骨骨折所致;手臂延长,手内旋或拥抱反射消失可能是臂丛神经损伤。

（黄 希 黄 磊）

第二节 新生儿疼痛评估

由于新生儿没有语言行为表达能力,人们普遍认为新生儿的神经系统发育尚未成熟,因此不会感受痛苦,并认为新生儿无法回忆出生后的早期经历,不会对今后的行为和生长发育产生影响。但近年研究不断证实新生儿(尤其早产儿)与年长儿童比较,对伤害性刺激更敏感。新生儿会对各种操作刺激产生强大的生理、行为、激素和代谢性反应,由此带来一系列近期或远期效应,特别是出生后早期反复接受疼痛刺激会影响神经系统发育,进而导致行为变化及大脑感觉区域面积缩小。目前,国内对新生儿疼痛的认识及控制均不够,调查发现,NICU 新生儿接受疼痛性操作平均每天达 16 次,其中绝大多数操作未采取止痛措施。

一、概述

1. 疼痛对新生儿的影响 疼痛是指一种不愉快的感觉,伴有实际或潜在组织损伤的情绪体验,是一种主观感受。能对成人产生疼痛的刺激同样对新生儿也能产生疼痛。许多研究表明,痛觉相关通路在孕中晚期已经形成,且由于抑制系统发育不完善,其感知疼痛较成人更强烈,尤其是入住 NICU 的新生儿,持久频繁的操作性刺激特别容易触发疼痛的高敏感性,给新生儿带来一系列短期及长期不良影响。国际上已将疼痛定义为继体温、脉搏、呼吸、血压四大生命体征之后的第五生命体征。

（1）短期影响:主要是疼痛引起的急性应激反应,包括生理参数的改变、高代谢状态、电解质失衡和免疫紊乱。如心率增加、血压升高、呼吸改变、耗氧量增加;神经内分泌的改变、睡眠改变及喂养困难;侵入性操作导致颅内压波动,引起脑室内出血和脑室周围白质软化。

(2) 远期影响:新生儿期的反复、持续疼痛刺激可改变中枢神经系统结构和疼痛传导路径结构,增加对疼痛的敏感性,并影响大脑的发育;疼痛对海马结构有神经毒作用,会对认知、记忆、运动发育有影响,导致青少年时期出现多动症、注意力不集中、学习困难,甚至出现心理障碍。

2. 导致新生儿疼痛的常见临床操作　足跟部采血、静脉穿刺采血、静脉穿刺置管、气管插管、吸引、安置胃管、胸腔引流管放置和拔除、腰椎穿刺、视网膜病变筛查和激光治疗等。

3. 新生儿疼痛的表现

因新生儿无法通过主诉表达痛苦,其疼痛反应主要有行为表现、生理学表现和生化反应。

(1) 行为表现:主要包括面部表情、哭声和身体运动。①面部表情:痛苦面容、皱眉或眉头紧锁、紧闭双眼、嘴唇水平张开、鼻唇沟加深和下颌震颤等;②哭声:突然尖叫。相对饥饿、愤怒和恐惧时的哭声,其频率和振幅都有所不同;③身体运动:上肢、下肢甚至整个身体的活动增加,手指展开或握拳,四肢屈曲等;极低体重儿和重症新生儿则表现为四肢肌张力低下、肌肉松弛和反应迟缓等。

(2) 生理学表现:①心率、呼吸频率、血压、颅内压升高;②掌心出汗;③经皮血氧饱和度及外周血流量下降;④自主神经反应包括皮肤颜色改变、恶心呕吐、干咳、瞳孔放大等。

(3) 生化反应:主要包括激素和代谢的变化。①儿茶酚胺、肾上腺素、胰高血糖素和皮质类固醇或皮质醇的增加;②催乳素、胰岛素和免疫力的下降;③分解代谢紊乱。

二、新生儿常用疼痛评估工具

1. 新生儿疼痛/激惹与镇静量表(neonatal pain agitation and sedation scale,N-PASS)　用于评估足月儿和早产儿的疼痛程度和镇静水平。由 5 部分组成,包括面部表情、哭闹易怒、行为状态、四肢肌力和生命体征。

2. 新生儿疼痛量表(neonatal infant pain scale,NIPS)　为多维疼痛评估工具,用于评估早产儿(<37 周)和足月儿(生后 6 周内)的操作性疼痛,如静脉穿刺、肌内注射等,包括面部表情、哭闹、呼吸型态、活动(上肢、腿部)和觉醒状态。本量表具有良好的信度和效度,分值越高表示疼痛越严重。

3. 早产儿疼痛量表(premature infant pain profile,PIPP)　用于评估早产儿的急性疼痛,为多维疼痛评估工具,包括 7 个条目,其中行为 3 项(面部动作:皱眉、挤眼、鼻唇沟加深),生理 2 项(心率和经皮血氧饱和度),情境 2 项(胎龄和行为状态)。PIPP 用于评估急性操作性疼痛和术后疼痛有较好的信度和效度。

4. 新生儿面部编码系统(neonatal facial coding system,NFCS)　为单维疼痛评估工具,包括皱眉、挤眼、鼻唇沟加深、张口、嘴垂直伸展、嘴水平伸展、舌绷紧(呈杯状)、下颌颤动、缩唇(发"O"音)、伸舌(仅用于评估早产儿)等 10 项。NFCS 用于评估足月新生儿的急性操作性疼痛时比多维疼痛评估工具 PIPP 更敏感。

5. CRIES 新生儿术后疼痛测量工具(neonatal postoperative pain measurement tool)　为多维疼痛评估工具。CRIES 为 5 个条目英文首字母的缩写,即哭闹(crying)、经皮血氧饱和度 >95% 所需氧浓度(requires O_2 for oxygen saturation >95%)、生命体征升高(increased vital signs)、面部表情(expression)和失眠(sleeplessness)。

6. 新生儿急性疼痛评估量表(neonatal infant acute pain assessment scale,NIAPAS)　是一个多维评估量表,包括 5 个行为指标(警觉性、面部表情、哭闹、肌张力和对操作的反应)、3 个生理指标(心率、呼吸和血氧饱和度)和 1 个情境指标(胎龄)。

7. 婴儿疼痛行为指征(behavioral indicators of infant pain,BIIP)　包括睡眠/觉醒状态(深度睡眠、浅睡眠、昏昏欲睡,安静,清醒、活跃/清醒、激惹/哭闹)、5 种面部动作(皱眉、挤眼、鼻唇沟加深、嘴水平伸展、舌绷紧)和 2 个手部动作(手指张开、握拳)。用于评估胎龄 24~32 周早产儿急性操作性疼痛时,有良好的信度、效度、敏感度和特异度。用于评估健康足月新生儿急性操作性疼痛时,比多维量表 PIPP 更加敏感。

三、疼痛管理

1. 对临床上的任何操作均提供环境、行为、非药物等舒适性措施,如附有蔗糖水的安慰奶嘴联合注意力转移技巧。

2. 减轻疼痛的非药物干预措施

(1) 尽量在安静和放松的环境中进行操作,减少伤害性刺激(光和噪声),操作前后应将患儿置于温暖包裹中。

(2) 尽量不要打断新生儿睡眠。实施计划性操作时,尽可能地延长与喂奶或其他操作的间隔时间,一般操作 2 小时内不应再安排疼痛性操作,以利于恢复。

(3) 对于计划性操作,如采集血样本或建立血管通路,开始操作前患儿应处于最佳基础状态,安静睡眠。对足月新生儿或体质量较重的早产儿,不推荐足跟采血,最好为静脉采血,其疼痛较小,且专业人员操作更有效。在进行有创操作前 2 分钟给予蔗糖水口服。

(4) 采用一些技术来分散新生儿的注意力,并提供刺激阻止疼痛向大脑皮质传导,如感觉饱和(穿刺前母亲或护士的抚摸及口服蔗糖水的同时与患儿低语)。尽可能让母亲参与这个过程,在非常规采样时,可予母乳喂养或是母子间亲密接触。提供安抚奶嘴予非营养性吸吮。用自动针刺装置,而非手动采血针。

(5) 不要挤压灌注良好的足跟,挤压本身也会产生不必要的疼痛。

(6) 操作结束后,应继续监测生理参数,直至恢复基线水平。

3. 药物干预措施 对导致严重的操作性疼痛的刺激,可进行疼痛评分,联合非药物及药物干预措施,产生叠加和协同镇痛效应。在实施镇痛或侵入性操作时,采用对婴儿有效的量表监测,有助于精细地调节镇痛措施,并改进对新生儿感觉的认识。药物使用包括:①静脉使用阿片类药物(吗啡或芬太尼);②非成瘾性的镇痛剂(对乙酰氨基酚);③局部麻醉药(丙胺卡因或利多卡因乳膏);④镇静剂(咪达唑仑或者水合氯醛)。止痛效果欠佳时可联合使用以上镇痛药物。

要 点 荟 萃

1. 疼痛是指一种不愉快的感觉,伴有实际或潜在组织损伤的情绪体验,是一种主观感受。国际上已将疼痛定义为继体温、脉搏、呼吸、血压四大生命体征之后的第五生命体征。对新生儿的影响包括:①短期影响:主要是疼痛引起的急性应激反应;②远期影响:影响大脑的发育。导致新生儿疼痛的常见临床操作有足跟部采血、静脉穿刺采血、静脉穿刺置管、气管插管等。

2. 新生儿疼痛的表现:①行为表现,主要包括面部表情、哭声和身体运动;②生理学表现,主要包括心率、呼吸频率、血压、经皮血氧饱和度、皮肤颜色等;③生化反应,主要包括激素和代谢的变化。

3. 新生儿常用疼痛评估工具:①新生儿疼痛/激惹与镇静量表;②新生儿疼痛量表;③早产儿疼痛量表;④新生儿面部编码系统;⑤CRIES新生儿术后疼痛测量工具;⑥新生儿急性疼痛评估量表;⑦婴儿疼痛行为指征。新生儿疼痛管理包括:①对临床上的任何操作均提供环境、行为、非药物等舒适性措施;②减轻疼痛的非药物干预措施;③药物干预措施,使用镇痛或者镇静药物等。

(黄 希 朱友菊)

第三节 新生儿发育支持与家庭护理

一、住院期间发育支持护理

1. 对于处于应激状态新生儿的行为进行观察

(1) 呼吸：急促、喘气样呼吸或者叹气样呼吸。

(2) 皮肤颜色：花斑纹、青灰、苍白或潮红。

(3) 打嗝、恶心、打喷嚏或者打哈欠、咳嗽等。

(4) 肢体：颤抖、肌张力减退、手臂或腿伸展以及手指外展。

(5) 身体运动：过度伸展、身体扭动、躁动、表情紧张、哭泣以及无法安抚。

2. 基本护理要点

(1) 基于新生儿的反应调整并采取适宜的护理措施。

(2) 给婴儿足够的时间从检查或者诊疗中恢复，充分考虑他们的睡眠状态。

(3) 让常规的护理措施集中进行(集中护理)，避免打断婴儿的睡眠。

(4) 改进护理措施，在日常护理过程中尽量减少对新生儿的刺激(如沐浴或者称重时用褯褓约束婴儿)。

(5) 通过使用包被让婴儿处于胎儿期的体位(如鸟巢护理)。

(6) 时刻保证护理婴儿的双手是温暖的。

(7) 对病情稳定者，提供与父母进行皮肤接触的机会，将婴儿置于父亲或母亲的胸部进行袋鼠式护理。

(8) 对胎龄 >31 周、日龄较大以及病情平稳的婴儿给予按摩，由经过培训的专人完成或教会父母如何进行按摩。

(9) 提供非营养性吸吮来安抚婴儿，同时促进吸吮和吞咽功能的协调。

3. 评估与护理

(1) 环境评估与护理

1) 环境评估：包括光线强弱、噪声大小、睡眠中断与否及光疗时是否遮盖眼睛。

2) 护理：①提供周期性的灯光照明(区分白天和黑夜)，可提高早产儿体重增长，降低心率；减少灯光照射总时间；②提供保护性措施减少灯光照射；③关闭垃圾桶盖时避免出现砰砰声；④暖箱上不应放置任何物品；⑤避免敲击暖箱或关闭箱门时出现砰砰声；⑥控制总的噪声音量(不能产生除治疗以外的其他不必要的声响)；⑦光疗期间戴眼罩；⑧集中治疗结束后，提供安静的时间段，有助于延长婴儿的睡眠周期；⑨在修建或重建 NICU 时，可考虑从发展性照顾的角度提供光线和声音控制。

(2) 体位评估与护理

1) 体位评估：有无髋关节外展(青蛙体位)、肩部内收或外展(类似 W 的形状)、颈部伸展以及身体呈弓形。

2) 护理：①让双手居中，肩部轻微环绕，并保持颈部中立位或者轻微屈曲(鼻吸气体位)。②使用包被，保持臀部朝着中线轻微弯曲。③必要时让婴儿处于俯卧位，可增加氧合；但在出院前至少 2 周，在睡小床之前或者睡小床时使宝宝养成仰卧位睡眠习惯。④必要时使用水床、硅胶床垫或者卷起小毯来保护婴儿的皮肤，避免体位畸形，保持胎儿期相同的体位。⑤为避免头部变形、不对称或者皮肤损伤要不断改变宝宝的体位。⑥根据婴儿的体重选择合适的尿片型号。⑦避免各种导联线或管路压迫或缠绕婴儿。⑧如果有职业治疗师、物理治疗师或者发展性照顾的专家，可让她们共同参与对宝宝的发展性照顾。

二、出院后(家庭)护理

照护一个慢性疾病的宝宝是一项非常艰巨的任务,而且还可能会打破一个家庭原本的稳定状态。住院期间直到出院后让家庭参与宝宝的照护计划和治疗是非常必要的,照护慢性疾病的婴儿会涉及很多技能,如胃造瘘口管道护理、回肠造口护理、结肠造口护理或者其他特殊的管路护理等。

1. 住院期间家庭评估及护理

(1) 对父母的评估:父母的语言、文化习俗、家庭目标、父母对宝宝的病情、行为线索以及发育支持的了解情况。

(2) 提供支持护理:①祝贺父母初为人父(人母),而不是旁观者;如父母是外籍人士,医院有条件时且有必要时可提供语言翻译器。②持续为父母提供宝宝病情的进展情况,必要时还可以为父母召开家庭会议。③教会父母如何解读宝宝的行为线索,如何评估患儿的反应以及如何安抚患儿。④病情稳定者,教会家属如何进行袋鼠式护理。⑤协助父母建立并跟进家庭目标,并提供及时反馈。⑥写下家庭和宝宝需要达到的目标,并跟进。⑦尊重及包容文化信仰。

2. 喂养与营养支持　①帮助家属学习喂养技巧。宝宝可能会有胃食管反流、便秘、疝气等。必要时还应进行胃造瘘口的护理指导。②反复演示药物服用方法,在出院前填好药物处方,如果需要的话,让家属返回医院学习药物服用的相关注意事项。

3. 出院计划

(1) 为宝宝制订儿科门诊的常规随访计划,并重点关注宝宝的生长发育情况。

(2) 随访项目应包括体格检查、语言治疗、康复治疗的评估,并能帮助家庭进行早期干预。随访时间应从出院后持续至 5 岁。具体的要求可能会有所不同(如脑室内出血、缺氧缺血性脑病、支气管肺发育不良等)。

(3) 告知父母哪些期望目标是生长发育的里程碑,教会父母如何计算婴儿的校正胎龄。向家长解释在宝宝生后第一年,对生长发育的评估应该是基于宝宝最初的年龄,而不是目前的年龄。

(4) 教会家属识别缺氧窒息或奶汁反流窒息等表现,识别家庭监护设备报警处理,以及窒息后紧急处理方法或 CPR。

(5) 假如宝宝出院时仍需氧气支持,指导家属在家中或外出旅游时使用氧气的安全注意事项,以及鼻导管吸氧的护理,降低对氧气的依赖,做好随访。

要点荟萃

1. 对新生儿的发育支持护理主要包括:根据新生儿的反应进行调整、保证充足的睡眠、各项操作集中护理、减少刺激、鸟巢护理、袋鼠式护理、非营养性吸吮、给予按摩并始终注意手的温暖、减少冷刺激等。

2. 住院期间发育支持护理评估主要包括:①环境评估,包括光线强弱、噪声大小、睡眠中断与否及光疗时是否遮盖眼睛等。②体位评估,包括有无髋关节外展、肩部内收或外展、颈部伸展以及身体呈弓形。

3. 出院后护理主要包括:①对父母的评估,包括评估父母的语言、文化习俗、家庭目标、父母对宝宝的病情、行为线索以及发育支持的了解情况,并提供支持护理。②提供喂养与营养支持,帮助家属学习喂养技巧,指导家属学习药物服用的相关注意事项。③出院计划,制订儿科门诊的常规随访计划,并教会家长如何正确评估宝宝状态。

(黄希　罗玲)

参考文献

［1］Baker CJ,Byington CL,Polin RA.Policy statement-Recommendations For prevention of perinatal group B streptococcal disease. Committee on Infectious Diseases,Committee on Fetus and Newborn. Pediatrics,2011,128:611-616.

［2］Thilo E,Rosenberg A. The newborn infant. //Hay WW,Levin MJ,Deterding RR. Current diagnosis and treatment in pediatrics,21st ed. New York:McGraw-Hill,2012.

［3］Surbek D,Drack G,Irion O,et al.Antenatal corticosteroids for fetal lung Maturation in threatened preterm delivery:Indications and administration. Archives of Gynecology,2012,286:277-281.

［4］Verani JR,McGee L,Schrag SJ.Prevention of perinatal group B Streptococcal disease-revised guidelines from CDC 2010, MMWR Recommendations and Reports,2010,59:1-36.

［5］陶莉,周伟.新生儿操作性疼痛治疗指南.实用儿科临床杂志,2011,26(2):149-151.

第十章

不同类型新生儿的特点及护理

导读与思考：

　　不同类型的新生儿有其各自的特点，护士需清楚其特点而在临床中个体化地评估及实施护理措施。目前我国的早产儿数居全球第二位，护理早产儿，尤其是极低及超低体重儿极具挑战性。

　　1. 新生儿的常见分类有哪些？各类型新生儿有何特点？

　　2. 早产儿管理包括哪几个方面？

　　3. 极低及超低出生体重儿有何特点？如何从围生期到 NICU 住院到出院后干预做好其管理？

第一节　新生儿分类与护理

一、新生儿分类

(一) 根据胎龄分类

胎龄（gestational age，GA）是指从末次月经第 1 天开始到分娩时为止，通常以周表示。

1. 足月儿（full term infant）　出生时胎龄为 37~41^{+6} 周（259~293 天）。

2. 早产儿（preterm infant）　出生时胎龄小于 37 周（<259 天）。

(1) 极早早产儿（extremely preterm infant）：出生时胎龄为 28~32 周（196~224 天）。

(2) 超早早产儿（very preterm infant）：出生时胎龄 <28 周（<196 天）。

3. 过期产儿（post term infant）　出生时胎龄≥42 周（≥294 天）。

(二) 根据出生体重分类

出生体重（birth weight，BW）是指出生后 1h 内的体重。

1. 正常出生体重儿（normal birth weight）　出生时体重为 2500~3999g。

2. 低出生体重儿（low birth weight infant）　出生时体重 <2500g。

(1) 极低出生体重儿（very low birth weight infant，VLBWI）：出生时体重为 1000~1500g 的新生儿。

(2) 超低出生体重儿（extremely low birth weight infant，ELBWI)）：出生时体重 <1000g 的新生儿。

3. 巨大儿（macrosomia）　出生时体重≥4000g。

(三) 根据出生体重与胎龄的关系分类

1. 适于胎龄儿（appropriate for gestational age，AGA）　出生体重在同胎龄儿平均体重的第 10~90 百分位。

2. 小于胎龄儿（small for gestational age，SGA）　出生体重在同胎龄儿平均体重的第 10 百分位以下，最常见于足月小样儿,即胎龄≥37周,出生体重<2500g的新生儿。

3. 大于胎龄儿(large for gestational age,LGA) 出生体重在同胎龄儿平均体重的第90百分位以上。

(四)根据出生后周龄分类

1. 早期新生儿(early newborn) 指出生后<7天的新生儿,也属于围生儿,其发病率和死亡率在整个新生儿期最高,需加强监护和护理。

2. 晚期新生儿(late newborn) 出生后7~28天的新生儿。

(五)高危新生儿

高危新生儿(high risk infant)指已发生或可能发生危重疾病而需要监护的新生儿,常见于以下情况。

1. 孕母因素

(1) 母亲疾病史:①各种急、慢性疾病。②吸烟、吸毒、性传播疾病或酗酒史等。

(2) 孕产史:①母亲年龄>40岁或<16岁。②孕期羊水过多或过少、阴道流血、高血压、先兆子痫、子痫、胎膜早破、胎盘早剥、前置胎盘等。③过去有死胎或死产史。

2. 分娩过程中因素 ①早产或过期产。②难产、手术产、急产或滞产、胎儿胎位不正、臀位产、羊水胎粪污染、脐带过长或过短或被压迫等。③分娩过程中使用镇静和止痛药物等。

3. 新生儿因素 ①早产儿、小于胎龄儿、巨大儿、多胎胎等。②窒息、宫内感染、先天畸形等。③心率或心律异常、面色苍白或青紫、呼吸异常、低血压、出血等。

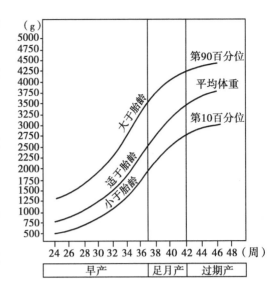

图10-1 新生儿出生体重(g)与胎龄关系曲线图

二、新生儿的特点及护理

(一)正常足月儿

1. 解剖生理特点评估

(1) **体温调节**:体温调节中枢发育不完善,体表面积相对较大,易散热。环境温度过高易引起"脱水热",环境温度过低可发生寒冷损伤综合征。

(2) **呼吸系统**:呼吸运动较表浅,节律不规则,频率较快(40~60次/分);肋间肌薄弱,呼吸主要依靠膈肌升降,以腹式呼吸为主。

(3) **消化系统**:易发生溢乳和呕吐,生后12小时内开始排出墨绿色胎便,3~4天转为过渡便。

(4) **循环系统**:胎儿循环终止;肺循环阻力降低,肺血流增加;卵圆孔功能性关闭;心率120~160次/分,血压50/30~80/50mmHg。

(5) **神经系统**:脑相对较大,300~400g,占体重的10%~12%,脊髓相对较长,睡眠时间长;巴氏征、克氏征、佛斯特征呈阳性。

(6) **血液系统**:血容量的多少与断脐的早晚有关,平均为80ml/kg,由于凝血功能不完善,生后需常规注射维生素K_1。

(7) **泌尿生殖系统**:生后24小时内排尿(早产儿生后48小时内排尿),平均尿量为40~60ml/(kg·d);易致低钙血症。生后阴囊或阴阜常有不同程度的水肿,数日后自行消退。

(8) **酶代谢**:肝内葡萄糖醛酰转移酶不足,生后2~3天开始出现生理性黄疸,2周内消退。

(9) **免疫系统**:有来自母体的大量IgG,出生时已达成人水平,保护新生儿,减少了感染机会。

2. 护理干预

(1) 维持体温稳定:新生儿离开母体温暖的子宫后体温明显降低,体温过低将影响循环及代谢,娩出后立即置于预热的辐射台,使用预热的毛巾擦干婴儿,并用毯子包裹。

(2) 呼吸管理:婴儿娩出开始第一口呼吸之前应迅速清除口鼻腔黏液,同时,吸引对刺激呼吸也是有利的。

(3) 营养管理:提倡"三早",即早接触、早吸吮、早开奶。新生儿在出生后的20~30分钟内置于母婴同室,医务人员应鼓励母亲给予早期哺乳。

(4) 其他护理常规:①出生后应予维生素 K_1 1mg 肌内注射,以预防新生儿出血症。②生后不宜立即洗澡,容易造成低体温,可用植物油擦拭耳后、面部、颈部及皮肤皱褶处胎脂,一般24小时后患儿体温稳定再行沐浴。

(二) 小于胎龄儿

小于胎龄儿(small for gestational age,SGA)又称宫内生长迟缓或小样儿,是指出生体重低于同胎龄儿平均体重的第10个百分位或低于体重平均值2个标准差的新生儿。包括早产小样儿、足月小样儿、过期小样儿,一般以足月小样儿最多见。

1. 病因 正常胎儿的生长发育需母体、胎盘和胎儿三者之间的稳定协调为基础,任何一方发生缺陷均会造成胎儿宫内营养不良或宫内生长发育迟缓,从而导致 SGA 的发生。SGA 多与各种原因导致的胎盘功能不全有关。

(1) 母亲因素:是最常见的原因。包括:①孕母年龄过大或过小、身材矮小或消瘦。②孕期营养不良、体重增加不足或严重贫血。③孕母患慢性疾病,如慢性高血压、妊娠期高血压、糖尿病等。④孕母吸烟、酗酒、吸毒或孕期使用对胎儿有影响的药物等。

(2) 胎儿因素:常见的原因包括:①双胎或多胎妊娠。②染色体异常,如 13、18、21 三体综合征。③先天性畸形。④慢性宫内感染。⑤先天性代谢异常,如苯丙酮尿症。

(3) 胎盘和脐带因素:常见的原因有:①胎盘结构异常,如胎盘炎症、纤维化、血管瘤、梗死。②胎盘功能不全,如绒毛膜羊膜炎、胎盘早剥、胎盘多灶梗死、小胎盘等。③双胎输血,供血儿即发生营养不良。④脐带异常,如单根脐动脉。

(4) 内分泌因素:胰岛素样生长因子和胰岛素样生长因子结合蛋白对胎儿生长起中枢调节作用,甲状腺素和胰岛素缺乏或先天胰腺发育不全者可致胎儿生长迟缓。

(5) 环境因素:孕母居住在高原地区、居住地经济落后、所在地文化水平低、孕母精神压力大等。

(6) 其他不明原因:占 40%。

2. 临床特点

(1) 临床分型:根据重量指数与身长头围之比分为匀称型、非匀称型和混合型。重量指数(ponderal index,PI)= 出生体重(g)× 100/ 身长 ^{3}(cm^3)。

1) 匀称型:由染色体异常、遗传代谢性疾病、先天性感染所致。影响因素多发生在妊娠早期,出生时头围、体重、身长成比例减少,体型匀称,因发生时间早,常影响脑细胞数目的增多,预后较差。重量指数 >2.00(胎龄 ≤37 周),或 >2.20(胎龄 >37 周);身长:头围 >1.36。

2) 非匀称型:常由孕母血管性疾病导致胎儿生长发育必需物质(如氧气、营养物质)供给缺乏,如母亲营养不良、高血压、先兆子痫、胎盘功能低下等。影响因素多发生在妊娠晚期,胎儿已成形,出生时头围和身长均正常,但皮下脂肪消失,呈营养不良貌,出生后若营养充足可加速生长,预后良好。重量指数 <2.00(胎龄 ≤37 周),或 <2.20(胎龄 >37 周);身长:头围 <1.36。

3) 混合型:体重指数和身长头围之比不符合以上规律,较少见。病因复杂,各脏器细胞体积、细胞数量均缩小,以脑和肝脾为甚,先天畸形多见,预后最差。匀称型与非匀称型 SGA 的鉴别见表 10-1。

表 10-1 SGA 的分型与鉴别

项目	匀称型(发育不全型)	非匀称型(营养不良型)
病因	孕早期发生,常见于染色体异常、宫内感染、特殊基因缺陷等	孕晚期发生,常见于双胎、妊娠高血压综合征等
重量指数	≤37 周,PI>2.00 >37 周,PI>2.20	≤37 周,PI<2.00 >37 周,PI ≤2.20
身长 / 头围	>1.36	<1.36
营养不良	无营养不良	呈营养不良状态
病理生理	各器官细胞大小正常,但数目减少	各器官细胞体积变小,数目正常或略微减少,胸腺、肝脾、肾上腺均变小
胎盘	小,无病理变化	大小正常,退行性变,功能减退
先天畸形	常见,常见 TORCH 感染	不常见
眼底	脉络膜视网膜炎	正常
低血糖	不常见	常见
低白蛋白血症	不常见	常见
预后	较差,常有神经系统发育障碍	较好,常有缺氧窒息,神经创伤

(2) 产前情况:妊娠期子宫高度增长小于预期值。

(3) 出生后表现

1) 整体情况:胎脂少,全身消瘦,四肢皮下脂肪少,皮肤松弛,皱纹多,易脱屑。

2) 头部情况:头大、颅骨骨缝较宽或重叠、前囟较大、头发稀疏无光泽、面容似"小老头"样。

3) 腹部情况:腹部凹陷呈舟状腹、脐带干枯较细或呈黄色。

4) 其他:肝脏较小,易出现葡萄糖、蛋白质和胆红素代谢异常,易发生低血糖。

(4) 常见并发症

1) 围生期窒息:SGA 在宫内常处于慢性缺氧状态,故易并发围生期窒息,且多留有神经系统后遗症。

2) 先天性畸形:染色体畸变和慢性宫内感染可引起各种先天畸形。

3) 胎粪吸入综合征:由于宫内窘迫、肠蠕动增加、肛门括约肌松弛致使胎便排出污染羊水,在产前或产时吸入胎粪污染的羊水所致。

4) 低血糖:肝糖原储备减少,胰岛素水平相对较高。非匀称型脑与肝之比相对较大,与同体重早产儿相比 SGA 儿更易发生低血糖,常见于生后前 3 天。

5) 红细胞增多症(高黏滞度综合征):胎儿宫内慢性缺氧,引起红细胞生成增多。红细胞增多可引起血黏稠度增高而影响组织正常灌注,导致全身各器官受累,临床上出现一系列症状体征,如呼吸窘迫、青紫、低血糖、心脏扩大、肝大、惊厥、黄疸等。

3. 护理措施

(1) 同新生儿护理常规,严格执行消毒隔离措施。

(2) 严密病情观察:密切观察呼吸节律和频率,有围生期窒息者生后立即进行复苏抢救。

(3) 维持体温:低血糖和低氧状态均影响产热,导致体重不稳。置于中性环境温度,维持体温在正常范围,减少能量消耗。

(4) 维持血糖稳定:尽早开奶,预防低血糖。严密监测血糖,及时发现低血糖,并给予相应的处理(详见低血糖处理章节),相比同体重早产儿,小样儿对能量需求更大,能量不足者给予静脉营养支持。

（5）换血治疗：红细胞增多症者如静脉血细胞比容 >0.7 可行部分换血治疗，以降低血液黏滞度，从而改善组织器官的灌注。

（6）支持治疗：SGA 儿常有不同程度的免疫功能低下，并可持续至儿童期，给予病因治疗、避免感染。

（三）大于胎龄儿

大于胎龄儿（large for gestational age，LGA）是指出生体重大于同胎龄儿平均体重的 90 百分位以上，或高于平均体重 2 个标准差的新生儿，其中体重≥4000g 者为巨大儿。

1. 病因

（1）生理性因素：

1）遗传因素：父母体格高大。

2）孕期饮食因素：母亲孕期食量较大，摄入大量蛋白质。

（2）病理性因素：

1）内分泌：孕妇为糖尿病病人、胎儿患 Rh 溶血病、大血管错位及 Beckwith 综合征者，因胰岛素分泌量增加，可促进胎儿生长发育。

2）胎盘因素：巨大儿、Rh 溶血病者胎盘较大。

3）糖尿病母亲婴儿：巨大儿多见，但重度糖尿病可表现为小样儿。

2. 临床表现

1）窒息、颅内出血、产伤：由于体格较大，易发生难产而致窒息、颅内出血或各种产伤。

2）原发疾病的临床表现：①Rh 血型不合者有重度高胆红素血症、贫血、水肿、肝脾大。②大血管错位者有气促、发绀及低氧血症。③糖尿病母亲的婴儿常有早产史，易发生低血糖症、呼吸窘迫综合征、高胆红素血症、红细胞增多症等。④胰岛细胞增生症有顽固性低血糖。⑤Beckwith 综合征患儿除体型大外，尚有突眼、大舌、脐疝，先天性畸形和低血糖症等。

3. 治疗

1）预防难产和窒息。

2）治疗各种原发疾病及其并发症。

（四）巨大儿

巨大儿（macrosomia）指出生体重≥4000g 的新生儿。

1. 高危因素　母亲糖尿病和肥胖是导致巨大儿的最重要的危险因素。

（1）母亲因素：

1）妊娠合并糖尿病：糖尿病孕妇巨大儿发生率比正常孕妇高 5 倍，对糖尿病孕妇进行饮食控制或胰岛素治疗，使血糖控制在正常范围后，可使巨大儿发生率下降。

2）营养与孕妇体重：孕妇孕前超重或肥胖、孕期营养过剩、体重增长过多等均与巨大儿的发生有关。

3）其他：母亲年龄、母亲体型过大、羊水过多、孕周、过期妊娠、经产妇或分娩过巨大儿者、新生儿性别、所在的经济区域。

（2）遗传因素：巨大儿的发生与遗传密切相关。

2. 临床特点

（1）分娩期并发症：

1）头盆不称：分娩时头盆不称、产程延长、增加剖宫产率。

2）肩难产：巨大儿的主要危险是肩难产和由此导致的损伤，包括窒息、胎粪吸入、胎头血肿、颅内出血、锁骨骨折、肱骨骨折、臂丛神经损伤、面神经麻痹及膈神经瘫痪。

3）产妇并发症：严重阴道裂伤或会阴撕裂伤、产后出血。

(2) 临床分型:

1) 匀称型(体质型):由营养因素或宫内营养过度所致。胎儿体重大,但无任何畸形或发育异常,主要问题是难产。

2) 非匀称型(代谢型):主要见于母亲未控制或难以控制的糖尿病。特征为内脏器官增大,胸围、腹围大于头围。

(3) 临床表现:糖尿病母亲所生巨大儿可出现下列临床表现。

1) 窒息或颅内出血:因胎儿较大导致难产和产伤。

2) 低血糖:因胰岛素增加所致,发生率为58%~75%,多为暂时性的。

3) 呼吸困难:主要为呼吸窘迫综合征。

4) 低钙血症:可能与甲状旁腺功能低下有关,发生率约为60%。

5) 红细胞增多:血液黏稠度高,易形成静脉血栓。

6) 高胆红素血症:生后2~3天可出现,<36周者更常见。

7) 先天畸形:10%巨大儿伴有先天畸形。

8) 其他:①Rh血型不合溶血病巨大儿,易发生低血糖。②Bechwith综合征巨大儿表现为突眼、大舌、体型大、脐疝,约50%可发生暂时性低血糖,死亡率高。③大动脉转位巨大儿,表现为气促发绀、心脏扩大,在生后早期即可发生心力衰竭。

3. 治疗及护理

(1) 同新生儿护理常规,严格执行消毒隔离措施。

(2) 积极抢救:有窒息或产伤者,积极抢救。

(3) 维持血糖稳定:尽早开奶,预防低血糖。严密监测血糖,及时发现低血糖,并给予相应的处理。静脉注射者速度不宜过快,以免刺激胰岛素分泌,导致反射性低血糖。

(4) 完善相关检查:积极完善相关检查,如血清胆红素和血钙等,给予对症处理。红细胞增多症者,可于生理盐水或血浆进行部分交换输血。

(5) 并发症处理:巨大儿虽大,但各器官功能不一定成熟,需加强监护,积极处理并发症。

(五) 过期产儿

过期产儿(post term infant)是指出生时胎龄≥42周(294天)的新生儿,大多数过期产儿胎盘功能正常,不影响生长发育。少部分胎盘功能减退,致使胎儿营养吸收受阻,产生一系列症状称为过期产儿综合征或胎盘功能不全综合征。

1. 病因　原因尚不明,与下列因素相关。

(1) 孕母因素:①高龄初产妇。②孕妇体质和遗传因素影响。③孕妇内分泌异常,末期黄体酮过多、雌激素过少,抑制宫缩,导致分娩延迟。④孕期卧床休息时间过长,活动较少。⑤孕期营养条件好,维生素E摄入过多。⑥甲状腺功能低下致各器官功能低下,导致分娩发动延迟。

(2) 胎儿因素:①胎儿头盆不称或胎位异常。②肾上腺皮质功能不全者,如无脑儿、脑积水或成骨发育不全等。③性别原因,女婴多于男婴。

2. 病理生理

(1) 胎盘坏死或缺血性梗死:因新生绒毛紧密靠近,绒毛间隙狭窄或消失,加上母血滞缓、纤维蛋白析出、绒毛粘连,从而阻止新生绒毛与母血之间的血液循环。

(2) 胎儿缺氧和营养障碍:由于血液循环受阻,导致氧气和营养物质通过障碍,故脐静脉中氧含量和营养物质含量低下。

(3) 其他:部分胎儿过大,宫腔内压力增高,压迫胎盘,从而导致胎盘功能低下。

3. **临床特征** 根据胎盘功能情况分为三类。

(1) 胎盘功能尚可：氧供尚充分，但营养物质供应不足。以消瘦为主要表现，皮下脂肪少、胎脂消失、四肢瘦长、皮肤松弛多皱纹、干燥脱皮，体重落后于身长，常睁眼，神态"老练"，一般预后较好。

(2) 胎盘功能显著减退：营养物质和氧气供应均不足，以消瘦和宫内窘迫为主要表现。除以上体征外，因胎儿缺氧，胎粪排出污染羊水，可见胎盘、胎膜、脐带、胎儿皮肤和指/趾甲均有胎粪附着，极易发生胎粪吸入综合征。病死率可高达35%~50%。

(3) 胎盘老化、变性：由于胎粪排出已久，可致表皮脱落。胎盘、胎膜、脐带、胎儿皮肤和指/趾甲均染成黄绿色，皮肤呈不均匀发黄，因胎儿已成熟，生理性黄疸不多见。头颅钙化良好，指/趾甲较长。出生时常发生窒息、低血糖、颅内出血，约85%死于宫内，存活者呈"小老头"样，可留有神经系统后遗症。

4. **治疗及护理**

(1) 补充能量：轻者不需要处理，置于母婴同室，尽早开奶。重者送入新生儿特护观察病房，积极静脉补液预防低血糖。提供能量及营养供应高于同体重的正常婴儿。

(2) 积极复苏：过期妊娠者因胎盘老化、脐带血流减少等原因，窒息发生率较高，生产前应积极做好复苏的准备。头部娩出后应立即清理口、鼻、咽内的污染羊水，以防发生胎粪吸入。

(3) 常见并发症的治疗与护理（详见相关章节）

1）窒息、胎粪吸入综合征：过期产儿胎粪吸入综合征的发生率是正常儿的8倍。

2）气胸/持续肺动脉高压：由胎粪吸入综合征引起。

3）颅内出血、产伤等：与生产过程有关。

4）其他：巨大儿、胎儿窘迫、小于胎龄儿、先天畸形、低血糖、宫内生长发育迟缓、颅内病变等。

要 点 荟 萃

1. **新生儿分类**

(1) 根据胎龄分类：①足月儿，出生时胎龄为37~41^{+6}周。②早产儿，出生时胎龄小于37周。极早早产儿，出生时胎龄为28~32周；超早早产儿，出生时胎龄<28周。③过期产儿，出生时胎龄≥42周。

(2) 根据出生体重分类：①正常出生体重儿，体重为2500~3999g。②低出生体重儿，体重<2500g。极低出生体重儿，出生时体重为1000~1500g；超低出生体重儿，体重<1000g。③巨大儿，体重≥4000g。

2. **足月新生儿的特点** ①体温调节中枢发育不完善。②呼吸表浅、节律不规则、频率较快，以腹式呼吸为主。③消化系统易发生溢乳和呕吐。④循环系统，胎儿循环终止、肺循环阻力降低、肺血流增加，卵圆孔功能性关闭。⑤神经系统，脑相对较大，睡眠时间长。⑥血液系统，血容量平均为80ml/kg。⑦泌尿生殖系统，生后24h内排尿。⑧酶代谢，肝内葡萄糖醛酰转移酶不足，易出现黄疸。⑨免疫系统，有来自母体的IgG，减少了感染机会。

3. **小于胎龄儿（SGA）** 是指出生体重低于同胎龄儿平均体重的第10个百分位或低于体重平均值2个标准差的新生儿。包括早产小样儿、足月小样儿、过期小样儿，一般以足月小样儿最多见。根据重量指数与身长头围之比分为匀称型、非匀称型和混合型。常见并发症包括围生期窒息、先天性畸形、胎粪吸入综合征、低血糖、红细胞增多症。

4. **巨大儿** 指出生体重≥4000g的新生儿。

（1）高危因素：①母亲因素，妊娠合并糖尿病、孕期营养过剩、孕前超重或肥胖、母亲体型过大等。②遗传因素：巨大儿的发生与遗传密切相关。

（2）分娩期并发症：头盆不称、肩难产，严重阴道裂伤或会阴撕裂伤、产后出血等产妇并发症。

（3）临床分型：匀称型（体质型）和非匀称型（代谢型）。

（4）临床表现：窒息或颅内出血、低血糖、呼吸困难、低钙血症、红细胞增多症、高胆红素血症、先天畸形等。

（黄　希　梅　娟）

第二节　早产儿的评估及护理

根据 2012 年 WHO 发布的《全球早产儿报告》显示全世界每年有 1500 万早产儿出生，占所有新生儿的 10%，且发生率还在持续增加。我国为早产儿大国，居世界第二位（尚未包括胎龄 <28 周者）。由于其特殊的解剖生理特点以及极不成熟的器官系统发育，早产儿更容易发生各种严重并发症，增加救治难度，其死亡率占所有新生儿的 36.5%，死亡风险为足月儿的 3 倍。护理早产儿，尤其是极早/超早早产儿，将极具挑战性。

一、概述

随着对胎儿宫内生长发育迟缓的认识，国内外学者均意识到胎儿的成熟度与胎龄有着密切的关系。因此，美国儿科学会和 WHO 将早产儿（preterm infant）定义为"自末次月经第一天开始计算，到出生时胎龄 <37 周（<259 天）的新生儿"，而出生时体重 <2500g 的所有婴儿统称为低出生体重儿。一些欧美发达国家由于医疗技术水平先进，将早产儿定义为"出生时胎龄为 20~37 周，体重为 500~2499g 的新生儿"；而我国关于早产儿的定义尚未统一。胎龄 <28 周者，过去常称之为流产儿，在我国大部分医疗条件相对匮乏的地区常认为其不能存活，加上我国目前尚未将其正式纳入新生儿死亡统计中，因此国内目前将早产儿的胎龄低限仍定为 28 周。但随着我国新生儿医学的发展，国内小于 28 周的超早早产儿及出生体重小于 1000g 的超低出生体重儿的成活率在逐步提高。目前国内还没有大样本数据关于这类患儿的成活率的相关报道。

二、病因

(一) 感染

感染为早产的主要原因，约占 40%。尤其是胎龄 <30 周的早产，80% 以上是由感染引起的。常见感染部位如下。

1. 羊膜腔感染　包括胎盘、胎膜、羊水或产前、产时发生的子宫内感染，微生物培养出病原菌为诊断金标准。

（1）感染途径：①最常见于阴道、宫颈上行感染。②其次为经胎盘血行传播。③腹腔感染后经输卵管逆行感染。④侵入性操作导致的感染。

（2）临床表现：①绒毛膜羊膜炎，约占 12.5%。②亚临床感染，无明显表现。

（3）病原菌：常见病原体感染依次为大肠杆菌、B 族溶血性链球菌、解脲脲原体、李斯特菌、人型支原体等。

2. 胎膜早破

（1）早产胎膜早破（preterm premature rupture of membrane，PPROM）：占早产因素的 30%~40%。

1）启动途径：①病原菌产生的蛋白水解酶，使胎膜韧性降低或感染。②内毒素刺激前列腺素释放增加，引起宫缩。

2）启动机制：①细菌毒素和细胞外基质降解酶破坏绒毛膜和羊膜结构，导致功能下降，促使胎膜破裂。②维生素和微量元素缺乏也可导致PPROM。

3）主要危害：PPROM可导致宫腔感染、胎儿宫内窘迫、脐带脱垂、胎儿肺发育不良等。

4）处理措施：早产已不可避免，及早发现，尽快终止妊娠。

（2）足月胎膜早破：≥37周的胎膜早破发生率约为8%，其中95%在产科破膜24小时内就发动分娩出生。但如果破膜时间过长会导致上行感染、羊水过少、脐带受压等，因此，对足月胎膜早破的患儿应综合评估监测有无感染的发生等。

3. 细菌性阴道炎　　正常情况下阴道正常菌群为乳酸杆菌，当菌群失调被支原体或厌氧菌取代时，导致逆行感染而致早产。16周以前患细菌性阴道炎者早产的概率为正常孕妇的7倍，20周以前的为4倍。临床无症状者不需要治疗，否则会导致阴道菌群失调，发生早产。

4. 泌尿系统感染　　解脲脲原体为常见病原体，一旦感染会导致流产、胎死宫内、胎儿宫内生长受限、早产、新生儿感染或孕妇产褥感染。

5. 牙周病　　为早产的独立危险因素，占早产因素的18%，主要为革兰阴性厌氧菌感染。中重度牙周病可使自发性早产率增加2倍。

（二）医源性早产

医源性早产指孕妇孕期合并内外科疾病或前置胎盘、胎盘早剥、子痫前期、子痫和其他产科并发症，使胎儿出现宫内窘迫、宫内生长受限、胎儿畸形时，必须立即终止妊娠而导致的早产。医源性早产占早产总数的18.7%~35.2%。

（三）子宫因素

1. 宫颈功能不全　　①先天性宫颈发育不良。②宫颈内口松弛：经产妇、多产妇、人工流产手术清宫等导致宫颈损伤。

2. 子宫畸形　　先天发育不全，如双角子宫、单角子宫、子宫纵隔、双子宫等。

3. 其他　　如子宫内膜异位症，正常妊娠者如多胎妊娠、羊水过多等因素可致子宫内压增高而引起早产。

（四）母亲因素

1. 生活习惯和社会因素　　①孕妇年龄<18岁或>40岁。②身材矮小、营养不良或体型消瘦（<45kg）。③孕妇处于社会经济底层，卫生保健知识缺乏。④孕妇本身也是早产儿出生。⑤孕期体重增加过少。⑥不良生活习惯：如孕期吸烟、酗酒、滥用药物，孕期精神压力过大。⑦其他：过度疲劳、外伤、孕期性生活过多等也易导致早产。

2. 孕产史　　既往有过早产史、低出生体重儿史或流产史。

三、解剖生理特点

早产儿外观特点见表10-2。

表10-2　早产儿外观特点

项目	特点
体重、身长	大多数体重<2500g，身长<47cm
哭声	哭声轻微，单一
肌张力	颈肌软，四肢肌张力低下
头部	头大，占身长的1/3，囟门宽大，颅骨骨缝分开，头发呈短绒样，耳壳软、缺少软骨、耳舟不清楚

续表

项目	特点
皮肤	水肿发亮,鲜红、薄嫩,胎毛多(胎龄越小毛越多),胎脂丰富,皮下脂肪少,指(趾)甲软,未达指(趾)端
乳腺结节	不易触及,>36 周者可触及小于 3mm 的乳腺结节
胸腹部	胸廓呈圆筒形,肋骨软、肋间肌无力,吸气时胸壁易凹陷;腹壁薄弱,易发生脐疝
足底纹	足前端可见 1~2 条足纹,足跟光滑
生殖系统	男性睾丸未降或未完全下降,女性大阴唇不能遮盖小阴唇

四、早产儿评估

1. 体温调节　体温中枢发育不成熟,皮下脂肪少,体温调节功能更差;体温易随环境温度变化而变化,常因寒冷导致硬肿症的发生;体重、胎龄越小,不显性失水越多,易引起高渗性脱水而致高钠血症。

2. 呼吸系统　常出现间歇性呼吸暂停和喂奶后暂时性发绀的现象,胎龄越小发生率越高;因缺乏肺泡表面活性物质,容易发生新生儿呼吸窘迫综合征。

3. 消化系统　胎龄越小,吸吮力越差,消化能力弱,易发生呛奶、胃食管反流、腹胀、腹泻;胎便排出常延迟。

4. 循环系统　心率快,血压较足月儿低;动脉导管关闭常延迟,易导致心肺负荷增加;胎龄为 26~32 周时,平均动脉压在数值上近似等于胎龄。亦可根据 Vorsmold 提供的下列三个回归方程式计算血压,X:体重(kg)

$$收缩压(mmHg)=7.13X+40.45$$
$$舒张压(mmHg)=4.81X+22.18$$
$$平均血压(mmHg)=5.16X+29.80$$

5. 血液系统　体重越低,红细胞及血红蛋白降低越早,贫血常见;血管脆弱,易破裂出血;缺乏维生素 E 可引起溶血。

6. 泌尿生殖系统　生后 48h 内排尿,肾脏发育不成熟、抗利尿激素缺乏,处理水、电解质和酸性物质能力差,易发生低钠血症、代谢性酸中毒、高血糖、尿糖阳性等。

7. 神经系统　胎龄越小,各种反射越差;吸吮、吞咽、觅食、对光、眨眼反射等均不敏感,嗜睡,肌张力低;易发生脑室周围白质软化和脑室周 - 脑室内出血。

8. 免疫系统　免疫系统不成熟,缺乏来自母体的抗体,IgG 含量少,皮肤屏障功能弱,易感染导致败血症;频繁侵入性操作,增加感染机会。

9. 酶代谢　肝脏不成熟,生理性黄疸持续时间长且较重,常引起高胆红素血症甚至发生核黄疸。

五、早产儿的五关管理

(一) 体温管理

1. 散热特点　辐射、传导、对流、蒸发为皮肤散热的四种方式。当环境温度 < 体温时,可通过辐射、传导、对流和不显性蒸发散热,散热量占总量的 70%;环境温度≥体温时,蒸发是唯一的散热途径。

(1) 辐射散热:指体热以热射线形式传给温度较低的周围环境,散热量的多少取决于皮肤与环境的温度差。辐射散热是胎龄 >28 周的早产儿和暖箱内裸体婴儿热量丢失的主要方式。因此,早产儿出生后应注意产房及 NICU 房间的环境温度及暖箱或辐射保暖台的温度。暖箱内的早产儿建议穿单衣,以防止温差过大导致低体温的发生。

(2) 传导散热:指体热直接传给与机体相接触的低温物体,散热量的多少取决于与皮肤和物体的温度差、皮肤和物体的接触面积、接触物体的导热性。早产儿与一切低温物体接触时通过此种方式丢失热量。建议出生后包裹早产儿的褥褓、衣服和包被最好使用温热器进行预热,防止传导散热。

(3) 对流散热:指体热凭借空气流动交换热量,是传导散热的一种特殊形式,散热量的多少主要取决于气温和风速。常见于将早产儿从产床转移到辐射台的过程中,头罩吸氧时可通过头部丢失大量热量。因此建议在使用头罩吸氧时尽量给新生儿戴绒帽,以防散热过多。

(4) 蒸发散热:指体液的水分在皮肤和黏膜表面由液态转化为气态,同时带走大量热量的散热方式。蒸发散热是胎龄 25~27 周早产儿生后最初 10 天处于干燥环境下热量丢失的主要形式,机体每丧失 1g 水分即可带走 0.6kcal 的热量。因此,应注意患儿暖箱内湿度的调节。建议出生时体重小于 1500g 的早产儿在生后 1 周内暖箱湿度应设置为 70% 或更高,但要避免产生冷凝水,1 周后开始逐渐下调,到生后 28 天或纠正胎龄达 30~32 周时,逐渐降至 50%。1 周以后皮肤开始成熟,不显性失水逐渐减少,到 2~4 周时皮肤达到成熟,超低出生体重儿可能需要更长时间达到成熟,1 周后持续高湿化将减慢皮肤成熟的进程。同时,湿化过高也有利于细菌生长,因此,需做好消毒隔离措施,逐步降低湿度,防止感染的发生。

2. 体温测量方法

(1) 测量工具:包括水银体温计、耳道式体温计、红外线体温测量仪以及肤温传感器等。

1) 水银体温计:由于水银的存在,安全性差,读数受诸多因素影响,临床应用存在很大缺陷。

2) 红外线体温测量仪:靠捕捉皮肤表面的热辐射来感应温度。实际测量时,温度受环境温度影响较大,需经常校正,故不推荐应用于早产儿。

3) 耳道式体温计:测量快速、结果较准确,与核心温度接近。

4) 肤温传感器:远红外线辐射台或暖箱自带的肤温传感器具有持续监测、免打扰等优点,是目前较为推荐的早产儿体温测量方法。

(2) 测量部位:肛门(直肠内)、腋下、腹部皮肤及耳窝等。

1) 直肠温度:与核心温度接近,可准确反映机体体温。但肛温测量存在诸多缺点,包括损伤直肠黏膜、引起排便反射(早产儿更易发生)、增加护士工作难度,故此部位不适用于早产儿日常体温监测。

2) 腋温:足月儿的正常腋温为 36.5~37.5℃,早产儿正常腋温为 36.3~36.9℃。但由于早产儿皮下脂肪少,体温计与皮肤接触欠佳,且不易固定,故临床较少使用。

3) 腹壁温度:腹壁温度的正常范围为 36.0~37.5℃。研究表明,过渡期的超低出生体重儿的腹壁温度保持在 36.8~36.9℃为最佳,腹壁中心温度与周围温度差为 0.5~1℃,若 >2℃则提示有周围血管收缩所导致的寒冷应激。暖箱内患儿腹部裸露,且腹部表面积相对较大,导致体温测量不准确。腹壁温度测量适用条件:暖箱内患儿使用肤温传感器时,粘贴选择肚脐周围且尿不湿遮盖部位为宜。

4) 耳温:耳温测量既快又方便,但是耳温计探头对于早产儿相对过大,测量时若不能将探头充分放入耳道,测量的温度只能代表皮肤温度而不是核心温度。

5) 其他:研究显示,早产儿的体温测量也可选择肩胛、背部、颈部以及腘窝等部位。

3. 早产儿暖箱温度调节参考范围见表 10-3。

4. 低体温的预防

(1) 保暖措施:提供中性温度,包括出生时、转运过程中、入 NICU 后三个环节。

1) 出生时:产房环境温度 24~26℃、湿度 50%,生后立即置于预热辐射保暖台上进行操作,小早产儿转入 NICU 前于塑料薄膜或保鲜袋包裹头身体,头戴毛绒帽保暖。无异常的近足月儿转运至母亲身旁实行母婴同室。评估环境温度,实施袋鼠式护理(与母亲皮肤与皮肤接触)等。

表 10-3 早产儿暖箱温度调节表

日龄	体重			
	<1200g	1200~1500g	1501~2500g	>2500g
0~6h	34~35.4℃	33.9~34.4℃	32.8~33.8℃	32~33.8℃
6~12h	34~35.4℃	33.5~34.4℃	32.2~33.8℃	31.4~33.8℃
12~24h	34~35.4℃	33.3~34.3℃	31.8~33.8℃	31~33.7℃
24~36h	34~35℃	33.1~34.2℃	31.6~33.6℃	30.7~33.5℃
36~48h	34~35℃	33~34.1℃	31.4~33.5℃	30.5~33.3℃
48~72h	34~35℃	33~34℃	31.2~33.4℃	30.1~33.2℃
72~96h	34~35℃	33~34℃	31.1~33.2℃	29.8~32.8℃

日龄	体重		
	<1500g	1501~2500g	>2500g
4~12 天	33~34℃	31~33.2℃	29~32.6℃
12~14 天	32.6~34℃	31~33.2℃	29~30.8℃
2~3 周	32.2~34℃	30.5~33℃	
3~4 周	31.6~33.6℃	30~32.7℃	—
4~5 周	31.2~33℃	29.5~32.2℃	
5~6 周	30.6~32.3℃	29~31.8℃	

2) 转运过程中:采用转运暖箱或加温转运床垫进行转运。

3) 入 NICU 后:给予体温监测及保暖、控制感染、供给热量、纠正酸中毒和水电解质紊乱、纠正器官功能障碍等措施同时进行。

(2) 体温监测:足月儿的正常腋温为 36.5~37.5℃,早产儿正常腋温为 36.3~36.9℃。国内定义 <35℃为低体温,美国儿科协会和 WHO 建议将低体温定义为 <36.2℃,分为三种类型:①潜在寒冷应激(36.2~36.5℃),需要查找原因。②中度低体温(32.0~35.9℃),应立即保暖。③重度低体温(<32℃),予以紧急、高效的保暖措施。

5. 低体温的处理

(1) 处理流程:包括复温、供给热量、纠正酸中毒和水电解质紊乱、纠正器官功能障碍、控制感染等。

(2) 复温方式

1) 单纯低体温:对于低体温的复温速度,国内外尚无统一标准。国外的一项回顾性调查研究表明,快速复温(复温速度≥0.5℃/h)和缓慢复温(复温速度 <0.5℃/h)对早产儿的预后并无明显差异,但快速复温可明显降低呼吸窘迫综合征的发生率。临床应根据患儿的实际情况选择采用快速复温或缓慢复温。

2) 寒冷损伤综合征(新生儿硬肿症):应采用逐步复温的方式。国内文献指出:①直肠温度 >30℃(轻中度低体温),在 6~12 小时内恢复正常体温。②直肠温 <30℃(重度低体温),12~24 小时内恢复正常体温。③复温速度一般为每小时提高暖箱温度 0.5~1℃,直至达到适中温度,但一般不超过 34℃,以维持患儿体温每小时升高 0.5℃为宜,复温期间每 30 分钟测量 1 次体温,直至恢复至 36℃。

(二) 呼吸管理

早产儿呼吸系统容易出现的近期并发症是 NRDS、呼吸暂停、肺炎、呼吸衰竭,远期并发症是 BPD。应针对这些并发症进行观察及预防。

1. 呼吸监测 密切观察生命体征、面色、神志、胸廓运动和血气分析结果等。安置生命体征监护仪或脉搏血氧饱和度仪,设置呼吸机报警上下限值,记录呼吸机参数等。

2. 气道管理　主要为胸部物理治疗。

(1) 禁忌证:超低出生体重儿、颅内出血、肺出血、胸廓畸形、局部皮肤缺损者禁止胸部物理治疗。

(2) 方式:主要包括拍背、震颤排痰、体位疗法、雾化及吸痰等。

1) 拍背、震颤排痰:痰液位于小支气管不易清除时,可予小号面罩或机械排痰机震颤叩击排痰。

2) 体位疗法:体位支持对早产儿肺功能具有积极的影响,头高脚低俯卧位可改善通气并减少呼吸暂停的发生;头低脚高俯卧位可排出气道过多的分泌物,但有颅内出血患儿慎用此方法。

3) 雾化治疗:痰多黏稠者,可予超声雾化吸入或氧气雾化治疗,氧气雾化时注意控制吸入的氧浓度。

4) 吸痰:按需吸痰,保持呼吸道通畅。吸痰注意事项:①气道吸痰时注意选择合适的吸痰管型号、吸痰压力、插管深度及吸痰时间;②早产儿吸痰负压不超过 100mmHg,吸引时间为 10~15s,连续吸引次数不超过 3 次;③不宜负压旋转退出吸痰管,机械通气患儿可采用密闭式吸痰管以保证呼吸支持的连续性。

3. 呼吸支持

(1) 氧疗指征:临床上有呼吸窘迫的表现,在吸入空气时动脉血氧分压(PaO_2<50mmHg 或经皮血氧饱和度($TcSO_2$)<85% 者。

(2) 氧疗目标:维持 SPO_2 在 90%~95% 之间(不超过 95%),或动脉氧分压在 50~80mmHg(早产儿的 PaO_2 为 50~70mmHg)。使用空氧混合仪进行氧疗,并使用氧浓度监测仪监测吸入氧浓度,吸入氧气应进行加温湿化。

(3) 持续气道正压呼吸:包括 5 种无创通气模式。①经鼻高流量鼻塞通气(high-flow nasal cannulae, HFNC);②经鼻持续气道正压通气(nasal continuous positive airway pressure,nCPAP);③气泡式鼻塞持续正压通气(bubble nasal continuous positive airway pressure,bubble CPAP);④经鼻双水平正压通气(nasal bilevel positive airway pressure,nBiPAP);⑤无创高频震荡通气(noninvasive high freguency oscillatory,nHFO)。临床应根据病人情况选择合适的呼吸通气模式。

1) 经典的无创辅助通气(nCPAP)应用指征:①对于有自主呼吸的极早产儿(25~28 周),应在产房早期预防性使用;②可能发生呼吸窘迫综合征的高危儿(胎龄 <30 周,不需要机械通气者);③当鼻导管、面罩或头罩等常压给氧下 FiO$_2$>0.3 时,PaO$_2$<50mmHg 或 TcSO$_2$<90%;④早产儿呼吸暂停;⑤机械通气拔管后过渡。

2) nCPAP 使用禁忌证:①呼吸困难呈进行性加重,不能维持氧合,PaCO$_2$>60mmHg,pH<7.25。②先天畸形:包括先天性膈疝、食管气管瘘、后鼻道闭锁、腭裂等。③心血管系统异常:如低血压、心功能不全等。④无自主呼吸者。⑤其他:肺气肿、气胸、严重腹胀、局部损伤(包括鼻黏膜、口腔、面部)也不主张使用。

(4) 机械通气应用指征:①频繁发生呼吸暂停者,经药物治疗或无创辅助通气干预后病情无明显改善;②呼吸窘迫综合征患儿需使用肺泡表面活性物质(PS)治疗时;③FiO$_2$>0.6~0.7,PaO$_2$<50~60mmHg 或 TcSO$_2$<85%(发绀型先天性心脏病除外);④PaCO$_2$>60~65mmHg,伴有持续性酸中毒(pH<7.20);⑤全身麻醉的新生儿。通常根据患儿的病情特点及自主呼吸情况选择合适的通气模式,常用通气模式有 SIMV、A/C、SIMV+PSV 等。

(三) 营养管理

1. 早产儿的营养目标

(1) 提供"积极的、个体化的"营养支持,使生长速率接近宫内生长速率到矫正胎龄达 40 周,满足生长发育的需求。

(2) 促进各器官系统的成熟,保证神经系统的发育,有利于远期健康,防止营养缺乏或过剩引起的近期和远期不良影响。

1) 早期影响:早期营养不仅影响大脑发育、身体构成(包括肌肉、脂肪沉积和骨、无机盐的密度),还影响代谢过程(胆固醇、脂质、蛋白质、基因、受体、激素等)。

2）远期影响：早期营养还可影响与饮食相关的成人慢性疾病（如糖尿病、肥胖、心血管疾病、高血压、卒中、癌症、衰老等），免疫力，体力和认知学习能力。

3）宫外生长发育迟缓（extrauterine growth restriction，EUGR）：指早产儿生后纠正胎龄 40 周内生长速率低于宫内孕晚期的生长速率，小于宫内生长速率期望值的第 10 百分位，可影响头围和身长。

4）营养程序化：即在发育的关键期或敏感期的营养状况将对机体或各器官功能产生长期乃至终生的影响。

（3）营养支持目标要基于"两个体重标准"和"三个年龄阶段"。

1）两个体重标准：国外是指出生体重 <1000g 和 >1000g，我国则以 1500g 为界，即 <1500g 和 >1500g。

2）三个年龄阶段：包括转变期、稳定 - 生长期和出院后期，见表 10-4。

表 10-4 早产儿营养治疗的三个年龄阶段

分期	年龄阶段	目标
过渡阶段	生后 7~10 天内，以新生儿疾病和生理学不稳定为特征	"基础的"营养支持，预防过度分解，维持营养和代谢平衡
稳定生长期	临床平稳至出院，生理病理状态基本稳定、体重增长	"积极的"营养支持，提供充足的营养支持达到正常胎儿在宫内的生长速率，平均 15g/（kg·d），极低出生体重儿的理想速率应达到 18~20g/（kg·d）
出院后时期	出院至矫正胎龄 1 岁，家庭喂养完成追赶性生长	"适度的"全肠内营养，提供合理喂养方案，帮助其完成追赶性生长

2. 肠内营养　只要肠道有功能就要利用它。早期肠内营养对维持早产儿消化道结构和功能的完整性是必需的，兼有直接的营养作用和间接的促进胃肠功能成熟的作用。

（1）肠内营养的指征：无先天性消化道畸形及严重疾患、能耐受胃肠道喂养的所有早产儿。

（2）喂养禁忌证

1）绝对禁忌证：先天性消化道畸形等原因所致消化道梗阻，消化道出血、怀疑或明确诊断为 NEC。

2）相对禁忌证：血流动力学不稳定（休克需液体复苏或血管活性药物多巴胺 >5μg/（kg·min）、动脉导管未闭（patent ductus arteriosus，PDA）需药物或手术关闭，各种原因所致多脏器功能障碍。

（3）开始喂养时间：①出生体重 >1000g、病情相对稳定者可于生后 12h 内开始喂养；②有严重围生期窒息（Apgar 评分 5 分钟 ≤4 分）、脐动脉插管或超低出生体重儿可适当延迟至 24~48 小时开奶；③消化道梗阻、怀疑或诊断 NEC、血流动力学不稳定、多器官功能障碍者在病情缓解之前不宜喂养。

（4）奶源选择：首选亲母母乳喂养，如无法获得母乳则以捐赠母乳替代，最后选择早产儿专用院内配方乳喂养。

（5）早期微量喂养（early minimal feeding，EMF）：喂养量 <10~20ml/（kg·d），适用于胃肠道发育不成熟的早产儿。EMF 为非营养性喂养，目的在于促进胃肠道功能成熟，改善喂养耐受性。

（6）喂养方式选择：取决于吸吮 - 吞咽 - 呼吸三者之间的协调发育成熟度。

1）经口喂养：包括母乳喂养和奶瓶喂养，适用于吸吮、吞咽功能较好者。

2）鼻饲喂养：为一种非生理性的喂养方法，使早产儿吸吮机会受限，故应配合非营养性吸吮逐步向经口喂养过渡。鼻饲喂养适应证包括：① <32 周的早产儿；②吸吮、吞咽功能不协调，不能耐受经口喂养者；③因疾病本身或治疗因素不能经口喂养者；④作为奶瓶喂养不足的补充。

3）口腔支持：采用非营养性吸吮、口腔按摩、吞咽功能训练等促进吸吮 - 吞咽 - 呼吸功能成熟。喂奶前先进行经口喂养评估，喂奶时予以体位支持、下颌支持及根据患儿呼吸情况调整节律。

3. 胃肠喂养中的问题及对策

(1) 喂养不耐受:传统观念常常将喂养不耐受定义为一组临床综合征:①喂奶后频繁呕吐,呕吐次数≥3次/天;②残余奶量超过上次喂养量的30%或大于2ml/kg或持续喂养时超过1h的量;③腹胀,24h腹围增加>1.5cm,伴有肠型;④胃内回抽出咖啡样物或胃残留物被胆汁污染;⑤大便潜血阳性,或大便稀薄,还原物质超过2%(乳糖吸收不良);⑥奶量不增加或减少>3d;⑦体质量不增,10天后体重增加<15g/(kg·d);⑧呼吸暂停和心动过缓的发生明显增加。若出现上述情况之一即可考虑为喂养不耐受。而目前最新研究证明:①无需常规检查胃残余量(gastric residual volume,GRV),在喂养量固定的情况下检测GRV是没有必要的,且不把GRV作为早期识别NEC的一项重要考虑指标。只有达到最小喂养量后才在喂养前检查胃残余量。②因受观察者测量差异的影响,腹围不作为衡量喂养耐受性的可靠指标,无需常规测量腹围。③单纯的绿色或黄色胃残留物是无关紧要的,只有当胃潴留物中有出血时才需禁食;呕吐物为胆汁时可能表明有肠梗阻。干预方法包括优选母乳喂养、早期微量喂养、个性化喂养、暂停喂养、口服胃动力药等。

(2) 坏死性小肠结肠炎(NEC):临床表现差异较大,或以全身非特异性感染为主,或表现为典型胃肠道症状,如腹胀、呕吐、便血三联征,X线呈非典型或典型表现。处理措施包括禁食、胃肠减压、积极抗感染、肠外营养和支持治疗,肠穿孔者需手术治疗。

4. 肠外营养

(1) 适应证:在肠内营养尚未建立前或因疾病影响不能经肠道喂养者。肠外营养可提供足够的葡萄糖、氨基酸、脂肪乳、电解质、维生素和微量元素等,以维持早产儿早期的生长所需,营养的目标是达到宫内生长的速度,即15~20g/(kg·d)。

(2) 输注途径:包括周围静脉营养和中心静脉营养。周围静脉营养主要通过外周静脉输入部分营养液,中心静脉营养可经PICC输入,适合需要静脉营养2周以上的早产儿,能量摄入从30~50kcal/(kg·d)开始,以后每天增加10kcal/kg,直至达到110~130kcal/(kg·d),葡萄糖、脂肪、蛋白质按比例分配,同时补充维生素和微量元素,奶量达120ml/kg时可停静脉营养。

(四) 黄疸管理

黄疸治疗要充分考虑胆红素值、出生体重、日龄以及有无胆红素脑病的高危因素四个方面,重点在于防止胆红素脑病的发生。

1. 光疗　治疗黄疸的主要手段。

(1) 胎龄<30周的极低出生体重儿可实施预防性光疗。

(2) 生后7天内(尤其是≤3天时),胆红素值接近但尚未达到干预标准者,应严密监测胆红素水平。

(3) "考虑光疗"是指在该日龄的血清胆红素水平,根据临床病史、病程和体检做出判断,权衡利弊之后选择光疗或严密监测胆红素值。

(4) 光疗设备有光疗箱、光疗毯、LED光疗仪,分蓝光、绿光、白光,以蓝光最好。分连续光疗和间隙光疗,前者为24小时连续照射,后者为照10~12小时,间歇10~12小时,具体照射时间依病情而定。

(5) 光疗失败是指光疗4~6小时后,血清胆红素仍上升0.5mg/(dl·h),应积极准备换血。

2. 换血疗法　是治疗新生儿重度黄疸非常有效的方法。详见相关章节。

3. 药物治疗　对高胆红素血症的药物治疗包括肝酶诱导剂、白蛋白、免疫球蛋白、熊去氧胆酸等,也可予微生态制剂以减少肠肝循环。

4. 护理措施　①密切观察黄疸变化情况,有无神经系统症状;②维持体液平衡,光疗时增加15%~20%的水分摄入量,通过体重判断经皮水分丢失量;③做好皮肤护理,戴手套/袜子、勤翻身,防止指甲抓伤皮肤或背部、足跟皮肤擦伤;④用不透光的眼罩和尿不湿保护眼睛和会阴部,尿不湿不宜过大,尽量使更多的皮肤裸露;⑤皮肤暴露部分禁止涂抹婴儿油和爽身粉等;⑥密切监测体温变化,体温过高时予暂停光疗,对症处理;⑦尽早开始肠道喂养并给予灌肠促使胎便排出,减少肠肝循环;⑧观察有无腹泻、青铜症、皮疹、低钙血症等光疗常见副作用,给予对症处理。

(五)感染管理

1. 感染监测　密切观察感染征象,必要时行相关实验室检查,如白细胞计数和分类、血小板、血培养、C反应蛋白(CRP)、降钙素原(procalcitonin,PCT)等。

2. 用药特点　对可疑感染者尽早获得病原学资料,根据病原学特点和药敏结果选择敏感抗生素治疗。

3. 减少医源性感染　①尽量减少皮肤穿刺等侵入性操作,保持皮肤的完整性;②加强手卫生管理,接触患儿前后均应洗手;③侵入性操作时严格执行无菌技术;④做好静脉导管维护,加强肠内营养管理,尽量缩短静脉置管天数。

4. 护理措施　①以预防为主,严格执行消毒隔离制度;②做好病室空气、物品及设备的清洁消毒工作,定期进行环境检测;③加强皮肤护理、口腔护理、脐部护理等个人清洁卫生;④做好机械通气病人的气道护理等。

要 点 荟 萃

1. 早产的常见病因包括

(1) 感染:为早产的主要原因,约占 40%。尤其是胎龄 <30 周的早产,80% 以上是由感染引起的。常见感染来源为羊膜腔感染、胎膜早破、细菌性阴道炎、泌尿系统感染、牙周病等。

(2) 医源性早产:指孕妇孕期合并内外科疾病或其他产科并发症,必须立即终止妊娠而导致的早产。

(3) 子宫因素:宫颈功能不全、子宫畸形等。

(4) 母亲因素:①生活习惯和社会因素;②孕产史。

2. 早产儿的五关管理

(1) 体温管理。①保暖措施:提供中性温度,包括出生时、转运过程中、入 NICU 后三个环节;②低体温的处理流程:包括复温、供给热量、纠正酸中毒和水电解质紊乱、纠正器官功能障碍、控制感染等。

(2) 呼吸管理,主要包括呼吸监测、气道管理和呼吸支持。

(3) 营养管理。营养目标主要包括:①提供"积极的、个体化的"营养支持,使生长速率接近宫内生长速率到矫正胎龄达 40 周,满足生长发育的需求;②促进各器官系统的成熟,保证神经系统的发育,有利于远期健康,防止营养缺乏或过剩引起的近期和远期不良影响。营养方式包括肠内营养和肠外营养。

(4) 黄疸管理主要包括:①光疗,治疗黄疸的主要手段;②换血疗法;③药物治疗;④做好监测等。

(5) 感染管理。①感染监测,密切观察感染征象,必要时行相关实验室检查;②用药特点:根据病原学特点和药敏结果选择敏感抗生素治疗;③减少医源性感染;④做好清洁消毒及隔离措施。

(黄 希　曾靓妮)

第三节　极低及超低体重儿的评估及护理

VLBWI 和 ELBWI 多见于 32 周以下的早产儿,由于各器官脏器发育极不成熟,生活能力极为低下,容易发生各种严重并发症。近年来随着围生医学、新生儿医学和护理技术的发展,VLBWI 和 ELBWI 的存活率明显提高。据调查,发达国家此类患儿的存活率达 80% 以上,其中最低体重为 243g,且 70% 不伴有严重并发症。我国部分发达地区对 VLBWI 和 ELBWI 的救治水平已赶超发达国家水平。影响此类患儿出生的主要危险因素包括多胎妊娠、妊娠高血压综合征、孕期感染、胎盘早剥、胎膜早破、早产等,因此加强围生期保健和高危因素管理尤其重要。

一、围生期管理

1. 宫内转运 在医疗条件较差的基层医院预计有 VLBWI 和 ELBWI 出生时,应在产前通过宫内转运至有 NICU 的医院进行分娩。研究表明,宫内转运的早产儿比分娩后转运者存活率更高,且远期并发症的发生率更低。

2. 多学科合作 由产科和新生儿科医生共同讨论决定最佳的分娩时间和分娩方式,以保证对母亲和胎儿的伤害最小。

3. 患儿父母共同参与决策 产前向父母提供关于 VLBWI 和 ELBWI 即将面临的挑战和未知情况,包括存活率、出生后面临的一系列问题、远期并发症和预后等问题,让父母参与决策。

(1) 存活率:存活率的统计大多是根据出生体重来的,而产前只能通过胎龄估计体重,两者之间大致的关系为:24 周 ≈ 600g,25 周 ≈ 750g,26 周 ≈ 850g,27 周 ≈ 1000g。

(2) 出生后面临的问题:低体温、低血糖、呼吸暂停和呼吸窘迫综合征需呼吸支持治疗,肠内营养尚未建立或喂养不耐受需静脉营养支持和脐动静脉置管,心律失常、低血压或动脉导管未闭、感染、颅内出血、黄疸、电解质紊乱等。

(3) 远期并发症及预后:支气管肺发育不良、慢性肺疾病、医院感染、早产儿视网膜病变、贫血、听力及神经系统后遗症等。

(4) 父母的需求及愿望:充分征求患儿父母的意见决定是否积极治疗。在国外,对于胎龄 ≥25 周者均应积极进行复苏;胎龄 ≤24 周者根据父母的态度决定是否抢救;<23 周者不主张积极复苏。

二、出生时管理

(一) 分娩准备

1. 人员准备 VLBWI 和 ELBWI 分娩时,产房至少应有 2 名熟练掌握新生儿复苏的儿科医生和 1 名 NICU 护理人员在场,有条件者配备呼吸治疗师,产前进行明确分工,以确保抢救工作的有序进行。

2. 环境准备 分娩间提前预热至 26~28℃,湿度 55%~65%。

3. 物品准备 预热辐射台和包被,准备聚乙烯保鲜膜 / 保鲜袋,喉镜、舌片(0 号、00 号)、气管导管(2.5mm、3.0mm)、T- 组合复苏器、早产儿面罩、空氧混合仪、脉搏血氧饱和度仪等。

4. 药品准备 生理盐水、1∶10 000 肾上腺素等急救药物。

(二) 分娩处理

1. 保暖 研究表明出生体重 <1500g 或胎龄 <30 周的早产儿生后 1 分钟内无需擦干,立即用聚乙烯保鲜膜 / 塑料袋包裹全身并戴绒帽可明显减少散热和氧耗。同时应密切监测体表温度和核心温度之差,以早期识别寒冷应激、低体温、低血容量等。

2. 复苏

(1) 条件允许的情况下尽量延迟结扎脐带至少 60 秒,并将患儿置于母亲低位,以便进行母婴输血。

(2) 选用 T- 组合复苏器和空氧混合仪进行复苏。

(3) 对于胎龄 <27 周和体重 <1000g 者应在生后 15 分钟内预防性使用肺泡表面活性物质,可使 RDS 的发生风险降低 20%~30%,死亡风险降低 40%。

(4) 胎龄在 28~30 周的早产儿生后出现 RDS 的早期症状,且暂不需机械通气时,可早期使用 nCPAP 辅助通气,可降低气管插管和 PS 的使用率。

3. 血压 呼吸稳定后及时监测血压,若平均动脉压在数值上低于胎龄即为低血压,需用生理盐水进行扩容,首剂 10ml/kg,5~10 分钟内缓慢静脉注射。

4. 外周静脉穿刺和脐动静脉置管　呼吸稳定后应立即行外周静脉置管,予静脉注射,以免发生低血糖。危重患儿可行脐动静脉置管用于动脉血压监测和静脉注射。

5. 体位　保持呼吸道通畅,将患儿置于鼻吸气体位、四肢屈曲、头部和躯干保持在中线位置,更换尿不湿时避免过高抬起双下肢,以免引起血流动力学改变增加颅内出血风险。

6. 其他　严密监测血糖和血气,发现低血糖或酸中毒给予相应的处理。出生情况较好者可在 NICU 完成静脉穿刺、脐动静脉置管、PS 应用等操作。

三、NICU 管理

(一) 体温管理

1. 按照早产儿体温管理常规进行。

2. 维持适中温度　极低 / 超低出生体重儿暖箱温度调节参考标准可详见本章第二节表 10-3。湿度高虽可减少蒸发散热,但同时也增加细菌滋生的可能,增加感染的风险,因此,临床应加以关注,可根据实际情况及患儿体温情况进行调整,一般建议极低 / 超低出生体重儿暖箱湿度调节见表 10-5。

表 10-5　极低 / 超低出生体重儿暖箱湿度调节表

	极低出生体重儿暖箱湿度	超低出生体重儿暖箱湿度
第 1 天	75%	80%
第 2 天	70%	75%
第 3 天	65%	70%
第 4 天	60%	65%
第 5 天	60%	60%
第 5 天之后	之后常规保持 60%	

极低及超低出生体重儿的暖箱湿度还需要根据患儿血钠水平进行调整,一般情况下 Na^+ 正常值为 135~145mmol/L,当血 Na^+ 升高,需调高湿度,血 Na^+ 降低,需调低湿度。

3. 护理措施

(1) 袋鼠式护理:又名"皮肤 - 皮肤"接触护理,适用于病情相对稳定的早产儿,可予生后立即送入母亲怀里进行接触,以减少辐射和传导散热。但是胎龄 <28 周者应至少延迟 2 周实施袋鼠式护理,过早进行反而会增加热量散失。

(2) 水床式"鸟巢"护理:在传统鸟巢的基础上增加水垫,婴儿四肢靠近身体中线呈屈曲状,活动范围局限在鸟巢内,能量消耗减少,水垫温暖而柔软,运动时水垫产生类似母亲子宫内的羊水声,使患儿感觉温暖而舒适,更好地维持中性体温。

(3) 控制呼吸机温湿度:呼吸道吸入干冷的氧气会降低机体的核心温度,机械通气时保证湿化水温度在 37℃时,可有效减少蒸发散热和不显性失水。

(4) 静脉加温输液:是指用输血输液加温装置将输入液体持续加温,使其达到 36~37℃的一种输液方法。实施加温输液不仅可以避免常温输液给机体带来的不良刺激,还能改善血液循环,预防低体温,且不会引起包装袋和液体成分改变。

(5) 日常保暖:所有操作集中在暖箱内完成,能经小窗口完成的尽量不要打开箱门,对于极低和超低体重儿采用床旁擦浴,对于体重 <750g 的早产儿可在皮肤表面涂抹乳化膏以减少经皮水分散失。

(二) 呼吸管理

1. 按照早产儿护理管理常规进行。

2. **NRDS 的护理**　采用联合预防的方法(产前孕母地塞米松肌内注射 + 产后早期使用 PS)可有效降低 RDS 的发生风险。

(1) 对有 RDS 高危因素或已有 RDS 者,应尽快使用 PS 制剂。

(2) 对于胎龄 <26 周,吸入氧浓度 >0.3 或胎龄 >26 周,吸入氧浓度 >0.4 的早产儿应早期气管内注入 PS。

(3) 治疗常采用猪肺 PS,剂量为 200mg/kg。根据临床情况,必要时使用第二剂或第三剂。

(4) 采用 INSURE 模式(intubation-surfactant-extubation),即气管内插管 - 注入 PS- 拔管后应用 nCPAP,可有效降低机械通气使用率或缩短呼吸机的使用时间,并可降低 BPD 的发生率或减轻 CLD 的严重程度。

3. **保护性通气策略**　是指最大限度地利用患儿的自主呼吸潜能,采用自主或部分通气模式(病人触发通气、辅助 / 控制通气、同步间隙指令通气、低压力支持通气等),低容量通气或压力调节容量控制通气,允许性高碳酸血症,高频通气模式,使其达到最佳 PEEP,以维持 PaO_2 在 50~70mmHg,pH>7.2 的情况下维持 $PaCO_2$ 在 45~60mmHg 的一种通气策略。同时应尽量缩短有创机械通气的时间,加强呼吸机温湿化的管理。

(三) 循环管理

1. **动脉导管未闭(PDA)**　正常情况下,动脉导管在生后 24~48h 功能性关闭。早产儿由于导管收缩机制不成熟,导致动脉导管常不能关闭或功能性关闭后又重新开放。胎龄越小,PDA 发生率越高,极低体重儿发生率为 40%~50%,超低体重儿高达 70%。PDA 的存在使血流动力学明显改变,从而导致肺出血、充血性心力衰竭等。

(1) 限制液量及输液速度:有症状的 PDA 应早期处理,限制液量在 80~100ml/kg 可有效降低 PDA 和 BPD 的发生。

(2) 药物治疗:可使用吲哚美辛或布洛芬口服。

(3) 手术治疗:当出现药物禁忌或使用 2 个疗程后关闭失败,且心肺功能严重受影响时需及时进行外科手术结扎动脉导管。

2. **低血压**　由于极低 / 超低体重儿心肌收缩力弱,代偿能力有限,由 PDA 导致的左向右分流容易导致低血压或血压波动过大。

(1) 评估:理论上极低 / 超低体重儿的平均动脉压值应大于胎龄值,但临床上应以临床表现为主,综合评估心率、心律、肢端循环、尿量以及毛细血管再充盈时间等。

(2) 处理:无明显低血容量表现的极低 / 超低体重儿不主张积极扩容,短期内血容量增加会导致急性心力衰竭和颅内出血。可使用多巴胺和多巴酚丁胺等血管活性药物,难治性低血压亦可使用糖皮质激素治疗。

3. **持续肺动脉高压(persistent pulmonary hypertension,PPHN)**　由于极低 / 超低体重儿容易发生低氧血症、高碳酸血症、代谢性酸中毒、心功能不全、循环血量减少以及低体温,使肺动脉痉挛而发生 PPHN。对于体重 >1000g 者,在严密监测其凝血功能、血小板和高铁血红蛋白的情况下可给予一氧化氮(NO)吸入治疗。

(四) 贫血管理

1. 极低 / 超低体重儿贫血的特点

(1) 出生体重越低,贫血出现时间越早、持续时间越长且临床表现更严重。极低 / 超低体重儿血红蛋白在生后 4~8 周可达最低值,有研究表明,极低 / 超低体重儿中有超过 60% 的患儿经过输血治疗。

(2) 胎龄越小、体重越轻者体内红细胞生成素(erythropoietin,EPO)水平越低。

(3) 由于追赶性生长,体重增长 10% 以上可发生稀释性贫血。

2. 治疗及护理

(1) 减少医源性失血:尽量延迟结扎脐带 60 秒以增加母 - 婴输血,检查需要时尽量采用末梢血,计划性采血,并记录每日采血量。

(2) 药物治疗:可尽早补充 EPO,可减少输血次数和输血量,同时注意补充铁剂、维生素 E 和维生素 B_{12}。

(3) 输血:成分输血,缺什么补什么。输血指征:当 Hb<70~80g/L,并出现以下情况时可予输血治疗。①胎龄 <30 周,吃奶费力。②心率 >160 次 / 分,呼吸 >50 次 / 分。③增长速率 <25g/(kg·d)。

(五) 黄疸管理

1. 参照早产儿黄疸管理。

2. 极低 / 超低体重儿黄疸干预标准见表 10-6。

表 10-6　极低 / 超低体重儿黄疸干预标准 [μmol/L(mg/dl)]

胎龄	0~24 小时		24~48 小时		48~72 小时	
出生体重	光疗	换血	光疗	换血	光疗	换血
~28 周	≥17~86	≥86~120	≥86~120	≥120~154	≥120	≥154~171
<1000g	(≥1~5)	(≥5~7)	(≥5~7)	(≥7~9)	(≥7)	(≥9~10)
~31 周	≥17~103	≥86~154	≥103~154	≥137~222	≥154	≥188~257
1000~1500g	(≥1~6)	(≥5~9)	(≥6~9)	(≥8~13)	(≥9)	(≥11~15)

(六) 血糖管理

1. 极低 / 超低体重儿糖代谢特点

(1) 低血糖症

1) 肝糖原储备不足:肝糖原储备发生在胎儿期的最后 4~8 周。

2) 脑对糖原需求量大:脑细胞能量代谢快,神经系统发育不完善,对肾上腺素反应不敏感,极易发生低血糖症。

(2) 高血糖症

1) 胰腺功能缺陷:胰岛素生成不足,静脉注射时不能抑制肝脏合成糖原。

2) 糖原摄取减少:肌肉、脂肪组织对糖原的摄取减少。

3) 葡萄糖清除率水平低下:ELBWI 不能耐受 5~6mg/(kg·min) 的输液速度,据报道,VLBWI 高血糖的发生率为 25%~75%,ELBWI 高血糖发生率为 45%~80%。

2. 治疗及护理

(1) 严密监测血糖:每天 3~4 次,必要时增加监测频率,直到血糖稳定后可减少监测频率。

(2) 低血糖处理:①早期喂养。②静脉注射,葡萄糖起始速度为 4~6mg/(kg·min)。③血糖小于 2.6mmol/L 时,予 10% GS 6~8mg/(kg·min);小于 1.7mmol/L 时,予 10%GS 8~10mg/(kg·min)。④反复低血糖者给予病因治疗。

(3) 高血糖处理:①根据血糖水平调整输液速度和量,起始速度为 2~3mg/(kg·min)。②输注抗生素等药物采用 5% GS。③当血糖持续 >15mmol/L 时可使用胰岛素,开始剂量为 0.1U/(kg·h),根据血糖结果进行调整。

(七) 感染管理

1. 感染特点

(1) 抗体缺乏:由于极低 / 超低体重儿缺乏来自母体的抗体,细胞免疫和体液免疫均不成熟,在子宫内、出生时及出生后均可感染。

(2) 皮肤屏障功能弱:胎龄 32~34 周时皮肤屏障功能逐渐成熟,极低 / 超低体重儿缺乏分泌型 IgA 提供的保护层,生后 2~3 天皮肤即可出现细菌定植。

(3) 医院感染发生率高:以接触感染和各种导管相关血流感染为主,主要为耐药菌和条件致病菌所致,血行感染发生率可达 50%。早发性败血症发生率为 1.5%~2.4%,且增加神经系统并发症及死亡风险;迟发型败血症发生率大于 11%,且胎龄越小、体重越轻发生率越高。

2. 治疗及护理　参照早产儿感染管理常规。

(八) 营养管理

1. 参照早产儿营养管理常规。

2. 喂养目标　根据加拿大版的极低出生体重儿喂养指南推荐,超低出生体重儿生后 2 周内达到全肠道喂养,150~180ml/(kg·d),极低出生体重儿生后 1 周内达到全肠道喂养。对于不能耐受大量肠内喂养,如 180ml/(kg·d) 或者更多的超低出生体重儿需要个体化评估,并提供个体化营养方案。

3. 非营养性喂养开始的时间、喂养量、禁忌证

(1) 开始时间:生后 24h 内开始非营养性喂养,对某些极低/超低体重儿可适当谨慎处理,若生后 24~48h 仍无母乳(包括捐赠母乳),可考虑配方奶喂养。

(2) 喂养量:10~15ml/(kg·d)。

(3) 禁忌证:肠梗阻或可能出现肠梗阻时应停止喂养。窒息、呼吸窘迫、败血症、低血压、血糖代谢紊乱、机械通气、脐血管置管均不是非营养性喂养的禁忌证,但需谨慎喂养及做好评估。

4. 营养性喂养的喂养量、增加速度

(1) ELBWI:从 15~20ml/(kg·d) 开始,每天增加 15~20ml/kg,观察 2~3 天,如耐受良好,可提高加奶速度。

(2) VLBWI:从 30ml/(kg·d) 开始,每天加奶 30ml/kg。

5. 喂养耐受性的评估

(1) 不用常规检查胃内潴留物,只在每餐最小喂养量时检查餐前潴留量。加拿大极低出生体重儿喂养指南建议的每餐最小喂养量在出生体重 <500g、500~749g、750~1000g、>1000g 时分别为 2ml、3ml、4ml、5ml。

(2) 不必常规测量腹围。单纯的绿色或黄色胃内容物无临床意义,呕吐胆汁样物提示可能存在肠梗阻,有血性胃内容物时则需要禁食。

(3) 胃潴留的处理:①如潴留量 <5ml/kg 或 < 上次喂养量的 50%,可将潴留物注回胃内;若下次喂养前仍有潴留,则喂养量需减去潴留量。②如潴留量 >5ml/kg 或大于上次喂养量的 50%,则回注前次喂养量的 50%,并暂禁食一次;若下一次喂养仍有潴留,则根据临床情况减慢喂奶速度或禁食;若减慢喂奶速度后仍存在胃潴留,则减少奶量为可耐受量。③回抽胃内容物时使用最小号注射器,抽吸时应缓慢轻柔操作。④喂奶后把新生儿置于俯卧位半小时,有助于缓解胃潴留。

6. 特殊情况下的喂养建议

(1) 无创辅助通气患儿:应谨慎加奶,不能把腹胀作为喂养不耐受的唯一征象。

(2) 胃食管反流患儿(GER)

1) 喂养建议:①喂奶后应左侧卧位,半小时后改为俯卧位,头部抬高 30°。②在家庭护理中,婴儿睡觉时应采取仰卧位。③不建议使用多潘立酮、质子泵抑制剂、H_2 受体阻滞剂作为治疗药物。④考虑为 GER 时避免使用增稠剂喂养。

2) 喂奶时间:疑诊为 GER 且体位治疗无效时,可延长每次喂奶时间到 30~90min,症状改善后尽快缩短喂奶时间。

3) 喂养途径:GER 的最后手段是持续喂奶或幽门喂养,应尽量避免使用此方法。目前使用红霉素预防和治疗喂养不耐受证据不足。

7. 母乳强化剂　当肠内喂养量达到 100ml/(kg·d) 时开始添加母乳强化剂。初始时可采取半量强化(即每次进行母乳喂养时加入的母乳强化剂为标准强化量的一半),即再根据耐受情况增加至全量强化。

8. 甘油灌肠　不建议使用每日甘油灌肠的方法来尽快达到全肠道喂养,个别患儿使用甘油灌肠前应充分考虑其排便规律和奶量消化情况再做决定。

(九) 筛查

1. 早产儿视网膜病变(retinopathy of prematurity,ROP)筛查

(1) 高危因素:早产、低出生体重、高浓度氧疗。早产视网膜发育不成熟是根本原因。

(2) 发病机制:在高危因素作用下视网膜血管收缩、阻塞、发育停止,导致视网膜缺氧,继发大量生长因子产生,刺激新生血管形成,从而导致 ROP。

(3) ROP 特点:①胎龄越小,体重越低,发生率越高。②氧浓度越高、氧疗时间越长、动脉血氧分压越高,ROP 病情越重、发生率越高。

(4) 筛查制度:①首次筛查时间:生后 3~4 周,或纠正胎龄 32 周。②筛查频率:每 2 周一次,直至纠正胎龄 42 周。③确诊 ROP 患儿每周一次。

2. 听力筛查 极低/超低体重儿的大脑受许多围生期不良因素影响,听力障碍发生率可高达 11%。筛查时机:①出院前予耳声发射/听性脑干反应进行听力初筛,通过者随访至 3 岁。②未通过者,生后 42 天时进行复筛,对听力障碍者或有家族史者采用耳聋基因筛查进行早期诊断并尽早干预。

(十) 发育支持护理

绿色婴儿(green baby):尽量营造宫内生长环境,主张轻柔护理(gentle care),减少外界一切不良刺激,让婴儿自己生长发育,促进神经行为稳定性,减少缺氧和损伤。尤其是生后 4h 内,尽量减少干预,保持患儿安静舒适,维持正常生命体征。

(十一) 出院后干预

1. 出院标准 ①能经口饮入 30~40ml/次。②体重达 2000g 以上,增长速度为 10~30g/(kg·d)。③近期无心动过缓及呼吸暂停发生。④已停止用药及用氧一段时间。⑤无黄疸。⑥纠正胎龄达 35~36 周。

2. 门诊随访

(1) 随访频率:第一年的前半年每 1~2 个月一次,后半年每 2~3 个月一次,一年以后每半年随访一次。

(2) 随访方式:门诊、家庭访视、电话随访等。

(3) 随访重点:神经系统发育情况、智力发育情况、生长发育、营养评估、行为测试、视力筛查、听力筛查、头颅 B 超或 CT、脑电图检查、心血管检查等。

要 点 荟 萃

1. VLBWI 和 ELBWI 的管理

(1) 围生期管理:①宫内转运;②多学科合作;③患儿父母共同参与决策。

(2) 出生时管理:①分娩准备包括:人员准备、环境准备、物品准备、药品准备;②分娩处理:保暖、复苏、血压、外周静脉穿刺和脐动静脉置管、体位等。

(3) NICU 管理

1) 体温管理,维持适中温度。护理措施包括:袋鼠式护理、水床式"鸟巢"护理、控制呼吸机温湿度、静脉加温输液和日常保暖等。

2) 呼吸管理:①NRDS 的护理:采用联合预防的方法(产前孕母地塞米松肌内注射 + 产后早期使用 PS)可有效降低 RDS 的发生风险;②保护性通气策略。

3) 循环管理:主要包括动脉导管未闭(PDA)、低血压、持续肺动脉高压(PPHN)等。

4) 贫血管理:①减少医源性失血;②药物治疗;③成分输血。

5) 黄疸管理。

6) 血糖管理:主要包括低血糖症和高血糖症。

7) 感染管理。

8）营养管理：①ELBWI：从 15~20ml/（kg·d）开始，每天增加 15~20ml/kg，观察 2~3 天，如耐受良好，可提高加奶速度；②VLBWI：从 30ml/（kg·d）开始，每天加奶 30ml/kg；③母乳强化剂：当肠内喂养量达到 100ml/（kg·d）时开始添加母乳强化剂。

9）筛查：主要包括早产儿视网膜病变筛查和听力筛查。

10）发育支持护理：提倡绿色婴儿，尽量营造宫内生长环境，主张轻柔护理，减少外界一切不良刺激。

11）出院后干预。

（黄希 王媛）

参考文献

［1］Howson CP，Kinney MV，McDougall L，et al. Born too soon：preterm birth matters. Reprod Health，2013，10（Suppl 1）：S1.

［2］Vlaardingerbroek H，van Goudoever JB，van den Akker CH. Initial nutritional management of the preterm infant. Early Hum Dev，2009，85（11）：691-695.

［3］李杨，彭文涛，张欣. 实用早产儿护理学. 北京：人民卫生出版社，2015.

［4］张家骧，魏克伦，薛新东. 新生儿急救学. 北京：人民卫生出版社，2009.

［5］中国医师协会新生儿科医师分会. 2013 早产儿治疗用氧和视网膜病变防治指南（修订版）. 中华实用儿科临床杂志，2013，28（23）：1835-1836.

［6］Rech Morassutti F，Cavallin F，Zaramella P，et al. Association of Rewarming Rate on Neonatal Outcomes in Extremely Low Birth Weight Infants with Hypothermia. J Pediatr，2015，167（3）：557-561，e1-e2.

［7］《中华儿科杂志》编辑委员会，中华医学会儿科学分会新生儿学组. 新生儿机械通气常规. 中华儿科杂志，2015，53（5）：327-330.

［8］曹泽毅. 中华妇产科学. 3 版，北京：人民卫生出版社，2014.

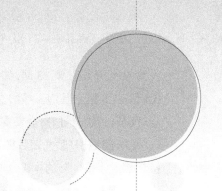

第十一章
新生儿呼吸系统疾病护理评估与护理干预

导读与思考：

新生儿呼吸系统的解剖生理特点决定了新生儿容易出现呼吸系统的症状及疾病,临床呼吸道管理的护理干预效果在疾病恢复中起着非常重要的作用。

1. 肺的胚胎发育经历了哪几个阶段,促进肺成熟和延迟肺成熟的因素分别有哪些?

2. 新生儿的呼吸受哪些因素调节,什么是低氧血症和高碳酸血症?

3. 如何评估新生儿的呼吸状态?

4. 什么是呼吸暂停,如何处理?

5. 新生儿氧疗有哪些常用的方式,机械通气的患儿如何进行护理?

6. 常见的新生儿呼吸系统疾病有哪些? 分别有什么特点,如何处理?

第一节　新生儿呼吸系统发育及生理特点

一、呼吸系统的发育

(一) 胎儿呼吸系统的发育

出生后胎儿 - 胎盘循环中断,新生儿必须立即建立自主呼吸,进行有效的气体交换。这就需要胎儿呼吸系统经历充分的发育才能满足生后的气体交换功能。呼吸系统分导管区及呼吸区。导管区是指从鼻到终末细支气管,是气体出入肺脏的通道。呼吸区是指从呼吸性细支气管到肺泡,是气体交换的区域。

1. 胎儿肺发育　胎儿肺脏的发育尤为重要,它经历了 5 期。

(1) 胚胎期(3~5 周):孕龄的前 5 周,形成近端气道。胚胎发育第 26 天时形成肺芽,肺芽随后发育成肺叶,肺血管也开始发育。

(2) 腺体期(5~17 周):假腺体形成阶段,孕龄第 7~17 周,形成远端气道。主支气管、细支气管和横膈膜形成,支气管不断分支形成胎肺,终末细支气管和毛细血管床形成。横膈膜如不能完全闭合会引起腹腔内容物通过横膈膜上的裂隙进入胸腔,此为先天性膈疝。

(3) 成管期(13~25 周):此期与腺体期有重叠,为管道形成阶段。孕龄第 17~25 周,形成葡萄状腺体。原始气体交换单位形成,气道的长度和直径增加,细支气管分化,血管迅速发育,血气屏障形成,呼吸的可能性已基本具备。

(4) 终末囊泡期(24 周 ~ 足月):囊泡期气体交换位点增加,远端支气管不断分化出现终末囊泡,肺泡发育从此开始。第 28 周,肺的容积加速扩大,分泌表面活性物质的 Ⅱ 型肺泡细胞增加,新生儿出生时有 0.5 亿~1.5 亿个肺泡。孕龄 28 周前出生,Ⅱ 型肺泡细胞分泌维持肺泡开放所需的表面活性物质不足,有发生呼吸窘迫综合征、肺炎及支气管肺发育不良的风险。

(5) 肺泡期(胎儿期后期至 8 岁):肺泡的发育主要在出生后。肺泡数目持续增长至 8 岁达 3 亿个左右,接近成人水平。肺的体积也继续扩大,表面积增加。

2. **肺泡表面活性物质与肺发育**　肺泡表面活性物质是一种磷脂蛋白复合物,覆盖在肺泡表面,能降低肺泡表面张力,防止肺泡萎缩,稳定细胞内压。表面活性物质的半衰期为 10~14 小时。肺泡表面活性物质的合成与消耗需要保持平衡才能满足肺发挥正常的生理功能。其合成需要充分的葡萄糖、脂酸及胆碱的供应,并受血流灌注、pH、体温以及酶和激素的调节。

(1) 延迟肺发育的因素:羊水过少、胎儿水肿、缺氧、酸中毒、低体温、低血容量、低血压、肺部损伤以及母亲患有糖尿病等因素则会抑制肺泡表面活性物质的分泌,推迟肺的发育成熟。

(2) 促进肺成熟的因素

1) 使用糖皮质激素能加速肺泡表面活性物质的分泌从而促进肺成熟。

2) 一些不利因素如妊娠高血压征、胎盘异常以及胎膜早破等可间接通过激素促进肺泡表面活性物质的分泌,从而促进胎儿肺成熟。

3. **肺液**　胎儿肺泡内充满液体,称为肺液,是通过主动转运过程产生的,是羊水的来源之一。但正常情况下,羊水是不会进入胎儿肺内的。除非有宫内窘迫的发生导致胎儿吸入。在子宫内,胎儿肺的发育主要取决于肺液产生和清除的动态平衡。各种因素导致的肺液过多或过少都会对肺发育造成不良影响,也对生后肺功能的正常发挥产生不利影响。

(二) 新生儿呼吸系统解剖生理特点

1. **鼻腔**　出生后新生儿鼻腔发育仍不完善,新生儿的鼻道狭窄,几乎没有下鼻道,鼻腔黏膜富有丰富的血管和淋巴管,轻微的炎症充血就可导致狭窄的鼻腔更为狭窄,导致以鼻呼吸为主的新生儿出现呼吸困难甚至死亡。

2. **鼻咽部和咽部**　鼻咽部和咽部之间由软腭分隔,新生儿的鼻咽腔相对狭小,当有炎症时鼻咽腔出血水肿会变得更加狭窄。

3. **舌**　位于咽的前部,舌体相对较大,充满整个口腔。当新生儿处于卧位时,舌根部靠后,喉部较高,容易发生呼吸道阻塞。

4. **喉**　喉由关节软骨、声带、喉部肌肉及韧带组成。新生儿的喉部形如漏斗,喉门狭小,软骨软,声带及喉黏膜薄弱且富于血管及淋巴管,当有轻微的炎症时即可导致喉梗阻。

5. **气管及支气管**　足月新生儿气管的长度约为成人的 1/3,大约长 4cm。气管分叉位于第 3~4 胸椎水平。右侧主支气管较左侧支气管直,气管插管过深时导管容易滑入右支气管。新生儿的气管及支气管相对狭窄,软管柔软,弹力纤维及肌肉组织发育不完善,管壁容易变形,产生的气道阻力较大,且血管丰富,黏膜柔嫩纤细,血管丰富,纤毛运动差,容易发生感染,导致呼吸道阻塞及呼吸困难。

6. **肺**　新生儿肺泡数量少,肺泡表面积及体表面积相对较少,新生儿肺的储备功能明显不足,容易发生呼吸衰竭。新生儿肺血管丰富,弹力组织发育差,肺内含气少含血量多,容易发生肺部感染。

7. **呼吸肌**　膈肌是最重要的呼吸肌。新生儿的膈肌只有 25% 的肌纤维耐疲劳,所以新生儿的呼吸肌容易疲劳。新生儿的肋间肌薄弱,容易发生胸廓凹陷。此外,腹肌也是新生儿重要的呼吸肌。

二、新生儿呼吸系统生理特点

(一) 呼吸生理

1. 气体交换与血液氧合

(1) 呼吸系统包括通气和换气两个部分,通气是指空气通过呼吸道进入肺泡,换气则是进入肺泡内的空气与肺毛细血管之间的气体交换。通过气体交换为机体提供氧气并排出二氧化碳。

(2) 静脉血通过上腔静脉和下腔静脉进入右心房,经右心房 - 右心室 - 肺动脉通道进入肺内进行气体交换。氧气(oxygen,O_2)由肺泡进入肺毛细血管,二氧化碳(carbon dioxide,CO_2)由肺毛细血管进入肺泡并被排出。氧合后的动脉血经肺静脉 - 左心房 - 左心室 - 主动脉通道参与体循环。将富含氧气的血液送达机体各组织器官参与代谢。

2. 新生儿呼吸　新生儿呼吸由呼吸中枢(受中枢神经系统的成熟度及睡眠状态影响)、反射(迷走神经反射调节)和化学因素(血液中 CO_2 和 O_2 的水平)等调节和控制。呼吸的效果取决于通气 / 血流比值(ventilation-perfusion ratio,V/Q 比值)和肺顺应性。

(1) V/Q 比值:是指肺血流(流向肺泡的血液)和肺通气(充气肺泡)的关系。机体有效的气体交换需要通气与血流灌注在数量上保持一定的比值。出生 24 小时以后通气 / 血流比值为 0.7~0.8,比值上升表明血流相对于通气不足,见于肺动脉狭窄、三尖瓣闭锁及肺栓塞等,比值下降则表明通气相对于血流不足,可见于呼吸窘迫综合征、气胸和肺不张等。

(2) 肺顺应性:是指单位压力改变时引起的肺容积改变,也就是每增加单位外部压力时肺容积增加的程度,包括静态顺应性和动态顺应性。静态顺应性指呼吸周期中,气流暂时阻断时测得的单位压力变化引起呼吸末容积的变化;而动态顺应性则是连续呼吸周期中未阻断气流时测得的肺顺应性,受气道阻力影响。肺顺应性大小受肺组织的弹性和肺泡表面活性物质的影响。肺泡表面活性物质可降低肺泡表面张力,使其免受肺液影响而维持开放状态。新生儿出生时肺顺应性小,随着自主呼吸的建立、肺液的清除肺的顺应性随着功能残气量的增加而改善。但一些肺部疾病如肺炎、肺水肿以及气道梗阻会导致肺的顺应性降低。

(二) 氧离曲线

(1) 氧离曲线:是指血氧饱和度与动脉血氧分压(partial pressure of arterial oxygen,PaO_2)关系的曲线,该曲线基于 PaO_2 和血氧饱和度的比较,描述了 O_2 和血红蛋白的相互作用。

(2) 氧离曲线的意义:PaO_2 下降时,血氧饱和度随之下降,但关系非线性,更趋近于"S"形。在 PaO_2 下降至 60mmHg(8kPa),氧饱和度仍可能维持在 90% 以上,PaO_2 降至 60mmHg 以下时,血氧饱和度急剧下降。引起氧离曲线左移或右移的常见因素如下:

1) 该曲线右移表示维持血氧饱和度需要更高 PaO_2,曲线左移表示在相同的 PaO_2 情况下有更高的血氧饱和度。

2) pH 降低,CO_2 积聚,2,3 二磷酸甘油酸(2,3-DPG)升高,体温过高时,曲线右移,反之则左移。

3) 新生儿出生时血红蛋白 70%~90% 为胎儿血红蛋白,血红蛋白与 O_2 的亲和力高,胎儿血红蛋白相对于成人血红蛋白曲线左移,维持相同的血氧饱和度所需的 PaO_2 较低,缺氧时发绀相对于成人不明显。

(三) 低氧血症与缺氧及高碳酸血症

1. 低氧血症与缺氧　低氧血症是指动脉血氧分压及氧含量降低,足月儿 PaO_2<60mmHg,早产儿 <50mmHg。引起低氧血症的因素:①肺不张、呼吸窘迫综合征、肺炎、通气不足等通气 / 灌注不匹配导致的肺内分流。②先天性心脏病及肺动脉高压等原因致使血液未进入肺内进行氧合而造成的肺外分流。

缺氧是指机体组织供氧不足,轻度低氧血症可因机体的代偿作用不发生组织缺氧。引起组织缺氧的原因很多,低氧血症只是引起组织缺氧的一个原因。引起缺氧的其他原因还包括贫血、异常的血红蛋白、心力衰竭及休克等。当缺氧达到一定程度,血氧饱和度下降至 75%~80% 以下时,在口腔和黏膜等处出现肉眼可见的青紫,但贫血患儿发绀往往不明显。

2. 低氧血症高碳酸血症　正常情况下二氧化碳分压(partial pressure of arterial carbon dioxide,$PaCO_2$)为 35~45mmHg。高碳酸血症是指血液中 CO_2 增多,$PaCO_2$ 超过 45mmHg,可能的原因是存在气道阻塞。另一方面,

低 CO_2 水平会导致大脑血管舒张,增加脑血流及颅内压,对早产儿不利,也需注意。

三、呼吸生理的相关概念

1. 潮气量(tidal volume,Vt)　指平静呼吸时每次吸入或呼出的气量,足月儿约 4~6ml/kg。新生儿患肺部疾病时潮气量常降低,导致呼吸增快,呼吸功增加。

2. 功能残气量(functional residual capacity,FRC)　指平静呼吸末残留在肺内的气体量,包含残气和补呼气量两个部分,足月儿为 25~35ml/kg。功能残气的作用是在呼气时保持气道开放,防止肺泡塌陷萎缩,并在气体交换过程中缓冲肺泡气体分压变化。

3. 气道阻力　为气体进出呼吸道的摩擦力,大小取决于气道的长度和半径,气道阻塞、分泌物增多及胎粪吸入等状态下气道阻力增加。

4. 生理无效腔　包括解剖无效腔和肺泡无效腔两个部分。解剖无效腔是指呼吸时留在上呼吸道到终末支气管内的气体,肺泡无效腔是指进入肺泡但未参与气体交换的气体。新生儿解剖无效腔量约 1.5~2.5ml/kg,肺泡无效腔约 0~0.5ml/kg。而机械无效腔量则是指机械通气时呼吸机回路中的气体量。

要 点 荟 萃

1. 胎儿肺的发育经历了胚胎期、腺体期、成管期、囊泡期和肺泡期等阶段。

(1) 延迟肺发育的因素:主要包括羊水过少、缺氧、酸中毒、低体温、低血容量、低血压、肺部损伤、母亲糖尿病等。

(2) 促进肺成熟的因素:①使用糖皮质激素;②一些不利因素,如妊娠高血压征、胎盘异常以及胎膜早破水等,可通过激素间接促进肺泡表面活性物质的分泌,从而促进胎儿肺成熟。

2. 新生儿呼吸由呼吸中枢、反射和化学因素调节和控制,呼吸的效果取决于通气／血流比值和肺顺应性。

(1) 低氧血症:指动脉血氧分压及氧含量降低,足月儿 $PaO_2<60mmHg$,早产儿 $<50mmHg$。引起低氧血症的因素:①肺不张、呼吸窘迫综合征、肺炎、通气不足等。②先天性心脏病、肺动脉高压等。

(2) 高碳酸血症:指血液中 CO_2 增多,$PaCO_2$ 超过 45mmHg,可能的原因是存在气道阻塞。

(刘　谦　唐小丽)

第二节　新生儿呼吸状态的护理评估

一、新生儿正常和异常的呼吸状态

1. 正常呼吸　正常呼吸不费力,安静状态下呼吸频率(RR)为 40~60 次／分。新生儿呼吸系统发育不完善,正常情况下可出现周期性呼吸(指呼吸停止时间小于 20 秒且无肤色的改变,常在睡眠时出现),因未影响气体交换,不需要进行特殊处理,但需要引起重视。新生儿正常呼吸以腹式呼吸为主。

2. 异常呼吸

(1) 气促:是指安静状态下呼吸频率持续超过 60 次／分,见于呼吸窘迫、充血性心力衰竭、败血症、体温过低或体温过高、低血糖及红细胞增多症等。

(2) 呼吸困难:是由多种原因引起的新生儿呼吸型态异常,呼吸频率、深度、强度及节律发生改变,吸气与呼气比例失调,临床表现为气促、呻吟、鼻扇、吸气性三凹征(胸骨上窝、剑突下窝及肋间隙)、点头样呼吸或张口呼吸等。呼吸系统疾病、循环系统疾病及中枢系统疾病等都可能有呼吸困难的表现,其中最常见的为呼吸系统疾病。

3. 呼吸运动异常　双侧胸廓起伏不对称见于气胸或肺部病变。

4. 呼吸音　正常呼吸音应清晰且双侧对称,异常的呼吸音包括:①湿啰音,类似于噼啪声,见于肺内出现液体。②干啰音,类似于打鼾声,见于大气道阻塞。③摩擦音,见于胸腔积液或炎症。④喘鸣音,类似于嘶哑声,见于部分上呼吸道阻塞。

5. 桶状胸　正常情况下胸廓的形状呈圆筒状且双侧对称,胸围稍小于头围。当胸廓前后径接近于左右径时,称为桶状胸,常见于过度充气或胎粪吸入。

二、呼吸暂停

(一) 护理评估

1. 概述　呼吸暂停是指呼吸停止时间超过 20 秒,或虽不到 20 秒,但伴有心率下降 <100 次 / 分,发绀、血氧饱和度降低及肌张力降低。呼吸暂停是早产儿最常见的症状,可导致严重的低氧血症,引起脑损伤甚至猝死,需要密切监护及积极处理。

2. 分类及病因

(1) 原发性呼吸暂停:多见于早产儿,尤其是极低出生体重儿及超低出生体重儿。多无原发疾病,与早产儿呼吸中枢发育不成熟有关。胎龄越小,呼吸中枢发育越不成熟,呼吸暂停发生率越高。有报道胎龄 30~32 周的早产儿呼吸暂停的发生率高达 50%。80% 的超低出生体重儿和 25% 的极低出生体重儿在新生儿期会出现呼吸暂停。

(2) 继发性呼吸暂停:早产儿及足月儿均可发生。中枢神经系统、呼吸系统、心血管系统、消化系统等方面的疾病,及感染、代谢紊乱等多方面的原因均可导致继发性呼吸暂停的发生。

1) 神经系统疾病及功能紊乱:颅内出血、颅内感染、脑积水、新生儿惊厥等。

2) 呼吸系统疾病:呼吸系统感染、气道阻塞、气道异物、气胸等。

3) 心血管系统疾病:各种严重先天性心脏病、心力衰竭、血容量不足以及低血压等。

4) 消化系统疾病:喂养不耐受、胃食管反流、NEC 以及腹膜炎等。

5) 感染:新生儿败血症等。

6) 代谢及电解质紊乱:低血糖、低钙血症、低钠血症、高钠血症及高钾血症等。

7) 其他:贫血、红细胞增多症、体位不佳或呼吸道有分泌物等导致的呼吸道不畅通等。

(二) 护理干预

1. 病情评估

(1) 鉴别周期性呼吸与呼吸暂停:首先应识别短暂的呼吸停止是周期性呼吸还是呼吸暂停发作。两者重要的区别在于,周期性呼吸虽然有短暂的呼吸停止,但没有影响机体的气体交换,临床表现心率无下降,也无发绀及经皮血氧饱和度的下降及肌张力的改变,因此不需要给予处理。而呼吸暂停一旦发生,就已经影响机体的气体交换,具体表现为心率、血氧饱和度下降、发绀、肌张力降低。因此,密切监测住院高危新生儿有无呼吸暂停的发生及给予及时处理是提高高危新生儿成活率、减少并发症最重要的措施之一。

(2) 监测生命体征,正确设置监护仪参数及报警界限:可采用生命体征监护仪,持续监测患儿的呼吸、心率、经皮血氧饱和度。同时正确设置报警界限,一旦患儿心率低于 100 次 / 分,经皮氧饱和度低于 85%,需立即评估患儿是否有呼吸暂停的发生。除了仪器设备监测外,责任护士还需密切评估及监测患儿皮肤颜色、肌张力等。

2. 呼吸暂停的处理

(1) 确保呼吸道通畅：评估患儿呼吸道有无分泌物，气道是否畅通，调整体位为鼻吸气，必要时进行吸引。考虑为奶汁反流者根据情况可以选择喉镜直视下吸引或气管插管后吸引。

(2) 物理刺激：先予以物理刺激，如刺激足底、托背、抚摸腹部等，必要时给予常压吸氧或复苏囊正压通气，协助患儿快速恢复有效通气。

(3) 用药护理：对于反复发作的呼吸暂停最常用的为黄嘌呤类药物(氨茶碱、茶碱、咖啡因)，口服或静脉滴注，通过兴奋呼吸中枢，刺激中枢化学感受器，增加对 CO_2 的敏感性等机制改善呼吸，一般首选咖啡因，静脉或口服，负荷剂量 20mg/kg，维持剂量 5mg/(kg·d)；其次为氨茶碱，静脉滴注，负荷剂量 4~6mg/kg，维持剂量 2mg/(kg·d)，该药有较多不良反应，需要准确抽吸药物剂量。

(4) 提供持续气道正压：可予鼻塞式持续气道正压通气(continuous positive airway pressure，CPAP)。功能残气量的增加能稳定上呼吸道和胸廓，兴奋肺泡牵张感受，改善肺的顺应性和氧合，降低呼吸功能，但需注意气漏的风险。使用药物和 CPAP 通气后仍有反复发作呼吸暂停，可考虑气管插管予机械通气。

(5) 对因处理：对于原发性呼吸暂停，随着日龄的增加，患儿逐步成熟后发生率逐渐降低，只需要积极对症处理及给予呼吸支持即可。但如果是继发性呼吸暂停，除上述处理外，还需要积极寻找导致呼吸暂停的病因并进行针对性治疗，如做好保暖、维持体温正常、控制感染、纠正低血糖和电解质紊乱等。

3. 呼吸暂停的预防

(1) 尽量减少不良刺激：置胃管、吸痰、经口喂养等动作可兴奋迷走神经诱发呼吸暂停。因此，在进行吸痰、鼻饲管置管等操作时应注意动作尽量轻柔且集中操作，并给予疼痛评估和干预。

(2) 患儿体位：保持患儿处于鼻吸气体位，维持呼吸道通畅是预防呼吸道堵塞而诱发呼吸暂停的重要措施。可在患儿肩颈下方放置小毛巾保持颈部自然伸直的状态，不要过屈或过伸。频发呼吸暂停的患儿可尝试俯卧位。俯卧位可改善氧合，促进胃排空，减少对膈肌的压迫，但需密切观察，防止窒息。

三、呼吸衰竭

(一) 护理评估

1. 概述　呼吸衰竭(respiratory failure)是因各种原因引起中枢性和(或)外周性呼吸生理功能障碍，不能进行有效通气和换气，导致 PaO_2 降低和 $PaCO_2$ 增加。新生儿以急性呼吸衰竭多见，是新生儿危急重症，也是新生儿死亡的重要原因。

2. 诊断指标　判断新生儿呼吸衰竭的指标包括临床表现及试验指标。①临床表现：气促，呼吸频率 >60 次/分或呼吸暂停，可伴有呻吟、发绀、三凹征以及活动减少等。②实验室指标：新生儿吸入氧浓度为 100% 时，$PaO_2<60mmHg$ 或血氧饱和度 <80%、$PaCO_2>60mmHg$ 及动脉血 pH<7.25。

3. 病因和发病机制

(1) 呼吸道阻塞：呼吸道存在液体、血液及胎粪吸入，限制空气到达肺泡引起呼吸中断以及各种呼吸道畸形如鼻后孔闭锁、Pierre Robin 综合征、囊肿等导致呼吸道梗阻引起肺通气障碍。

(2) 肺部疾病：呼吸窘迫综合征(respiratory distress syndrome，RDS)、新生儿胎粪吸入综合征、新生儿肺部感染、肺出血以及气漏综合征等而导致呼吸衰竭发生。肺动脉高压时肺血管收缩或解剖异常等原因也可限制 O_2 由肺泡进入毛细血管，引起肺换气障碍。

(3) 神经系统疾病：如严重的颅内感染、颅内出血、新生儿惊厥、早产儿原发性呼吸暂停、药物中毒等可引起中枢性呼吸功能障碍。

(4) 循环系统疾病：先天性心脏病、心力衰竭、新生儿持续肺动脉高压等心脏异常及新生儿红细胞增多症、贫血等都可以影响血液的正常流动。

（5）其他：张力性气胸、先天性膈疝使肺部受压或扩张受限以及代谢紊乱等原因引起呼吸中断限制了 CO_2 排出。

（二）护理干预

护理干预的主要目标是尽快恢复正常的气体交换，并将并发症降到最低程度。

1. 氧疗　在呼吸衰竭的早期可通过常压给氧如鼻导管、头罩纠正低氧血症。如果常压给氧不能及时纠正低氧血症，采取采取正压给氧的呼吸支持技术纠正低氧血症。

2. 呼吸支持　一般常压给氧不能纠正低氧血症时，应立即采取无创正压呼吸支持，包括持续气道正压通气（nCPAP）、双水平持续气道正压通气等。而严重的呼吸衰竭常常需要通过气管插管行呼吸机机械通气支持治疗纠正低氧血症及高碳酸血症，包括常频呼吸机或高频呼吸机。

3. 针对原发疾病及病因进行治疗　对于呼吸道梗阻患儿应及时清理呼吸道分泌物，解除梗阻，必要时尽快建立人工气道或手术治疗。针对 RDS，必要时使用肺泡表面活性物质治疗。对于肺部感染患儿应予积极抗感染治疗等。

4. 一般护理　保持舒适体位，可予俯卧位、侧卧位及仰卧位交替进行，保持气道畅通，各种操作集中进行，减少刺激，维持正常体温，给予营养支持等。

5. 病情观察及评估　观察患儿有无气促，鼻翼扇动、呻吟、发绀等呼吸困难表现，观察氧疗后呼吸困难的改善情况，如有异常及时通知医生积极处理。

四、青紫的评估

（一）护理评估

1. 概述　新生儿青紫是因毛细血管血液中还原血红蛋白增多超过一定水平所致，肉眼可见的青紫程度取决于还原血红蛋白的浓度和低氧血症的严重程度。当新生儿动脉血还原血红蛋白 >30g/L 时，口腔和黏膜即可见青紫，当还原血红蛋白 >50g/L 时，皮肤及肢端也出现青紫。

2. 影响因素　影响青紫的因素包括总血红蛋白量、含氧血红蛋白量、胎儿血红蛋白量与成人血红蛋白量的比等。红细胞增多时，即使 PaO_2 较高也可出现青紫；相反，贫血时，因血红蛋白量较低，即使 PaO_2 降低，也可能不出现青紫。胎儿血红蛋白与氧的亲和力高，故新生儿出现青紫往往意味着更低的血氧饱和度水平，需要注意。

3. 分类及病因　新生儿青紫有生理性青紫及病理性青紫之分。生理性青紫多见于初生新生儿，因在宫内到宫外的过渡期间，从胎儿循环过渡到新生儿循环需要一段时间。另外，出生后新生儿的肺未完全扩张、肺的换气功能还不完善，皮肤血流灌注不良也会导致生理性青紫的发生，随着日龄的增长，青紫消失。而病理性青紫则为各种新生儿疾病所致。

（1）中心性青紫：常见于全身疾病导致的动脉血 PaO_2 和血氧饱和度下降。多见于呼吸系统疾病如窒息、RDS、肺部感染、气胸、胎粪吸入综合征等以及心血管系统疾病如各种先天性心脏病等。

（2）周围性青紫：其 PaO_2 和血氧饱和度正常，血液集中于心肺等重要器官，四肢等周围毛细血管血液减少，流速减慢，局部耗氧增加，还原血红蛋白增多所致。多见于保暖不当所致的低体温以及心力衰竭以及休克、局部血流障碍等。

（3）其他原因所致的青紫：高铁血红蛋白占血红蛋白总量 10% 以上、红细胞增多症及中枢性呼吸衰竭等因素也可引起青紫。

（二）护理干预

1. 评估青紫类型　发生青紫时，应注意首先评估其类型。生理性青紫不需要特殊治疗，病理性青紫需要查明原因进行针对性治疗。若为周围性青紫，需评估环境温度及患儿体温，加强保暖及改善微循环。若为中心性青紫,则需寻找病因,判断是心脏原因还是肺部原因导致的青紫,并采取相应的措施治疗,具体见表11-1。

表 11-1 肺部原因和心脏原因导致的青紫的鉴别

评估	肺部原因导致的青紫	心脏原因导致的青紫
哭闹时	减轻	加重
呼吸	气促,三凹征	气促或减慢
吸氧	通常有效	改善不明显
二氧化碳水平	升高	正常或下降
心脏检查	正常	可能有杂音、脉搏减弱
心电图	正常	可能有异常
超声心动图	正常	异常
胸部 X 线	肺部疾病的表现	心脏大小、形状、位置等病理改变

2. 上下肢经皮血氧饱和度监测 临床护理工作中,对新入患儿可采用脉搏血氧饱和度监测仪测量右上肢和任一下肢的血氧饱和度,初步筛查有无先天性心脏病。若监测结果显示上下肢血氧饱和度监测读数绝对差异≥3% 时,提示可疑的先天性心脏病,可进一步行超声心动图检查明确诊断。有研究表明该方法监测的敏感性高于体格检查。

要 点 荟 萃

1. 呼吸暂停是指呼吸停止时间超过 20 秒,或虽不到 20 秒,但伴有心率下降 <100 次 / 分,发绀、血氧饱和度降低及肌张力降低。

(1) 分类:①原发性呼吸暂停,与早产儿呼吸中枢发育不成熟有关;②继发性呼吸暂停,中枢神经系统、呼吸系统、心血管系统、消化系统等方面的疾病,及感染、代谢紊乱等多方面的原因均可导致继发性呼吸暂停的发生。

(2) 呼吸暂停的处理:①确保呼吸道通畅,调整体位为鼻吸气,必要时进行吸引;②物理刺激:刺激足底、托背、抚摸腹部等,必要时给予常压吸氧或复苏囊正压通气;③用药护理:黄嘌呤类药物,如氨茶碱、枸橼酸咖啡因等,口服或静脉滴注;④提供持续气道正压;⑤对因处理。

(3) 呼吸暂停的预防:①尽量减少不良刺激;②患儿体位,鼻吸气体位。

2. 呼吸衰竭:是各种原因引起中枢性和(或)外周性呼吸生理功能障碍,不能进行有效通气和换气,PaO_2 降低和 $PaCO_2$ 增加。

(1) 诊断指标:包括临床表现及实验室指标。①临床表现包括:气促、呼吸频率 >60 次 / 分,呼吸暂停,伴有呻吟、发绀、三凹征以及活动减少等;②实验室指标:吸入氧浓度为 100% 时,$PaO_2<60mmHg$ 或血氧饱和度 <80%、$PaCO_2>60mmHg$ 及动脉血 pH<7.25。

(2) 病因:包括呼吸道阻塞、肺部疾病、神经系统疾病、循环系统疾病等。

(3) 护理干预:主要目标是尽快恢复正常的气体交换,将并发症降到最低程度。①氧疗;②呼吸支持;③针对原发疾病及病因进行治疗;④一般护理,保持舒适体位;⑤病情观察及评估。

3. 新生儿青紫:是因毛细血管血液中还原血红蛋白增多超过一定水平所致。

(1) 生理性青紫,多见于初生新生儿。

(2) 病理性青紫,主要包括:①中心性青紫;②周围性青紫;③其他原因所致的青紫,如红细胞增多症等。

(刘谦 赵燕)

第三节　新生儿氧疗和机械通气

氧气是机体维持生命最重要的物质。新生儿出生后机体通过建立自主呼吸从自然界吸入氧气、排出二氧化碳维持平衡。人体内的氧气储备少,如果中断氧气供给,体内储备的氧气将在6min内耗尽并导致猝死。无论是呼吸系统还是机体其他器官系统原因导致的通气和(或)换气任何环节障碍,都会引起低氧血症的发生。严重的低氧血症导致机体组织缺氧,发生细胞代谢及器官功能异常。脑组织对缺氧非常敏感,严重缺氧会导致不可逆的脑损伤发生。因此,积极纠正低氧血症是降低并发症,改善预后的重要措施。氧气疗法是纠正低氧血症的常用方法。但氧气同药物一样,如果使用不当也可发生不良反应甚至中毒,尤其是对发育不成熟的早产儿,更容易发生用氧相关的并发症。因此,医务人员需认真评估病人,严格掌握用氧指征及方法,取其利、去其弊。

一、新生儿氧疗指征

轻度低氧血症时机体通过代偿一般不会发生组织缺氧,不需要给予氧疗。当机体吸入空气时,经皮氧饱和度 <90% 或 $PaO_2 < 60mmHg$ 时,要考虑给予吸氧,但需排除动脉导管依赖性疾病。氧疗时,新生儿需维持的最佳血氧饱和度取决于胎龄和病情等,一般保持在 90% 以上。为防止氧中毒导致早产儿视网膜病变以及支气管肺发育不良的发生,维持血氧饱和度在 90%~95% 较为适宜,原则上不超过 95%。

二、氧疗方法

分为常压给氧及正压给氧。常压给氧方式包括鼻导管给氧、头罩给氧。正压给氧方式包括球囊面罩正压给氧、无创及有创呼吸机机械通气。

三、常见的常压给氧方式及护理干预

(一) 常见的给氧方式

1. 鼻导管法　为常用的低流速给氧方式。

(1) 方法:氧流量 0.3~0.6L/min,使用橡胶管或者硅胶管置于鼻前庭,可短期或长期使用,适用于病情较轻的新生儿。

(2) 优点:对活动和操作影响较少,对鼻部黏膜刺激相对较小。

(3) 缺点:①虽按照设定的流速给氧,但实际的吸入氧浓度不能精确估计;②可造成鼻腔黏膜的损伤;③易被鼻腔分泌物堵塞。

(4) 注意事项:①使用空氧混合装置可避免吸入的 O_2 氧浓度过高;②使用过程中需注意定时更换鼻导管的位置,以免造成鼻腔黏膜的损伤;③注意清理鼻腔分泌物,以免鼻导管堵塞。

2. 头罩给氧

(1) 方法:常用氧流量为 5~8L/min,通过空氧混合装置将氧气和空气混合,将混合后的气体通过输氧管送入头罩内,用于呼吸困难、缺氧和发绀的患儿。

(2) 优点:可输送设定浓度的氧气,临床使用较多。

(3) 缺点:①流量不足时,头罩内可有 CO_2 积聚;②气流可导致散热增加,导致患儿头部温度降低。

(4) 注意事项:①需注意监测血气,注意有无 CO_2 潴留;②输送气体经过加热湿化可减少患儿热量的损失;③注意头部保暖,可用小毛巾遮盖。

(二)常压给氧护理干预

1. **氧疗的原则**　新生儿氧疗时需注意高氧状态的氧毒性,包括肺泡损伤、毛细血管漏、水肿、炎症、纤维化,可能引起早产儿视网膜病变及支气管肺发育不良。氧疗的原则是使用最低的氧浓度及流量维持适宜的经皮血氧饱和度。

2. **血氧饱和度的监测**　脉搏氧饱和度监测仪通过识别血红蛋白结合氧的情况来读取血氧饱和度,足够的血红蛋白和灌注是精确读数的关键。此外,氧疗时还需正确设置脉搏氧饱和度监测仪的报警界限,并按时更换传感器位置,防止皮肤损伤。

3. **影响氧疗效果的因素**　氧疗时可刺激鼻腔黏膜,增加分泌物,影响氧疗效果,需注意保持呼吸道通畅,及时清理鼻腔分泌物。

4. **氧疗效果的监测**　通过对患儿的呼吸、循环状态以及血气分析结果可判断氧疗的效果。如果吸氧后呼吸困难得到改善、皮肤颜色以及皮肤温暖干燥、毛细血管再充盈时间正常以及经皮血氧饱和度和(或)PaO_2上升说明氧疗效果良好。

5. 当新生儿氧分压和血氧饱和度下降时,除予以氧疗外,还可以通过维持中性温度、识别和处理疼痛、减少活动和刺激等措施来减少机体的氧耗来降低缺氧的程度。

四、常见的正压给氧方式及护理干预

常见的无创辅助通气包括持续气道正压通气、经鼻高流量加温湿化氧疗、双水平气道正压通气等。常见的有创机械通气包括常频和高频机械通气。

(一)常见的无创机械通气

1. **持续气道正压通气(continuous positive airway pressure,CPAP)**　患儿在自主呼吸存在的情况下整个呼吸周期中接受高于大气压的气体,通过鼻塞或面罩等接专用装置提供 $2\sim8cmH_2O$ 的持续气道正压的氧疗方式。吸气时提供气流支持,呼气时则气体留存增加,维持呼气末正压,防止肺泡萎陷。适用于有自主呼吸、肺顺应性降低、肺功能残气量减少的患儿,如肺不张、呼吸暂停、呼吸窘迫综合征和肺水肿等。需设定呼吸末正压,范围为 $3\sim8cmH_2O$,气体流速可设定为患儿的 $3\sim5$ 倍每分通气量或者 $5L/min$ 左右。临床常用经鼻持续气道正压通气和鼓泡式持续气道正压通气(bubble CPAP)。

2. **经鼻高流量加温湿化氧疗**

(1) 方法:一般氧流量达 $2L/min$ 以上,通过无需密封的双侧鼻塞导管输入经过加温湿化的空氧混合气体。

(2) 优点:①高流速的气流通过冲刷解剖无效腔,使进入肺泡内的 O_2 浓度接近于设定值;②通过加温湿化可以将吸入气体维持在最佳湿度;③高流量气体可以提供部分气道正压的作用,增加功能残气量;④鼻塞导管不需要完全密封,减少鼻腔黏膜损伤的几率,可用于因 CPAP 致鼻部损伤的新生儿;⑤降低上呼吸道阻力和呼吸功。

(3) 缺点:①产生的气道压力不能直接调节和监测。②有研究报道院内感染特别是革兰阴性杆菌感染的发生率高于鼻塞式 CPAP。

(4) 注意事项:①加温湿化非常关键:吸入的气体若未经充分湿化可刺激鼻腔黏膜,导致出血及分泌物增多,增加慢性肺损伤发生的概率;②流速大小合适:注意调节气体流速,避免过大或过小。流速过小影响效果,流速过大产生的压力可能会导致肺损伤。一般在 $2L/min$ 以上,最大不超过 $6\sim8L/min$。

3. **气泡式鼻塞持续气道正压通气(bubble nasal continous positive airway pressure,BNCPAP)**　通过呼吸管道插入水封瓶水平面以下的深度来调节压力,在 CPAP 的原理基础上,又结合了压力震荡作用。患儿胸部在产生的气泡驱动下高频率震动,频率为 $15\sim30Hz$,跨肺压增加,萎陷的肺泡复张,功能残气量增加,呼吸驱动力增强,呼吸频率和每分通气量降低,肺表面活性物质的消耗和呼吸做功减少。BNCPAP 可为有自主呼吸的患儿提供安全有效的呼吸支持,达到与高频通气类似的治疗效果。

4. 双水平气道正压通气(biphasic positive airwaypressure,BiPAP)　吸气相给患儿提供一个较高水平的正压,可增加潮气量,减少呼吸肌做功;呼气相则提供一个相对较低的正压,防止肺泡萎陷,增加肺泡通气。吸气相和呼气相都允许自主呼吸存在,可用于呼吸机撤离时的过渡,减少再次插管的发生率。吸气相压力可设定在 8~10cmH₂O,呼气相压力可设定在 4~6cmH₂O,吸气时间 0.3~0.5s,呼吸频率可设定在 15~30 次 / 分。

(二) 无创气道正压通气的护理干预

1. 维持持续正压　正压通气的关键是维持压力。根据患儿鼻孔大小选择尺寸合适的鼻塞,鼻塞固定松紧适宜。每班检查管道有无漏气,管道连接是否正确,避免打折挤压,保持气体在管道中流动的密闭性和通畅性。

2. 保持呼吸道通畅　注意气体湿化,湿化器内及时添加无菌蒸馏水,维持吸入气体适宜的温度和湿度,避免鼻孔干燥,及时清理分泌物以免气道堵塞。

3. 预防并发症

(1) 防止胃扩张:使用CPAP后可能会有较多的气体进入胃内,导致胃扩张。护理中需注意观察腹胀情况,但不能因此而停止喂养,需根据情况及时抽吸胃内空气减轻腹胀,或放置胃管排气,必要时可保持胃管持续开放。

(2) 防止鼻部压疮:若病情允许,每隔 4~6 小时或按需松动鼻塞休息 15~20 分钟,观察鼻中隔区域有无损伤,避免局部黏膜受压或变形。

(3) 气胸:病情突然恶化,持续呼吸困难,叩诊呈清音,心尖搏动最强点发生移动、患侧呼吸音降低,提示可能有气漏的发生,应注意复查胸部 X 线并根据情况处理。

(三) 常见的有创机械通气

有创机械通气是指经口腔或鼻腔插管连接呼吸机提供呼吸支持,改善通气和换气功能,纠正低氧血症和高碳酸血症,为治疗导致呼吸功能衰竭的原发疾病创造条件,适用于呼吸衰竭、严重的 RDS、严重的呼吸暂停或呼吸过慢,中枢神经系统问题等情况。

1. 常频机械通气

(1) 常用模式

1) 同步间歇指令通气(synchronized intermittent mandatory ventilation,SIMV):通过预设正压和吸气时间支持病人的自主呼吸。呼吸机根据预设的呼吸频率对患儿进行主动送气,预设频率的呼吸通过触发功能和自主呼吸开始同步,两次呼吸机通气之间允许自主呼吸,可减少人机对抗和气漏的发生。SIMV 相对于间歇指令通气解决了人机不同步现象,从而避免了其不良反应。

2) 辅助 / 控制通气(assist/control mode ventilation,A/C):是辅助通气和控制通气相结合的通气模式,也称同步间歇正压通气。每次自主呼吸均予以同步的通气,如果患儿没有规则的呼吸,如呼吸暂停时,则按预设的背景频率予以机械通气。使用 A/C 模式时,如患儿自主呼吸较强,有过度通气的风险,应及时调整参数或更改模式。

3) 压力支持(pressure support ventilation,PSV):自主呼吸时给予压力辅助,吸气相开始呼吸机即开始送气并使气道压达到预设值,当自主吸气气流降至最高吸气气流的设定百分比时停止送气进入呼气相。PSV 常和 SIMV 联合使用。

(2) 主要参数

1) 呼吸频率(RR):呼吸频率通过改变肺泡每分通气量影响排出 CO₂ 的能力,在一定范围内,增加呼吸频率会增加每分通气量从而降低 PaCO₂,因此,可根据患儿情况调节呼吸机呼吸频率使 PaCO₂ 维持在理想范围。一般情况下,呼吸频率设定为 40 次 / 分。如果使用的是 SIMV 模式,可根据患儿自主呼吸情况调低呼吸频率。

2）吸气峰压（PIP）：呼吸周期中的最大压力，是决定潮气量的主要因素，影响 PaO_2。理想的状态是用尽可能低的 PIP 维持充足的通气，上调 PIP 会降低 CO_2 水平并提高 PaO_2。但 PIP 过高会增加呼吸道的压力性损伤、导致气漏的风险，也可阻碍静脉血的回流导致心排血量下降。一般新生儿机械通气时将 PIP 设定为 $15\sim20cmH_2O$，若有肺出血或胎粪吸入综合征时可适当调高压力。

3）呼气末正压（PEEP）：一定水平的呼气末正压可防止肺泡萎陷，有利于稳定肺不张区域进行气体交换，改善肺的顺应性，改善通气 / 血流失调，上调 PEEP 会提高 PaO_2。一般情况设定的 PEEP 压力值为 $2\sim3cmH_2O$，但当早产儿患有 RDS、肺顺应性较差或有肺水肿时需要调高至 $4\sim6cmH_2O$，甚至更高。过高的 PEEP 值可出现一系列并发症，包括气漏、二氧化碳潴留、静脉血回流受阻致心排血量降低以及心脏功能受抑制等。

4）平均气道压（MAP）：是吸气和呼气整个周期中气道内的平均压力，取决于呼吸频率、流速、PIP、PEEP 和吸气时间，为可监测的数据，由呼吸机自动计算得出，不需要直接调节，提高 MAP 可减少肺不张和肺内分流。

5）吸气时间（Ti）：根据时间常数、患儿的疾病和氧合情况及呼吸机频率等调节。时间常数为气道开口处和肺泡达到压力平衡所需的时间，吸气时间一般为 0.3~0.6 秒。

6）吸入氧浓度（FiO_2）：根据病人情况调节吸入氧浓度，上调 FiO_2 会提高 PaO_2，过高的 FiO_2 会增加肺损伤风险。一般而言，吸入氧浓度低于 40% 相对安全，低于 60% 时与气道压力比较对患儿的伤害较小。如果在疾病的急性期，有严重的低氧血症时可以短时间的提高氧浓度如超过 60%。但一旦患儿的低氧血症得到纠正就应该逐步调低氧浓度至安全范围（建议每次调低 5%）。常见疾病的呼吸机参数初调范围，可具体参考表 11-2。

表 11-2　常见疾病的呼吸机参数初调范围

疾病	PIP（cmH₂O）	PEEP（cmH₂O）	呼吸频率（次 / 分）	吸气时间（秒）
RDS	20~25	4~6	25~30	0.3~0.4
肺炎	20~25	2~4	20~40	<0.5
MAS	20~25	3~6	20~40	0.4~0.5
PPHN	20~30	2~4	50~70	<0.5
肺出血	25~30	6~8	35~45	<0.5

2. 高频机械通气　适用于常频通气无效的严重肺部问题、气胸、间质性肺气肿、CO_2 排出障碍、肺发育不全或持续肺动脉高压等情况。

（1）高频通气模式：高频喷射通气（high frequency jet ventilation，HFJV）、高频气流阻断通气（high frequency flow interrupter ventilation，HFFIV）和高频振荡通气（high frequency oscillation ventilation，HFOV）是常见的高频通气模式，其中高频振荡通气是新生儿临床应用最广泛的模式。HFOV 通过小潮气量、高频率进行通气，潮气量一般小于解剖无效腔，频率一般为 3~15Hz，在减少气压伤的情况下提供更高的平均气道压，通过主动呼吸有效排出 CO_2。

（2）HFOV 的主要参数

1）平均气道压力（mean airway pressure，MAP）：是影响氧合的主要参数。MAP 增加会提高肺泡表面面积和肺容积，氧合得到改善，应高于常频通气时 $2\sim3cmH_2O$。气漏综合征患儿，MAP 设置与常频通气相同，肺顺应性改善以后，应及时下调 MAP，避免肺过度膨胀发生气漏综合征和影响循环系统功能。

2）频率：一般体重越小，设置频率越高，足月儿一般在 8~10Hz，早产儿常设定 10~15Hz。

3）吸气时间百分比：一般设定在 33%。

4）振幅：为振荡波峰压力减去振荡波谷压力的差值。初调值常为MAP数值的2倍，根据胸廓振动情况调整。

（四）有创机械通气的护理

1. 对机械通气患儿的管理

（1）气道管理

1）体位：抬高床头，头部稍后仰，不能过度后仰或前伸，翻身时保持患儿头、颈和肩在一条直线上，保持呼吸道通畅。

2）胸部物理治疗：必要时给予胸部物理治疗。拍背时从外周向肺门处依次叩击，速度约100次/分，使胸部产生相应的震动，促进分泌物排出。颅内出血的患儿和早产儿应慎用。

3）吸痰：严格掌握吸痰指征，适时吸痰。可闻及或可见呼吸道分泌物、血氧饱和度下降至90%、患儿出现烦躁、发绀等情况时，需考虑有无呼吸道分泌物堵塞，及时吸痰。选择合适型号的吸痰管，吸痰前提高吸入氧浓度。由于高频通气为持续状态，开放性吸痰会终止通气，因此建议使用密闭式吸痰管。吸痰时轻柔推进且不要超过气管导管尖端，每次气道内吸引时间不超过15秒，吸引压力足月儿<150mmHg，早产儿<100mmHg。同时，注意观察分泌物的量、颜色、性状及黏稠度等情况。吸引时注意观察患儿有无发绀、心率下降、呼吸暂停等，如出现上述情况，立即停止吸引，给予正压通气。

4）气道温湿化：保持气道温湿化，避免过度湿化或湿化不足，湿化器出现报警时应及时处理。

5）观察胸廓振动情况：高频机械通气患儿应观察胸廓的振动情况，理想的振动状态是达到从颈到下腹部的整体振动。因其振动情况反映了肺的顺应性、气道的开放程度及呼吸机设定是否有效。

（2）对气管导管的管理

1）防止非计划性拔管：当出现闻及患儿哭声、病情突然恶化、腹胀、激惹、发绀、心动过缓、呼吸音或胸廓动度降低时，应考虑脱管可能。非计划性拔管与导管固定不妥、患儿烦躁或操作护理时过度牵拉导管等有关。因此，需做好预防工作：①气管导管插入后用胶布妥善固定；②X线胸片定位确定导管尖端位置，同时床旁标注气管导管插入的刻度，并记录；③保持患儿安静，必要时可使用镇静剂；④每班监测导管长度，有异常及时调整；⑤每班监测胶布固定情况，有浸湿污染时应立即更换；⑥更换体位时避免导管牵拉。

2）观察有无堵管的发生：气道分泌物多或肺出血患儿可能发生堵管，出现呼吸机的高压报警以及患儿烦躁、青紫、经皮氧饱和度下降等表现。

（3）严密观察病情

1）生命体征的观察：使用脉搏氧饱和度监测仪或动脉测压装置监测心率及血氧饱和度，因为胸廓振动会干扰生命体征监护仪监测心率和呼吸。根据患儿情况和血气结果调节呼吸机参数，尽可能减少或避免低氧血症。

2）加强病情巡视：每4~6min巡视患儿一次，观察患儿意识、反应、肌张力以及有无惊厥、呼吸暂停等情况的发生，减少刺激患儿。对机械通气耐受良好的患儿表现为安静、无人机对抗，生命体征平稳，无发绀、经皮氧饱和度及血气分析正常，血液灌注良好，皮肤及肢端颜色正常、温暖。当患儿烦躁及疼痛时予以处理，避免人机对抗，对于早产儿，尽量通过避免噪声、降低周围环境光线亮度和减少刺激等非药物方式安抚。

3）观察有无气漏的发生：观察胸廓运动的起伏，是否对称，双侧呼吸音是否清晰等。如果患儿有青紫、经皮氧饱和度下降，同时伴有胸廓运动不对称，呼吸音听不清楚等现象，需要警惕气漏的发生。

（4）预防呼吸机相关性肺炎的集束化管理：机械通气患儿住院时间长、病情危重、抵抗力差、侵入性操作多，容易出现院内感染尤其是呼吸机相关性肺炎，应严格执行消毒隔离制度。落实手卫生，接触患儿前后洗手或使用快速免洗消毒液擦拭双手，认真执行各项无菌技术操作、抬高床头、加强口腔护理、做好呼吸机管路护理等。

（5）加强基础护理：做好皮肤护理、脐部护理、臀部护理，适时改变体位，预防压疮发生。做好保暖，维持体温正常，加强营养支持等。

2. 对使用过程中的呼吸机的管理

（1）呼吸机参数的设置：护士应熟悉呼吸机参数设置的意义，尤其是对报警线的设置。一般会对 PIP、PEEP、FiO_2 等设置报警线。

（2）呼吸机管路的管理：按进气-出气的顺序连接管路，防止污染管路，使用过程中避免挤压折叠，及时倾倒沉积的冷凝水，防止冷凝水逆流入气道，每周更换管路一次，污染时及时更换。

（3）呼吸机的清洁与消毒：呼吸机表面和操作面板予湿抹布清洁，压力传感线和温度传感线等原件可使用 75% 乙醇擦拭，避免损坏精密电子原件，呼吸机过滤网每日清洗一次可减少污染。

要 点 荟 萃

1. 新生儿氧疗指征　当吸入空气时，$SPO_2 < 90\%$ 或 $PaO_2 < 60mmHg$ 时，要考虑给予吸氧，但需排除动脉导管依赖性疾病。氧疗方法分为：①常压给氧：鼻导管给氧、头罩给氧；②正压给氧：球囊面罩正压给氧、无创及有创呼吸机机械通气给氧。

2. 常压给氧

（1）鼻导管法，氧流量 0.3~0.6L/min，适用于病情较轻的新生儿。

（2）头罩给氧，氧流量为 5~8L/min，用于呼吸困难、缺氧和发绀的患儿。

3. 无创辅助通气

（1）持续气道正压通气，呼吸末正压调节范围为 3~8cmH_2O。

（2）经鼻高流量加温湿化氧疗，氧气流速一般在 2L/min 以上，最大不超过 6~8L/min。

（3）气泡式鼻塞持续气道正压通气，可为有自主呼吸的患儿提供安全有效的呼吸支持，达到与高频通气类似的治疗效果。

（4）双水平气道正压通气，吸气相提供一个吸气峰压，减少呼吸肌做功；呼吸相提供一个呼气末压，防止肺泡萎陷。吸气相和呼气相都允许自主呼吸存在。无创辅助通气的护理干预：①维持持续正压；②保持呼吸道通畅；③预防并发症：防止胃扩张、鼻部压疮、气胸等。

4. 有创机械通气

（1）常频机械通气：常用模式主要包括同步间歇指令通气、辅助/控制通气、压力支持模式等。

（2）高频机械通气：适用于常频通气无效的严重肺部问题、气胸、间质性肺气肿、CO_2 排出障碍、肺发育不全或持续肺动脉高压等情况。高频振荡通气，是常见的高频通气模式。通气频率设置：一般体重越小，设置频率越高。足月儿一般在 8~10Hz，早产儿常设定 10~15Hz。有创机械通气的护理：①气道管理：体位、胸部物理治疗、吸痰、气道温湿化管理、观察胸廓振动情况等。②对气管导管的管理：防止非计划性拔管；观察有无堵管的发生。

（3）严密观察病情：①生命体征的观察；②加强病情巡视；③观察有无气漏的发生；④预防呼吸机相关性肺炎的集束化管理；⑤加强基础护理。

（刘　谦　刘玉兰）

第四节　呼吸系统疾病护理评估与干预

一、新生儿呼吸窘迫综合征护理评估与干预

(一) 护理评估

1. 概述　新生儿呼吸窘迫综合征(respiratory distress syndrome,RDS)是由于肺泡表面活性物质缺乏导致患儿出生后数小时出现呼吸窘迫,并呈进行性加重,是新生儿常见的危重症,也是致死的主要原因之一。随着肺泡表面活性物质的应用及呼吸支持技术早期干预,新生儿呼吸窘迫综合征的成活率近年来明显增加。由于病理上出现肺透明膜,又被称为肺透明膜病(hyaline membrane disease,HMD)。主要见于早产儿,且胎龄越小,发病率越高。有报道小于 28 周的早产儿发病率为 65%,而出生体重小于 1000g 的超低出生体重儿则高达 83%。

2. 病因

(1) 肺表面活性物质(PS)的缺乏:是造成 RDS 的主要原因。PS 由 Ⅱ 型肺泡上皮细胞产生,其中的重要成分发挥表面活性作用的磷脂酰胆碱,于孕龄 18~20 周产生,以后逐渐增多,35~36 周迅速增多达到肺成熟的水平,因此,胎龄小于 35 周的新生儿容易出现 RDS。

(2) 肺表面活性物质合成障碍:母亲患有糖尿病,其血中胰岛素增高,可抑制糖皮质激素生成,糖皮质激素有促进 PS 合成的作用,故糖尿病母亲所产新生儿 RDS 的发生率增高。

(3) 肺表面活性物质消耗增加:合并前置胎盘、胎盘早剥、围生期窒息、剖宫产、重度 Rh 溶血病时新生儿 RDS 发病率也较高。

3. 病理生理改变　PS 缺乏时,肺泡表面张力增加,肺泡渐渐萎缩,肺顺应性下降,呼吸功增加,肺的通气和换气功能受到影响,V/Q 比值下降,气体在肺泡和肺毛细血管之间的弥散发生障碍,出现缺氧和酸中毒,肺毛细血管通透性增高,血浆纤维蛋白渗出沉积于肺泡表面形成肺透明膜,液体漏出使肺间质水肿,气体弥散进一步受到影响,缺氧和酸中毒加剧,形成恶性循环。

4. 临床表现

(1) 生后不久出现进行性加重的呼吸困难,气促(>60 次/分)、呼吸不规则、鼻扇、呼气性呻吟、吸气性三凹征、发绀,严重者出现呼吸暂停。

(2) 随病情进展双肺可闻及细湿啰音和呼吸音降低。

(3) X 线检查可见由于肺充气减少导致的透光度降低,按病情逐渐加重分别表现为"毛玻璃样改变"、支气管充气征、白肺。

(4) 本病一般生后 6 小时内出现,24~48 小时病情严重,72 小时后随着肺成熟度的增加逐渐好转。

5. 治疗要点

(1) 寻找诱因:寻找 NRDS 的诱发因素,如早产、剖宫产、母亲糖尿病、胎龄小于 35 周、双胎的第二婴、围生期窒息、低体温等,需做好预防。

(2) 促进肺成熟:对于可能早产的孕妇分娩前 24 小时至 7 天肌肉或静脉注射地塞米松或倍他米松以促进胎儿肺部成熟。

(3) PS 替代疗法:常用种类包括 Curosurf(猪肺提取)、Survanta(牛肺提取)、Exosurf(人工合成)等。

(4) 氧气支持:纠正缺氧,给予 CPAP 或呼吸机正压通气。

(5) 维持水电解质和酸碱平衡。

(6) 预防并发症:包括气漏、动脉导管未闭、慢性肺损伤、脑室内出血及视网膜病变。

（7）处理动脉导管未闭：并发动脉导管未闭时，可选择前列腺素合成酶抑制剂（吲哚美辛）静脉滴注或灌肠，或非选择性环氧酶抑制剂（布洛芬）口服。对于药物治疗无效，血流动力学明显变化影响心肺功能时可行手术结扎。

（二）护理干预

1. 正确使用 PS　PS 替代疗法已成为 RDS 的常规治疗手段，早期用药是治疗的关键。

（1）PS 使用的目的：预防或治疗 RDS。PS 可增加肺顺应性，改善肺通气及换气功能，降低 RDS 的发病率及病死率。

（2）PS 使用指征：预防性使用剂量为每次 100mg/kg；治疗性使用剂量为每次 200mg/kg，可间隔 6~12 小时重复使用。

（3）使用方法及配合：

1）使用方法：PS 只能通过气道给药。常用的方法包括：①传统的气管插管给药：采用 INSURE 模式（intubation-surfactant-extubation），即通过气管内插管 - 注入 PS- 拔管的模式，将 PS 以弹丸式（bolus）的方式注入肺内；②改良 PS 注入法：有研究提出采用 LISA（less invasive surfactant administration）或 MIST（minimally-invasive surfactant therapy）法，即在直视下将小型号导管（如 5F 婴儿胃管、16G 血管导管等）插入声门下，经导管注入 PS，从而减少气管插管引起的气道损伤。

2）使用注意事项：①使用 PS 前，需彻底清理呼吸道分泌物。②预热 PS 至 37℃。③如果使用气管插管注入 PS，需先确定气管导管的位置是否合适，再将预热后的 PS 制剂缓慢注入，并使用复苏气囊加压使其均匀分散至双肺内。PS 使用后肺的顺应性会改善，应及时降低呼吸机压力支持水平以免发生气漏。④PS 使用后 6 小时内暂停气道内吸引。

2. 做好无创正压机械通气的护理

（1）密切观察病情：密切观察患儿的反应、面色、血氧饱和度，评价呼吸窘迫的改善情况，根据血气分析结果，及时调整呼吸机参数。

（2）其他护理措施详见本章第 3 节。

3. 注意体温管理　予以辐射式抢救台或暖箱保暖，避免低体温，减少热量散失和水分损耗。

4. 监测动脉血气和电解质情况　代谢性酸中毒者予以 5% 碳酸氢钠纠正；监测血压，预防低血压，补液量不宜过多，生后 48 小时内液体量控制在 60~80ml/kg，避免造成肺水肿。

二、新生儿肺炎护理评估与干预

（一）护理评估

1. 概述　新生儿肺炎是新生儿期的常见疾病，可由胎粪或羊水吸入引起，也可由产前、产时或出生以后感染引起，其中吸入性肺炎症状较轻，预后良好；感染性肺炎可由细菌、病毒、真菌、原虫等病原体引起，是新生儿死亡的常见病因。

2. 病因

（1）吸入性肺炎是宫内或产时吸入较多羊水所致，也可以是出生后奶汁反流入呼吸道及肺部所致。

（2）感染性肺炎的产前感染来源主要是吸入胎粪或污染的羊水、病原体经胎盘屏障血性传播；产时感染主要是吸入了母亲阴道内被病原体污染的分泌物；出生后感染可由接触、血源性或医源性等途径传播。

3. 临床表现

（1）吸入性肺炎的症状与吸入的羊水量有关，吸入少者可无症状；量多者可出现气促、发绀、呼吸困难等症状，听诊可闻及粗湿啰音，X 线胸部检查可见肺纹理增多或斑片状影。

（2）宫内感染肺炎出生时常有窒息，予复苏后可见气促、呻吟、呼吸暂停、体温不稳定，严重者可出现呼吸衰竭和心力衰竭、惊厥或昏迷,听诊可有呼吸音粗糙、减低或者啰音,X线检查出生后第一天可不明显,随访时显示支气管肺炎表现多为细菌感染所致,病毒感染时多为间质性肺炎表现。

(3) 分娩过程中感染肺炎,根据病原体不同,一般出生后数日甚至数周后发病。临床表现可见气促、呼吸暂停或发绀,听诊可闻及啰音。

(4) 出生后感染肺炎可具有一般感染的症状,如饮入差、少动、反应低下、体温不升或发热、黄疸加重等,可见气促、发绀、鼻扇、三凹征、咳嗽、饮入时呛咳等,听诊可闻及湿啰音和呼吸音降低,重症肺炎可出现呼吸衰竭、心力衰竭、休克、DIC等,X线检查两肺弥散性模糊影,点片状浸润影多为细菌性感染,病毒性肺炎以间质性病变或肺气肿多见。

4. 治疗要点

(1) 保持呼吸道通畅,纠正缺氧。

(2) 感染性肺炎注意控制感染。

(3) 支持疗法。

(二) 护理干预

1. 氧疗支持　发绀或低氧血症时予鼻导管、头罩等方式给氧,呼吸困难出现呼吸衰竭时可予CPAP,病情严重者可予机械通气,维持PaO_2在50~80mmHg。保持室内空气新鲜,注意通风,维持温湿度适宜。

2. 呼吸道管理　加强翻身拍背,及时清理分泌物,分泌物黏稠者雾化吸入可湿化气道、稀释痰液,再通过体位引流、叩击/震动、吸痰等可促进呼吸道分泌物排出,保持呼吸道通畅。

3. 遵医嘱用药　注意配伍禁忌。根据病情和病原体选择合适抗生素,细菌感染以早期、静脉使用为宜,病毒性肺炎可使用干扰素或利巴韦林等治疗,观察用药后反应。

4. 密切观察病情　监测生命体征,观察患儿的意识、反应、肌张力等有无变化,警惕呼吸衰竭、心力衰竭、休克及DIC并发症,做好抢救的准备。

5. 监测电解质、血糖和液体出入情况　供给足够的营养及液体,经口喂养不足者予静脉补充;纠正水、电解质紊乱和循环障碍。

6. 监测体温　维持中性温度,注意保暖,发热时予以物理降温。

三、新生儿胎粪吸入综合征护理评估与干预

(一) 护理评估

1. 概述　胎粪吸入综合征(meconium aspiration syndrome,MAS)是由于宫内窘迫或产时窒息、胎粪排出污染羊水、胎儿吸入污染的羊水导致呼吸道出现机械性阻塞和化学性炎症,出现以呼吸困难为主要临床表现的综合征。足月儿和过期产儿多见,是引起呼吸衰竭的重要原因。

2. 病因　胎儿宫内窘迫或产时窒息刺激肠蠕动,肛门括约肌张力降低,致使胎粪排出,羊水被污染,缺氧时胎儿产生喘息或娩出建立呼吸后,将胎粪吸入气道及肺内。

3. 病理生理改变

(1) 不完全阻塞小气道时产生活瓣性效应,气体可进入肺泡而不能呼出,从而导致肺气肿。

(2) 完全阻塞小气道时产生肺不张。

(3) 胎粪可通过刺激小气道产生化学性炎症、利于细菌生长、灭活PS等因素加剧肺泡萎陷,降低V/Q比值,影响肺的通气和换气功能,加重低氧血症和混合型酸中毒。

(4) 低氧和混合型酸中毒时,肺小动脉痉挛,肺血管阻力增加,右心室和右心房压力升高,肺循环压力升高超过体循环,动脉导管和卵圆孔开放,出现右向左分流,也就是新生儿持续肺动脉高压(persistent pulmonary of newborn,PPHN)。

3. 临床表现

(1) 胎粪吸入综合征患儿多为足月儿或过期产儿,有宫内窘迫或产时窒息的病史。

(2) 出生时皮肤、指甲、脐带等部位可见粪染,从口鼻腔或气道内可吸引出胎粪颗粒,合并发绀、气促、呻吟、鼻扇及三凹征等呼吸困难的表现。

(3) 胸部由于过度充气可呈桶状胸的表现。

(4) 听诊可闻及啰音。

(5) X线检查可见广泛分布肺斑片影伴有肺气肿,重症者可见肺不张和炎症所致的大片状阴影,可并发纵隔气肿和气胸等。部分患儿X线检查和疾病严重程度不太一致,胸片改变严重者症状可能较轻,症状严重者胸片可能没有明显异常。

4. 治疗要点

(1) 尽早清除吸入物,促进气管内胎粪排出。

(2) 对症处理:保暖,给氧,纠正酸中毒和维持正常循环等措施。

(3) 使用抗生素,可先选用广谱抗生素,再根据血液培养或气道分泌物培养结果选择合适药物和疗程。

(4) 预防和处理PPHN,可使用一氧化氮吸入疗法(inhaled nitric oxide,iNO)。严重MAS并发PPHN可使用体外膜肺(ECMO)作为备选方案,效果较好。

(二) 护理干预

1. 清理呼吸道　分娩过程中见羊水已被胎粪污染,头部娩出之后肩部娩出之前,可用洗耳球或较粗直径吸引管吸引口鼻腔内胎粪。出生后评估,如患儿有窒息,呈现无哭声、肌张力低下、心率<100次/分的无"活力"状态,予气管插管,吸引气道内胎粪颗粒,如胎粪黏稠,可向气管内注入少量生理盐水灌洗稀释再吸引,此外还可以采用叩击和震动胸部、体位引流等方式促进胎粪排出。

2. 维持有效呼吸　积极改善通气,予鼻导管、头罩、CPAP等给氧方式,维持血氧饱和度在90%~95%或维持 PaO_2 在50~80mmHg之间。符合机械通气指征时,尽早上机,上机时使用较高的PIP可促进陷闭的肺泡开放,应用较长的呼气时间可减少气体潴留,对于常频机械通气无法纠正的呼吸衰竭可予以高频通气。MAS患儿本身的PS被胎粪灭活,可给予外源性PS气管内注入,改善肺的顺应性,改善通气、换气功能及氧合状态,减少气胸等并发症的发生。

3. 改善循环　有低血压和灌注不足等休克的表现时可予生理盐水扩充血容量,并予多巴胺维持血压和改善循环;监测血糖、血钙等情况,如有异常及时处理;限制液体入量,避免脑水肿和肺水肿;积极纠正呼吸性酸中毒和代谢性酸中毒,改善内环境;减少刺激,使用镇静剂等减少患儿氧耗。

4. 预防并发症　密切观察病情,监测生命体征,如患儿呼吸困难突然加重,出现青紫,双侧胸廓起伏不一致,呼吸音降低,应警惕气胸的可能,做好胸腔穿刺和胸腔闭式引流的准备。

四、气漏综合征护理评估与干预

(一) 护理评估

1. 概述　新生儿气漏综合征是指气体由肺泡破裂处外逸至一个或多个区域形成的综合征。根据气体外逸的区域不同,包括肺间质气肿、气胸、纵隔积气、心包积气,极少数情况可见气腹及血管内积气。1%~2%的新生儿可能会出现气漏的情况,其中以气胸最为常见。

2. 病因　吸入造成的气道阻塞、肺泡表面活性物质缺乏造成的肺顺应性降低、使用复苏气囊或机械通气时过高的压力支持等原因均可导致肺泡通气不均匀及气体潴留,进而肺泡破裂,气体进入肺间质造成单侧或双肺的微囊肿即肺间质气肿,可进展为纵隔积气和气胸,而肺间质气肿和纵隔积气时,若气体进入心包和心脏之间,则会造成心包积气。

3. 临床表现

(1) 呼吸系统症状恶化:患儿的病情突然恶化,胸廓饱满,持续呼吸困难,面色苍白、气促、呻吟、三凹征、费力呼吸、血压降低、发绀,叩诊呈清音,听诊心率加快或减慢、心音低顿、心尖搏动最强点发生移动、患侧呼吸音降低,可能提示有气漏的发生。

(2) 症状不明显者:部分气漏患儿临床症状不明显,可能仅在 X 线检查时发现。

4. X 线检查

(1) 胸片检查:高度怀疑发生气漏时,应立即行胸片检查。胸片检查结果是确诊气漏综合征的必要条件,可显示肺部、纵隔、肺压缩程度等情况,透亮度增加的区域提示气体积聚,肺间质气肿可见单页或多页囊泡状透亮区,气胸时可见肺组织被压缩,纵隔积气时胸腺被抬高呈"帆状影",心包积气时可见心脏被气体环绕如晕影状。

(2) 暗视野下使用高强度纤维冷光源透照胸壁,当光线接近皮肤时呈现红光,透亮度增加提示本侧气胸。

5. 治疗要点

(1) 紧急处理:怀疑气胸时,可进行胸腔诊断性穿刺,确诊的同时也可以缓解症状。

(2) 保守疗法:仅 X 线检查时可见改变,呼吸困难和其他临床症状均不明显的气漏患儿如无持续性进展的表现,可暂不予特殊处理,先行密切观察。保守治疗氧疗时,可予高浓度氧气吸入,可促进气体的吸收。如无持续性气漏,漏出的气体多在 24~48 小时吸收。

(3) 机械通气策略:肺间质气肿或持续性气漏的患儿机械通气时选择低气道压力和小潮气量的高频通气模式效果较好。

(4) 预防气漏发生:适当的 PEEP 可以维持更多肺泡的开放状态从而促进肺部气体更均匀分布。使用 PS 改善肺顺应性,以小潮气量和允许性高碳酸血症为特点的肺保护性通气策略等的采用均可减少气漏发生的风险。

(二) 护理干预

1. 协助医生行胸腔穿刺 患儿病情恶化怀疑气胸时,可做紧急胸腔穿刺。用蝴蝶套管留置针在患侧锁骨中线第 2 肋间隙紧靠第 3 肋的位置进针至胸膜腔予抽吸排气,气体排出后患儿情况可迅速好转;心包积气患儿需排气时,用静脉套管针在剑突下向左肩方向进针至心包时予以抽吸即可,容易复发者可留置导管引流。

2. 胸腔闭式引流的护理 有持续气漏者可能需在患侧腋前线胸膜腔放置引流管连接水封瓶或负压吸引装置予引流。治疗期间应严格执行无菌操作,妥善固定引流管防止滑脱,保持伤口处清洁干燥,观察水柱波动及气泡逸出情况,复查 X 线监测进展,待 X 线检查好转,未见气泡逸出时,可夹闭引流管,24 小时后无积气者予拔除引流管,拔管后做好伤口护理,防止感染。

3. 密切观察病情变化 观察患儿面色、神志、反应等,观察呼吸的频率、节律及深浅度等变化,注意观察胸廓形状及双侧呼吸运动是否对称,集中操作,减少刺激,烦躁或疼痛时予以安抚,无效时予以镇静。

4. 预防感染 严格无菌操作,注意手卫生洗手,严格执行消毒隔离制度,遵医嘱使用抗生素,防止继发感染。

五、新生儿持续肺动脉高压护理评估与干预

(一) 护理评估

1. 概述 持续肺动脉高压(PPHN),又称持续胎儿循环(persistent fetal circulation,PFC)。新生儿出生后肺循环压力应该下降,胎儿时期的通道(包括动脉导管及卵圆孔)应进行功能性关闭。但由于各种原因导致新生儿出生后肺血管阻力维持在较高状态,肺循环压力持续性增高,超过体循环压力,致使血液经过动脉导

管和卵圆孔时发生右向左分流,而不能由胎儿循环顺利过渡至新生儿循环。因肺动脉压力持续升高致使肺血流减少,静脉血不能进行充分的氧合,临床出现持续性发绀和低氧血症。

2. 病因 正常情况下,肺血管阻力在生后24小时内下降80%左右,如生后肺循环阻力持续维持在较高状态,新生儿向宫外生活的过渡就会受到影响,一旦肺血管收缩存在,即使去除病因,仍可能持续收缩。引起肺血管阻力持续增高的因素是多方面的,最常见的原因是从胎儿期到新生儿期的适应不良或肺毛细血管及组织的发育迟缓或异常。下列因素与PPHN的进展有关。

(1) 孕期药物使用:孕期使用苯妥英钠、前列腺素抑制剂或阿司匹林等药物可引起动脉导管的提前关闭,迫使心脏排出血液至肺部,造成不正常发育。

(2) 围生期疾病影响:胎粪吸入、复苏延迟、低体温和低血糖、RDS、肺炎和败血症等可导致肺血管痉挛、低氧血症和酸中毒,引起肺血管持续收缩。

(3) 肺血管发育异常:肺发育不良、膈疝等肺部损伤或包块以及先天性心脏病等会使流向心脏的血流减少,导致肺血管的发育落后和持续的右向左分流。

3. 临床表现

(1) 常见于足月儿或过期产儿,一般在生后12小时内发病,多伴有胎粪吸入、窒息、RDS等病史。

(2) 气促、鼻扇、呻吟、三凹征等呼吸困难的症状明显,合并皮肤及黏膜青紫。合并严重的低氧血症和酸中毒时,即使氧疗时提高FiO_2低氧血症仍改善不明显,且机械通气需要给予较高的气道压力和FiO_2。

(3) 右上肢(动脉导管前)和双下肢(动脉导管后)血气动脉血氧分压相差大于20mmHg,两处的血氧饱和度相差大于10%。

(4) 听诊心前区可闻及三尖瓣反流所致的收缩期杂音。

4. 辅助检查

(1) X线检查:肺野清晰无异常充气征象者多为原发性和先天性PPHN,其他疾病所致PPHN的X线检查呈现相应疾病的特点。

(2) 超声多普勒心动图:结果显示动脉导管及卵圆孔水平的右向左分流和三尖瓣反流时则表明肺循环的高阻力状态和胎儿循环的持续存在。

5. 治疗要点

(1) 降低氧耗,改善氧合:O_2是非常有效的血管扩张剂,可通过纠正低氧和酸中毒来扩张肺血管降低肺循环压力。氧疗和常频通气难以纠正低氧血症时,可予HFOV,提供较高的平均气道压,血氧饱和度可考虑维持在95%以上。HFOV时可将震荡幅度设置在高水平增加通气量,将CO_2水平维持在正常低限附近($PaCO_2$的理想范围为35~45mmHg)。

(2) 一氧化氮吸入:一氧化氮是选择性的肺血管扩张剂,使用时需注意有无出血倾向,体重<1000g的早产儿不推荐使用。

(3) 使用血管扩张剂:硫酸镁、前列环素、西地那非等药物可扩张肺血管,但对体循环压力也有影响,使用时需注意有无低血压的表现。

(4) 改善循环,提高体循环压力:维持正常血压,使收缩压超过肺血管压力。

(5) 积极治疗各种原发疾病:严重的低氧血症和酸中毒难以纠正时体外膜肺(ECMO)可作为最后的支持手段。

(二) 护理干预

1. 清理呼吸道 尤其是针对MAS引发PPHN的患儿,应彻底清理气道,保持呼吸道通畅,减少气道阻力,防止肺不张的发生。

2. 一氧化氮吸入疗法(iNO)的护理

（1）维持有效治疗量：iNO 的起始剂量一般为 10~20ppm（1ppm=10^{-6}），NO 可以和 O_2 结合生成 NO_2，超过 20ppm 会增加毒性，逐渐降低至最低有效剂量 1~5ppm。

（2）观察毒副作用：密切观察有无呼吸道、消化道及皮肤黏膜等出血倾向，观察有无前囟饱满、肌张力改变等颅内出血的表现，监测凝血功能。NO 与血红蛋白结合失活并形成副产品高铁血红蛋白，应注意监测其水平，升高时皮肤黏膜发绀，呈现灰蓝色。

3. 循环支持　改善循环，必要时使用碳酸氢钠纠正酸中毒，维持 pH 7.35~7.45。血容量不足时予生理盐水或白蛋白扩充血容量，血压仍低者或循环障碍时可使用多巴胺和多巴酚丁胺等正性肌力药物。

4. 保持患儿安静　刺激、哭叫、采血和测量生命体征等动作会降低 PaO_2 导致低氧血症，推荐予最小的刺激，操作和治疗时予以镇静和止痛，人机对抗时可考虑应用肌松剂。

六、新生儿肺出血护理评估与干预

（一）护理评估

1. 概述　新生儿肺出血（pulmonary hemorrhage）常出现在严重疾病晚期，早期不易发现，漏诊率较高。肺大量出血是指至少两个肺叶以上的大面积出血，其病死率较高，需引起重视。大量出血者，预后不良；如果出血量小或局限，患儿恢复可能性大，但预后取决于患儿的原发疾病治疗情况。

2. 病因　严重的原发疾病合并早产、窒息、低体温、感染、硬肿症等高危因素时容易出现肺出血。

3. 临床表现

（1）呼吸系统症状

1）呼吸困难突然加重，出现气促、呻吟、吸气性三凹征以及呼吸暂停等表现。

2）发绀，经皮血氧饱和度进行性下降。

3）听诊呼吸音减低或湿啰音增多。

（2）全身症状：出现面色苍白，皮肤湿冷，肌张力低下，毛细血管充盈时间延长，呈休克状态。

（3）口鼻腔流出或从气道内吸出大量血性液体。

（4）X 线检查可见广泛均匀的密度增高的斑片影，肺野透光度降低，出血量大时呈"白肺"征，肺门血管影增多，病情严重者左心室增大明显，心胸比 >0.6。

4. 治疗要点

（1）以预防为主：积极治疗原发疾病。

（2）机械通气：尽早应用呼吸机辅助通气，及时使用较高水平的气道正压非常关键。

（3）止血：静脉滴注或气管插管内注入血凝酶等止血药物控制出血，纠正凝血功能障碍。

（4）补充血容量，改善循环功能和组织灌注。

（5）对症支持。

（二）护理干预

1. 纠正低氧血症和酸中毒　有肺出血的高危因素且原发疾病严重者，肺出血之前尽早应用呼吸机辅助通气，PIP 维持在 25~30mmHg，PEEP 维持在 6~8mmHg。不常规拍背、吸痰，如气道分泌物较多影响氧合需要吸引时，负压不宜过大，一般在 75~100mmHg，参数调整和撤机时机选择应谨慎，已经发生广泛性肺出血再给予机械通气效果不甚理想。

2. 改善循环　建立静脉双通道或三通道，监测患儿毛细血管充盈时间及血压等。对出血量较大致贫血的患儿，予红细胞悬液等输注，纠正贫血，补充血容量，将血细胞比容维持在 0.45 以上；休克时予生理盐水扩容，使用多巴胺和（或）多巴酚丁胺等维持血压在正常范围，保持出入液量平衡，每天入量不超过 80ml/kg；凝血功能障碍容易形成微血栓的患儿可予低分子肝素钙皮下注射或小剂量肝素静脉滴注改善微循环。

3. 建立静脉通道 遵医嘱使用抗生素控制感染,必要时给予静脉注射人免疫球蛋白等增强免疫能力。静脉注射人免疫球蛋白应单独输注,不能与其他药物混合使用,输注过程中应注意观察有无不良反应。

4. 注意保暖 新生儿硬肿症或低体温患儿复温应缓慢,逐步复温,循序渐进。护理操作集中进行,减少刺激,保持持患儿安静状态。

5. 严密监测 观察患儿是否有新的出血、肺出血的量及性状,观察患儿的神志、瞳孔、肌张力等有无变化,病情变化时及时通知医生,做好抢救准备。

七、支气管肺发育不良护理评估与干预

(一) 护理评估

1. 概述 支气管肺发育不良(bronchopulmonary dysplasia,BPD)由 Northway 等于 1967 年首次报道并命名,其定义随时间有所改变。2000 年 6 月,美国国家儿童保健和人类发展研究院(NICHD),美国国家心脏、肺和血液研究院以及少见疾病委员会在共同举办的 BPD 研讨会上,提出了 BPD 新的诊断标准:①新生儿氧依赖至少28 天;②肺部放射学异常表现。并根据 BPD 病情轻重进行分度,出生胎龄 <32 周者以矫正胎龄 36 周或出生胎龄 ≥32 周者生后 56 天或出院时对氧的依赖情况,可分为轻中重三度:①未用氧为轻度。②需氧浓度 $FiO_2<30\%$者为中度。③需氧浓度 $FiO_2 ≥30\%$ 和(或)需要机械通气者为重度。新标准同时指出不应将胸部 X 线检查作为疾病严重性的评估依据。BPD 是引起早产儿死亡和后遗症的主要因素,成为 NICU 越来越棘手的问题。

2. 病因 BPD 的病因并不完全清楚,可能是多种因素共同导致气道损伤,纤维化和炎症反应致使肺部结构改变,早产儿肺发育不成熟、呼吸衰竭、氧疗或机械通气、宫内或新生儿期感染、母亲有吸烟史、有家族过敏及哮喘史、男胎都是高危因素。肺发育不成熟、急性肺损伤和损伤后的异常修复是发生 BPD 的三个关键环节,而引起急性肺损伤的炎性反应过程以及损伤后的修复过程均受基因遗传易感性调控。

3. 病理改变 PS 应用后时代,"新型"BPD 的主要病理特征为肺泡发育不良(数目减少、体积增大、结构简单化)和肺微血管发育不良(血管形态异常),可见持续炎症反应,而肺泡、气道损伤和纤维化较轻。

4. 临床表现

(1) 主要见于早产儿,临床表现多样,患儿最初无或仅轻微肺部疾病,但生后几周内对氧气和机械通气的需求增加,出现呼吸困难,三凹征,存在低氧血症和呼吸性酸中毒,呼吸机参数不能下调。

(2) 气道分泌物增多,支气管痉挛,可闻及肺部干湿啰音及哮鸣音。

(3) 由于缺氧和能量消耗增加,体重增加缓慢,可能有营养不良。

5. 辅助检查 "新型"BPD 肺部 X 线表现往往不典型,某些患儿仅可见肺过度膨胀或磨玻璃样改变,胸部 CT 被更多用于诊断,两下肺常可见对称性病变,表现为肺野呈磨玻璃样改变、多灶性肺过度充气、条状肺不张影或斑片状实变影、胸膜增厚等。

6. 治疗要点

(1) 重在预防

1) 做好围生期保健,预防早产,难免早产时在新生儿出生前给孕母使用糖皮质激素促进肺成熟。

2) 对于出生时胎龄不足 26 周、出生体重不足 1000g 的极不成熟的小早产儿出生时尽早给予 PS 预防RDS 的发生。

3) 预防宫内和新生儿期感染,选择有效的抗生素抗感染治疗。

4) 限制液体,严格控制液体量和钠摄入,有症状的 PDA 尽早关闭。

5) 氧疗时尽可能予以较低的 FiO_2,机械通气时采用肺保护性通气策略。

6) 严重低氧血症可使用 iNO。

7) 营造低刺激性的环境,降低噪声、光线对患儿的不良刺激,尽量减少有创操作,各种操作集中进行,减

少患儿的能量消耗。

8）补充维生素 A 对于预防 BPD 有一定的效果。

（2）营养支持：早期尽量采用肠内营养结合静脉营养供给足够的热卡,补充钙、磷、锌、铜、硒、锰等微量元素和维生素 E。

（3）激素治疗：不作为常规治疗手段,仅在情况严重时考虑小剂量使用。

（4）使用支气管扩张剂：氨茶碱可降低气道阻力,扩张气道,兴奋呼吸中枢,改善肺顺应性,增加膈肌运动和肺通气功能并有轻度利尿作用。

（二）护理干预

1. 合理喂养　提供充足的营养,供给足够的热卡。BPD 患儿呼吸做功增加,氧耗量大,能量消耗也增多,而肺的抗损伤以及修复过程也需要充足的营养支持,因此必须保证能量的供给,一般需要 140~160kcal/(kg·d),能吸吮者可经口喂养,观察有无腹胀或呕吐等喂养不耐受的表现,吸吮无力经口摄入困难时采用鼻饲,肠道内营养不足时静脉补充。

2. 控制出入量　记录液体入量和尿量,预防液体过量。早产儿处理水和电解质的能力较差,摄入液体过多时容易出现肺间质和肺泡水肿,每天液体量最好不要超过 100ml/kg,严格控制输液速度。限液时可考虑予高热卡配方奶满足增多的能量需求,患儿有液体潴留或 BPD 的早期表现时可应用利尿剂,常静脉注射呋塞米,剂量为每次 0.5~1mg/kg,每天 2~3 次,同时,需注意监测电解质情况。也可氢氯噻嗪和螺内酯联合口服,减少副作用。

3. 合理的氧疗　选择合适的给氧方式,保持呼吸道通畅,改善呼吸功能。氧疗和机械通气时,注意用氧的浓度,监测患儿的血氧饱和度和血气分析,以较低的 FiO_2 维持 $PaCO_2$ 和血氧饱和度,以小潮气量通气,降低气道压力水平,维持患儿安静状态,减少刺激,减少氧耗。

4. 预防感染　加强消毒隔离制度,遵守无菌原则。选择有效的抗生素抗感染治疗,保持抗菌药物有效进入体内。

5. 健康宣教　向家属讲解 BPD,帮助他们识别症状,熟悉出院后的治疗和护理计划,指导家属用氧、心肺复苏技术和使用心电监护仪,如果条件允许,回家后可继续使用心电监护仪,学会对异常情况的处理技巧并能及时就医,有喂养困难、溢奶和胃食管反流的患儿,指导家属喂养的技巧。

要 点 荟 萃

1. 新生儿呼吸窘迫综合征　是由于肺泡表面活性物质(PS)缺乏导致患儿出生后数小时出现呼吸窘迫,并呈进行性加重,是新生儿常见的危重症。

（1）病因：①PS 缺乏。②PS 合成障碍。③PS 消耗增加。

（2）临床特点：①生后不久出现进行性加重的呼吸困难,气促(>60 次/分)、呼吸不规则、鼻扇、呼气性呻吟、吸气性三凹征、发绀,严重者出现呼吸暂停。②随病情进展双肺可闻及细湿啰音和呼吸音降低。③X 线检查可见由于肺充气减少导致的透光度降低,严重者呈白肺。④生后 6 小时内出现,24~48 小时病情严重,72 小时后随着肺成熟度的增加逐渐好转。

（3）治疗要点：①寻找诱因。②促进肺成熟。③PS 替代疗法。④氧气支持。⑤维持水电解质和酸碱平衡。⑥预防并发症。⑦处理动脉导管未闭。

（4）PS 使用的目的：预防或治疗 RDS。

（5）PS 使用指征：预防剂量 100mg/kg,治疗剂量 200mg/kg,间隔 6~12 小时可重复使用。

2. 新生儿肺炎

（1）吸入性肺炎：由宫内或产时吸入较多羊水所致,症状较轻,预后良好。

(2) 感染性肺炎:由细菌、病毒、真菌、原虫等病原体引起,可为宫内感染、产时感染和出生以后感染,根据病情和病原体选择合适抗生素。

(3) 治疗要点:①保持呼吸道通畅,纠正缺氧。②感染性肺炎注意控制感染。③支持疗法。

(4) 护理干预:①氧疗支持。②呼吸道管理。③遵医嘱用药。④密切观察病情变化。⑤监测电解质、血糖和液体出入情况。⑥监测体温。

3. 新生儿呼吸系统常见疾病

(1) 胎粪吸入综合征:是由于宫内窘迫或产时窒息、胎粪排出污染羊水、胎儿吸入污染的羊水导致呼吸道出现机械性阻塞和化学性炎症,出现以呼吸困难为主要临床表现的综合征,足月儿和过期产儿多见,是引起呼吸衰竭的重要原因。

(2) 新生儿气漏综合征:是指气体由肺泡破裂处外逸至一个或多个区域形成的综合征。根据气体外逸的区域不同,包括肺间质气肿、气胸、纵隔积气、心包积气、气腹等,气胸最为常见。

(3) 持续肺动脉高压:又称持续胎儿循环,是指新生儿出生后由于各种原因导致肺血管阻力维持在较高状态,肺循环压力持续性增高,超过体循环压力,致使血液经过动脉导管和卵圆孔时发生右向左分流,而不能由胎儿循环顺利过渡至新生儿循环。因肺动脉压力持续升高致使肺血流减少,静脉血不能进行充分的氧合,临床出现持续性发绀和低氧血症。

(4) 新生儿肺出血:肺大量出血是指至少两个肺叶以上的大面积出血,其病死率较高,预后不良;如果出血量小或局限,患儿恢复可能性大,但预后取决于患儿的原发疾病治疗情况。

(5) 支气管肺发育不良诊断标准:①新生儿氧依赖至少 28 天。②肺部放射学异常表现。出生胎龄<32 周者以矫正胎龄 36 周或出生胎龄≥32 周者生后 56 天或出院时对氧的依赖情况,可分为轻中重三度:①未用氧者为轻度。②需氧浓度 FiO_2<30% 者为中度。③需氧浓度 FiO_2≥30% 和(或)需要机械通气者为重度。

(刘 谦 蒲倩婷)

参考文献

[1] 邵肖梅,叶鸿瑁,丘小汕. 实用新生儿学. 4 版. 北京:人民卫生出版社,2011,375-455.

[2] 吴本清. 新生儿危重症监护诊疗与护理. 北京:人民卫生出版社,2011,90-112.

[3] Bernhard W. Lung surfactant:Function and composition in the context of development and respiratory physiology. AAnn Anat,2016,208:146-150.

[4] Stokowkski LA. A primer on Apnea of prematurity. Adv Neonatal Care. 2005,5(3):155-170.

[5] Schmidt B,Roberts RS,Davis PG,et al. Prediction of Late Death or Disability at Age 5 Years Using a Count of 3 Neonatal Morbidities in Very Low Birth Weight Infants. J Pediatr,2015,167(5):982-986,e2.

[6] 莫兆冬,郭小玲,王维琼,等. 脉搏血氧仪筛查先天性心脏病的有效性研究. 中国新生儿科杂志,2015,30(5):343-346.

[7] 《中华儿科杂志》编辑委员会,中华医学会儿科学分会新生儿学组. 新生儿机械通气常规. 中华儿科杂志,2015,53(5):327-330.

[8] 代玉静,苏艳霞,佟丽. 双水平气道正压通气序贯治疗早产儿呼吸窘迫综合征的疗效. 中国新生儿科杂志,2015,30(1):56-58.

[9] 周晓光. 新生儿常见疾病的机械通气策略. 实用儿科临床杂志,2009,24(6):401-404.

[10] 王颖. 支气管肺发育不良(新生儿慢性肺疾病)的诊断与治疗. 实用医学杂志,2005,21(17):1859-1860.

第十二章
新生儿循环系统疾病护理评估与干预

导读和思考：

心脏是胎儿发育最早的器官之一，心脏的正常发育对胎儿及新生儿是非常重要的。先天性心脏病是儿童最常见的心脏病，分为左向右分流型、右向左分流型和无分流型，因此了解不同类型先天性心脏病可以针对性进行护理。先天性心脏病容易出现心力衰竭，如何早期识别并及时处理对于患儿及医务人员均非常重要。

1. 新生儿出生以后是如何从胎儿循环过渡到新生儿循环的，如果过渡不良会导致哪些异常？

2. 不同类型的先天性心脏病临床表现有何不同，如何处理？

3. 新生儿休克可分为哪些类型，如何对新生儿休克进行评分？

4. 洋地黄制剂是治疗新生儿充血性心力衰竭的常用药物，如何使用，洋地黄中毒有哪些表现，如何处理？

第一节　胎儿循环与新生儿循环

一、心脏的胚胎发育

胎儿心脏发育非常快，从生命第 18 天至第 12 周是胎儿心脏发育时期。胚胎早期约 3 周时，形成心管，为原始的心脏结构，胎龄 22~24 天时，心管伸长发育出收缩环和膨大部分，由头至尾形成动脉干、心球、心室、心房及静脉窦等室腔和管路结构，动脉干在随后的发育中分隔为主动脉和肺动脉，心球形成心室的流出道，静脉窦则形成上腔、下腔静脉和冠状窦。

出自心球的动脉总干和静脉窦随着心管的扭曲旋转和心室的扩张伸展向腹面突出位于心脏前端，心脏流入及排出通道并列一端，四组瓣膜环则连在一起，组成纤维支架。这一阶段的异常发育，可导致矫正型转位和右位心等。

心脏外形在胚胎 29 天基本形成，接着心房和心室形成。心内膜垫形成房室间隔，是心房和心室的最早划分，随后长出的第一房间隔和第二房间隔逐渐接近并黏合，在心房内分隔形成时，心室也分成左右两半，肌膈、心内膜垫、动脉总干及心球分化成主动脉和肺动脉时形成的中隔等三个部分生长延伸形成心室间隔，至第 8 周时房室间隔完全长成，心脏的结构形成。这个阶段的异常发育可以导致室间隔缺损、房间隔缺损、心内膜垫缺损、三尖瓣及二尖瓣狭窄、闭锁、缺乏以及变形。

原始的心脏出口是一根动脉总干即大血管，包括主动脉及其分支、肺动脉、主动脉瓣、肺动脉瓣等在前 8

周形成。在这一阶段的发育异常可引起动脉干的异常、法洛四联症、肺动脉或主动脉瓣狭窄和闭锁、大血管转位等。

二、胎儿循环

由于胎儿的肺不能进行气体交换，胎儿通过脐带从母体获得营养物质及氧气，并排泄废物。胎儿循环系统的路径有其特殊性，体循环与肺循环并联，并联通道是卵圆孔和动脉导管。胎儿循环在三个位置发生分流，静脉导管是脐静脉与上下腔静脉之间的通道，卵圆孔是左心房与右心房之间的通道，动脉导管是肺动脉与主动脉之间的通道。

胎儿静脉血经脐动脉在胎盘从母体通过弥散获得营养物质和氧，随后携带富含营养及高浓度氧的动脉血经脐静脉到达胎儿肝门处，其中一半灌注到胎儿肝脏，另一半通过静脉导管至下腔静脉与部分从腹腔器官（胃肠道及肝脏）及下肢来的含氧浓度低的静脉血混合，共同流入右心房后约三分之一通过卵圆孔至左心房，再经左心室到升主动脉并灌注到头颈部和心脏（这些器官会得到富含充足氧气的血液）。上腔静脉回流血液与来自下腔静脉的血液混合后再进入肺动脉，由于肺小动脉血管收缩和肺血管阻力增高，除少部分灌注肺外，大部分血液通过动脉导管进入降主动脉灌注腹腔器官及下肢。灌注后，大部分血液经脐动脉返回胎盘换取营养及氧气。

通过胎儿循环路径可以看出，灌注脑、心、肝等重要器官的血液含氧量明显高于灌注腹腔器官和下肢的血液。

胎儿期肺循环阻力高于体循环，右心室的负荷远超左心室。如果出生后这三个通道即卵圆孔、动脉导管以及静脉导管没有及时关闭，持续胎儿循环，将导致新生儿持续肺动脉高压（PPHN）。

三、新生儿循环

出生后随着脐带结扎，脐血管被阻断，胎盘血液循环终止，新生儿开始呼吸，肺泡和肺血管扩张，肺循环阻力下降，经肺动脉进入肺部的血流增加，经肺静脉回流至左心房的血液也增多，左心房压力增高并超过右心房，卵圆孔功能性关闭，如右心房压力升高可使卵圆孔重新开放，解剖性关闭多在出生后5~7个月。动脉血氧含量的增高刺激动脉导管壁平滑肌收缩，体循环压力上升超过肺循环，生后24小时动脉导管功能性关闭并逐渐收缩闭塞最终形成动脉韧带，低温、肺血管阻力增加、酸中毒可抑制或延迟闭合，动脉导管大部分于生后一年内解剖性关闭，脐血管血流停止后6~8周完全闭合形成韧带。

正常新生儿循环路径为下腔静脉和上腔静脉携带含氧量低的静脉血进入右心房至右心室，右心室的血液通过肺动脉到达肺，在肺泡进行气体交换，氧合后的动脉血从肺经肺静脉流至左心房再到左心室，经主动脉灌注全身器官组织。

要 点 荟 萃

1. 胎儿循环　在三个位置发生分流：①静脉导管，是脐静脉与上下腔静脉之间的通道。②卵圆孔，是左心房与右心房之间的通道。③动脉导管，是肺动脉与主动脉之间的通道。灌注脑、心、肝等重要器官的血液含氧量明显高于灌注腹腔器官和下肢的血液。胎儿期肺循环阻力高于体循环，右心室的负荷远超左心室。如果出生后这三个通道即卵圆孔、动脉导管以及静脉导管没有及时关闭，持续胎儿循环，将导致新生儿持续肺动脉高压（PPHN）。

2. 新生儿循环　出生后脐带结扎，脐血管被阻断，新生儿肺循环阻力下降，卵圆孔和动脉导管功能性关闭,体循环压力超过肺循环,新生儿正常循环建立。①卵圆孔在出生后5~7个月,解剖性关闭;②动脉导管出生后24小时功能性关闭,大部分于生后1年内解剖性关闭;③脐血管血流停止后6~8周完全闭合形成韧带。

（刘　谦　王正东）

第二节　先天性心脏病护理评估与干预

先天性心脏病是胎儿时期心脏及大血管发育异常所导致的畸形,是儿童最常见的心脏病,每千名活产儿中6~8名可能出现,而新生儿期即有症状的先天性心脏病多以复杂畸形为主。先天性心脏病的病因并不完全明确,多由遗传因素、环境因素及母体因素等共同作用引起,孕龄第16~28周时进行胎儿心脏检查可以部分避免严重先天性心脏病患儿的出生。先天性心脏病根据有无直接分流可分为左向右分流型、右向左分流型和无分流型,根据临床上有无青紫可分为非青紫型和青紫型。

一、护理评估

(一) 动脉导管未闭

1. 概述　胎儿循环中动脉导管是肺动脉和主动脉之间的重要通道,出生后24小时功能性关闭,1年以内以逐渐机化成动脉韧带的方式解剖性关闭。如果出生后动脉导管持续开放,即为动脉导未闭(patent ductus arteriosus,PDA),出生后作为主动脉和肺动脉之间的异常通道,会导致机体一系列病理生理改变(图12-1)。

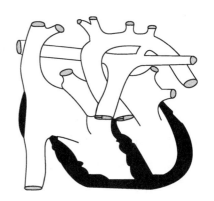

图 12-1　动脉导管未闭

2. 临床表现

(1) 循环改变

1) 由于体循环压力高于肺循环,血液从左向右分流,进入肺血管,增加肺的血流量。血液分流量的多少与动脉导管的直径、主动脉与肺动脉的压力差等因素有关。

2) 肺循环血流量增加,肺小动脉可有反应性痉挛,出现肺动脉高压。

3) 右心室压力负荷增加,可出现右心衰。

4) 回流至左心的血流量也增加,容量负荷加重,左心房和左心室扩大,严重者可出现充血性心力衰竭。

5) 由于长期左向右分流,肺动脉压力逐渐增高,当超过主动脉压时,左向右分流明显减少或停止,进而产生肺动脉血流逆向分流入降主动脉的情况,患儿出现差异性发绀。表现为左上肢轻度紫青,右上肢正常,下半身青紫,呈现双下肢重于双上肢,左上肢重于右上肢。

(2) 症状:PDA的症状主要取决于分流量的大小。

1) 分流量小者可无症状。

2) 导管粗大者致分流量大,可有气促、咳嗽、心率增快、体重增加缓慢,易并发呼吸道感染及心力衰竭。

(3) 体征及检查

1) 听诊胸骨左缘第2肋间可有收缩期和舒张期连续性机器样杂音。

2) 肺动脉压力增高时,舒张期分流不明显,杂音减弱或消失,仅收缩期闻及杂音。

3) 脉压增宽,可有水冲脉等周围血管征。

3. 治疗护理要点

(1) 记录出入量:PDA 患儿需监测液体平衡情况,限制入量,必要时使用利尿剂。

(2) 监测有无心力衰竭表现:保持患儿安静,监测心率、呼吸、面色、经皮血氧饱和度、肝脏大小、小便量,早期识别心力衰竭,积极配合医生处理。

(3) 药物使用:遵医嘱出生后早期给予吲哚美辛(消炎痛),可抑制前列腺素的合成,从而促进动脉导管关闭。如果患儿有坏死性小肠结肠炎、出血性疾病、肾衰竭、高胆红素血症等情况禁用,副作用可能有一过性少尿、暂时性肾功能不全和胃肠道出血等,用药时需要观察有无副作用。

(4) 围术期护理:药物关闭失败的患儿根据情况选择手术结扎治疗,配合医生做好术前准备、术中配合及手术后观察护理。

(二) 室间隔缺损

1. 概述　正常发育的心脏左右心室没有缺损及通道,左右心室间隔部分肌肉或膜部因发育不良导致缺损出现异常通道就是室间隔缺损(ventricular septal defect,VSD),可出现在间隔的任何部位,分为流入道型(隔膜后型)、流出道型(室上嵴上型)、膜周型(室上嵴下型)和肌部型,是最常见的先天性心脏病类型,可以单独存在,也可以与其他畸形同时存在,约有 2/3 的心血管畸形合并有 VSD。

2. 临床表现　VSD 的临床表现取决于缺损的大小、肺循环阻力及肺动脉血流量的大小。

(1) 循环改变

1) 中型或大型缺损时通过左向右的分流增多,肺循环血流量增加。

2) 严重的 VSD 由于持续高压力冲击肺循环,肺小动脉痉挛,出现动力型肺动脉高压,随之继发小动脉内膜增厚和硬化,形成阻力型肺动脉高压,左向右分流转变为双向分流甚至反向分流。

(2) 症状

1) 小型缺损临床症状不明显,多在体检时闻及胸骨左缘第 2~4 肋间收缩期吹风样杂音。

2) 严重的 VSD,患儿表现为青紫、气促、多汗、体重不增、喂养困难及反复的肺部感染等症状,如合并其他心血管畸形,可发生心力衰竭。

(3) 体征和检查:超声心动图可探查到缺损的部位及大小,叠加彩色多普勒可显像血流方向明确诊断。

3. 治疗护理要点

(1) 预防和监测心力衰竭。

(2) 部分 VSD 会自然闭合,可门诊随访,但有发生细菌性心内膜炎的可能,应注意控制感染。

(3) 无症状的轻中度 VSD 一般在 2~4 岁行手术治疗。

(4) 大型的缺损如有明显的生长发育不良、顽固性心力衰竭、肺动脉高压等情况则应尽早手术修补。

(三) 房间隔缺损

1. 概述　房间隔缺损(atrial septal defect,ASD)是常见的先天性心脏病,发育正常的心脏左心房及右心房之间没有缺损及通道(胎儿时期的卵圆孔出生后关闭),心脏发育不良导致心房之间有缺损,根据缺损部位可分为中央型(继发孔型)、上下腔型(静脉窦型)、原发孔型和冠状静脉窦型,其中中央型为最常见的类型。

2. 临床表现

(1) 循环改变

1) 分流量取决于体循环和肺循环的相对阻力、两侧心室的顺应性和缺损的大小。

2) 出生后早期,肺循环阻力没有完全下降时,右心室顺应性较差,右心房压力稍高,右向左分流。

3) 随着肺循环阻力下降,体循环阻力升高,右心室顺应性改善,分流方向变为左向右分流。

4) 从左心房进入左心室和体循环的血量减少,左心房的血液从缺陷的通道分流至右心房,右心室的容量负荷增加,肺循环血量增加,肺部淤血。

5) 缺损面积大者,分流量增大,可出现肺动脉高压。

6) 肺动脉高压时,肺循环阻力超过体循环阻力时,可出现右向左分流。

(2) 症状

1) 分流量小者症状不明显。

2) 分流量大者可能有气促、多汗、体重不增、喂养困难等。

3) 重症可发生反复的肺部感染及心力衰竭。

(3) 体征和检查

1) 可有收缩期喷射样杂音。

2) 超声心动图可显示缺损部位以及右心室肥大。

3. 治疗护理要点

(1) 中央型 ASD 可自然闭合,通常不需要手术修补。

(2) 上下腔型和原发孔型 ASD 不会自然闭合,一般 2~5 岁时为手术的治疗时间。

(3) 预防肺部感染及充血性心力衰竭,如出现上述情况,尽早手术。

(四) 主动脉缩窄

1. 概述 主动脉缩窄(coarctation of aorta,COA)是主动脉的缩小或狭窄。COA 可能是原发病变,也可能继发于动脉导管狭窄。主动脉峡部是最常见的缩窄部位,COA 的病因可能主要与胚胎期血循环有关。

2. 临床表现

(1) 循环改变:

1) COA 的严重程度取决于缩窄的部位及程度。

2) 主动脉的狭窄使血管的压力增加阻碍血液流出左心室,引起左心室的扩张和肥大,上肢的血压升高及脉搏增快,远端降主动脉血流减少,下肢血供减少。

(2) 症状

1) COA 的主要特征是上下肢血压差异,上肢血压高于下肢,桡动脉搏动增强,股动脉搏动减弱。

2) 合并其他畸形时常见心力衰竭的表现。

(3) 体征和检查

1) 听诊胸骨左缘第 2、3 肋间可闻及收缩期杂音。

2) 超声心动图可显示主动脉缩窄的部位、形态及合并畸形。

3. 治疗护理要点

(1) 维持血流动力学的稳定,遵医嘱使用正性肌力药物,预防和治疗充血性心力衰竭。

(2) 在手术前可使用前列腺素维持动脉导管的开放状态。

(3) 无明显症状的病人可在 4~8 岁时行手术治疗。

(4) 有症状的病人在病情稳定后根据缩窄的部位、长度及程度而选择不同的手术方案,通过切除缩窄段来重建主动脉正常血流通道并恢复正常循环功能。

(五) 完全性大动脉转位

1. 概述 完全性大动脉转位(transposition of the great arteries,TGA)是主动脉和肺动脉的相对位置异常,肺动脉发自左心室,而主动脉发自于右心室,主动脉在肺动脉的右前方。

2. 临床表现

(1) 循环改变

1) 由于主动脉和右心室相连,血液经右心房、右心室进入主动脉参与体循环后回流至右心房,肺动脉和左心室相连,血液经左心房、左心室进入肺动脉参与肺循环后回流至左心房,体循环和肺循环被分隔成两个平行的循环。

2）两循环之间的交通就成为维持循环功能的关键,可在动脉导管未闭、房间隔缺损、室间隔缺损及卵圆孔未闭等水平分流混合,分流量决定了患儿的血氧饱和度情况。

3）当肺循环压力增高大于体循环压力时,分流方向为右向左,体循环血量逐渐增加,当压力超过肺循环时,分流发生转向,肺循环血量增加,体循环和肺循环的血量相对应周期性的增加和减少,会引起左右心室随之扩大和缩小并导致心室的扩张肥厚。

（2）症状

1）TGA 出生后即表现为青紫,青紫程度取决于体、肺循环的混合情况,予以吸氧后不能改善,且吸氧可造成 PDA 关闭,威胁生命。

2）分流量较大者,青紫程度较轻,但合并充血性心力衰竭的症状明显。

3）分流量小者则会有严重的青紫、酸中毒及呼吸困难的表现。

4）左心室血液经肺动脉通过开放的动脉导管可进入降主动脉灌注躯干和下肢,故下肢的青紫程度往往较上肢为轻,表现为差异性青紫。

（3）体征和检查

1）听诊胸骨左缘可闻及Ⅱ~Ⅲ级收缩期杂音,分流量大者心尖区可闻及隆隆样杂音。

2）胸部 X 线检查可见心影呈斜置"蛋形"。

3）超声心动图可确诊,还可显示合并畸形及血液分流方向。

4）心血管造影时右心室注入造影剂后主动脉迅速显影,主动脉位于肺动脉的右前方。

3. 治疗护理要点

（1）完全大动脉转位患儿的氧合依赖于开放的动脉导管,需静脉持续滴注前列腺素维持 PDA 开放。

（2）积极纠正酸中毒、低血糖、低血钙等。

（3）两循环之间分流量较小缺氧严重而暂时不能行根治术的患儿可行球囊房间隔造口术及肺动脉环缩术等姑息性治疗。

（4）评估是否伴有室间隔缺损及肺动脉梗阻等情况,根据条件可早期行 Switch 手术等进行根治。

（5）因高浓度吸氧将导致开放的 PDA 关闭,从而威胁生命,因此,禁止高浓度吸氧。

（六）法洛四联症

1. 概述 法洛四联症（tetralogy of fallot,TOF）是最常见的青紫型先天性心脏病,包括四种畸形:①室间隔缺损;②肺动脉口狭窄;③主动脉骑跨;④右心室肥厚。

2. 临床表现

（1）循环改变

1）肺动脉口狭窄,肺循环阻力增加,右心室代偿性肥厚,右心室压力增加。

2）室间隔缺损处出现双向分流。

3）右心室血液主要进入主动脉。

4）主动脉的血液来自左、右心室。

（2）症状

1）TOF 的主要临床症状是青紫,程度取决于肺动脉口狭窄及室间隔缺损大小的情况。

2）患儿哭闹或烦躁时等青紫加重,原因是肺动脉漏斗部肌痉挛,肺动脉梗阻,肺血管阻力升高,全身血管阻力下降,静脉血由右向左分流未经过气体交换而直接回流到全身,而缺氧和高二氧化碳水平使肺血管收缩更加明显,患儿出现阵发性呼吸困难。

（3）体征和检查

1）听诊胸骨左缘 2~4 肋间可闻及 II ~ III 收缩期粗糙喷射样杂音,为血液经过狭窄的肺动脉口产生的声音,狭窄越重,杂音越轻,严重狭窄或肺动脉闭锁者可能听不到杂音。

2）心电图显示右心室肥厚。

3）X 线检查心脏大小正常,心尖圆钝并上翘,肺动脉段则凹陷,心影呈"靴形"。

4）超声心动图显示主动脉增宽且其前壁与室间隔不连续,主动脉骑跨于室间隔之上,与左右心室相通,右心室血液直接注入主动脉,肺动脉口狭窄,右心室肥厚,室间隔缺损处可见分流。

3. 治疗护理要点

(1) 保持其安静,减少阵发性缺氧发作。

(2) 预防和处理低氧血症、红细胞增多症及脱水等。

(3) 缺氧时予以吸氧并予胸膝位休息。

(4) 经常缺氧者可遵医嘱予普萘洛尔口服以解除右心流出道肌痉挛。

(5) 肺动脉发育良好者可行一期根治手术,肺动脉发育较差的患儿可先行体 - 肺动脉分流术,肺动脉及一般情况改善后再行根治手术。

二、护理干预

(一) 术前准备

评估患儿的全身情况和心脏功能,术前禁食 4~6h,完善检查,规范使用抗生素,加强与父母的沟通和交流,详细介绍疾病相关的知识、治疗手段及手术方式,获得父母的理解和支持。尽量预防肺部感染及心力衰竭的发生。

动脉导管依赖型先天性心脏病患儿依赖动脉导管分流供血,高浓度氧气吸入可引起动脉导管肌肉收缩,严重时可导致动脉导管关闭威胁患儿生命,故先天性心脏病明确诊断前切忌高浓度氧疗。

(二) 术后护理

1. 监测心率　术后 24 小时是心律失常的高峰期,心动过速见于血容量不足、疼痛、发热及烦躁等,心动过缓见于术后低体温,房室传导阻滞及周围传导系统水肿等。

2. 监测呼吸及血氧饱和度　血氧饱和度轻微降低可能是肺动脉高压的早期症状,提示可能有心排血量减少或右向左分流增加。而体外循环术后可能出现全身毛细血管渗漏综合征,其特征为皮肤及黏膜进行性水肿、胸腔和腹腔渗液、不同程度的肺内渗出和血氧饱和度降低、血压降低和尿量减少等,而其早期主要的影响就是肺内渗出影响气体交换导致的低氧血症,可根据血气情况调节呼吸机参数,患儿出现气促、鼻扇、三凹征及呻吟等呼吸困难的表现时需及时处理,必要时使用高频通气及一氧化氮吸入治疗。

3. 监测血压和周围循环　观察患儿的皮肤温度及下肢搏动情况等,严格控制液体出入量。安静时出现气促、心率加快、心律失常、肝脏增大、湿啰音、出汗增多、肢体出现花斑纹等可能提示充血性心力衰竭,而哭声微弱、肌张力降低、皮肤黏膜青紫或花斑、肢端凉、水肿、毛细血管再充盈时间 >3 秒、心动过速及呼吸困难等则是休克的表现。条件允许时留置动脉导管行有创动脉血压持续监测,需要时同时测量四肢血压行对比,可使用血管活性药物维持循环功能。尿量是反映周围循环和组织灌注的重要指标,应维持在 1~2ml/(kg·h),使用镇静药物时可能会有尿潴留,需注意观察及处理。

4. 预防出血　手术后 24 小时严密观察手术伤口有无出血及血肿,敷料有无流血及渗血,按医嘱对手术部位予以按压和包扎,监测凝血功能,必要时输注血小板、血浆及凝血因子等。

5. 保持安静　减少刺激,评估患儿疼痛程度,观察患儿有无烦躁,对患儿予以安抚,必要时使用镇静药物。

6. 监测血气及电解质情况　评估是否有低血糖、低血钙、低血钾及酸中毒等并积极纠正。

(三) 用药护理

1. 严格控制液体入量和速度　使用输液泵或注射泵输液,避免输入液体过多导致心功能不全及肺水肿。

2. 掌握药物使用指征及不良反应　如前列腺素 E1(PGE1),使用时需注意避光并予单独静脉通道输注,其不良反应有呼吸暂停、心动过缓、低血压、皮肤潮红发热及四肢抖动等,应严密观察生命体征,注意患儿体温及血压等情况。

(四) 呼吸道管理

患儿抵抗力低下,术后可能长时间使用呼吸机机械通气,容易出现肺部感染、肺不张等并发症,因此,良好的呼吸机管理和气道管理可促进心肺血液灌注和气体分布,加快撤机时间,包括操作时应严格无菌操作,按规范更换呼吸机管道,及时倾倒管道中冷凝水,注意更换体位,抬高患儿床头,予翻身拍背,加强胸部物理治疗等。

(五) 营养支持

先天性心脏病患儿摄入不足,代谢处于高分解状态,常存在营养不良及生长发育落后,消化功能正常者应尽早给予肠内营养,对于喂养不耐受者应注意静脉营养的补充,保证营养及热卡的供给。

要 点 荟 萃

1. 动脉导管未闭(PDA)　动脉导管出生后 24 小时功能性关闭,1 年以内解剖性关闭,若导管持续开放,即为动脉导管未闭。

(1) PDA 的症状主要取决于分流量的大小:①分流量小,可无症状;②分流量大,可有气促、咳嗽、心率增快、体重增加缓慢、容易并发呼吸道感染及心力衰竭等表现。

(2) 体征及检查:①听诊胸骨左缘第 2 肋间可有收缩期和舒张期连续性机器样杂音;②肺动脉压力增高时,杂音减弱或消失,仅收缩期闻及杂音;③脉压增宽,可有水冲脉等周围血管征。

(3) 治疗护理要点:①记录出入量;②监测有无心力衰竭表现;③药物用,吲哚美辛可抑制前列腺素的合成促进动脉导管关闭;④围术期护理。

2. 室间隔缺损(VSD)　在心脏左右心室间存在缺损及异常通道,临床表现取决于缺损的大小、肺循环阻力及肺动脉血流量的大小。治疗护理要点:①预防和监测心力衰竭;②控制感染,门诊随访;③无症状者,于 2~4 岁时手术治疗;④大型的缺损如有明显的生长发育不良、顽固性心力衰竭、肺动脉高压等情况则应尽早手术修补。

3. 房间隔缺损(ASD)　心脏发育不良导致心房之间有缺损。

(1) 临床表现:①分流量小者症状不明显;②分流量大者可能有气促、多汗、体重不增、喂养困难等;③重症可发生肺部感染及心力衰竭。

(2) 体征和检查:①可有收缩期喷射样杂音;②超声心动图可显示缺损部位以及右心室肥大。

(3) 治疗护理要点:①中央型 VSD 可自然闭合,不需要手术修补;②上、下腔型和原发孔型 VSD 不会自然闭合,一般 2~5 岁时为手术治疗时间。③预防肺部感染及充血性心力衰竭,如出现上述情况,尽早手术。

4. 法洛四联症(TOF)　是最常见的青紫型先天性心脏病,包括 4 种畸形:①室间隔缺损;②肺动脉口狭窄;③主动脉骑跨;④右心室肥厚。

5. 先天心脏病　应给患儿提供足够的营养,保持呼吸道通畅,药物和液体输入也应精准控制,手术前应评估全身情况和身体功能,术后应严密监测生命体征,预防出血,减少刺激,维持内环境的稳定。

(刘　谦　苏绍玉)

第三节　新生儿休克护理评估与干预

休克(shock)是有效循环血容量不足和心排血量减少的状态,是由多种病因引起的微循环障碍和组织供氧障碍,其特征为组织细胞缺血、缺氧及代谢紊乱进而引起多器官功能损害。休克是新生儿常见的危重临床综合征,病因复杂,进展迅速,初期临床表现不典型,一旦有明显的血压下降时,病情往往已较重并难以逆转,早期发现和及时干预可以有效挽救患儿生命,减少并发症的发生。

一、护理评估

(一) 病因

1. 低血容量性休克　见于宫内、产时或出生以后急性及亚急性失血和水、电解质丢失,如胎儿 - 母体输血、胎 - 胎输血、胎盘早剥、颅内出血、肺出血、外科术后急性及慢性失血等等。

2. 心源性休克　见于低氧血症、低血糖、低血钙及酸中毒致心肌损害、先天性心脏病、心律失常、心包积液及张力性气胸等。

3. 感染性休克　见于新生儿败血症等,革兰阴性菌感染最为常见。

4. 窒息性休克　新生儿发生窒息后,缺氧致使心肌损害和酸性代谢物质堆积,有效血容量减少,外周血管通透性增加。

(二) 临床表现

常缺乏典型性,主要有微循环障碍、组织及器官灌注不足及心排血量减少的表现,但并非所有休克都具备这些表现,血压降低往往提示晚期重度休克,另外如心源性休克和充血性心力衰竭往往较难于区分。

1. 微循环障碍的表现

(1) 皮肤苍白或青灰,可见花斑纹。

(2) 肢端发凉,指 / 趾端与肛门温度相差 6℃或以上。

(3) 毛细血管充盈时间延长,前臂内侧 >3 秒,足跟部 >5 秒。

2. 组织及器官灌注不足的表现

(1) 体温过低,皮肤硬肿。

(2) 反应差、嗜睡、肌张力降低,也可能表现为先激惹后抑制。

(3) 心率 >160 次 / 分或 <100 次 / 分,心音低钝。

(4) 气促、三凹征、肺部闻及啰音。

(5) 尿少,$<1ml/(kg \cdot h)$。

3. 心排血量减少的表现

(1) 血压降低,早产儿血压 <40mmHg(5.33kPa),足月儿血压 <50mmHg(6.67kPa),脉压差缩小。

(2) 股动脉搏动减弱,严重者无法扪及。

(三) 新生儿休克评分

用于判断休克严重程度,3 分以下为轻度,中度为 4~7 分,重度为 8~10 分,评分依据中改变最早、最明显的是皮肤颜色和毛细血管再充盈时间,其次为四肢温度,而收缩压和股动脉搏动的改变则提示病情危重,具体见表 12-1。

(四) 实验室检查和辅助检查

1. 血气分析常提示代谢性酸中毒。

2. 血清电解质和乳酸的测定,了解有无电解质紊乱和组织缺氧。

表 12-1　新生儿休克评分表

评分	皮肤颜色	前臂内侧毛细血管再充盈时间（秒）	四肢温度	股动脉搏动	收缩压（mmHg）
0	正常	<3	温暖	正常	>60
1	苍白	3~4	凉至膝肘以下	减弱	45~60
2	花纹	>4	凉至肘膝以上	无法扪及	<45

3. 新生儿休克容易发生弥散性血管内凝血，故早期也应进行检查。

4. 血常规、C 反应蛋白测定、血培养、肝肾功等检查可进一步了解患儿状况及明确病因。

5. 心电图和超声心动图检查对判断心源性休克也有重要意义。

6. 中心静脉压（central venous pressure，CVP）的测定可作为休克种类区别的参考。CVP 反映右心房充盈压，新生儿正常范围为 5~8mmHg，<5mmHg 多提示低血容量休克，>8mmHg 则可能是心源性休克和感染性休克。

二、干预

（一）治疗原则

1. 改善循环　扩充血容量、使用血管活性药物，改善心排血量并维持血压。

2. 对症支持　纠正酸中毒、呼吸支持、改善组织缺氧症状等。

3. 病因治疗　积极治疗原发病，感染性休克选择敏感抗生素治疗，心源性休克增强心肌收缩力并减轻心脏负荷。

（二）护理干预

1. 抗休克治疗的护理

（1）扩容：通过输注生理盐水、低分子右旋糖酐、清蛋白或血浆等补充血容量来改善微循环，其中首选生理盐水。有效扩容的表现包括血压回升、皮肤灌注改善以及尿量增加，>1ml/（kg·h）等。不同类型休克的扩容策略有所区别，低血容量休克应根据 CVP 和血压的情况调整扩容量，可先予生理盐水 10~20ml/kg，0.5~1h 内输入，目标是达到 CVP>5mmHg 或血压恢复正常，生理盐水输入最多不超过 60ml/kg。急性失血导致的休克可输血，6ml/kg（全血）或 3~4ml/kg（浓缩红细胞）可以提高 Hb 10g/L 左右，如为活动性出血，还应积极控制出血。其他类型的休克，特别是存在心功能不全时，则应控制输液总量和速度，避免加重心脏负荷。

（2）纠正酸中毒：通过扩容和改善循环往往能改善代谢性酸中毒的表现，如血气分析提示代谢性酸中毒仍存在，可予 5% 的碳酸氢钠 2mmol/kg（3~4ml/kg）纠正酸中毒，但需注意避免过度纠酸出现代谢性碱中毒，pH>7.25 则不需要补碱。

（3）使用血管活性药物：在扩容和纠正酸中毒以后可应用血管活性药物改善组织血供。

1）多巴胺：首选该药。所用剂量不同，药理作用也有差异。剂量 5~10μg/（kg·min）时，可兴奋肾上腺素能 β 受体和多巴胺受体，增加心肌收缩力，心排血量增加，选择性地扩张脑、心、肾等重要脏器的血管增加其血流量，增加尿量，心率增加则不明显；剂量 >10μg/（kg·min）时则主要兴奋肾上腺素能 α 受体，收缩外周血管，可提高血压，但会提高外周阻力，增加心脏压力负荷，心率增快。

2）多巴酚丁胺：主要作用于肾上腺素能 β₁ 受体，可增强心肌收缩力，正性肌力作用强于多巴胺，多巴胺无效或心源性休克时使用，剂量为 5~15μg/（kg·min），从小剂量开始。

3）异丙肾上腺素：主要兴奋肾上腺素能 β 受体，对 α 受体几乎不起作用，增强心肌收缩力，增快心率，缩短窦房结不应期，增快心脏传导系统的速度，扩张外周血管房室传导阻滞和其他扩血管药物无效时使用，0.05~2μg/（kg·min），从小剂量开始。主要副作用是引起心律失常和心率增快，需注意监测心率和血压，维持心率 120~160 次 / 分。

（4）预防和治疗弥散性血管内凝血：早期可使用低分子肝素，防止血栓形成的同时不增加出血的风险，使用小剂量，皮下注射，输注血小板提高血小板水平，输注新鲜血浆、凝血酶原复合物和纤维蛋白原等补充凝血因子。

2. 呼吸支持　加强呼吸道管理，保持呼吸道通畅，及时清理分泌物，必要时应用胸部物理治疗促进分泌物排出；并遵医嘱予合理的氧疗支持，出现呼吸困难、呼吸衰竭或有肺出血的征兆时应及时予机械通气。

3. 维持体温稳定　体温过低的患儿予加强保暖，可予暖箱或辐射台保暖，各项操作集中进行，避免过分暴露患儿，体温不升者复温时应缓慢，防止体温升高过快减少有效循环血容量。

4. 药物护理　建立静脉双通道或多通道，必要时予中心静脉置管，输注血管活性药物时应注意观察，各种药物应分开输注以防发生反应影响药效，严格按时间给予抗生素等药物以维持有效的血药浓度。

5. 营养支持　不能经口摄入者予鼻饲，如有腹胀、呕吐及胃潴留时及时通知医生并遵医嘱予禁食，腹胀明显时可予胃肠减压。禁食期间应予静脉补充能量和液体。

6. 密切观察病情　密切监测患儿的体温、呼吸、心率、经皮血氧饱和度、血压、皮肤颜色、毛细血管充盈时间、尿量等指标，特别是原发疾病危重的患儿，应严密观察病情变化，必要时行相关的实验室检查协助诊断，尽早识别休克的表现并积极处理，床旁备好抢救药品及设备，做好抢救准备。

7. 加强基础护理　休克患儿往往呈嗜睡或昏迷状，并伴有循环障碍，应协助患儿翻身防止压疮，加强皮肤护理，可予新生儿抚触改善循环，做好口腔护理预防鹅口疮等。

要 点 荟 萃

1. 休克　是有效循环血容量不足和心排血量减少，微循环障碍和组织缺氧，其进展快，临床表现不典型，是新生儿常见的危急重症。

2. 休克分类及临床表现　按病因可分为低血容量性休克、心源性休克、感染性休克和窒息性休克。临床表现包括微循环障碍、组织及器官灌注不足及心排血量减少。

3. 新生儿休克评分项目　包括皮肤颜色、毛细血管再充盈时间、四肢温度、收缩压和股动脉搏动的改变等 5 项。

4. 抗休克治疗和护理的要点　包括扩容、纠正酸中毒、应用血管活性药物、防治 DIC 等。护理休克的新生儿还应注意呼吸支持、维持体温稳定、用药护理、营养支持、密切观察病情和加强基础护理等。

（刘 谦　胡艳玲）

第四节　充血性心力衰竭护理评估与干预

充血性心力衰竭（congestive heart failure，CHF，简称心力衰竭或心衰）是新生儿常见的危急重症，以血流动力学的异常为特征，多种因素如窒息、低氧血症、酸中毒及低血钙等会造成心肌收缩力减弱，而新生儿心肌结构和交感神经发育不成熟，心肌的代偿能力不足，动脉导管未闭时左向右分流致使肺血量增多，如无法通过心率增快、心肌肥厚和心脏扩大等代偿机制来满足机体代谢需要，心排血量绝对或相对不足，器官无法获得足够的灌注和氧合时，就会出现心力衰竭。心力衰竭进展快，严重者可危及生命，在各种病因中以先天性心脏病引起的心力衰竭最为常见。

一、护理评估

(一) 病因

1. 液体摄入过量　液体摄入量过多或水钠潴留时循环血量增多以及左向右分流会导致容量负荷(前负荷)增加。

2. 解剖结构缺陷或肺动脉高压　因血液流出道狭窄导致压力负荷(后负荷)增加。

3. 电解质紊乱、缺血、酸中毒　导致心肌收缩力减弱。

4. 心房颤动及心室颤动　心房/心室颤动将引起心肌收缩紊乱。Ⅱ级以上房室传导阻滞、室上性及室性心动过速等心律失常也会影响心排血量。

5. 严重贫血　引起心排血量代偿性增加。

(二) 临床表现

发生心力衰竭时可引起心脏功能减退和体、肺循环淤血。除肺动脉瓣狭窄可引起单纯右心衰竭外,其余原因导致的左心衰和右心衰往往不能明确区分。心力衰竭常表现为全心衰,缺乏特异性,需引起重视。

1. 心功能不全

1) 心率增快,安静时心率持续 >160 次/分,心功能受损时心音减弱,且可出现奔马律,待心力衰竭得到控制以后奔马律消失,胸部 X 线平片显示心脏扩大或肥厚,心胸比 >0.6。

2) 萎靡或烦躁不安,血压可正常,如心排血量减少明显,则血压下降,周围循环灌注不良,面色灰白发绀,皮肤可见花斑纹。

3) 慢性心力衰竭者食欲减退、食欲差,吸吮无力,喂养困难,饮入时气促、易疲劳,出汗多,体重不增。

2. 左心衰竭,肺循环淤血

1) 气促,安静时呼吸持续 >60 次/分,呼吸表浅,有鼻扇、呻吟、三凹征等呼吸困难的表现,夜间呼吸困难比白天轻,夜间阵发性呼吸困难的发生率不高。

2) 肺部可闻及干湿啰音。

3) 胸部 X 线平片显示肺水肿。

3. 右心衰竭,体循环淤血

1) 肝脏大,肋下 >3cm 或者较短时间内进行性增大,腋前线较明显,或使用洋地黄后缩小。

2) 颈部浅静脉扩张或头皮静脉扩张。

3) 尿量减少或轻度蛋白尿。

4) 眼睑及骶骨处有时可见水肿。

4. 晚期心力衰竭的患儿可表现为心动过缓(心率 <100 次/分)、呼吸减慢或暂停等,严重心力衰竭的患儿心率和呼吸可能不增快,具体见表 12-2。

表 12-2　新生儿充血性心力衰竭临床表现的机制

病理生理改变	临床表现
交感神经系统兴奋	心率减慢、易出汗、洪脉
静脉收缩,回流血液增加	面色青灰、皮肤花斑、毛细血管充盈时间延长
肾素、血管紧张素、醛固酮的释放,水钠潴留	心脏杂音、肺部湿啰音、喂养困难
心肌增厚	心律失常、心肌肥厚
右心室和左心室泵血不足,体循环和肺循环淤血	气促、肝大、水肿、烦躁、酸中毒等

二、干预

(一) 治疗原则

1. 抗心衰治疗 使用正性肌力药物,包括洋地黄制剂、儿茶酚胺类药物和其他正性肌力药物,应用血管扩张剂和利尿剂等药物。

2. 病因治疗 治疗原发病及解除诱因是纠正心力衰竭的重要措施。

3. 一般治疗

(1) 保暖,维持适中温度。

(2) 抬高床头 15°~30°。

(3) 予以氧气吸入,但如果患儿为依赖动脉导管开放生存的先天性心脏病则用氧时需慎重。

(4) 保持患儿安静,减少氧耗,烦躁不安时可使用镇静剂。

(5) 控制液体入量,水肿时将液体入量限制在 40~80ml/(kg·d)。

(6) 纠正电解质紊乱。

(二) 护理干预

1. 抗心衰治疗的护理

(1) 正性肌力药物治疗

1) 洋地黄类药物:其作用为抑制心肌细胞上的 Na^+-K^+ ATP 酶,增加细胞内 Na^+,并通过 Na^+-Ca^{2+} 交换升高细胞内的 Ca^{2+},作用于收缩蛋白加强心肌收缩力,增加心排血量,具有正性肌力、负性心率及负性传导的作用。应用最多的制剂是地高辛,可口服或静脉,急性心力衰竭时也可使用毛花苷丙。使用地高辛或毛花苷丙等洋地黄类制剂时,严格按医嘱精确抽取相应剂量,用药时注意观察有无心率及心律的改变,心率 <100 次/分时应通知医生并暂停用药,具体见表 12-3。

表 12-3 新生儿地高辛的使用方法及注意事项

	早产儿	足月儿
静脉地高辛化量(mg/kg)	0.015~0.02	0.03
口服地高辛化量(mg/kg)	0.02~0.03	0.04
饱和量用法	首剂先给地高辛化量的 1/3~1/2,余量则分 2~3 次各间隔 4~8h 给予	
维持量用法	地高辛化后 8~12h 开始给予地高辛化量的 1/4,每日分 2 次,间隔 12h 给予	
洋地黄中毒表现	新生儿表现不典型,主要有心律失常如房室传导阻滞及阵发性室性心动过速等,胃肠道症状如拒奶,神经系统症状如嗜睡等,血药浓度大于 4ng/ml	
洋地黄中毒处理	立即停用洋地黄制剂,停用排钾利尿剂,监测心电图,无Ⅱ度以上房室传导阻滞者可予 0.15~0.3% 氯化钾静脉滴注,心动过缓者予阿托品静推,异位节律者首选苯妥英钠,Ⅱ度和Ⅲ度房室传导阻滞者静脉注射异丙肾上腺素,必要时使用临时性心内起搏,必要时使用地高辛抗体	

2) 儿茶酚胺类药物:常用多巴胺、多巴酚丁胺、肾上腺素和异丙肾上腺素等,为肾上腺素受体激动剂,可加快心率,加强心肌收缩力,增加心排血量。

3) 其他正性肌力药物:米力农、安力农等。

(2) 利尿剂:使用洋地黄类药物以后心力衰竭未完全控制或者有明显水肿者可使用利尿剂,减轻水钠潴留,减轻心脏的容量负荷。急性心力衰竭常使用呋塞米,需要长期使用利尿剂的患儿可联合使用噻嗪类和保钾利尿剂,如氢氯噻嗪和螺内酯。

（3）血管扩张剂：硝酸甘油、酚妥拉明、硝普钠等和血管紧张素转换酶抑制剂如卡托普利和依那普利，可扩张血管，降低心脏的压力负荷和容量负荷，常和正性肌力药物联合使用。

（4）钙拮抗剂及β受体阻滞剂：肥厚性心肌病可使用钙拮抗剂及β受体阻滞剂改善心室舒张功能，限制性心肌病通过使用利尿剂和对症处理改善心室舒张功能。

（5）运用心肌保护药物营养心肌，防止进一步损伤。

2. 维持安静的环境　维持环境温度 24~26℃，湿度 55%~65%，以保证患儿体温维持在 36~37℃（体表温度）。保持环境安静，为患儿创造舒适的休息环境。操作集中进行并注意疼痛管理，避免各种不良刺激，当患儿烦躁哭闹时，予以安抚，必要时通知医生予镇静剂。

3. 严格记录出入量　使用输液泵精确控制输液总量和速度，记录患儿的尿量情况，每日测量患儿体重，观察有无水肿的表现，可予抚触改善循环。

4. 呼吸道管理　抬高床头，头稍后仰，保持呼吸道通畅，给予氧气吸入，氧饱和度下降不能维持时可予正压通气，但依赖动脉导管未闭的病人用氧时需谨慎。及时清除口鼻腔的分泌物，分泌物黏稠时可予以雾化吸入后吸痰。

5. 预防感染　遵守消毒隔离制度，严格无菌操作，防止交叉感染。

6. 保证营养的供给　吸吮无力、喂养困难的患儿可采用鼻饲法或静脉补充营养。

7. 密切观察病情　监测心率、心律、血压、血氧饱和度、呼吸等的变化，注意有无烦躁不安、呼吸急促、心率加快、面色青灰的情况，肝脏有无在短时间内迅速增大，观察周围循环，评估毛细血管充盈时间，颈静脉及头皮静脉有无扩张，病情变化时及时和医生沟通，做好抢救准备。

要 点 荟 萃

1. 充血性心力衰竭是新生儿常见的危急重症，以血流动力学的异常为特征。常见病因：①液体摄入过量；②解剖结构缺陷或肺动脉高压；③电解质紊乱、缺血、酸中毒；④心房颤动及心室颤动；⑤严重贫血。

2. 充血性心力衰竭的临床表现　①心功能不全；②左心衰竭，肺循环淤血；③右心衰竭，体循环淤血；④晚期心力衰竭患儿可表现为心动过缓、呼吸减慢或暂停等，严重心力衰竭的患儿心率和呼吸可能不增快。

3. 充血性心力衰竭治疗原则

（1）抗心衰治疗：使用正性肌力药物、利尿剂和血管扩张剂等药物。

（2）病因治疗：治疗原发病及解除诱因是纠正心力衰竭的重要措施。

（3）一般治疗：①保暖，维持适中温度；②抬高床头 15°~30°；③氧气吸入，若为依赖动脉导管开放生存的先天性心脏病则用氧时需慎重；④保持患儿安静，减少氧耗；⑤控制液体入量；⑥纠正电解质紊乱。

4. 洋地黄制剂　是最常用的正性肌力药物，具有正性肌力、负性心率及负性传导的作用，新生儿常用的制剂有地高辛和毛花苷丙等。

（1）洋地黄中毒的表现：主要包括心律失常、胃肠道症状和神经系统表现。

（2）洋地黄中毒的处理：①停用洋地黄制剂、停用排钾利尿剂；②监测心电图，无Ⅱ度以上房室传导阻滞者可予氯化钾静脉滴注；③心动过缓者予阿托品静脉注射；④异位节律者首选苯妥英钠；⑤Ⅱ度和Ⅲ度房室传导阻滞者静脉注射异丙肾上腺素，必要时使用临时性心内起搏或地高辛抗体。

（刘　谦　万兴丽）

参 考 文 献

［1］邵肖梅,叶鸿瑁,丘小汕.实用新生儿学.4版.北京:人民卫生出版社,2011:521-583.

［2］吴本清.新生儿危重症监护诊疗与护理.北京:人民卫生出版社,2011:113-153.

［3］逯军.关注新生儿血管疾病诊疗.中国新生儿科杂志,2011,26(3):150-153.

［4］Shultz AH,Localio AR,Clark BJ,el al. Epidemiologic features of the presentation of critical congenital heart disease：implication for screening. Pediatrics,2008,121(4):751-757.

［5］Sadowski SL. Congenital cardiac disease in the newborn infant:past,present,and future. Crit Care Nurs Clin North Am,2009,21(1):37-48.

［6］徐丽华,唐珊珊.小儿先天性心脏病护理趋势与展望.中国护理管理,2013,13(11):18-21.

［7］母得志,李熙鸿.新生儿休克的诊治进展.实用儿科临床杂志,2007,22(14):1118-1120.

［8］张晓敏,陈宇明,赖春华,等.新生儿心力衰竭诊断标准临床应用.中华围产医学杂志,2005,8(4):269-271.

第十三章

新生儿消化道护理评估与营养管理

导读与思考：

　　肠内营养的顺利实施依赖于新生儿消化道的发育与功能的完善。尽早启动肠内营养能促进消化道功能的成熟。护士在新生儿肠内营养的促进及管理方面具有重要作用。

　　1. 新生儿消化道的解剖及生理功能与母乳喂养之间有何关系？

　　2. 新生儿肠内营养的方法包括哪些内容？

　　3. 什么叫喂养不耐受？出现喂养不耐受时如何处理？

　　4. 新生儿肠内营养的目标是什么？

　　5. 什么叫肠外营养支持？

　　6. 肠外营养有哪些并发症？如何预防？

　　新生儿营养管理的目的是促进生长发育，预防营养缺乏和营养过剩。新生儿最理想的营养支持方式是通过母亲直接哺喂而完成能量及各种营养素的摄入以满足生理代谢需要及生长发育需要。但新生儿的肠内营养支持与新生儿消化道的发育、消化系统的功能密切相关，要做好新生儿的肠内营养管理，必须首先评估新生儿消化道的发育及功能是否具备进行肠内营养支持的条件。肠内营养的早期启动能促进新生儿尤其是早产低出生体重儿消化道功能的成熟。

第一节　新生儿消化道的解剖及生理功能评估

一、胎儿期消化道解剖结构及功能发育

　　1. 解剖结构　　在孕 14 周时消化道的幽门、胃底及消化腺已经形成。食管括约肌在孕 28 周时形成，足月时新生儿的肠道有 250~300cm 长。新生儿的胃容量大约 30ml。

　　2. 功能发育

　　(1) 早产儿只能产生有限的消化酶和生长因子，孕 28 周时，生化和生理的不成熟使消化吸收能力有限。

　　(2) 主要的胃-肠肽激素包括胃泌素、胃动素、胆囊收缩素等，胰多肽和生长抑素能调节肠道的生长发育，到足月时达到成人水平。

　　(3) 乳糖酶的活性在妊娠第 9 周时被首次发现，到 24 周时活性还不到足月儿的 1/4，大幅度升高是在妊娠 32~34 周达到足月儿水平。

　　(4) 双糖酶(如唾液淀粉酶和葡萄糖淀粉酶)要等到妊娠 27~28 周后才具有功能上的活性。一些配方奶

含有葡萄糖聚合物,可能通过唾液淀粉酶水解或通过黏膜直接吸收葡萄糖淀粉酶。

(5) 脂肪酶和胆汁酸的活动使脂肪乳化和羟基化成为自由脂肪酸和单甘酯,妊娠 22 周时胆汁酸开始分泌,与足月儿相比早产儿胆汁酸的合成和储存逐渐下降,余下一半在成年时合成和储存。

(6) 妊娠 20 周时胃腺开始分泌胃酸,足月出生时分泌仍低于成人水平,靠肠内营养激活,摄入的蛋白质先被胃泌素和胃蛋白酶分解、变性,然后被胰蛋白酶水解为寡肽和氨基酸。因为肠内营养的启动增加了胃酸的分泌,从而诱导胃蛋白酶活性。

(7) 胃肠道能动性是指对食物从开始注入到消除的机械消化运动的协调促进作用,包括吸吮、吞咽、食管及胃肠蠕动。吸吮能力一般在胎龄 30~34 周发育成熟。早产儿呼吸、吸吮和吞咽的协调功能不成熟。胃肠道的不成熟是肠内营养支持的主要限制条件,妊娠 25~30 周时出现紊乱的无规律的胃肠道收缩,到 30~32 周时胃肠功能开始改善,逐渐变得有规律地接近足月儿水平。

二、出生后胃肠道的发育及功能

1. 胃肠道能动性　是早产儿肠内营养的主要障碍。

(1) 非营养性吸吮:非营养性吸吮的协调大约出现在孕 28 周时,吸吮 - 吞咽的协调并能胜任从乳房或奶嘴吸吮 - 吞咽奶汁在接近 34~36 周时才能完成。主要依赖于与母亲末次月经有关年龄的神经发育而不是按时间顺序的年龄(从出生那天起的年龄)。

(2) 食物从食管进入胃:允许食物从食管进入胃内需要食管下端括约肌(low esophageal sphincter,LES)发育良好和与吞咽相关的松弛功能,暂时的食管下端括约肌松弛与不成熟有关,使胃内容物重新返回食管即胃食管反流(gastroesophageal reflux,GRE),妊娠至足月时减少。

(3) 胃排空:胃排空延迟与未成熟的十二指肠无节律的收缩、蠕动有关。早产儿的十二指肠对食物的应答是收缩停止而不是增强,从而使胃排空延迟。随着孕周的增加,蠕动变得有规律,十二指肠的应答水平和胃排空时间得到改善。10 天及以上规律的肠内营养对早产儿的十二指肠应答有着积极作用。

2. 影响出生后胃肠道发育的因素　包括基因遗传、激素调节机制及肠内营养因素即肠内营养的启动和喂养方式。

(1) 肠道营养因子:包括营养素、激素和多肽。主要的营养素包括 Fe、Zn、维生素 B_{12}、维生素 A 和叶酸;主要的激素包括胰岛素和生长因子;主要的多肽包括表皮生长因子、转化生长因子、胰岛素样生长因子和生长抑素。

(2) 激素调节机制:激素调节机制在出生后调节肠道发育方面起着决定性作用。肠道发育刺激受特定的胃肠道激素和胃肠神经肽的影响,如肠胰高血糖素,促进肠黏膜的生长;胃泌素促进胃黏膜和胰腺外分泌的生长;胃动素和神经加压素促进胃肠动力的发展;抑胃肽增加对葡萄糖的耐受性。肠内营养的启动在早产儿和足月儿中都是激素调节机制的主要刺激源,在仅有肠外营养而无肠内营养的早产儿和高危儿中激素的反应机制会延迟。

(3) 肠内营养方式:肠内营养的方式影响肠道的成熟,母乳含有高水平的胃肠营养因子,可促进生后胃肠道功能的成熟。

(4) 微量喂养:又称非营养性喂养、肠道或胃肠道启动喂养,与激素调节机制的启动有关,将影响之后的肠道发育,即使仅为 0.5~1ml/(kg·h)奶汁喂养对新生儿消化道也是有益的。

三、三大营养素的消化道吸收

1. 糖类　糖类的消化主要在肠黏膜细胞的表面。对食物中糖类的吸收需要有足够的小肠面积及酶的活性。乳糖酶的活性比蔗糖酶发育晚,一般为胎龄 34 周后逐步成熟。早产儿肠内乳糖酶和胰淀粉酶活性差,对糖类的吸收不良,包括对乳糖吸收不良。乳糖可以刺激肠蠕动差的早产儿排便,能促进钙的吸收。新生儿在 6 个月前缺乏胰淀粉酶,淀粉酶主要负责对淀粉的消化,而人乳中的淀粉酶含量较高且在新生儿肠道内较稳定,因此母乳喂养有利于糖类的吸收。

2. 脂肪　在小肠被脂肪酶分解,通过胆盐乳化为甘油三酯,然后吸收。通过母亲哺乳刺激,无论是早产儿还是足月儿都可产生足量的人乳脂酶。

3. 蛋白质　蛋白质的消化开始于胃内的胃蛋白酶,再经过肠腔内的胰蛋白酶和凝乳酶进行水解成为氨基酸和肽类而吸收。除了胎龄小于 28 周的超早早产儿外,大部分早产儿的胰蛋白酶和肠肽酶足以能消化和吸收蛋白质。母乳喂养有助于早产儿对蛋白质的吸收。如果是配方奶喂养,则提供以乳清蛋白为主的配方奶更有益于消化吸收。

要 点 荟 萃

1. 影响出生后胃肠道发育的因素　①肠道营养因子:包括营养素、激素和多肽。②激素调节机制:激素调节机制在出生后调节肠道发育方面起着决定性作用。③肠内营养方式:肠内营养的方式影响肠道的成熟,母乳含有高水平的胃肠营养因子,可促进生后胃肠道功能的成熟。④微量喂养:又称非营养性喂养、肠道或胃肠道启动喂养,与激素调节机制的启动有关,将影响之后的肠道发育。

2. 三大营养素的吸收　①新生儿在 6 个月前缺乏胰淀粉酶,人乳中的淀粉酶含量较高且在新生儿肠道内较稳定,因此母乳喂养有利于糖类的吸收;②母亲哺乳刺激可以产生足量的人乳脂酶以消化脂肪;③母乳喂养有助于早产儿对蛋白质的吸收。

(黄　希　程　红)

第二节　新生儿营养需求评估

一、营养需求评估

(一) 营养素的功能及作用

1. 葡萄糖　在妊娠晚期,葡萄糖以糖原形式储存于肝脏、心脏和骨骼肌里面,少部分储存在肾脏、肠道和大脑里,足月儿体内储存的糖原远远超过成人体内的储存。葡萄糖是胎儿能量的主要来源,占胎儿能量来源的 80%,糖类以乳糖和葡萄糖的形式存在,提供生后 40% 的能量来源。

2. 脂肪　脂肪的增加和沉积主要发生在孕 24~40 周时。胎儿及新生儿的脂肪组织由白色脂肪组织和棕色脂肪组织组成。白色脂肪组织即皮下组织,主要作用为储存脂肪及提供温度绝缘,以减少机体散热,保持体温。而棕色脂肪组织主要存在于颈项部、肩胛间周围、腋窝、纵隔和心肾脏周围组织,占体重的 2%~6%,主要参与非寒战性产热,是新生儿的主要产热方式。脂肪为胎儿提供很少量的能量来源,但却是大脑关键部位发育(神经元、神经胶质细胞和髓鞘)、视网膜发育、细胞膜的组成、表面活性物质的形成、磷脂、胆汁、血清脂蛋白、脂肪组织沉积的组成部分。出生后新生儿大约 50% 的能量摄入来源于脂肪提供,为生后主要的能量来源。脂肪是足月儿的主要能量储存形式,首先满足心脏和肾上腺皮质等组织的高能量需求。

3. 蛋白质　蛋白质是机体细胞结构和功能的主要成分,在妊娠晚期(最后 3 个月)胎儿以 3.6~4.8g/(kg·d) 的速度沉积。氨基酸及乳酸不是胎儿能量的主要来源,其主要作用是参与所有器官的生长发育和功能形成。生后大约 10% 的能量摄入来源于蛋白质的分解代谢。

早产儿出生时含有很少的脂肪组织和糖原储备,随着胎龄的增加储存增加。早产儿出生后如果不及时提供充足的外源性能量及营养素摄入,有限的储备将很快被耗竭。妊娠足月儿有足够的糖原和脂肪储备,在生后最初几天相对较低的能量摄入情况下也能满足需求。肝脏中大约 90% 的糖原,心脏中 50%~80% 的糖原及骨骼肌中的糖原将用于生后第 1 天的能量消耗。

4. 维生素　正常新生儿较少发生维生素缺乏症,母乳喂养基本上能提供足够的各种维生素满足新生儿的需要。

(1) 脂溶性维生素:主要包括脂溶性维生素 A、维生素 D、维生素 E 和维生素 K,储存于脂肪组织和器官中。维生素 A 在孕期开始积累,最后 3 个月增加,保持稳定的胎儿水平,不受孕妇膳食的影响,维生素 A 的主要作用是促进上皮细胞增殖分化、视觉形成、组织修复和增强免疫,主要储存于肝脏中。维生素 E 从孕期开始逐渐增加,增长速度与体质量和脂肪组织呈正相关,主要储存于肝脏、脂肪组织和骨骼肌中,出生后及婴儿期维持在较低水平,主要依赖充足的营养供给(母乳喂养或配方奶喂养),保护机体不受自由基氧化损伤。

母乳中维生素 K 含量低,需要出生后立即肌内注射维生素 K 1mg 以预防出血。母乳中维生素 D 含量较低,出生后需要口服补充或到室外接受阳光照射,让皮肤在阳光下合成维生素 D(皮肤是人体合成和摄取维生素 D 最理想的器官组织)。一般在阳光下晒头部和手 30min 即可满足一星期的需要。

(2) 水溶性维生素:母乳中维生素 C、叶酸、烟酸含量均高于牛乳,虽然维生素 B_{12} 含量较低,但其生物利用率高,所以新生儿极少发生水溶性维生素缺乏。

5. 矿物质(钙、磷、镁)　2/3 的钙在胎儿期最后 3 个月沉积,进行胎儿骨骼的迅速矿化。在孕期最后 3 个月胎儿体内磷的水平高于孕母水平,在胎儿期的中间代谢和骨盐沉积中起着重要作用。在足月妊娠中 80% 的镁在孕后期积累,对细胞膜的兴奋性起着重要作用,对许多生物过程起着调控作用,如能量储存、转移、生成。此外,镁对维持体内钙和骨骼的平衡也有着重要意义。

6. 微量元素　铜、硒、铬、锰、钼、钴、氟、碘、铁、锌在孕期积累,参与各种新陈代谢过程,细胞和器官功能发育。铁在氧气的运输中起着关键作用,主要存在于血红蛋白中。在足月儿中,大约 80% 的铁储存于血红蛋白中,同时也是绝大部分细胞生长和新陈代谢的必要条件。锌在孕中期快速积累,孕后期逐渐降低,锌在蛋白质的结构和功能中有着重要的生物学作用,在酶、转录因子、激素受体、细胞膜、许多 DNA 和 RNA 的新陈代谢中起着主导作用。

(二) 肠内营养需求

1. 液体需要量　肠内营养时液体的需要量为 120~150ml/(kg·d),而如果是给予静脉营养,则液体的需要量为 100~120ml/(kg·d)。

2. 能量需求　一般情况下,足月儿的能量需求为 105~130kcal/(kg·d),早产儿 110~135kcal/(kg·d) 就能满足机体需要。但在特殊情况下可能增加营养需要,如新生儿处于疾病状态时或部分超低体重儿需要 150kcal/(kg·d) 的能量摄入才能达到理想的体重增长速度。其中糖类占总能量的 40%~50%,脂肪占总能量的 40%~50%,蛋白质的需要量为足月儿 2~3g/(kg·d),早产儿 3.5~4.5g/(kg·d)。母乳和市面上的标准婴儿配方奶中的营养素成分都能满足婴儿的能量需求。

3. 脂溶性维生素　新生儿体内脂溶性维生素 A、维生素 D、维生素 E、维生素 K 先天储存不足,母乳和配方奶中可补充,所以,明显的维生素缺乏症较罕见。维生素 K 是唯一一种出生后就需要常规给予的维生素,特别是母乳喂养儿。配方奶含有足够的符合膳食营养素参考摄入量的维生素 K,不推荐口服补充维生素 K,口服不能提供足量的维生素 K 来预防婴儿期的出血,所以出生后的维生素 K 一般给予肌内注射。美国儿科学会建议母乳喂养或配方奶喂养婴儿需常规补充维生素 D,除非从生后 2 个月开始每天至少摄入 500ml 的强化维生素 D 的配方奶。6 个月以内的健康足月婴儿必要时通过补充铁剂来补充储备铁,推荐给 6 个月内的患血液系统疾病的婴儿或出生时铁储存不足的婴儿补充铁剂,建议给素食主义母亲的婴儿补充铁剂。

4. 早产儿营养需求特殊性

(1) 葡萄糖:早产儿先天葡萄糖存储有限,如果出生后葡糖糖摄入不足,将很快发生低血糖。但对于早产儿,高血糖也可带来危害,高血糖使渗透压升高,是导致其颅内出血的危险因素之一。因此出生后及时监测血糖保持早产儿血糖稳定在正常范围内非常重要。

(2) 必需脂肪酸:早产儿配方奶使用的是中链甘油三酯和短链的植物脂肪酸的混合物。亚麻酸是一种必需脂肪酸,应该至少占总热量的3%,可以从母乳或婴儿配方奶中获得足够的量。超长链脂肪酸是花生四烯酸和二十二碳六烯酸的衍生物,亚油酸和亚麻酸被发现在人乳中而不是牛奶中,与认知功能和视觉的发育密切相关。因此母乳喂养有助于婴儿的认知功能及视觉发育。

(3) 蛋白质

1) 早产儿的蛋白质消耗:低体重儿需要更高的蛋白质量,未补充氨基酸的极低体重儿,蛋白质消耗是值得重视的。超低体重儿每天丢失蛋白质1.5g/kg,相当于大约1.5%的身体蛋白质,其积累速度应该是每天2%。3天无蛋白质摄入的结果是身体10%的蛋白质被消耗。

2) 早产儿的蛋白质补充:充分的证据表明早期摄入氨基酸可补偿潜在的蛋白质损失。超低体重儿即使在摄入热卡较低的情况下,出生后也应该尽快以摄入蛋白质1.5~2g/(kg·d)的速度来维持体内有限的蛋白质储备。但对极低出生体重儿的蛋白质需求还存在争议,是由于存在不确定的蛋白质耐受程度和实际需要提供生长和发育的需求。增加热量摄入将改善蛋白质的积累。肠外氨基酸管理的最终目标是为了达到胎儿蛋白的积累速度,现有的证据表明3.5~4.0g/(kg·d)的蛋白质摄入对于超低出生体重儿来说是可耐受的。蛋白质和能量摄入应同时兼顾,使氮质保持最优化,促进合适的体质成分(瘦/脂肪质量比)增长。除了细胞生长所需的8种必需氨基酸外,早产儿还需要另外四个条件必需氨基酸:组氨酸、牛磺酸、半胱氨酸、酪氨酸。

(4) 维生素、矿物质、微量元素:小儿肠外维生素、矿物质和微量元素的补充剂和早产儿配方奶都提供了足量的大多数维生素,母乳喂养的早产儿需要口服复合维生素补充剂。维生素 K 出生时即给予肌内注射,不推荐口服补充。母乳喂养或配方奶喂养婴儿需补充维生素 D,直到摄入超过 500ml/天的强化维生素 D 的配方奶。因为铁的先天储备不足和医源性失血的原因,建议给早产儿补充铁剂,除非接受了多种血液输注;早产儿如果早期出现生理性贫血可根据情况给予促红细胞生成素治疗。

(5) 电解质:钠、钾、氯是新生儿生长的必要条件,在水和酸-碱平衡中起着重要作用。早产儿,尤其是极低出生体重儿,在新生儿过渡期增加了尿钠和水的损失。细胞外液减少后,身体体重降低,尿中钠的排泄也会减少。极低出生体重儿可能需要补充钠直到肾小管功能成熟。早产儿配方奶中含的钠、钾、氯化物比足月儿配方奶高,早产儿母亲母乳中的钠和氯水平比足月儿母亲母乳中的含量高。

要 点 荟 萃

1. 营养素的功能及作用 ①葡萄糖:在妊娠晚期,葡萄糖以糖原形式储存于肝脏、心脏和骨骼肌里面。葡萄糖占胎儿能量来源的80%,占出生后新生儿能量来源的40%。②脂肪:由白色脂肪组织和棕色脂肪组织组成,增加和沉积主要发生在孕24~40周时。棕色脂肪组织主要存在于颈项部、肩胛间周围、腋窝、纵隔和心肾脏周围组织,占体重的2%~6%,主要参与非寒战性产热。③蛋白质:是机体细胞结构和功能的主要成分,在妊娠晚期(最后3个月)沉积。④维生素:母乳喂养能提供足够维生素满足新生儿的需要。⑤矿物质:胎儿期最后3个月沉积,进行胎儿骨骼的迅速矿化。⑥微量元素:在孕期积累,参与各种新陈代谢过程,细胞和器官功能和发育。

2. 新生儿热量需求 足月儿 105~130kcal/(kg·d),早产儿 110~135kcal/(kg·d)。部分超低体重儿需

要 150kcal/（kg·d）的能量摄入才能达到理想体重增长速度。

3. 早产儿营养需求的特殊性　①早产儿葡萄糖摄入不足,将很快发生低血糖。但血糖过高使渗透压升高,是极低体重儿颅内出血的危险因素。②蛋白质和能量摄入应同时兼顾,使氮质保持最优化,促进合适的体质成分（瘦／脂肪质量比）增长。

4. 维生素的补充　维生素 K 是唯一一种出生后就常规给予的维生素,特别是母乳喂养儿,推荐途径为肌内注射。母乳喂养或配方奶喂养婴儿需常规补充维生素 D。

（黄　希　陈　琼）

第三节　新生儿肠内营养支持

肠内营养（enteral nutrition, EN）支持是指通过胃肠道提供营养,以达到宫内营养生长的速度。肠内营养支持的方式包括经口喂养及鼻饲喂养。肠内营养对新生儿的肠道发育非常重要。对于早产儿来说,早期积极的肠内营养不仅具有直接的营养作用,而且对维持早产儿消化道结构和功能的完整性也是必需的。肠内营养的最终目标为足月儿奶量达到 120~150ml/（kg·d）,早产儿奶量达到 150~180ml/（kg·d）。根据加拿大版的极低出生体重儿喂养指南,建议极低出生体重儿（1000~1500g）在出生后 1 周内达到完全肠内营养［奶量达到 150~180ml/（kg·d）］,超低出生体重儿（<1000g）在出生后 2 周内达到完全肠内营养,以保证早产儿良好的生长发育速度,同时有利于早期静脉导管的拔除,减少败血症和相关并发症的发生。新生儿科护士应采取各种有效措施积极促进早产儿及高危新生儿的肠内营养。

一、奶源选择

（一）母乳

1. 母乳喂养益处

母乳喂养优点:母乳是新生儿天然的食物,无论是早产儿还是足月儿,亲母母乳都是婴儿最佳的食物,应尽可能早期母乳喂养,尤其是在新生儿科住院的早产儿及高危新生儿,母乳不仅是提供热量及营养素,母乳还是良药。

1) 增强新生儿免疫力:母乳富含各种免疫因子、激素、生长因子等。①免疫因子包括乳铁蛋白、溶菌酶、分泌型免疫球蛋白 A 等。②激素包括皮质醇、生长调节素 -C、胰岛素样生长因子、胰岛素、甲状腺素等。③生长因子包括表皮和神经生长因子等,具有抗菌性能并增强机体抵抗力。

2) 提高营养素的生物利用度:①通过提高胃的吸收、消化、胃动力和胃排空来提高脂肪、氨基酸、糖类的生物利用度。长链饱和脂肪酸对认知能力、生长和视觉非常重要。②增加对锌和铁的吸收。③降低肾的溶质负荷。

3) 有最理想的热量分布:7% 由蛋白质提供,55% 由脂肪提供以及 38% 由糖类提供。每天和（或）每餐提供了可变性的营养素,可增强感官发育,以后可耐受新的口味或食物。

4) 早产儿母乳喂养益处:早产儿母亲乳汁中含有的成分与足月儿母亲乳汁相比有所不同。①蛋白质、钠、氯化物略高。②更多的脂质、能量、维生素和微量元素,钙、磷含量更低。③更低的渗透压,使早产儿更容易耐受及吸收各种营养素。④母乳喂养可以减少早产儿发生坏死性小肠结肠炎的概率。

2. 母乳喂养禁忌证　禁忌证相对较少,主要为以下情况。

(1) 母亲艾滋病（HIV）:有感染 HIV 的风险。

（2）活动性肺结核：当处于传染期时最好不母乳喂养，待治疗结束后（一般约 2 周）可继续母乳喂养。

（3）母亲为乙肝病毒感染（HBV）或携带者：在新生儿出生后 24h 内给予特异性高效乙肝免疫球蛋白及乙肝疫苗免疫后给予母乳喂养。

（4）母亲为巨细胞病毒（CMV）感染或携带者：其婴儿可以给予母乳喂养，但早产儿有较高被感染风险，可以采集母乳巴氏消毒后喂养。

（5）单纯疱疹病毒感染，如皮损愈合，可以母乳喂养。

（6）母亲为梅毒螺旋体感染者，如皮损不累及乳房，可于停药 24h 后母乳喂养。

（7）母亲正在接受同位素诊疗，或曾暴露于放射性物质后，乳汁中放射性物质清除后可恢复母乳喂养。

（8）患儿患有半乳糖血症和苯丙酮尿症并非母乳喂养绝对禁忌证：应根据监测的血清苯丙氨酸和半乳糖-1-磷酸水平，可适量给予母乳喂养和无苯丙氨酸和半乳糖的配方。

（9）其他：如果是乳房局部的疱疹性病变不能母乳喂养；如果是阴道的病变，可以母乳喂养；乳房的水痘病变给予母乳喂养直到水痘完全结痂，婴儿可获得水痘的免疫球蛋白；乳房癌症不能延误治疗，化疗期间不能母乳喂养；产妇用药和（或）非处方药，如母亲使用细胞毒素药、非法药物滥用等。

3. 母乳喂养策略 母乳是足月儿最理想的食物，出生后的前 6 个月应鼓励纯母乳喂养，之后继续母乳喂养至少到生后第 1 年并逐步添加辅食，根据母亲或婴儿的需要可以母乳喂养至 2 岁。实施母乳喂养措施包括以下几方面。

（1）母乳喂养宣教

1）母乳喂养的重要性：医务人员应告知家属尤其是患儿母亲母乳喂养的重要性，建议尽可能早地（分娩后 1 小时左右）进行母乳吸吮或挤奶；产后最初的 24~48 小时之内的初乳可能只有几滴，在大量产奶开始前可能有长时间的延迟，在之后的 36 小时可能从 50ml/d 增加到 500~600ml/d。

2）喂养次数：鼓励母亲 24 小时至少喂养 8 次，频繁哺乳可发挥最大潜力让母亲尽可能多的产乳。到产后 10~14 天时每天的产奶量应达到 600~750ml，产奶一旦建立，就可以维持至少每天泵奶 6 次（1 周至少泵奶 45 次）。

（2）提供最佳的挤奶技术支持：①为母亲提供环境支持。②教会母亲娴熟、规律地按摩乳房，用高质量的吸奶器双侧同时泵奶，适当使用乳头保护罩。

（3）成立亲母母乳库或采用捐赠母乳

1）亲母母乳库的建立：目前国内大型医院已逐步建立亲母母乳库，亲母母乳无需巴氏消毒，可以减少营养成分的丢失。需要做好家属的宣教工作，将母乳的收集、运送、储存、使用等多个环节做好质量控制。

2）国内外捐赠母乳库的建立情况：国外发达国家大多有捐赠母乳库。目前我国的捐赠母乳库成立较少，由于没有足够的政策、资金支持以及人们的认识等尚未普遍建立，得到捐赠母乳较困难。

3）捐赠母乳的营养成分及消毒问题：①不同母亲乳汁中的营养成分和热量是有差异的。②建议通过巴氏消毒来减少捐赠母乳中 HIV、巨细胞病毒、乙型肝炎和丙型肝炎病毒的传播，但巴氏消毒也可以减少分泌型免疫球蛋白 A、乳铁蛋白、溶解酵素、胰岛素样生长因子、肝细胞生长因子、水溶性维生素、胆盐刺激脂酶、脂蛋白酯酶和抗氧化剂的活性，但不会减少低聚糖、长链多不饱和脂肪酸、神经节苷脂、乳糖、脂溶性维生素及表皮生长因子。

4. 母乳喂养安全管理

（1）加强宣教，确保家属提供安全母乳：母乳的采集、储存、运送环节是由新生儿乳母及家属实施，为了保证母乳的微生物指标在安全范围内以及母乳营养成分不丢失，需要对乳母及家属提供相关知识及技能支持，加大宣教力度。可以采取口头、书面资料以及视频滚动播出等多种宣教形式，以加强对母乳收集、储存及运送等环节的安全控制。

(2) 各环节的操作规范

1) 收集母乳步骤：洗手，将储奶瓶（最好用玻璃瓶或符合标准的塑料瓶）清洗消毒后备用。有条件者采用电动／手动吸奶器吸乳，或采用手工挤奶，每 3 小时一次。

2) 母乳的储存：用清洁消毒后的挤奶器将每次吸出的乳汁都用单独的容器分装，标签上注明姓名、日期和吸奶时间。室温（25℃）下可以放置 4 小时，需要冰箱保存时应单独存放，不得与其他食物混放。近年来的证据表明母乳储存在 4℃ 的冷藏室里可以长达 96 小时，大量营养元素如 IgA、乳铁蛋白、脂肪和蛋白质只有很少量的变化，细菌计数不增加。但为确保安全，建议储存在 4℃ 冷藏室里的母乳最好在 24 小时之内用完。48 小时内不用的乳汁应冻成冰，在冰箱冷冻室（-20℃）里可以储存 3~6 个月。冷冻母乳的营养价值虽不及新鲜母乳，但与配方奶相比仍有许多营养和免疫益处。

3) 母乳的使用：使用前用温热水（40℃）或者市售的温奶器将冷冻母乳完全解冻，母乳不能在微波炉里解冻或加热，一旦解冻就不能再次冷冻。

（二）强化母乳

尽管母乳有许多优点，但早产儿母乳还是因为有部分营养素如蛋白质、能量、各种微量元素及维生素、叶酸等不能满足早产儿生长发育的需要。此外，采用奶瓶喂养母乳时，母乳中的脂肪和中链甘油三酯等营养素会附着在奶瓶的内壁，如果持续完全奶瓶喂养未添加母乳强化剂，会进一步减少营养素的摄入和能量密度的供给。为了弥补这些不足，早产儿母乳强化剂应运而生。母乳强化剂有粉末状和液体状的，能增加额外的蛋白质、脂肪、糖类、钠、钾、磷和钙等，有助于早产儿生长发育。当早产儿能耐受纯母乳喂养 100ml/(kg·d) 时即可以进行母乳强化剂的添加。为保证安全，刚开始实施半量强化，经过一段时间的观察患儿能安全耐受即没有消化道并发症后再给予全量强化。

（三）配方奶

1. 足月儿配方奶　通常作为有母乳喂养禁忌证、母乳不足、婴儿生长发育不佳或母亲不愿意母乳喂养的替代品。

(1) 市面上所售的足月儿配方奶：以牛乳或大豆为基础，浓缩为粉末、适合喂养的形式。所有的配方奶都应该强化铁，这两种类型的奶粉配方都能维持足月儿的体重增长。以牛奶为基础的配方奶推荐适用于除半乳糖血症的所有新生儿或足月儿的父母为素食主义者。半乳糖血症患儿因乳糖酶缺乏，机体会对牛乳为主要成分的配方奶产生免疫球蛋白 E 介导的迟发型细胞反应。

(2) 水解蛋白奶粉：部分婴儿对牛乳蛋白过敏，其中 10%~14% 的婴儿同时也对大豆蛋白过敏，可以选择水解蛋白奶粉。

(3) 以大豆为主要成分的婴儿配方奶不推荐给早产儿食用。

2. 早产儿配方奶　增加了蛋白质、脂肪、糖类、钠、钾、钙和磷等营养素的含量。提供的营养素都在可接受的比例，类似于母乳加强化剂的配方。

3. 早产儿出院后配方奶　钙、磷、镁的含量比足月儿配方奶多，但比早产儿配方奶少，专为早产儿出院后设计。

（四）特殊配方奶的人群

1. 先天性代谢异常的婴儿　此部分婴儿的代谢过程中基因遗传酶的活动被破坏，因此，治疗遗传代谢性疾病时营养的管理发挥着重要作用，饮食的改变可以改变生化失衡，从而促进身心发展，因此，补充剂要求专门的婴儿配方奶粉或强化某种营养素。

(1) 苯丙酮尿症：限制苯丙氨酸，补充酪氨酸。

(2) 枫糖尿症：限制支链氨基酸，补充缬氨酸和异亮氨酸。

(3) 半乳糖血症：限制半乳糖和乳糖，补充钙。

（4）糖原贮积病，Ⅰ型（葡萄糖-6磷酸酶脱氢酶缺陷）：限制半乳糖和果糖；限制脂肪和适量的蛋白质；频繁喂奶，夜间连续喂奶；摄入玉米淀粉。

（5）尿素循环代谢障碍：低蛋白质饮食与不必要的限制氨基酸，补充肉毒碱、生物素、叶酸和吡哆醇。

2. 对液体及热卡摄入有特殊需求的高危新生儿

（1）支气管肺发育不良（BPD）：一方面因疾病可增加代谢需求及呼吸道负荷和耗氧量，与健康新生儿相比，能量需求将增加20%~40%，以满足组织康复和生长发育需要，否则会引起生长发育落后；另一方面这种能量代谢导致CO_2产生增加和耗氧量消耗，累及呼吸功能受损。因此，目前使用增加能量密度的配方奶或母乳加强化剂的混合物来达到目的，或可能从专门研发的营养制品中获益，来达到限制液量与最理想的体重增长。

（2）合并心脏问题：由于更高的代谢率和耗氧量，且脾的血流量减少，营养素的吸收减少，因此容易出现生长落后。为了改善生长需要可增加配方奶的能量密度或母乳强化剂来满足能量需求，但增加能量密度时不能超过液体限制量和正常液体摄入量。当使用高浓度配方奶和高热量母乳时必须严密监测肾脏溶质负荷和渗透压。

（3）短肠综合征患儿：正常的小肠长度为250~300cm。肠道长度的减少是由于先天畸形外科切除所致，如腹裂、肠扭转、肠道闭锁或坏死性小肠结肠炎术后。肠道长度的减少导致肠道表面吸收面积减少，剩下的肠道截面可能局部缺血，导致绒毛萎缩。外科手术后如果保留至少25cm的小肠和回盲瓣或者40cm的小肠不含回盲瓣，全肠道喂养都是可行的。

二、开奶的时机与喂养进程

（一）开奶时机

大多数学者认为，无禁忌证情况下应尽早开始肠内营养。健康足月儿或早产儿在出生后1小时内即可开始早吸吮、早接触，其余因疾病需要送至新生儿科监护治疗的患儿在无禁忌证的情况下，生后24小时内即可开始喂养。

（二）喂养进程

1. 微量喂养阶段

（1）定义：微量喂养是指以10~15ml/（kg·d）进行喂养。出生早期微量喂养开始时间最好在生后24小时内。建议出生体重>1250g的早产儿每3小时喂养一次。出生体重<1250g的早产儿可以选择每2小时或每3小时喂养一次。微量喂养的主要目的不是提供营养来源，对大多数早产儿、极低体重儿来说是有益而无害的，同时需给予肠外营养作为主要的营养来源。建议微量喂养的时间1~5天，早产儿时间更长。

（2）目的

1）刺激和维持胃肠道的消化吸收功能、免疫功能和神经内分泌功能。

2）促进肠黏膜发育，刺激肠道蠕动。

3）增加胃肠道分泌激素和多肽。

4）使正常菌群定植在肠道，限制其他致病微生物定植，有助于胃肠道免疫系统的发育，不增加患新生儿坏死性小肠结肠炎（necrotizing enterocolitis of newborn，NEC）的风险。

（3）禁忌证

1）微量喂养绝对禁忌证：先天性肠道畸形、肠梗阻。

2）微量喂养相对禁忌证：出生时发生低氧血症（低Apgar评分）、呼吸暂停和（或）心动过缓、败血症、脐动脉导管、吲哚美辛的使用、正性肌力药（多巴胺）的使用等。①存在呼吸暂停和（或）心动过缓：呼吸暂停可导致肠道局部缺血，可能引起NEC，但流行病学调查没有发现这是一个增加NEC的风险。②脐动脉导管（umbilical artery catheter，UAC）的存在：许多证据建议有脐动脉导管的可以照常喂养，因为潜在的血栓一直被认为是 NEC 的危险因素之一,频繁的血液抽吸和冲洗可能会影响小肠的血流动力学,然而,这些只是可能存在,NEC 与 UAC 之间真正的因果关系和紧密联系尚未被证实。以上情况存在的情况下增加奶量需谨慎。有研究证明当增加奶量速度超过 20ml/(kg·d)时与 NEC 的发生率增加有关。应根据患儿的实际情况谨慎开奶及增加奶量,喂养期间密切监护和评估是否继续肠内营养。

2. **营养性喂养阶段**　出生体重 <1000g 的超低体重儿开始进行营养性喂养的量为 15~20ml/(kg·d),添加奶量的速度为 15~20ml/(kg·d),如果 2~3 天喂养能够耐受,可考虑以更快的速度加奶。出生体重 ≥1000g 的早产儿开始营养性喂养量为 30ml/(kg·d),增加奶量的速度为 30ml/(kg·d)。国外 Meta 分析显示,快速增加奶量并未增加 NEC 的风险,而缓慢增加奶量延长了恢复出生体重的时间和达到足量肠内喂养的时间。母乳喂养有利于早期微量喂养的顺利实施以及尽快达到足量肠内营养。因为母乳中的多种生长因子可以促进消化系统尽快成熟,母乳中的免疫因子可以减少患儿出生后的感染,尤其是初乳中含有更高水平的生长因子和免疫因子,应尽量提供给早产儿。

三、肠内营养的方式

正常足月儿理想的肠内喂养是亲母的直接哺喂。但高危新生儿以及早产儿的肠内喂养途径需要根据患儿个体情况实施。具体喂养途径包括鼻饲喂养和经口喂养。其中,鼻饲喂养包括经鼻胃管、经口胃管、经幽门胃管和胃造瘘口胃管喂养。经口喂养包括奶瓶经口喂养及直接哺喂。肠内喂养的结局主要取决于胎龄、出生体重和临床表现等。当开始启动喂养时,喂养的形式、喂养的方法、喂奶频率、奶汁的浓度和加奶的速度需要根据患儿个体情况决定。

1. **经鼻胃管和经口胃管喂养**

(1) 指征:用于极早早产儿或危重患儿来降低吸入风险和储存能量,适用于缺乏吸吮 - 吞咽 - 呼吸模式协调喂养能力的患儿,包括:①胎龄 <34 周没有协调吸吮能力的早产儿。②其他吸吮和吞咽功能不全、不能经口喂养者。③因疾病本身或治疗的因素不能经口喂养者。④作为经口喂养不足的补充。

(2) 经鼻或经口插入胃管的步骤:详见操作章节。

(3) 鼻饲喂养的方法:包括间断和持续喂养。①间断喂养采取的是每隔 2~3 小时鼻饲一次,与促进营养吸收和生长发育有关。②持续喂养常采用泵的方式,能增加喂养耐受,但可能降低营养素的吸收。因此,有学者认为,对于早期的营养启动是有必要的,当可耐受后应过渡到间断喂养。

(4) 并发症:①呼吸暂停和心动过缓,是由刺激迷走神经所致。②低氧血症:由呼吸暂停和心动过缓所致。需要氧气及气囊面罩人工正压通气;如果情况未见好转,怀疑胃管已经移位到气道内,需要立即拔出胃管。③食管、后咽、胃、十二指肠穿孔:较少见,在胃管插入过程中,注意动作轻柔,不能强行插入。

2. **经幽门或胃造瘘口喂养**

(1) 经幽门喂养:是指将管子经过胃进入幽门。有报道认为可减少胃食管反流,但其可以降低胃肠道的消化能力,并不会增加营养的摄入和生长发育,一般不推荐,只能用于罕见的胃轻瘫或动力障碍。使用前放射性成像定位正确后通过持续泵入来喂养。相关的严重风险包括腹部扩张、胃出血、呕吐胆汁等,严重者威胁生命,因此应尽快恢复胃内喂养。

(2) 胃造瘘口喂养:是通过外科置入胃管,胃管通过腹壁直接进入胃内,可以间断或持续泵入奶汁。主要用于先天性消化道畸形术后。

3. **经口喂养**　包括乳房直接喂养或奶瓶喂养,由婴儿的吸吮 - 吞咽 - 呼吸协调情况,觉醒状态的维持和心肺功能的稳定状态来决定。部分早产儿由于肌张力弱,早期不能完成经口喂养。

(1) 经口喂养准备

1) 评估患儿有无呼吸窘迫的症状和临床表现:呼吸频率 <60 次 / 分,血气分析值在正常范围内,生命体

征平稳(支气管肺发育不良和先天性心脏病患儿的生命体征控制在临床允许的情况下)。

2)评估患儿吸吮-吞咽-呼吸功能协调能力:吸吮-吞咽-呼吸的协调需要一个完整的咽反射。吞咽反射在孕28~30周时发育,到34周发育成熟,呕吐反射在34周时发育成熟,吸吮功能的成熟与胎龄有关。吸吮-吞咽反射在28周时出现,吸吮-吞咽的同步在32~34周出现,完全协调发育在孕36~37周。

(2)经口喂养的开始:经口喂养是护士和家庭的重要目标,以帮助早产儿,尤其是极低和超低体重儿开发安全有效的早期经口喂养技能,提高母乳喂养的价值。影响因素包括婴儿行为和母亲对母乳喂养或奶瓶喂养的认识。从鼻饲喂养过渡到经口喂养(乳头或奶瓶)与婴儿行为、科室特殊的喂养政策和(或)胎龄、体重标准有关。可以使用婴儿状态评估和喂养线索评估来促进完全经口喂养的进展。喂养过程中要严密监护确保喂养安全,避免经皮氧饱和度下降(或要求增加吸氧需求)、呼吸暂停和心动过缓等并发症。有报道指出,在母乳喂养过程中发生并发症的频率少于奶瓶喂养。越来越多的极低出生体重儿出院后面临持续的喂养问题,因此在住院治疗期间,提供积极的喂养经历和早期识别喂养问题,及时干预,指导家属出院后喂养,并评估其照护掌握度,以改变这种状态。

(3)促进经口喂养耐受性的护理干预措施 感觉-运动-口腔刺激和非营养性吸吮在鼻饲喂养过程中,可以促进早期经口喂养和增加持续时间,可以增强吸吮模式和协调性,促进神经系统结构的成熟。

1)评估婴儿的准备度:在刚开始准备经口喂养的阶段或特殊喂养阶段,可以增强经口喂养的启动和成功,可以促进奶瓶喂养过程中的衔接,也可以促进早产儿成功母乳喂养。有的早产儿在32周时就可以成功进行母乳喂养,比起奶瓶喂养来说可以更早地成功建立吸吮-吞咽-呼吸协调模式。

2)婴儿喂奶时和喂奶后的体位:在鼻饲喂养过程中进行袋鼠式护理(婴儿置于母亲胸前皮肤-皮肤接触)可以促进母乳喂养,俯卧位或左侧卧位加上抬高床头30°可减少胃食管反流的发生,促进胃排空。

四、喂养不耐受的评估与干预

1. 喂养不耐受定义　是指不能消化母乳或配方奶,而不是对配方奶中的糖类不耐受(如乳糖不耐受)。喂养不耐受的临床表现是多样化的,基于每次喂养的胃残留量、颜色和与之相关的临床表现如腹膨隆、呕吐、大便隐血阳性、呼吸暂停和心动过缓等进行综合判断。

2. 喂养不耐受的评估

(1)胃内容物即胃残留量:根据加拿大极低出生体重儿的喂养指南建议,一般情况下不需要常规检查胃内残余奶量。但在微量喂养早期特别是鼻饲管喂养阶段为了在喂养前确认胃管的正确位置以及评估消化情况可以通过观察胃残留量来实施。检查胃残留量时需要使用小容量注射器小心轻轻抽吸,不得用力抽吸胃内容物以免损伤胃黏膜。建议可允许胃内残余量为:出生体重(BW)<500g 为2ml;BW 500~750g 为3ml,BW 750~1000g 为4ml;BW>1000g 为5ml。残余量大于每次喂养量的30%是不正常的,每次大于10~15ml 被认为是过多的;胆汁样胃内容物不是暂停喂养的充分理由,可能由于肠道动力不成熟,导致肠壁周期性的逆向蠕动。

(2)腹部体征:腹膨隆,可见肠型,红斑,需听诊肠鸣音是否存在,触诊是否柔软,有无张力增高及压痛,并检查最后一次大便的时间。一般不需要常规测量腹围。

(3)有无呕吐:可能由于 NEC、梗阻、奶汁未消化导致食管下端括约肌或腹部压力增加所致。特别是呕吐胆汁样胃内容物提示可能有肠梗阻。

(4)大便有无隐血:喂养不耐受可出现大便隐血,但需排除其他情况,如鼻饲管引起的损伤、吞入母亲血液(分娩后不久)、出血性疾病(如维生素 K 缺乏、弥散性血管内凝血、先天性凝血功能障碍)、应激性溃疡、药物治疗(如吲哚美辛、糖皮质激素)等。

(5)有无呼吸暂停和心动过缓:呼吸暂停和心动过缓是应激条件下的全身性反应,如败血症、NEC 时都有可能发生。

3. 喂养不耐受的干预措施

(1) 禁食：当出现有血性胃内容物，怀疑有肠梗阻或 NEC 时需要禁食，其他情况一般不需要禁食，需视个体情况综合评估决定。

(2) 胃残留物的处理：如果胃内残留奶过多，首先需要推回残余奶量（胃残余量中含有胃酸及消化酶，是参与消化的重要成分，不能随便丢弃），并从目前喂养量中减去残余奶量。如果合并明显腹胀，则需要弃去残余奶量，暂停喂养进行观察评估后再决定是否进行喂养。

(3) 减少胃内残余奶量的措施：喂奶后将早产儿头部抬高 30°左侧卧位半小时，之后翻身改变体位可以促进胃排空，减少胃内残余奶量及胃食管反流。

(4) 母乳喂养可以减少早产儿喂养不耐受的发生率。

五、营养评估和合适的生长发育标准

营养管理意味着促进生长发育，减少营养过剩和营养不足。新生儿营养评价一般包括营养摄入测量、身体测量及生化实验室测定三方面。护士主要掌握前两项，需要了解第三项评价。

(一) 营养摄入测量

主要通过监测日常摄入奶量及输入液量计算摄入的热卡及蛋白质含量。根据婴儿的日龄和实际摄入情况，可以为维持营养目标适当调整摄入成分。定期回顾分析从出生以来的所有摄入量及身体状况，新生儿的生长发育以及遗传因素的影响。早期营养管理对长期的生长发育有着深远的影响。

(二) 身体测量

1. 体重　体重是衡量新生儿生长发育的重要指标之一。体重下降是评价新生儿能量及蛋白质摄入不足的重要标准，因此应每日或隔日监测患儿体重。体重测量方法为将被测婴儿裸体卧位监测或扣除包被衣服及尿布重量，读数以 g 为单位。

2. 头围　头围和大脑容积的发育有着直接的关联。尽管依据体重增长来讨论极低出生体重儿的生长期望值是常规，但结合头围增长判断也是必要的。一般每周测量一次头围。头围测量方法：应用纸制或塑胶的卷尺在眉框上紧紧围绕一周，在前额额骨上最突出的部分和枕骨的部分，是最大周长，重复测量 2~3 次取平均值。从 24~40 周头围增长的平均值为每周增加 0.1~0.6cm。

3. 身长　通常指从头到裸脚后跟的长度。为了准确测量，应 2 人同时使用专门为早产儿设计的身长板进行测量。身长测量方法：一人扶住头靠在板子的顶端，另外一人一手轻柔的拉直身体和四肢，另一只手推动搁脚板到合适的位置；测量 2~3 次取平均值。从 24~40 周身长增长的平均值为每周增加 0.69~0.75cm。

此外，上臂围及皮下脂肪厚度也是评价营养状况的指标。

4. 生长曲线　绘制体重、头围和身长曲线在每周的生长曲线图上。

(1) 足月儿的生长曲线：包括生长曲线的增量和体重、身长、头围的百分位数。体重、身长和头围的生长曲线图是 NICU 中经常应用的典型曲线图，是基于足月儿和新生儿的生长确定的生长模式，较少用于极低出生体重儿的生长。

(2) 早产儿的生长曲线：包括生长曲线的增量和体重、身长、头围的百分位数。

1) 合适的生长是遗传潜能，对早产儿来说意味着瘦体质的积累、大脑体积的发育、躯体的生长来维持身体成分与同胎龄的足月儿的可比性。

2) 早产儿出生后的生长曲线是基于早产儿的实际生长，生后生长受限通过学龄期神经系统的反应和身体的亏损表现出来。出生后生长受限常与出生营养管理不当有关。

（三）生化实验室测定

1. 生化测定　包括血清前蛋白测定、视黄醇结合蛋白测定、血清蛋白质、转铁蛋白以及氮平衡试验。

2. 实验室评估

（1）电解质（Na^+、K^+、Cl^-、HCO_3^-）：提供肾功能和体液情况的信息；根据电解质结果评估与婴儿体液情况（摄入和排出）、状态和以前趋势的相关性。

（2）血尿素氮和肌酐：极低出生体重儿生后第1周，血尿素氮并不一定是评价蛋白质摄入和（或）耐受性评估的一个最好指标，也不应该当成一个生化指标，反而它更多地反映了体液的情况。肌酐和肌酐清除率是极低出生体重儿肾功能评估的有效生化指标。

（3）Ca^+、Mg^+、PO_4^- 和碱性磷酸酶：是代谢性骨病随访管理和监测的重要指标，以此评估骨骼矿化程度。①钙磷水平的减少和碱性磷酸酶水平的升高可反映骨骼的脱矿化程度。②碱性磷酸酶浓度是评估骨代谢更直接的方法，当超过 500~700mg/dl 或者佝偻病的放射线证据标志着需要增加钙磷的摄入。③低磷酸血症（血清浓度 <4mg/dl）被认为是骨矿化减少的早期警示。④药物治疗对钙磷的储存有副作用，如呋塞米、枸橼酸咖啡因和糖皮质激素等。

要 点 荟 萃

1. 新生儿奶源选择

（1）首选母乳，是新生儿天然的食物。优点：①增强新生儿免疫力；②提高营养素的生物利用度；③有最理想的热量分布；④使早产儿更容易耐受及吸收各种营养素。

（2）强化母乳：因早产儿母乳中的蛋白质、能量、各种微量元素及维生素、叶酸等不能满足其生长发育所需，当早产儿能耐受纯母乳喂养 100ml/（kg·d）时即可以添加母乳强化剂。

（3）配方奶：①足月儿配方奶；②早产儿配方奶；③早产儿出院后配方奶；④特殊配方奶。

2. 开奶的时机　无禁忌证情况下应尽早开始肠内营养。健康足月儿或早产儿在出生后1小时内即可开始早吸吮、早接触。其余因疾病需要送至新生儿科监护治疗的患儿在无禁忌证的情况下，生后24小时内即可开始喂养。

3. 喂养进程　①微量喂养阶段，指以 10~15ml/（kg·d）进行喂养；②营养性喂养阶段：出生体重 <1000g 的超低体重儿，营养性喂养量为 15~20ml/（kg·d），加奶量速度 15~20ml/（kg·d）；出生体重 ≥1000g 的早产儿，营养性喂养量为 30ml/（kg·d），加奶量速度 30ml/（kg·d）。

4. 肠内营养的方式　①鼻胃管和口胃管喂养，用于极早早产儿或危重患儿，降低吸入风险和储存能量，适用于吸吮-吞咽-呼吸不协调的患儿；②经幽门或胃造瘘口管喂；③经口喂养，包括乳房喂养或奶瓶喂养。由婴儿的吸吮-吞咽-呼吸协调情况，觉醒状态的维持和心肺功能的稳定状态来决定。

5. 喂养不耐受的评估　①胃残留量，一般情况下无需常规检查胃内残余奶量；②腹部体征：腹膨隆、可见肠型、红斑，需结合听诊、触诊和最后一次大便的时间进行综合判断，不需要常规测量腹围；③有无呕吐；④有无大便隐血；⑤有无呼吸暂停和心动过缓等。

6. 喂养不耐受的干预措施　①禁食；②胃残留物的处理：不能随便丢弃；③减少胃内残余奶量的措施：喂奶后将早产儿头部抬高30°左侧卧位半小时，之后翻身改变体位；④母乳喂养可改善喂养耐受性。

（黄　希　苏绍玉）

第四节　新生儿肠外营养评估及管理

　　肠外营养（parenteral nutrition,PN）是指对不能经口摄入或经口摄入不能满足营养需要时辅以静脉注射营养液以提供营养支持的方式。尽管肠内营养支持是新生儿最佳的营养方式,但早产儿、低出生体重儿尤其是极低/超低出生体重儿,体内储存少,出生后不断消耗,在生命早期若不及时提供营养支持可在数天内营养失衡威胁生命。各种患病的高危新生儿在疾病状态下往往需要实施肠外营养或者肠内营养及肠外营养相结合才能提供足够的营养支持。肠外营养的目的是减少丢失并维持现有的身体储备,逐渐过渡到提供营养并促进生长发育。

一、新生儿期肠外营养的适应证及禁忌证

(一) 适应证

　　由于各种原因导致的新生儿不能进行肠内营养支持 3 天以上或肠内营养不能满足婴儿需求总量的 70% 时就应该给予肠外营养支持。具体原因包括肠内因素及肠外因素。

　　1. 肠内因素

　　(1) 先天性和(或)手术后胃肠道疾病:腹裂、气管食管瘘、肠旋转不良、肠梗阻、短肠综合征。

　　(2) 急性胃肠道疾病:坏死性小肠结肠炎、肠穿孔。

　　2. 肠外因素

　　(1) 肾衰竭。

　　(2) 经口摄入热量和氮(蛋白质)不能满足机体所需。

　　(3) 严重的呼吸或心脏疾病。

(二) 禁忌证

　　1. 严重感染患儿慎用。

　　2. 严重缺氧、酸中毒以及脱水时必须纠正后方可应用。

　　3. 循环衰竭、严重肝肾功能不全、休克等慎用。

　　4. 新生儿黄疸、血小板减少有严重出血倾向者慎用脂肪乳。

(三) 肠外营养方式

　　1. 全肠外营养(total parenteral nutrition,TPN)　各种肠内肠外因素导致需要较长时间禁食的新生儿,禁食期间完全靠静脉提供热量及各种营养素补充。

　　2. 部分肠外营养(partial parenteral nutrition,PPN)　患儿经肠内提供部分热量及营养,其不足部分由静脉营养补充。多见于极低及超低出生体重儿,在生命早期采用此方式。

二、新生儿肠外营养需求(静脉营养需求)

　　1. 液体需要量

　　(1) 液体需要量:一般情况下,足月儿需要量为 100~120ml/(kg·d);早产儿需要量为 120~150ml/(kg·d),主要用于机体的不显性失水,如皮肤及呼吸时水分的蒸发,排尿及大便中水分的丢失等,随着胎龄、出生后日龄、环境条件(如暖箱热辐射和光照疗法)和疾病的不同而变化。

　　(2) 需考虑的因素:①极低及超低出生体重儿细胞外液含量高,肾的浓缩及稀释功能差,过多液体可以导致动脉导管开放、充血性心力衰竭、支气管肺发育不良及坏死性小肠结肠炎,需要适当限制液体量。②暖箱的隔热层可以降低不显性失水。环境湿度低、热辐射及光照疗法(冷光源除外)可增加水分丧失,需要

适当增加液量。③疾病如肾衰竭、外科手术后以及脑膜炎等患儿需要限制液体入量,而活动量大、寒冷刺激、发热、腹泻、胃肠道引流等则需要增加液体量。

2. 能量需求　用于维持基础代谢及满足生长发育所需要的能量值用热卡表示,热卡需要量与新生儿的体重、日龄、环境温度、器官功能成熟度、疾病及活动有关。肠外营养所需的热卡需要量比肠内营养少大约20%。研究表明,短期静脉营养时仅需提供 50~60kcal/(kg·d) 即可;若需长期静脉营养支持时,足月儿提供80~90kcal/(kg·d),早产儿提供 90~120kcal/(kg·d) 的热卡。为减少静脉营养并发症的发生,应尽早启动肠内营养。

3. 营养素

(1) 糖类需求:新生儿尤其是早产儿,体内糖原储备少,如果出生后没有及时供给糖类容易发生低血糖。葡萄糖是提供非蛋白热的理想物质,葡萄糖制剂根据婴儿的耐受程度提供。标准的葡萄糖溶液为 5% 或 10% 的浓度,其他浓度的葡萄糖溶液是根据婴儿的个体需要来配制。但通过外周静脉补充葡萄糖的浓度一般不超过 12.5%,若超过此浓度,需要建立中心静脉通道输注。糖类管理指南指出:①葡萄糖开始的输注速率是 4~6g/(kg·d)[2.5~4mg/(kg·min)],提供了最小的热卡摄入量,有利于体内蛋白质的生长和代谢,维持新生儿有限的糖类储备。②第 2~7 天随着氨基酸的加入葡萄糖输注速率逐渐增加到 13~17g/(kg·d)[9~12mg/(kg·min)],维持血清葡萄糖在正常范围,即不超过 7mmol/L。推荐最大糖速为 18g/(kg·d)[12.5mg/(kg·min)],更高的糖速将超过葡萄糖的氧化应激能力,导致大量的脂肪生成。在静脉补充葡萄糖期间应常规每 4~6 小时监测血糖一次。③对于某些极低出生体重儿,在尽量降低糖类摄入量的情况下仍然存在严重的高血糖症时,可持续输入胰岛素。胰岛素输入的常规剂量为 0.01~0.05U/(kg·h),可维持血液中的葡萄糖在正常范围。一般因为胰岛素严重的副作用不推荐常规使用。

(2) 脂肪需求:静脉营养时如果不补充脂肪,出生后 2~3 周就会出现必需脂肪酸缺乏的症状。体内脂肪缺乏可表现为头发稀疏、鳞屑状皮炎、容易感染或出现伤口不易愈合及血小板减少等。因此,肠外营养补充脂肪乳剂不但可以补充热量,还可以降低葡萄糖的浓度,降低由于渗透压高所致的不良反应,还可以补充必需脂肪酸。在美国,所有的静脉脂肪乳剂都是从大豆或大豆与红花的混合物中提取出来的,包含长链脂肪酸。静脉脂肪乳剂与母乳中的脂肪酸结构大有不同。脂肪乳为 0.5~1g/(kg·d) 时可弥补必需脂肪酸的不足,24~48 小时后可加入肠外营养液中,以 0.5~1g/(kg·d) 的速度逐渐增加至 3g/(kg·d)。胎龄 28 周以下的早产儿脂蛋白脂肪酶活性和甘油三酯清除率都是有限的,需要缓慢静脉注射来提高耐受性。超低出生体重儿可以从 0.5g/(kg·d) 开始,每日增加 0.25~0.5g/(kg·d)。一般将脂肪乳与氨基酸、葡萄糖液混合后 24 小时内匀速输入。

尽管脂肪乳剂输注出现不良反应的发生率小于 1%,但静脉输注脂肪乳剂尤其是首次输注时应注意观察有无呼吸困难、青紫、恶心、呕吐、发热、皮疹以及输液部位有无发红等现象。出现这些症状时需要停止脂肪乳剂的输注。此外,静脉注射脂肪乳剂还可导致高血糖、血小板减少、影响血小板功能导致出血以及游离脂肪酸与胆红素竞争白蛋白从而增加胆红素脑病的风险等。早产儿静脉注射脂肪乳剂时还可以影响气体交换导致机体血氧饱和度下降。也有报道早产儿输入过多脂肪乳时其视网膜病发生率增高。有人建议为了降低脂肪乳剂输注期间的不良反应,输注时应避光。同时尽早启动及促进肠内营养,缩短静脉营养的使用时间。

(3) 蛋白质需求:氨基酸是组成蛋白质的主要单位。新生儿对蛋白质的需要量取决于胎龄、所患疾病以及给予的营养方式。

1) 早产儿氨基酸需要量:由于早产儿消化功能及酶发育不成熟,但生长发育又快,因此对蛋白质的质及量有其特殊需求。氨基酸可提供 4kcal/g 的热量,国外推荐摄入量为 2.25~4g/(kg·d)。足月儿静脉营养时,氨基酸用量一般不超过 3g/(kg·d),胎龄越小越不成熟的早产儿,需要的蛋白质摄入量越高。例如体重低于

1000g 的早产儿可接受 4g/(kg·d) 的氨基酸摄入。

2) 各种氨基酸成分的特点：小儿氨基酸溶液是模拟的母乳喂养 20 天的健康新生儿血浆里的氨基酸浓度或胎儿/新生儿脐带血的氨基酸浓度，没有证据显示哪种成分更有优势。①谷氨酰胺是母乳中含量非常丰富的一种氨基酸，因为其性质不稳定，不能在氨基酸溶液里存在。②酪氨酸的溶解度有限，氨基酸溶液里含量较少。③色氨酸含有酪氨酸的可溶性衍生物，但似乎生物利用度有限。目前的研究表明，氨基酸溶液中的酪氨酸供应对于极低体重儿未达到最佳标准。④长时间来说半胱氨酸是不稳定的，半胱氨酸盐补充剂可在开始给药之前加入肠外营养液中。关于半胱氨酸是否能提高蛋白质的累积有相互矛盾的证据。

3) 国内指南推荐氨基酸的使用方法：出生后 24 小时内开始以 1.5~2.0g/(kg·d) 提供，以后每天增加 0.5~1.0g/kg 至足月儿 2.5~3.0g/(kg·d)，极低及超低出生体重儿达 3.5~4.0g/(kg·d)，同时提供非蛋白热卡。

(4) 钙和磷需求：新生儿肠外营养液达 100~150ml/(kg·d) 时应该包含 50~60mg/dl(12.5~15mmol/L) 的元素钙和 40~47mg/dl(12.5~15mmol/L) 的磷，提供 50~90mg/(kg·d) 的钙和 40~70mg/(kg·d) 的磷，钙磷比为 1.7∶1 的提供可以保持最佳的骨骼矿化。钙磷在营养中稳定性受很多因素影响如钙磷浓度、钙磷剂型、营养液 pH、环境温度、输注速度、液体渗透压以及配制后放置时间、混合的其他药物等因素，且这些因素临床上很难有效控制，容易导致营养液中出现钙磷沉淀物，建议尽量使用精密输液器进行输注以减少不良反应。

三、肠外营养支持

肠外营养(parenteral nutrition，PN)是指当新生儿患有先天性消化道畸形(如食管闭锁、肠闭锁等)，获得性消化道疾病如 NEC 以及早产儿等不能或不能完全耐受经肠道喂养时，全部或部分由静脉途径供给液体、热量、蛋白质、糖类、脂肪、维生素和矿物质等以满足机体生长发育以及代谢需要的营养方式。

(一) 肠外营养途径

1. 外周通道　①不宜长时间使用外周静脉通道给予肠外营养，且葡萄糖浓度应小于 12.5%，营养液渗透压一般不超过 600mOsm/L，以防刺激外周静脉导致静脉炎。渗透压超过 900mOsm/L 需通过中心静脉通道输入。②提供最高达 90kcal/(kg·d) 的葡萄糖、脂肪乳和足够的液体等摄入量。

2. 中心静脉通道　适用于需长时间使用静脉营养液以及营养液渗透压高的情况。其优点是延长保留时间，可减少输液相关问题，除输注速度外，输注糖的浓度不受限制。但中心静脉置管需要接受过相关专业培训的医务人员严格按照操作标准进行置管及护理，以减少相关并发症发生。所有置入的静脉导管在开始肠外营养之前都需要放射线确认定位导管尖端位置后才能使用。

无论是外周通道还是中心静脉通道给予营养液，均需使用输液泵匀速持续泵入，以减少相关并发症的发生。

(二) 肠外营养相关并发症

1. 导管相关并发症　常见的并发症包括导管相关性血流感染、导管移位导致的胸腔积液和心包积液以及心律失常等。其中导管相关性血流感染是最危险的并发症，可延长住院时间，增加住院费用，甚至威胁患儿生命，在极低/超低体重儿中发生率更高。感染的病原体中，最常见的两种细菌是表皮葡萄球菌和金黄色葡萄球菌，最常见的真菌是白色念珠菌。需要加强静脉通道的规范管理，静脉营养液配制过程中的无菌管理以及规范使用，静脉注射营养液过程中密切监护患儿是否有感染征象如观察患儿一般情况、皮肤颜色、体温变化等，必要时监测血常规以及做血培养等相关检查。

2. 输液部位的观察及评估　当使用外周通道进行静脉营养时最容易出现静脉炎以及局部渗出，可造成输注部位周围组织发生损害。如果发生在关节部位则可导致关节功能障碍。因此，在输液时需尽量避开关节部位,密切观察输液局部有无渗出及红肿发生,必要时更换输液部位。静脉炎可以使用生理盐水湿敷或多磺酸黏多糖乳膏涂擦,渗出则可以使用透明质酸酶局部封闭。

3. 代谢紊乱的风险 高血糖症、低血糖症、氮质血症、代谢性骨病、酸中毒、碱中毒及电解质紊乱等。需要密切关注血液生化检测,动态调整肠外营养液成分。

(1) 高血糖症:当输入静脉营养液时,营养液中含糖浓度过高或输注糖速过快可以发生高血糖症。同时还需密切监测有无感染的发生,因为高血糖症常伴发细菌感染的发生。应降低营养液中葡萄糖的浓度或降低输液速度。如果输入糖的速度 <4mg/(kg·min)时仍有持续高血糖,且血糖值 >8.3mmol/L 时可以考虑使用小剂量胰岛素 0.01~0.05U/(kg·h)。

(2) 低血糖症:主要发生于突然中断营养液的输入。应常规监测输注过程中是否有输液泵故障发生,静脉营养液停止输注前逐渐调低输液速度。

(3) 电解质紊乱:输注过程中密切监测血钾及血磷水平,有无低血钾、低血磷的临床表现。

4. 肝脏并发症 最常见的为胆汁淤积、肝损害,初期发生在细胞内和胆小管内,随后可导致门静脉炎症,在几个星期的肠外营养输注之后可发展到胆管增生,并可能发展为门静脉纤维化和肝硬化。通常的解决方案是在达到完全肠内营养时逐渐停止肠外营养液的使用。国外有文献报道称曾经出现的罕见案例经过连续几个月的肠外营养输注后发生了不可逆转的肝衰竭。肝脏并发症主要发生在危重早产儿中,与长时间肠外营养有关,这类患儿经历着多种潜在的损伤(如缺氧、血流动力学不稳定、感染等)。据报道,患胆汁淤积症的新生儿败血症的发病率更高。越来越多的证据表明与长期肠内营养的缺乏有关,有研究表明肠内营养既使是低热卡的摄入就可降低胆汁淤积的风险。

5. 骨代谢病 长期的肠外营养与骨质缺乏和骨骼去矿化作用有关,可以诱发骨质疏松。①高钙尿:导致尿钙过高的因素包括长期输注肠外营养液、含硫氨基酸、高渗葡萄糖液(导致高胰岛素血症和肾小管对钙的重吸收减少)、酸中毒、输注低磷酸盐的营养液等。②含铝的营养液:此种骨代谢病的特点是可减少骨的形成和铝的累积。③矿物质储存减少,与不适当的矿物质比例有关。在快速生长期,营养液的矿物质比例未达最优化标准。④输注了含小儿维生素的营养液的新生儿患维生素 D 缺乏症是很罕见的,能降低营养相关性骨代谢疾病的发生率。

(三) 预防或减少肠外营养相关性并发症

1. 严格掌握营养液使用指征 当患儿有休克、严重水、电解质紊乱、酸碱失衡未纠正时禁用以营养支持为目的的补液。当患儿有严重感染、严重出血倾向、出凝血指标异常、黄疸、严重肝脏或肾脏功能不全时应暂停或减量使用脂肪乳剂。尽早开始肠内营养并创造条件尽快缩短达到全肠道内喂养的时间。

2. 严格遵守营养液配制步骤 先将电解质溶液、水溶性维生素、微量元素制剂加入葡萄糖或氨基酸溶液,将脂溶性维生素注入脂肪乳剂,充分混合葡萄糖和氨基酸溶液后再与配制好的脂肪乳剂混合,轻轻摇动混合液,贴上注明有患儿信息的标签备用。营养液尽量现配现用,不得在营养液中随意加入其他药物。配制过程严格无菌技术,最好在层流治疗室或洁净工作台下进行营养液配制。

3. 输注营养液过程中严密监护 在接触任何营养液管道或静脉穿刺前应严格洗手,严格无菌技术操作。用精密输液器进行静脉营养液输注。监测输液泵工作状态以及速度,每小时记录摄入量及评估静脉导管的输液部位情况。根据血液化验结果及时调整液体量、糖浓度、蛋白质或脂肪摄入量、电解质和矿物质。

总之,在患儿不能进行肠内营养或肠内营养提供的热卡不能满足机体基础代谢及生长发育所需时可以采用肠外营养供给热量及各种营养素,以维持患儿生命所需的营养及促进生长发育。但如果营养液使用不当或长期使用,将会出现各种并发症,应在使用时取其利、去其弊,积极创造条件尽早启动肠内营养并尽快由肠外营养过渡到全肠内营养方式。

要 点 荟 萃

1. 肠外营养　适用于因各种原因不能进行肠内营养支持3天以上或肠内营养不能满足婴儿需求总量的70%的情况。

(1) 肠内因素:①先天性和(或)手术后胃肠道疾病。②急性胃肠道疾病。

(2) 肠外因素:①肾衰竭。②经口摄入热量和氮(蛋白质)不能满足机体所需。③严重的呼吸或心脏疾病等。

2. 肠外营养方式:①全肠外营养。②部分肠外营养。

3. 肠外营养需求(静脉营养需求)

(1) 液体需要量:足月儿100~120mL/(kg·d),早产儿120~150ml/(kg·d)。

(2) 热量需求:一般情况下足月儿提供80~90kcal/(kg·d),早产儿提供90~120kcal/(kg·d)。

(3) 营养素:①糖类,开始输注速率是4~6g/(kg·d)。②脂肪24~48小时后加入,以0.5~1g/(kg·d)的速度逐渐增加,直到3g/(kg·d)。③蛋白质,需要量取决于胎龄、所患疾病以及给予的营养方式。生后24小时内开始,以1.5~2.0g/(kg·d)提供,每天增加0.5~1.0g/kg,至足月儿2.5~3.0g/(kg·d)。④钙和磷。

4. 肠外营养途径　①外周通道,不宜长时间给予肠外营养,糖浓度应小于12.5%,渗透压一般不超过600mOsm/L,超过900mOsm/L需通过中心静脉通道输注;②中心静脉通道,适用于长时间使用静脉营养液以及营养液渗透压高的情况。

5. 肠外营养相关并发症　①导管相关性并发症,如导管相关性血流感染等;②输液局部并发症,如静脉炎、局部渗出等;③代谢紊乱,如高血糖症、低血糖症、氮质血症、电解质紊乱等;④肝脏并发症,如胆汁淤积;⑤骨代谢病,如骨质疏松。

(苏绍玉　黄　希)

参 考 文 献

[1] 丁国芳.极低出生体重儿尽早达到足量肠内营养喂养策略《极低出生体重儿喂养指南》解读.中国实用儿科杂志,2016,31(2):85-89.

[2] Awhonn,M. Terese V,Marlene W,et al. Core Curriculum for Neonatal Intensive Care Nursing(Fifth edition). America:Mosby,2014.

[3] 中华医学会肠外肠内营养分会儿科学组,中华医学会儿科学会新生儿学组,中华医学会小儿外科学会新生儿外科组,等.中国新生儿营养支持临床应用指南.中华小儿外科杂志,2013,34(10):1177-1181.

[4] 邵肖梅,叶鸿瑁,丘小汕.实用新生儿学.4版,北京:人民卫生出版社,2011.

[5] 张玉侠.实用新生儿护理学.北京:人民卫生出版社,2015.

[6] 张家骧,魏克伦,薛兴东.新生儿急救学.2版,北京:人民卫生出版社,2012.

[7] Berthold Koletzko,临床儿科营养.王卫平译.北京:人民卫生出版社,2009.

[8] 姚裕家,母得志,杨凡,等.早产儿营养基础与实践指南.北京:人民卫生出版社,2008.

第十四章

新生儿消化系统疾病护理评估与干预

导读与思考：

新生儿常见的消化道症状及疾病包括呕吐、胃食管反流、腹泻、坏死性小肠结肠炎、消化道畸形等，因此，临床护士应掌握这些症状及疾病的早期识别，提供合理的护理干预，促进患儿康复。

1. 如何识别新生儿呕吐，怎样区分内科性呕吐与外科性呕吐？呕吐的常见类型及护理干预有哪些？

2. 新生儿胃食管反流的常见临床表现及高危因素是什么？治疗及护理措施有哪些？

3. 新生儿腹泻的分类及临床表现有哪些？怎样护理腹泻患儿？

4. 如何早期识别新生儿坏死性小肠结肠炎？其治疗及护理干预措施有哪些？

5. 新生儿常见的消化道畸形有哪些？其临床表现及治疗护理干预包括哪些？

6. 什么是先天性膈疝？临床表现及护理重点是什么？

7. 新生儿消化道术后造瘘口护理的重点有哪些，STOMA 原则是指什么？

第一节　新生儿呕吐护理评估与干预

呕吐（vomiting）是指胃内容物和一部分小肠内容物在消化道内逆行而上，自口腔排出的反射性动作，是消化道功能障碍的一种表现。是新生儿期常见症状之一，据国内文献报道，同期住院新生儿中呕吐患儿占10%左右，轻者引起吸入性肺炎，重者可窒息死亡。

一、护理评估

（一）病理生理

1. 新生儿胃容量小、呈水平位。食管下端括约肌松弛、幽门括约肌发育较好、贲门括约肌发育较差。

2. 肠道神经调节功能差，腹腔压力较高。

3. 胃酸和胃蛋白酶分泌较少。

4. 大脑皮质和第四脑室下的呕吐中枢发育不完善，易受全身炎症或代谢障碍产生的毒素刺激，颅内压升高。

5. 胚胎时期前、中、后肠分化和发育异常，造成消化道发育畸形，使食物或消化道分泌物不能顺利通过肠道，逆行从口腔排出，形成呕吐。

6. 胎儿出生时吞入大量羊水、血液以及出生后内外环境的急剧变化，刺激胃肠道诱发新生儿呕吐。

（二）分类

根据呕吐原因进行分类。

1. 内科性呕吐 新生儿呕吐中内科性呕吐占 80%~90%，呕吐特点为：①患儿无消化道器质性病变，呕吐常不典型，为生后即吐，喂奶后加重，为非喷射性呕吐。②呕吐物以泡沫黏液或奶汁为主，如含血液者则为咖啡色液体，不含胆汁或粪渣，无肠梗阻症状。③呕吐多发生于生后 1~2 天内，将吞入的羊水及产道内容物吐尽后症状即消失。④常伴有消化道症状以外体征，如呼吸困难、青紫、心动过速等。

内科性呕吐的常见原因如下。

（1）喂养不当：乳头过大、乳头内陷、奶嘴孔过大、大量吞入空气、喂养量过多过频繁、奶液浓度不当、奶液温度不当、奶后立即平卧或过早过频繁地搬动婴儿。

（2）胃黏膜受刺激：应激性溃疡、口服药物影响，吸入羊水量过多或吸入被胎粪污染的羊水、感染、血性羊水刺激胃黏膜导致胃酸及黏液分泌亢进引起呕吐。

（3）胃肠道功能失调：如胃食管反流、幽门痉挛、肠道过敏、胎粪性便秘、新生儿便秘等。

（4）肠道内感染及肠道外感染：上呼吸道感染、肺炎、脑膜炎、脐炎、泌尿道感染、败血症等均可引起呕吐，轻重不一，呕吐物含胆汁，控制感染后症状可消失。

（5）颅内压增高：颅内出血、颅内血肿、缺氧缺血性脑病导致颅内压增高时，呕吐呈喷射状，多为乳汁和凝乳块，无胆汁。

（6）其他：低血糖症、低钙血症，未成熟儿功能性肠梗阻（消化道无张力症），肾上腺皮质增生症、半乳糖血症、苯丙酮尿症等先天性代谢性疾病。

2. 外科性呕吐 主要为消化道畸形，生后发病时间早，临床多以呕吐黄绿色胆汁或粪便成分为主，部分为不含胆汁的乳汁或乳凝块。多为喷射性，呕吐量大，肠梗阻表现明显，反复严重呕吐常导致脱水和电解质紊乱。

外科性呕吐的常见原因如下。

（1）食管闭锁及食管气管瘘：常于生后第一次喂奶时突然出现发绀、呼吸困难、窒息及肺内湿啰音等，之后每次喂奶均有类似现象出现，且逐渐加重。

（2）先天性巨结肠：常有胎便排出延迟，于 2~6 天内出现呕吐，伴有腹胀、肠鸣音亢进等，灌肠后排出大量胎便和气体后缓解，数日后又出现呕吐、腹胀、便秘。

（3）肠闭锁：生后有持续性呕吐，腹胀明显，无胎便排出或仅有少许绿色胶冻样便。

（4）肛门直肠闭锁及狭窄。

（5）其他：胃扭转，肠旋转不良等。

（三）呕吐的表现

1. 各种常见的类型

（1）溢乳：非真正的呕吐，无呕吐时神经肌肉参与的一系列兴奋反射过程。生后不久即可出现，常表现为奶后即有 1~2 口乳汁反流入口腔或吐出，生后 6 个月左右消失。

（2）典型呕吐：最常见，伴有恶心，每次呕吐量不多，多为胃内容物，多见于喂养不当、非梗阻性消化道疾病、消化道外感染性疾病等内科疾病。

（3）反复呕吐：常见于胃食管反流，呕吐物不含胆汁，无规律性。

（4）喷射性呕吐：为剧烈的典型呕吐，表现为突然发生大量胃内容物从口鼻涌出，一般不含胆汁，常见于哭闹导致大量空气吞入、胃扭转、幽门梗阻等，颅内病变时呕吐物可含胆汁。

2. 呕吐相关影响因素

（1）呕吐与进食的关系：消化道病变部位越高，发生呕吐的时间越早。食管和贲门疾病常见于进食过程中或进食后立即发生，消化道外疾病导致的呕吐与进食无直接关系。

(2) 呕吐与体位的关系:①胃食管反流、食管裂孔疝、胃扭转等卧位时呕吐明显,改变体位即可缓解。②消化道梗阻和颅脑病变时呕吐与体位无明显关系。

(3) 呕吐与日龄的关系:①生后 3 天内的早期呕吐以咽下综合征居多,其次依次为喂养不当、颅内压增高等。②生后 4~7 天发生的呕吐,以电解质紊乱、肠道内/外感染为其主要因素。③晚期新生儿发生呕吐主要因感染、喂养不耐受、牛奶蛋白过敏等因素,可出现呕吐、腹胀、腹泻,部分患儿可伴有湿疹、贫血、体重不增等。

3. 呕吐物性质

(1) 清淡或半透明黏液:可能为食管内容物。

(2) 呕吐物含胃酸和乳凝块:考虑为胃、食管梗阻性疾病,如胃扭转、幽门梗阻等。

(3) 呕吐物含胆汁:一般轻度呕吐不含胆汁,呕吐量大且含胆汁时,提示梗阻在十二指肠壶腹部以下。

(4) 呕吐物含粪渣:提示低位肠梗阻,结合腹部体征考虑是否为麻痹性肠梗阻或胎粪性腹膜炎。

(5) 呕吐物为咖啡样液体或呕血:多为消化道出血,可见于新生儿自然出血症、全身出血性疾病、严重的感染性疾病或罕见的先天性胃壁肌层缺损等。

(四) 辅助检查

1. 鼻胃管检查　一种简单的判断上消化道畸形的方法,当婴儿生后早期出现口吐大量泡沫时,应立即安置鼻胃管,若胃管下降受阻或从口腔或鼻腔内折返则提示可能有食管闭锁,需要进一步检查进行确诊。

2. 腹部 X 线检查　最常用的诊断方法,应行左侧卧位片和立位腹平片。腹平片无异常时需进一步行其他检查。

(1) 正常新生儿生后 24 小时后胃、小肠、结肠均有气体分布,若 24 小时后直肠内仍无气体,常提示肠道梗阻性疾病。

(2) 腹腔内游离散在气体,提示胃肠道穿孔。

(3) 肠腔或腹腔内发现钙化影,提示胎粪性肠梗阻和胎粪性腹膜炎。

3. 胃肠道造影　怀疑消化道完全梗阻或穿孔者禁忌钡剂造影,怀疑食管闭锁或食管气管瘘者可用水溶性碘剂造影,并于造影后及时将造影剂吸出。

4. 腹部 B 超　对腹水的探查、腹部肿物、腹腔游离气体等都有很高的敏感性和特异性,对肾上腺皮质增生症、坏死性小肠结肠炎等疾病的诊断优于 X 线检查。

5. 胃镜　可发现胃和十二指肠黏膜病变,如溃疡、出血、增厚等。

二、干预

(一) 治疗与预防

1. 病因治疗　根据患儿呕吐类型、出现时间,结合详细体格检查及辅助检查结果,判断呕吐属于外科性呕吐还是内科性呕吐,以免延误手术时机。积极处理原发疾病,再针对病因治疗,如合理喂养、控制感染和降低颅内压等。

2. 对症治疗　轻者不需要处理,呕吐严重者予禁食,同时给予肠外营养。咽下综合征者可以温生理盐水洗胃,幽门痉挛者可在每次奶前 15~20 分钟口服阿托品,呕吐严重者给予纠正脱水和酸中毒。

(二) 护理干预

1. 体位护理

(1) 喂奶后取头高脚低右侧卧位,减少翻动。

(2) 极低出生体重儿奶后可予头高脚低左侧卧位,半小时后予俯卧位,家中护理时奶后半小时应取仰卧位。

(3) 呕吐时可予俯卧位,脸朝下,轻拍背部,有利于呕吐物流出,吐后侧卧防止吸入性肺炎。

2. 禁食、胃肠减压 内科性质的呕吐不是禁食的适应证,应根据患儿的具体情况进行判断处理。禁食可减少对胃黏膜的刺激,是减少呕吐的基础。

(1) 根据患儿病因、呕吐情况判断禁食时间长短,禁食期间给予静脉营养支持,同时严密监测血糖,电解质水平,防止发生低血糖和电解质紊乱。

(2) 持续胃肠减压者,妥善固定导管,防止导管滑脱、受压、扭曲而导致引流不畅。

(3) 密切观察引流液的颜色,性质和量,准确记录出入量。

3. 洗胃或灌肠 通过洗胃可把分娩时吸入的羊水或未消化的残留物及时清除,有效地减少新生儿胃食管反流的发生,常用于咽下综合征。

(1) 呕吐频繁者可用温生理盐水洗胃至胃液清亮。

(2) 动作轻柔,避免损伤胃黏膜。

(3) 对胎粪排出延迟引起的呕吐,可予温生理盐水或甘油灌肠。因 24 小时未排胎便者胃内有不同程度的残余,灌肠排出胎便后,胃内残余量将减少,呕吐症状可缓解。

4. 严密病情观察

(1) 严密观察呕吐物性质、颜色、量、气味及性状,准确做好记录并告知医生。

(2) 观察呕吐与喂奶、体位、日龄的关系,是否伴有发绀、呛咳、呼吸困难等,及时发现呕吐病因,采取针对性措施,必要时禁食。排除外科性疾病,如食管裂孔疝等应尽早手术。

(3) 观察有无面色发绀或苍白、血氧饱和度下降、心率减慢、呼吸暂停等表现,如果有这些表现提示可能有反流物误吸导致的窒息,需立即清理呼吸道、同时给予氧气吸入,并配合医生采取相应的措施。

5. 做好基础护理

(1) 准确记录出入量,观察患儿皮肤弹性、尿量和体温状况,监测血糖、血气分析和电解质,有无脱水和电解质紊乱等表现,如有异常及时通知医生,给予补液纠正。

(2) 做好皮肤护理,及时更换床单,保持皮肤和床单位的清洁,防止呕吐物刺激皮肤。

(3) 做好口腔护理,减轻呕吐物刺激,预防鹅口疮的发生。

要 点 荟 萃

1. 呕吐是指胃内容物和一部分小肠内容物在消化道内逆行而上,自口腔排出的反射性动作,是消化道功能障碍的一种表现。

2. 呕吐的分类

(1) 内科性呕吐,占 80%~90%,包括:①喂养不当;②胃黏膜受刺激;③胃肠道功能失调;④肠道内感染及肠道外感染;⑤颅内压增高等。

(2) 外科性呕吐,主要为消化道畸形,发病时间早,临床多以呕吐黄绿色胆汁或粪便成分为主,部分为不含胆汁的乳汁或乳凝块。多为喷射性,呕吐量大,肠梗阻表现明显,反复严重呕吐常导致脱水和电解质紊乱。包括:①食管闭锁及食管气管瘘;②先天性巨结肠;③肠闭锁;④肛门直肠闭锁及狭窄等。

3. 呕吐的表现 包括溢乳、典型呕吐、反复呕吐、喷射性呕吐。

4. 呕吐的辅助检查 包括:①鼻胃管检查,一种简单的判断上消化道畸形的方法;②腹部 X 线检查,为最常用的诊断方法;③胃肠道造影;④腹部 B 超;⑤胃镜。护理干预措施包括体位护理、禁食、胃肠减压、洗胃或灌肠、严密病情观察、基础护理等。

(黄 希 李 凡)

第二节　新生儿胃食管反流护理评估与干预

新生儿胃食管反流（gastroesophageal reflux，GER）是指由于全身或局部原因引起的食管下端括约肌（LES）功能不全，胃内容物反流入食管及以上部位而产生的上消化道功能紊乱。新生儿出生后至生后6周胃食管功能才达到成人水平，早产儿需2~3个月胃食管功能才能逐渐成熟，建立起有效的抗反流屏障。故GER多见于早产儿，发病率可高达80%~85%，多表现为呕吐，常伴有体重不增、食管炎、食管糜烂或溃疡；严重者可有烦躁不安、易激惹、拒食、呼吸暂停，甚至呕血或便血，导致缺铁性贫血；反流物误吸并发肺炎，严重者反复发作吸入性肺炎，亦可引起肺不张、窒息甚至猝死综合征。

一、护理评估

(一) 病理生理

1. 第一抗反流屏障（LES功能低下）　LES由环状肌组成，通过神经肌肉作用保持一定张力，静息状态下保持一定压力，使下端食管关闭，吞咽时LES反射性松弛，压力下降，食物进入胃内后压力随之恢复，从而阻止胃内容物反流到食管。当此肌肉减少或功能缺陷时，则发生胃食管反流。

2. 第二屏障（食管蠕动功能障碍）　正常情况下食物进入食管时，食管会出现向下的蠕动波将食物送入胃中，食管的这种排空能力决定了食管暴露于酸性反流物的时间。当食管蠕动功能障碍时，蠕动波减弱后，胃内容物可逆流向上经口溢出，使食管处于酸性环境中，长此以往将导致食管炎、溃疡甚至食管狭窄。

3. 食管及胃解剖异常　如食管裂孔疝。

4. 激素的影响　血管活性肠肽、促胰液素、茶碱、前列腺素、高血糖素、抑胃肽等可降低下端食管括约肌压力。

(二) 分类

1. 生理性反流　由于哭闹、咽下、吸吮、胃胀气等因素，使LES反射性松弛，从而导致食物进入食管内或胃内过多气体通过食管排出体外，常发生在喂奶时或喂奶后短时间内，若频发或持续时间长，并伴随一系列临床症状则为病理性。

2. 病理性反流　由于LES功能障碍或组织结构异常导致的反流，可引起一系列临床症状，长期反流者称为胃食管反流病，表现为反流性食管炎、支气管及肺部并发症、营养不良等。

(三) 临床表现

1. 呕吐　为最常见症状，可见于90%以上的患儿，生后第1周即可出现。表现为溢乳、轻度呕吐、喷射性呕吐、顽固性呕吐等。

2. 体重不增　80%的患儿出现体重不增、营养不良。

3. 食管炎　由频繁呕吐、胃酸反流引起，表现为不安、易激惹或拒乳、流涎等。当食管糜烂或溃疡时，呕吐物可为咖啡色或出现便血，从而导致缺铁性贫血。

4. 肺部并发症　呕吐物误吸时可发生肺部并发症，表现为窒息、呼吸暂停、发绀、甚至猝死，或突然发生呛咳、夜间痉挛性咳嗽、反复发作性气管炎、吸入性肺炎、肺不张等。胃内容物反流可造成支气管反射性痉挛，反复发作性咳喘。轻者可只有夜咳等肺部表现，原发病GEL治愈后肺部症状随之消失。

5. 其他　如合并先天性食管闭锁、食管裂孔疝、气管食管瘘、先天性膈疝、唇腭裂、先天性心脏病等，或以上疾病术后也易发生GER。神经系统功能障碍如精神运动发育迟缓、脑瘫等可因体位、痉挛、神经功能紊乱等因素而发生GER。

（四）辅助检查

1. 影像学检查

（1）食管钡剂造影：该方法简单易行，诊断阳性率在 75% 左右，可作为初筛。用泛影葡胺 5~10ml 稀释后从胃管注入，可观察胃食管的结构形态、动力改变、有无并发症存在。也可对食管裂孔疝、食管狭窄、肠旋转不良等疾病做出明确诊断，因此在临床上广泛使用。

（2）胃食管同位素闪烁扫描：可测出食管反流情况，并可观察食管廓清能力和胃排空能力，确定有无肺吸入。

（3）超声检查：为无创性检查，敏感性达 95%，特异性为 58%。可见食管下端充盈，有液体在胃和食管间来回流动。可检测腹腔段食管长度、黏膜的抗反流作用，同时可看到有无食管裂孔疝。

2. 实验室检查　食管 24 小时 pH 测定是目前最可靠的诊断方法，能分辨 GER 是生理性或病理性。将 pH 电极置于 LES 上缘以上 5cm 处 24 小时连续监测，可反映 GER 的发生频率、时间、反流物停留的状况与临床表现、体位和进食之间的关系，有助于区分反流为生理性或病理性。该方法的特异性和敏感性居各种检查之首。

（五）诊断

根据临床表现结合上消化道造影是检查食管功能最有效的方法，可明确诊断。检查时取头低脚高位，腹部加压可提高检出率，5 分钟内出现 3 次以上的反流即可诊断。

（六）高危因素

1. 低胎龄、低出生体重　胎龄越小，消化系统的协调功能越差，胃肠激素水平也相对较低。

2. 喂养不当　一次性喂养量过大或饮入前哭闹等原因造成腹压增大都可引起 GER 的发生。

3. 体位不适　俯卧位和左侧卧位均可减少酸性和非酸性反流，左侧卧位可降低餐后早期的酸性反流，而俯卧位可明显降低餐后晚期的酸性反流。

4. 操作诱发　更换尿布、搬动患儿、胸部物理治疗以及分泌物吸引等操作可加重反流的发生。

5. 患儿因素　患儿哭闹、排胎便、颅脑损伤、严重感染、肺部疾病等可导致 LES 张力降低或腹内压增高。

6. 药物影响　茶碱类药物的使用可降低 LES 张力或增加胃酸的分泌导致反流。

二、干预

（一）治疗措施

1. 饮食治疗

（1）水解蛋白配方奶：可减少在胃肠内的停留时间，增加排便频率。

（2）其他：重症者采用鼻十二指肠管饲喂养或肠外营养。

2. 体位疗法　适当的体位对反流屏障功能缺陷或者食管蠕动功能障碍所引起的胃食管反流是一种有效简单的治疗方法，包括以下四种体位：①仰卧位。②头高脚低斜坡侧卧。③俯卧位。④头高俯卧位。

3. 药物治疗

（1）抑酸药物：主要包括组胺 H_2 受体阻滞剂（H_2RA）、质子泵抑制剂（PPI）、抗酸药和黏膜保护剂等。常见药物有西咪替丁、雷尼替丁、奥美拉唑（洛赛克）、蒙脱石散、硫糖铝等。

（2）促胃动力药物：能提高 LES 的张力，增强食管和胃的蠕动，提高食管廓清能力，促进胃排空，从而减少食物在胃食管的停留。常见药物包括甲氧氯普胺、多潘立酮（吗丁啉）、小剂量红霉素、莫沙必利等。

4. 外科治疗　经过 6 周的内科保守治疗无效，出现严重并发症（消化道出血、窒息、营养不良、食管缩窄或食管炎等）者为手术指征。

(二) 护理干预

1. **体位护理** 体位疗法是目前公认的 GER 的安全治疗方法。居家患儿喂奶后竖抱 30min 可排除胃内空气有效减少 GER 的发生,住院患儿头高俯卧位是预防 GER 最适宜的体位,床头抬高 30°,可明显改善早产儿消化功能,帮助胃排空,减少误吸的风险。但俯卧位有增加婴儿猝死的危险,需严密心电监护,专人护理,密切观察病情变化,加强巡视,避免口鼻朝下导致窒息。

2. **鼻饲护理** 留置胃管会降低 LES 的张力,促使胃内容物反流至食管,降低食管的廓清能力,同时胃容量在短时间内急剧增加会导致胃发生痉挛性收缩,从而诱发呕吐。应采用 20ml 注射器针筒提高距离胃水平 15~20cm 处,使奶液靠重力作用缓慢流入,鼻饲完毕后拍背,置于头高左侧卧位,半小时后于头高俯卧位,餐后 1 小时内应严密病情观察。

3. **消化道护理**(洗胃、灌肠的护理同本章第一节)

4. **抚触** 抚触是一种科学的、有技巧的触摸,通过抚触者温暖的双手对婴儿的皮肤进行有序的抚摸,从而使大量温和而良性的刺激通过皮肤感受器上传到中枢神经系统,产生一系列生理效应,促进新生儿的身心发展。

(1) 每日抚触 1~2 次,每次 15~20 分钟能改善婴儿消化功能,促使促胃液素释放增多,促进胃肠蠕动,增加婴儿食欲,并且增强小肠的吸收功能,从而增加体重。

(2) 选择在患儿安静、舒适、清醒时进行,抚触过程中如发现患儿呕吐,哭闹,面色改变时应立即停止,密切观察病情变化。

5. **药物护理** 避免使用可加重胃食管反流的药物,如必须使用则可加用以下药物对症治疗。

(1) 吗丁啉:增加食管的蠕动和 LES 张力,促使胃排空。该药应在奶前 15~30min 服用,若在奶后服用,吸收会有所延迟。

(2) 益生菌:调整胃肠道的微生态环境,建立正常优势菌群,营养胃肠黏膜细胞,促进胃动素、胃泌素等分泌,增强胃肠蠕动,减少胃食管反流的发生和减轻反流程度。该药应于 2~8℃避光干燥处保存,服用时碾碎后用温开水或温牛奶冲服。

(3) 蒙脱石散:有加强、保护和修复黏膜屏障的作用,蒙脱石散应在奶前 30 分钟服用,与奶同时服用可降低蒙脱石散的效果。

(4) 红霉素:红霉素作为一种胃动素受体激动剂,大量研究均证实其在促进肠道喂养方面的疗效显著,可促进胃动素分泌,增加 LES 压力,促进食管蠕动,刺激胃窦收缩,促进胃排空,从而减少胃食管反流的发生和提高早产儿喂养耐受性。但其效应和安全性却不尽相同,也没有足够的证据证明小剂量和大剂量在预防和治疗时的具体疗效差异,目前的研究证据仍不足以推荐常规使用红霉素,其剂量范围和疗效仍需要更多的前瞻性随机对照试验来证实。

6. **病情观察** 观察患儿有无呕吐及反流,观察呕吐物的性状及量。

7. **健康教育**

(1) 向家长简单阐述胃食管反流的发病机制,说明体位治疗和合理喂养的重要性。

(2) 指导家长保持患儿的正确体位、合理喂养。少量多次哺乳,奶后保持头高脚低位。

(3) 尽量避免可导致腹压增加的相关因素,减少患儿哭闹,及时查明哭闹原因,因哭闹可使胃肠道痉挛,加重胃食管反流。

(4) 教会家长观察患儿的面色、呼吸和呕吐情况,以及发生窒息或呼吸暂停的初步急救方法。

(5) 出院带药者,向家长交代用药注意事项及所用药的名称、作用和剂量等。

要点荟萃

1. 新生儿胃食管反流（GER）　是指由于全身或局部原因引起的食管下端括约肌功能不全，内容物反流入食管及以上部位而产生的上消化道功能紊乱。

（1）临床表现：①呕吐，为最常见症状，可见于 90% 以上的患儿，生后第 1 周即可出现；②体重不增；③食管炎；④肺部并发症。

（2）高危因素：①低胎龄、低出生体重；②喂养不当；③体位不适；④操作诱发；⑤患儿因素；⑥药物影响。

2. 新生儿胃食管反流的治疗措施

（1）饮食治疗：可采用水解蛋白配方奶、鼻十二指肠管饲喂养、肠外营养等。

（2）体位疗法：包括仰卧位、头高脚低斜坡侧卧、俯卧位、头高俯卧位等。

（3）药物治疗：包括抑酸药物和促胃动力药物。

（4）外科治疗：经过 6 周的内科保守治疗无效，出现严重并发症者为手术指征。

3. 新生儿胃食管反流的护理干预　包括：①体位护理；②鼻饲护理；③消化道护理；④抚触；⑤药物护理，如多潘立酮、益生菌、蒙脱石散、红霉素等；⑥病情观察；⑦健康教育。

（黄　希　刘春华）

第三节　新生儿腹泻护理评估与干预

一、感染性腹泻

新生儿腹泻是新生儿期常见的胃肠道疾病，其中因感染因素引起的称为新生儿感染性腹泻，又称为新生儿肠炎，是由细菌、病毒、真菌、寄生虫等感染引起，是一种临床常见病，若不给予及时有效的治疗和护理，极易造成机体免疫力减弱、电解质紊乱、脱水、严重者甚至死亡。可通过孕母产道或污染的乳品、水、乳头、奶瓶等感染，或成人带菌者传染，也可经血行、淋巴或邻近组织直接蔓延进入肠道，病毒可通过呼吸道感染传播。本病可散发，也可在母婴同室或新生儿病房中暴发流行。

（一）护理评估

1. 常见病因

（1）细菌性腹泻：最常见的是大肠埃希菌和沙门菌，其中致病性大肠埃希菌是新生儿细菌性腹泻中最常见的病原菌，且流行性强。沙门菌也可引起新生儿腹泻，其中鼠伤寒沙门菌是导致暴发流行的重要病原，可入侵血液，引起败血症和化脓性脑膜炎。此外，铜绿假单胞菌、金黄色葡萄球菌、志贺菌、变形杆菌、产气杆菌等也可引起新生儿腹泻。

（2）病毒性腹泻：轮状病毒为最常见的病原，传染性较强，主要经粪口途径传播，也可经呼吸道、胎盘传播。

（3）真菌性腹泻：长时间使用抗生素可引发真菌感染，导致真菌性肠炎，以白色念珠菌较多见。

（4）其他：滴虫、梨形鞭毛虫、隐形孢子虫等均可引起腹泻。

2. 发病机制

根据是否引起肠壁炎症性反应分为两大类。

1）非炎症型：也称为肠腔型，侵犯部位主要集中在小肠，由于肠壁吸收面积减少和肠毒素的作用，临床表现主要为水样便。代表性病原菌为轮状病毒及产气单胞菌。

2）炎症型：也称黏膜型，主要侵犯结肠黏膜上皮细胞，在细胞内复制或侵犯黏膜下层引起炎症，甚至溃疡，主要表现为痢疾样腹泻。代表性病原菌为志贺菌、鼠伤寒沙门菌、产毒性大肠埃希菌，多通过侵袭性或产生肠毒素等机制引发肠壁炎症反应或导致肠道分泌增多。

3. 临床表现　由于病原体的不同，临床表现和严重性差异较大。

（1）轻症　表现为一般的消化道症状，1日腹泻数次至10次左右，可出现轻度脱水及酸中毒表现。

（2）重症　1日腹泻10次以上，全身中毒症状严重，短期内即可出现脱水、酸中毒及电解质紊乱。表现为反应差、精神萎靡、唇周发绀、面色苍白或发灰、皮肤花斑、肢端发凉等，应严密关注，合并有并发症时，症状更加严重。

（3）常见病原菌肠炎的临床特点

1）大肠埃希菌肠炎：致病性大肠埃希菌肠炎大便为水样、蛋花汤样，有腥臭味；产毒性大肠埃希菌肠炎大便为稀水样；侵袭性大肠埃希菌肠炎大便呈黏液脓血样，有腥臭味，量不多。

2）鼠伤寒沙门菌肠炎：生后 2 周内发病，潜伏期 2~4 天，体温 37.5~38.5℃，持续 1~2 周，可有精神委靡、食欲缺乏、呕吐、腹胀及大便次数增多，起初呈水样或黄绿色黏液便，之后转为蛋花汤样、血水样、墨绿色脓血便或黏液便，腥臭味明显。重症者每天腹泻可达数十次，迅速出现脱水、电解质紊乱甚至全身衰竭等症状。腹泻症状停止后约 10% 的患儿便中带菌长达 6~9 个月。

3）金黄色葡萄球菌肠炎：多见于大量使用抗生素后导致的二重感染，亦可引起流行。水样便颜色由黄绿色转为暗绿色、有腥臭味，严重者便中可见灰白色片状或条状伪膜，电解质紊乱和全身中毒症状明显。

4）轮状病毒性肠炎：北方地区多集中在 10~12 月发病，经过 1~3 天潜伏期后突然发病，表现为发热、呕吐，随后出现大量水样便，无脓血，无明显腥臭味。属自愈性疾病，症状通常在 3~7 天消失，也可持续 2 周。

5）真菌性肠炎：大便为黄绿色稀水样或豆腐渣样，呈泡沫状或带有黏液，有发酵气味。严重者可形成黏膜溃疡，排血样便。多继发于其他细菌感染性腹泻或大量使用抗生素后。

4. 实验室检查

（1）常规检查：大便常规、血常规、C 反应蛋白等。

（2）病原菌检测：及早做大便培养。细菌性感染早期大便培养阳性率较高，病毒感染 5 天内做粪便病毒分离。

（3）血气分析、血生化和心电图检查：根据电解质、血尿素氮、肌酐水平和酸中毒程度，判断脱水性质并指导临床治疗用药。

（4）其他：包括免疫分析等，可发现肠毒素、轮状病毒及其他病毒抗原。

（二）干预

1. 治疗措施　腹泻可导致水分大量丢失及电解质紊乱，从而发生脱水、酸中毒，加重病情，甚至威胁生命。一般情况下儿童腹泻的治疗原则为预防脱水、治疗脱水、合理用药、继续饮食。

（1）控制感染：大约 70% 的水样便腹泻为病毒引起，不必使用抗生素。

1）细菌性腹泻应根据病原及药敏结果，慎重选用抗生素，在药敏结果出来之前，可选阿莫西林、氨苄西林或头孢哌酮、头孢曲松等第三代抗生素。

2）真菌性肠炎应停止使用抗生素，改用制霉菌素或氟康唑口服。

（2）纠正水电解质紊乱：新生儿尤其是早产儿因皮下脂肪缺乏，脱水程度较难估计，可采用每天连续体重监测和 24 小时出入量监测，次日再根据体重和尿量调整补液的性质和量。因不同体重、不同胎龄、不同日龄和不同的疾病状态（如患有肺炎、败血症、营养不良等），实际生理需要量有所差异，补液时注意个性化治疗。

即使重度脱水,也应避免补液过多,不宜超过 200ml/(kg·d)。

(3) 纠正酸中毒:根据血气分析 BE 值计算碳酸氢钠剂量,5% 碳酸氢钠(ml)=-BE× 体重(kg)× 0.5,静脉滴注,使 pH 不低于 7.25。

(4) 饮食管理:新生儿腹泻常伴有呕吐及食欲减退,急性期需禁食 8~12 小时,但时间不宜过长,以免影响营养供应,使胃肠道适当休息后再开奶。首选母乳喂养,无母乳时可用稀释配方奶或不含乳糖的专用腹泻奶粉,同时予以部分静脉营养支持,以利于疾病的早日康复。

(5) 微生态制剂:可调节肠道正常菌群,重建肠道天然生物屏障。临床常用的有双歧杆菌四联活菌片(思连康)和双歧杆菌三联活菌片剂(口服双歧杆菌、嗜酸乳杆菌、肠球菌三联活菌胶囊,贝飞达和金双歧等)。

(6) 肠黏膜保护剂:作用是吸附病原体和毒素,维持肠黏膜细胞的吸收和分泌功能,减少腹泻水分,同时与肠道黏液糖蛋白相互作用,增强其屏障功能。常用药物为蒙脱石散,喂奶前半小时口服。

2. 护理干预

(1) 严格执行消毒隔离制度,防止交叉感染。

1) 隔离:单间隔离腹泻患儿,专人负责监护和治疗。若受条件限制没有单间则实施床旁隔离,置患儿于角落处,尽量远离其他患儿,床旁备隔离衣及手套,隔离标识挂于醒目处。一旦发现有腹泻流行趋势,立即将直接或间接接触感染源的患儿集中在一起管理,每天做大便培养,严密观察病情变化。对大便培养阳性者,进行分类隔离及治疗。患儿出院后对房间、物体表面及仪器设备等进行彻底的终末大消毒。

2) 消毒:奶瓶、奶嘴等用具必须一人一用一消毒,被大便或呕吐物污染的衣物、襁褓、包被、床单等使用双层黄色医疗垃圾袋收集,垃圾袋外贴醒目标签后才能送出病房,按先消毒→再清洁→后消毒的程序进行处理。

(2) 严格执行手卫生

1) 工作人员在接触每个患儿前后都要认真洗手或消毒。

2) 接触患儿的血液、体液、分泌物、排泄物等操作时应当戴手套。

3) 操作结束后立即脱掉手套并洗手。

(3) 严格执行无菌技术操作规程。

(4) 环境要求

1) 病房内每天空气连续消毒 2 次(循环风紫外线空气消毒器)。室内保持整洁、空气新鲜,室温 24~26℃,湿度 55%~65%。定时做室内空气、地面、物表、水龙头、门把手等拭子培养。

2) 地面采用湿式清扫,可疑病原菌污染时,用 500mg/L 的含氯消毒液拖地。

(5) 保持口腔清洁卫生,注意皮肤清洁,腹泻患儿尤其注意臀部护理,防止尿布疹及感染。

(6) 准确记录出入量,记录大便性质、量。

二、非感染性腹泻

新生儿非感染性腹泻是一种以大便次数增多和大便性状改变为主要特点的一组消化道综合征,其发病原因各种各样,缺乏某种消化酶是其病因之一。乳制品是新生儿的主要能量来源,大约 20% 的能量由乳糖提供,并参与大脑的发育。当乳糖酶缺乏或分泌不足,导致母乳或配方奶中的乳糖不能完全消化分解而出现吸收障碍引起的非感染性腹泻称为乳糖酶缺乏症。

(一) 护理评估

1. 病因及发病机制　乳糖在空肠及回肠吸收后,被乳糖酶水解为葡萄糖和半乳糖,通过细胞的主动转运而吸收,若出现吸收障碍,都将使肠腔内乳糖浓度异常升高。当超过了乳糖酶的消化能力时就出现乳糖不耐受,主要原因包括以下几种。

(1) 先天性乳糖酶缺乏：属常染色体隐性遗传，患儿先天缺乏乳糖酶或活性低下，可在新生儿期发病，常在吃奶后发病，且不能适应母乳喂养。表现为呕吐、水样便，大便中酸性物质增加，伴有腹胀、肠鸣音亢进等症状，停喂母乳后，症状很快消失，若不换成无乳糖配方奶，患儿面临着生命危险。此种原因者临床上较少见。

(2) 原发性乳糖酶缺乏：又称成人低乳糖酶症，是乳糖不耐受的最常见原因，出生时乳糖酶正常，随年龄增长活性逐渐降低。可在新生儿期出现，尤其是早产儿肠黏膜发育不成熟，乳糖酶活性低，消化乳糖的能力较差。

(3) 继发性乳糖酶缺乏：新生儿较常见，多继发于感染性腹泻、慢性肠炎、全身感染之后，导致肠黏膜损伤，乳糖酶活性降低，继发乳糖不耐受，出现渗透性腹泻。随着黏膜上皮细胞恢复，乳糖酶活性也随之改善。

2. 临床表现

(1) 乳糖吸收不良：仅有乳糖酶表达减少或活性下降，由于摄入量少无临床症状，发生率为 40%。

(2) 乳糖不耐受：缺乏乳糖酶，表现为摄入乳糖后出现呕吐、腹胀、腹痛、腹泻等临床症状，症状的严重程度与摄入量有关。大便呈黄色或青绿色、稀糊样或蛋花汤样、含奶瓣、泡沫、有酸臭味，每天腹泻次数多达十余次，严重者可出现黏液血便或肠坏死。腹泻引起肠黏膜损伤，进一步减少乳糖酶，造成恶性循环。另外，长期腹泻可导致生长发育受限、贫血和骨质疏松等。

3. 诊断标准

(1) 新生儿期发病，以腹泻为主，偶发肠绞痛。

(2) 大便常规阴性，还原糖测定和 pH 测定提示为乳糖不耐受。

(3) 无乳糖配方奶治疗效果好，换成母乳或普通配方奶后腹泻症状又出现。

(二) 干预措施

1. 若大便次数不多且生长发育不受影响者，不需要治疗。

2. 饮食治疗

(1) 免乳糖配方奶粉：用麦芽糊精或玉米粉替代乳糖，但热卡较低，使用疗程不宜超过 2 周。重症乳糖不耐受患儿首选去乳糖配方，1~2 天症状缓解后再选用低乳糖配方，少量多次，以增强肠道耐受性，随后再逐渐恢复母乳喂养或普通配方奶喂养。

(2) 低乳糖配方奶：低乳糖配方奶喂养的同时适当增加钙的摄入量。

(3) 乳糖酶：在配方奶或母乳中添加乳糖酶可促进乳糖水解。

(4) 益生菌：双歧杆菌和乳酸菌可改善机体对乳糖的代谢吸收。

要 点 荟 萃

1. **感染性腹泻** 又称为新生儿肠炎，是由细菌、病毒、真菌、寄生虫等感染引起。

(1) 常见病原菌肠炎：包括大肠埃希菌肠炎、鼠伤寒沙门菌肠炎、金黄色葡萄球菌肠炎、轮状病毒性肠炎、真菌性肠炎等。

(2) 实验室检查：①常规检查，包括大便常规、血常规、C 反应蛋白等；②病原菌检测，及早做大便培养；③血气分析、血生化和心电图检查可指导临床治疗用药；④其他：如免疫分析等，可发现病毒抗原。

2. **感染性腹泻的治疗措施** ①控制感染，大约 70% 的水样便腹泻为病毒引起，不必使用抗生素；细菌性腹泻应根据病原及药敏结果，慎重选用抗生素；真菌性肠炎应停止使用抗生素，改用制霉菌素或氟康唑口服；②纠正水电解质紊乱；③纠正酸中毒；④饮食管理：腹泻常伴有呕吐及食欲减退，急性期禁食 8~12 小时，胃肠道适当休息后再开奶；⑤微生态制剂，可调节肠道正常菌群，重建肠道天然生物屏障；

⑥肠黏膜保护剂。

3. 感染性腹泻的护理干预

(1) 严格执行消毒隔离制度,防止交叉感染。①单间隔离,专人负责监护和治疗;②奶瓶、奶嘴等用具必须一人一用一消毒。

(2) 严格执行手卫生。

(3) 严格执行无菌技术操作规程。

(4) 环境要求:①病房内空气每天连续消毒2次,共计12小时;②地面采用湿式清扫。

(5) 保持口腔清洁卫生,注意皮肤清洁。

(6) 准确记录出入量,记录大便性质、量。

4. 非感染性腹泻　是一种以大便次数增多和大便性状改变为主要特点的一组消化道综合征,其发病原因多样,缺乏某种消化酶是其病因之一。

(1) 主要包括先天性乳糖酶缺乏、原发性乳糖酶缺乏和继发性乳糖酶缺乏。

(2) 临床表现:主要为乳糖吸收不良、乳糖不耐受。

(3) 干预措施:①若大便次数不多且生长发育不受影响者,无需治疗;②饮食治疗,主要包括免乳糖配方奶粉、低乳糖配方奶、乳糖酶、益生菌等。

（黄　希　何雪梅）

第四节　新生儿坏死性小肠结肠炎护理评估与干预

新生儿坏死性小肠结肠炎(neonatal necrotizing enterocolitis,NEC)是以腹胀、呕吐、腹泻、便血,甚至发生休克及多器官功能衰竭为主要临床表现的胃肠道急诊。随着早产儿存活率的提高,NEC的发病率在美国为1‰~3‰,占NICU总人数的2%~5%,其中大多数为早产儿,病死率为13.1/10万,占发病总人数的20%~40%。据不完全统计,我国NEC的病死率为10%~50%。

一、护理评估

(一) 病因及发病机制

NEC的发病机制至今仍未完全阐明,目前认为是由多因素作用所致。好发部位为回肠远端及结肠近端,严重者可累及全肠道,十二指肠较少受累。主要改变为肠腔充气,黏膜呈斑片状或大片坏死,肠壁不同程度积气、出血和坏死,严重者全肠壁坏死和穿孔。

1. 早产　①由于早产儿胃肠道功能不成熟,分泌胃液及胰液的能力差,导致细菌容易在胃肠道内繁殖。②肠蠕动力弱,血供调节能力差,食物易滞留在肠道发酵。③肠道内分泌型IgA低下,也利于细菌侵入及繁殖。

2. 缺氧缺血　如新生儿窒息、肺透明膜病、脐动脉插管、红细胞增多症、低血压、休克等导致胃肠道血管急剧收缩,缓解后发生再灌注损伤。

3. 饮食因素　90%的NEC发生于肠道喂养后,常见于疾病恢复期或已适应肠道喂养阶段。喂养不当如配方奶浓度过高或高渗药物均可损伤肠黏膜,奶量增加过多、过快,口服钙剂、维生素、布洛芬等,食物中的营养物质有利于细菌生长和糖类发酵。

4. 感染及炎症反应　是NEC的最主要病因,常见肠道致病菌如大肠埃希菌、肺炎克雷伯菌、铜绿假单胞菌、沙门菌、梭状芽孢杆菌等过度繁殖,侵入肠黏膜造成损伤,或引起败血症加重肠道损伤。

5. 其他　足月儿发生 NEC 的高危因素有胎膜早破、绒毛膜羊膜炎、孕母妊娠期糖尿病、先天性心脏病、换血治疗、呼吸衰竭、低血糖等。

(二) 临床表现

发病时间与出生体重和胎龄密切相关,胎龄越小,发病越晚。临床表现差异很大,可为典型的腹胀、呕吐、腹泻或便血三联征,也可表现为非特异性败血症症状。

1. 腹胀　最早出现且持续存在,进行性加重。腹壁紧张,发红,发亮或淤青,腹壁静脉显露,肠鸣音减弱或消失。

2. 呕吐　最初为奶液,逐渐出现胆汁样或咖啡渣样胃内容物。

3. 腹泻、便血　出现时间较晚,起初为腹泻,5~10 次 / 天,1~2 天后出现血便,表现为大便中含血丝或果酱样、黑便甚至鲜血。

4. 其他症状　感染严重者反应差、青紫、黄疸、体温不升、四肢冰冷、皮肤花斑、出现呼吸暂停、心率减慢、嗜睡、休克等感染中毒症状。腹壁发红发亮、水肿,捻发音提示腹膜炎。少数患儿病情发展极为迅速,可出现 DIC、肠穿孔等,可于症状出现后几小时内死亡。

5. 临床分期　美国《极低出生体重儿坏死性小肠结肠炎管理指南》中提出 NEC 临床分期(Bell 法),见表 14-1。

表 14-1　NEC 临床分期(Bell 法)

疑诊期(Ⅰ期)	确诊期(Ⅱ期)	进展期(Ⅲ期)
有任意一个围生期窒迫因素	1 个或 1 个以上围生期窒迫因素	1 个或 1 个以上围生期窒迫因素
全身表现:体温波动、嗜睡、呼吸暂停、心率缓慢等	Ⅰ期症状和体征,加上持续隐性或显性胃肠道出血、明显腹胀	存在Ⅱ期的症状和体征,加上生命体征恶化、感染性休克、胃肠道大量出血
胃肠道症状:纳差、胃残余量增加、呕吐(胆汁样或隐血阳性)、轻度腹胀、粪便隐血阳性(排除肛裂)。通过细菌培养、电解质分析、母亲病史、凝血检查、造影等排除其他疾病	腹部 X 线提示腹胀伴肠梗阻,小肠分离;肠壁水肿或腹腔积液;固定或僵硬的肠管、肠壁积气、门静脉积气	腹部 X 线除有Ⅱ期的表现外还有气腹征

(三) 辅助检查

1. 实验室检查

(1) 大便:隐血试验阳性,大便培养可见致病菌。

(2) 血常规:白细胞异常升高或降低,粒细胞总数、淋巴细胞和血小板减少。C 反应蛋白持续升高是病情严重和进展的重要指标。

2. 影像学检查

(1) 腹部 X 线检查:需做正位、侧位,为诊断 NEC 的确诊依据。发病开始 48~72 小时期间需连续动态观察 X 线腹部平片,每隔 6~8 小时复查 1 次,典型 X 线表现为:①肠壁间条索样积气;②黏膜下"气泡征";③门静脉积气为疾病严重的征象,病死率达 70%;④气腹征,提示肠坏死穿孔。

(2) 腹部 B 超检查:腹腔积液、肠管炎症改变、肠壁积气、门静脉积气。

(四) 诊断

下列四项具备两项可考虑临床诊断:①腹胀;②便血;③嗜睡、呼吸暂停、肌张力低下;④肠壁积气。若无 NEC 影像学或组织学证据支持则视为可疑。

注意与急慢性腹泻、肠扭转、气胸、肺气肿和纵隔积气造成的胸腔向腹腔漏气相鉴别。

二、干预

(一)预防措施

1. 喂养策略

(1)奶源选择:首选亲母母乳,其次为捐赠母乳,最后为配方奶。母乳以新鲜母乳最佳,尤其是初乳含有丰富的免疫因子,可增加新生儿免疫力。

(2)不推荐禁食作为预防 NEC 的策略,极低和超低儿早期微量喂养可促进胃肠道功能的成熟。

(3)加奶速度不宜过快,建议为 15~35ml/(kg·d),临床上应根据患儿具体情况实施个性化加奶。

2. 药物治疗 早产儿产前推荐使用单剂量的布洛芬,可降低 NEC 的发生率。

(二)治疗措施

1. 禁食

(1)一旦怀疑 NEC 立即禁食,行胃肠减压。轻症或疑似病例禁食 72 小时,确诊病例禁食 7~10 天,重症 14 天或更长。

(2)腹胀消失、大便隐血转阴后可逐渐恢复饮食。

2. 抗感染

(1)根据细菌培养和药敏试验,细菌不明时可用青霉素类或第三代头孢菌素。治疗厌氧菌感染首选甲硝唑。

(2)疗程:疑似患儿 3 天,确诊病例 7~10 天,重症 14 天或更长。

3. 对症支持治疗

(1)禁食期间予静脉注射保证能量摄入及水电解质平衡,维持能量摄入为 100~120kcal/kg,液体量 120~150ml/kg(详见静脉营养章节)。

(2)输注新鲜冰冻血浆、全血、白蛋白。

(3)防治休克、DIC、溶血等。

4. 外科治疗

(1)经内科治疗无效或并发肠穿孔、肠坏死、腹膜炎、肠梗阻时应行手术治疗。

(2)如出现难以纠正的酸中毒和电解质紊乱提示败血症和肠坏死,即使无肠穿孔的 X 线表现也提示有手术指征。

(3)手术方式:肠切除、肠造瘘。

(三)护理干预

1. 基础护理

(1)皮肤护理:及时更换尿布,便后及时清洗臀部,预防尿布疹及红臀。

(2)口腔护理:每日口腔护理 4~6 次,防止口腔黏膜干燥。

(3)预防感染:①做好消毒隔离,房间定时通风,每次 20 分钟。②用动态消毒机进行空气消毒。③每周更换暖箱并彻底消毒。④医护人员接触患儿前后注意手卫生,严格进行消毒,严格执行无菌技术操作原则,防止交叉感染。⑤定期对医护人员做咽拭子培养,发现感染或带菌者要调离相关岗位,以防交叉感染。

2. 专科护理

(1)严密病情观察:见表 14-2。

(2)促进患儿舒适:减轻腹胀、腹痛,控制腹泻。

1)立即禁食,腹胀明显者行胃肠减压,密切观察腹胀消退情况和引流物颜色、性状和量,并记录。

2)及时清理呕吐物,保持口腔、皮肤、床单位清洁。

表 14-2　NEC 病情观察要点

项目	主要内容
生命体征	体温、心率、呼吸、经皮氧饱和度、血压、疼痛程度
营养状况	每日测量体重、监测 24 小时出入量
腹部情况	腹部皮肤颜色、张力、腹围、肠鸣音 呕吐次数及性质、呕吐物性状及量；大便性状、量及次数；引流物的颜色、量及性状
并发症	败血症：发热或体温不升，不吃、不哭、不动，神萎、嗜睡、黄疸等 休克：面色苍白，四肢冰凉，皮肤花斑，脉搏细速，毛细血管充盈时间延长，血压下降，少尿或无尿，严重者 DIC、酸碱平衡紊乱

3）对烦躁哭闹的患儿给予镇静药。

4）遵医嘱静脉输入敏感抗生素。

5）避免触摸患儿腹部，腹胀时不要包尿布或让患儿俯卧，以免压迫腹部，可取侧卧位。

6）保持室内安静，各项护理操作集中进行，尽量减少对患儿的刺激，避免不必要的操作。

（3）维持水电解质平衡，保证营养摄入

1）恢复喂养：腹胀消失、肠鸣音恢复、大便隐血转阴和腹部平片恢复正常是恢复喂养的指征。一般遵循的进食原则是：①可喂温开水或 5% 葡萄糖 2~3 次，3~5ml/ 次，如无呕吐、腹胀等情况可喂母乳或稀释的配方奶 3~5ml/ 次。②循序渐进增加奶液浓度及奶量。③喂奶前先回抽胃内容物，如潴留量大于上次奶量的 50% 则暂停喂养 1 次。④继续严密观察腹胀和大便情况，如进食后呕吐、腹胀应立即再次禁食直至症状消失后方可重新进食。

2）保证营养摄入：根据情况选择经外周穿刺中心静脉置管（peripherally inserted central catheters，PICC），以保证禁食期间肠外营养液的输注。

（4）健康教育

1）疾病知识：讲解 NEC 疾病知识及患儿病情，使家长积极配合治疗。

2）喂养知识：指导患儿家属合理喂养，观察患儿腹胀、呕吐及大便情况。

3）消毒隔离：指导患儿家属做好奶具消毒。

4）出院指导：指导患儿家属按时门诊随访，预防肠管狭窄、短肠综合征及营养不良等。

要点荟萃

1. 新生儿坏死性小肠结肠炎（NEC）是以腹胀、呕吐、腹泻、便血，甚至发生休克及多器官功能衰竭为主要临床表现的胃肠道急诊。

（1）病因：包括早产、缺氧缺血、饮食因素、感染及炎症反应等。

（2）临床表现：发病时间与出生体重和胎龄密切相关，胎龄越小，发病越晚。临床表现差异很大，可为典型的腹胀、呕吐、腹泻或便血三联征，也可表现为非特异性败血症症状。

2. NEC 的辅助检查

（1）实验室检查：①大便：隐血试验阳性，大便培养可见致病菌；②血常规：白细胞异常升高或降低，粒细胞总数、淋巴细胞和血小板减少，C 反应蛋白持续升高是病情严重和进展的重要指标。

（2）影像学检查：①腹部 X 线检查，需做正位、侧位，为诊断 NEC 的确诊依据。②腹部 B 超检查。

3. NEC 的诊断　以下四项具备两项可考虑临床诊断：①腹胀；②便血；③嗜睡、呼吸暂停、肌张力低下；④肠壁积气。若无 NEC 影像学或组织学证据支持则视为可疑。

4. NEC 的预防措施

(1) 喂养策略：①奶源选择，首选亲母母乳，其次为捐赠母乳，最后为配方奶；②不推荐禁食作为预防 NEC 的策略；③加奶速度不宜过快。

(2) 药物治疗。

5. NEC 治疗措施

(1) 禁食：①一旦怀疑 NEC 立即禁食，行胃肠减压。轻症或疑似病例禁食 72h，确诊病例禁食 7~10 天，重症 14 天或更长；②腹胀消失、大便隐血转阴后可逐渐恢复饮食。

(2) 抗感染：疑似患儿 3 天，确诊病例 7~10 天，重症 14 天或更长。

(3) 对症支持治疗。

(4) 外科治疗。

（黄　希　杨栗茗）

第五节　新生儿消化道畸形护理评估与干预

新生儿先天性消化道畸形是胎儿在发育过程中由于各种因素导致消化系统结构和功能异常，在出生缺陷中排前三位，其确切病因尚不明，发病者常与化学物质、孕期感染、母亲吸烟、遗传、基因突变等因素密切相关。消化道畸形临床表现多样，大部分表现为消化道梗阻，少部分表现呈危急重症，目前随着围生医学及小儿外科学的发展，大部分畸形能够早期发现、及时治疗。常见的消化道畸形类型分为高位畸形和低位畸形。高位畸形常包括：①先天性食管闭锁和食管气管瘘；②肥厚性幽门狭窄；③先天性小肠闭锁或狭窄。低位畸形常包括：①先天性巨结肠；②先天性直肠肛门闭锁。

先天性食管闭锁和食管气管瘘

先天性食管闭锁及食管气管瘘是一种严重的发育畸形，主要表现为食管连续性中断，伴或不伴有食管与气管相通，食管闭锁和食管气管瘘可独立存在，但食管和气管畸形中的 85%~90% 均为联合畸形，常合并胸肺部畸形和其他各种畸形，是新生儿常见的严重先天性畸形之一，若不早期诊断和治疗，患儿可在 3~5 天内死亡。系胚胎发育 3~6 周发生障碍所致，其病因尚不清楚，可能与炎症、血管发育不良或遗传因素有关。

一、护理评估

(一) 临床表现

1. 胎儿期表现

(1) 孕母羊水过多：食管闭锁胎儿不能正常吞咽羊水，从而造成羊水循环障碍，导致羊水过多。

(2) 气管软化：正常循环于呼吸道的羊水经漏道引入食管，消除了羊水对食管、支气管的支持效应，从而造成气管软化。

(3) 宫内营养不良，常为小于胎龄儿。

2. 口吐白沫　频繁口吐白沫，生后即出现唾液增多，不断从口腔外溢。

3. 喂奶后呛咳、呕吐、发绀、呼吸困难　这是食管闭锁患儿的典型症状，早在第一次喂奶后即可发生呕吐，非喷射性。乳汁吸入后充满盲袋，反流入气管，立即出现剧烈呛咳和青紫，甚至窒息，清除积液后症状迅速缓解，每次喂奶后都出现以上症状。

4. 舟状腹或腹胀　单纯食管闭锁者腹部呈舟状,合并气管瘘者,腹胀明显,叩诊成鼓音,因气管内空气自瘘管进入胃内所致。

5. 大便　起初有胎便排出,以后仅有肠液排出。

6. 其他　很快出现脱水和消瘦,易继发吸入性肺炎和肺不张,可出现发热、气促、呼吸困难等症状。

(二) Gross 分型

食管闭锁和食管气管瘘可独立存在,也可同时存在,联合畸形者占85%~90%,临床病理分型方法多,目前多采用Gross 五型分类法,具体见图14-1。

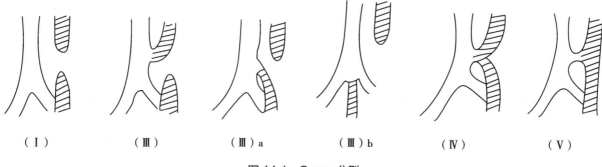

| （Ⅰ） | （Ⅲ） | （Ⅲ）a | （Ⅲ）b | （Ⅳ） | （Ⅴ） |

图 14-1　Gross 分型

(1) Ⅰ型:食管上下两段不连续,各成盲端,无食管气管瘘。两段食管间的距离长短不等,可发生于食管的任何部位。

(2) Ⅱ型:食管上段与气管相通,下段呈盲端,两段距离较远。

(3) Ⅲ型:最常见,占85%~90%。食管上段为盲管,下段与气管分叉处或其稍上处相通,两段间距离超过2cm者称a型,不到2cm者称b型。

(4) Ⅳ型:食管上下段分别与气管相通。

(5) Ⅴ型:单纯食管气管瘘,无食管闭锁,但有瘘与气管相通。

(三) 诊断标准

1. 生后口吐白沫,每次喂奶后出现呕吐、呛咳、青紫等表现。

2. 母亲羊水过多或并发其他先天畸形。

3. 胃管置入受阻可辅助食管闭锁诊断,若胃管外端置入水中可见水泡,哭闹或咳嗽时水泡增多可辅助诊断食管气管瘘。

4. X线胸腹片可观察置入胃管的受阻情况及盲端的位置。正常婴儿可观察到胃管末端顺利到达胃内,此类患儿可观察到胃管插入8~10cm后因受阻而返折,或盘旋在食管盲端内。

5. 颈部超声或MRI,可显示出扩张的食管盲端以辅助诊断。

具备以上1、2两条即可考虑为食管闭锁,若腹部平软则无瘘管存在,奶后立即出现呛咳、呼吸困难则瘘管在上段,下段有瘘管则腹胀明显。

二、干预

(一) 治疗措施

早期诊断是治疗成功的关键,手术是唯一有效的方式。

(二) 护理干预

1. 术前护理

(1) 一般护理

1) 禁食:置胃管于食管闭锁的盲端,绝对禁食、胃肠减压。

2) 给氧:给予氧气吸入,改善低氧状态,增加肺部通气量,提高手术耐受性。

3) 保暖:保持体核温度于 36.5~37.5℃ 之间。

4) 应用抗生素:遵医嘱合理使用抗生素控制肺部感染,营养支持,维持水电解质平衡。

5) 完善相关术前检查:外出检查过程中注意呼吸道通畅,按需吸痰。

6) 心理护理:积极与患儿家属沟通,帮助其理解手术的效果,使其接受手术治疗方案,减轻患儿家长的紧张焦虑情绪,积极配合治疗。

(2) 呼吸道护理:床旁备负压吸引,按需吸痰,保持呼吸道通畅。抽吸胃管,清除食管盲端、咽部及口腔分泌物。

(3) 体位护理

1) 斜坡卧位:抬高头、胸部至少 30°,以改善呼吸状况,同时防止胃液反流入气管和支气管,引起吸入性肺炎。

2) 勤翻身,每 1~2h 翻身 1 次,以防肺不张及肺炎。

2. 术后护理

(1) NICU 监护:术后立即返回病房进行保暖,给予心电监测,根据患儿呼吸、SPO$_2$ 情况或血气分析结果给予呼吸机辅助通气或其他给氧方式。密切病情观察,如有异常及时通知医生处理。

(2) 食管的护理

1) 胃肠减压:持续胃肠减压引流胃内容物,减轻腹胀,缓解呼吸困难。

2) 支撑作用:保留胃支撑架 7~10 天,防止食管吻合口狭窄。

3) 保持通畅:密切观察引流液的性状及量,有无腹胀,排便及肠蠕动情况。

(3) 胃管的护理:班班交接术后病人的食管支架管,严禁拔出后自行重插。

1) 管子上用记号笔标好刻度,贴好标签注明置管日期,班班交接刻度,并检查固定妥善,以防滑脱。

2) 挂床旁警示牌,防止拔出或当作鼻饲管喂养。

3) 适当约束患儿上肢。

(4) 胸腔壁式引流管的护理

1) 固定:引流管固定稳妥,防止受压、扭曲、脱落。

2) 通畅:保持引流管通畅,定时从近心端向远心端挤压。

3) 观察:观察引流液的颜色、性质和量。

4) 无菌:严格遵守无菌技术操作,防止交叉感染。

5) 记录:记录 24h 总引流量。

6) 抢救:床边时刻备用一套胸腔壁式引流抢救盒,包括两块凡士林纱布,两把止血钳。

(5) 呼吸道的护理:保持呼吸道通畅,按需吸引分泌物。

1) 斜坡卧位,及时清除呼吸道分泌物,保持呼吸道通畅。

2) 如分泌物黏稠,可给予气道湿化或雾化后再吸痰。

3) 浅层吸痰,插入深度以舌根部为宜,切忌插入过深,以免损伤吻合口造成吻合口瘘。

4) 每 2h 翻身拍背 1 次,可促使分泌物松动利于吸出,促进肺扩张。

(6) 用药的护理:静脉使用抗生素,完全胃肠外营养。哭闹患儿保持安静,必要时镇静,以减少吻合口张力,促进伤口愈合。

(7) 鼻饲喂养护理

1) 若患儿情况好转,可于 5~7 天后行食管造影检查,若无吻合口瘘及明显狭窄,可予少量 5% GS 试喂养,耐受良好后再于稀释奶或母乳少量管喂逐渐过渡到全肠道喂养。开始进食时暂不拔出胃管,可先将胃管夹闭,严密观察患儿情况,待耐受良好,无不良反应后再拔出胃管。

2) 鼻饲喂养时动作轻柔,采取重力喂养,随时观察患儿有无呛咳、憋气、呼吸困难、引流液突然增多的现象。

3) 若发现吻合口狭窄,14 天后可行食管扩张术。

(8) 并发症观察

1) 吻合口瘘:X 线片示气胸,胸腔壁式引流管引流出大量唾沫样黏液,同时出现发热、精神萎靡、脉搏细速、呼吸急促、患侧胸痛等症状。

2) 吻合口狭窄:进食缓慢,呃逆,后期出现吞咽困难、呕吐等。

3) 复发性瘘管:反复发生肺部感染,饮入时出现呛咳、发绀、唾液多、吞咽困难,并发肺炎。

4) 胃食管反流:反复出现吸入性肺炎、食管炎、吻合口狭窄等。

5) 气管软化症:系胚胎发育异常所致。①轻症者:反复发生肺炎、哮喘,随着年龄的增长部分可自愈;②严重者:面色苍白、乏力、呼吸暂停、发绀等,需依赖呼吸机支持。

(9) 出院指导:食管闭锁患儿术后有可能会发生吻合口狭窄,教会患儿家长如何识别病情变化。如果出现呛咳、呕吐、并发肺炎或营养不良时要及时就诊,必要时进一步治疗。

肥厚性幽门狭窄

先天性肥厚性幽门狭窄(congenital hypertrophic pyloric stenosis,CHPS)是一种常见的先天性消化道发育畸形,是由于幽门环形肌肥厚、增生使幽门管腔狭窄,而导致不同程度的梗阻。其发病率国内为 0.01%~0.03%,以呕吐为主要症状,男女之比为(4~8):1,占消化道畸形的第三位,仅次于直肠肛门畸形和先天性巨结肠。原因不明,家族史多见,常见于第一胎,足月儿多见。

一、护理评估

(一) 病理生理

幽门处全层肌肉尤其是环形肌的肥厚性增生为主要病理改变,整个幽门成纺锤形肿块,且随着年龄的增大肿块不断增大,导致管腔狭小,引起不同程度的机械性梗阻。进食后食物滞留于梗阻处,造成黏膜充血、水肿甚至糜烂,加重梗阻程度。

(二) 临床表现

主要为上消化道梗阻的表现,如呕吐、上腹部肉眼可见的胃蠕动波和触及肥大的幽门肿块。

1. 呕吐 早期的主要症状。

1) 时间:多发生在生后 3~6 周,少数病例生后即吐,发生时间与肌层增厚程度有关。

2) 特点:呈规律性进行性加重,起病隐匿,开始为溢奶,随呕吐次数逐渐增多,逐渐变为喷射性。

3) 颜色:呕吐物为奶汁和胃液,不含胆汁,偶有咖啡色。

4) 表现:呕吐后表现出强烈的饥饿感。

2. 腹部体征

1) 上腹膨隆,下腹平坦。

2) 可见胃蠕动波。

3) 右上腹肋缘下腹直肌外缘可触及橄榄样幽门肿块,表面光滑,硬度如软骨。

3. 全身表现 由于摄入不足,患儿初期体重不增,以后迅速下降,脱水,皮下脂肪减少,弹性消失,明显消瘦,营养不良,呈"小老人"貌。

4. 低钾低氯性碱中毒 由于长期呕吐,丢失大量胃酸和钾,表现为呼吸浅慢、手足搐搦、喉痉挛等。

5. 黄疸 少数病例伴有黄疸,以非结合胆红素增高为主,无溶血现象,手术解除梗阻后黄疸迅速消退。

(三) 诊断标准

1. 典型临床表现及体征

1) 喷射性呕吐,不含胆汁;失水、营养不良。

2) 胃蠕动波及幽门部橄榄形包块。

2. 辅助检查

(1) B超:幽门环肌厚度≥4mm,幽门管长度≥15mm,幽门直径>12mm。

(2) X线检查:吞稀钡特征①胃扩张;②胃蠕动增强;③幽门管细长如"鸟嘴状";④胃排空延迟。

二、干预

(一) 治疗措施

1. 内科疗法 诊断未明确,症状轻微或发病较晚者可先行内科治疗。

2. 外科治疗 幽门环状肌切开术,腹腔镜幽门环状肌切开术。

(二) 护理干预(儿外科护理常规同食管闭锁和食管气管瘘)

1. 术前护理 2~3天,纠正脱水、电解质紊乱、贫血及营养情况。

(1) 抗痉治疗:奶前30min口服1:1000或1:2000的阿托品溶液,注意观察皮肤发红情况。

(2) 加稠喂养:适当减少奶量,加入少许米粉,少量多次喂养。

(3) 纠酸、补液:遵医嘱使用生理盐水进行补液、补钾。

(4) 其他:十二指肠喂养。

(5) 禁食:术前一日或手术当日禁食、胃肠减压。

2. 术后护理

(1) 喂养:术后即可拔出胃管,6h后试喂糖水,次日开奶,逐渐过渡到正常饮食。

(2) 并发症观察:切口疝、感染或伤口裂开、十二指肠穿孔或出血等。

先天性小肠闭锁或狭窄

先天性小肠闭锁是指胚胎时期肠管发育在再管化过程中部分肠道终止发育造成肠腔完全或部分阻塞,是新生儿常见的肠梗阻原因之一。小肠完全阻塞为闭锁,部分阻塞则为狭窄。常见于回肠及空肠下段,十二指肠次之,结肠闭锁较少见。

一、护理评估

(一) 临床表现

1. 孕母羊水过多 因肠闭锁胎儿不能正常吞咽羊水,造成羊水循环障碍,导致母体羊水过多。

2. 呕吐 为最突出的症状,生后第一次喂奶即可出现,呈持续性反复呕吐,进行性加重。因闭锁或狭窄部位不同,呕吐性质不同。

1) 高位闭锁:出现时间早且频繁,呕吐乳汁、胃十二指肠分泌物,多含胆汁。

2) 低位闭锁:第1天或第2天出现,呕吐呈粪汁样,带臭味。

3. 腹胀 梗阻位置不同表现不同。

1) 高位闭锁:上腹膨胀,下腹较凹陷,可见自左向右推进的胃蠕动波,呕吐后缓解。

2) 低位闭锁:全腹膨胀,可见肠型、肠蠕动,肠鸣音亢进,呕吐后腹胀不缓解。如并发肠穿孔时则腹胀更甚,可见腹壁静脉曲张。

4. 胎便排出异常　生后无正常大便排出,肛门指检后可见少量灰白或青灰色黏液性大便排出。少数患儿在妊娠后期胎粪形成后因循环障碍而造成的肠闭锁,可排出少许绿色干便。

5. 一般情况　早期良好,后期因呕吐频繁很快出现脱水、电解质紊乱、消瘦,常继发吸入性肺炎。

(二) 辅助检查

1. 产前超声检查　可诊断羊水过多。

2. 腹部 X 线平片　在诊断上有很大价值。

(1) 高位肠闭锁:立位 X 片上腹可见"双泡征"或"三泡征",为 2~3 个扩大的液平面,其他肠管完全不充气。

(2) 低位肠梗阻:可见多个扩大肠曲与液平面。

3. 稀钡灌肠　可见瘪缩细小的胎儿型结肠。稀钡灌肠可排除先天性巨结肠和肠旋转不良。

二、干预

(一) 治疗措施

手术是唯一有效的治疗方法,手术治疗的早晚,手术前的准备及手术后的护理质量直接影响其预后。

(二) 护理干预(儿外科护理常规同食管闭锁和食管气管瘘)

1. 术前准备　保暖、禁食、胃肠减压、纠正脱水、静脉营养,及时清理口腔分泌物,术前预防性使用抗生素。

2. 术后护理

(1) 饮食管理:持续胃肠减压,肠外营养支持,静脉使用抗生素,直至肠道功能恢复。待肛门排气后,一般于术后 6~7 天吻合口基本愈合并恢复功能,可开始肠内微量喂养,根据耐受情况逐渐达到全肠道喂养。

(2) 伤口护理

1) 密切观察伤口敷料有无渗血渗液,及时报告医生给予处理。

2) 严格无菌操作,减少切口感染机会。

3) 遵医嘱合理使用抗生素,预防切口感染。

(3) 并发症观察:短肠综合征、吻合口梗阻、吻合口漏、粘连性肠梗阻、肺炎等。

先天性巨结肠

先天性巨结肠由于结肠远端或直肠缺乏神经节细胞造成病变肠段不能松弛,引起排便受阻,导致近端肠管代偿扩张或肥厚而形成的一种肠道发育畸形,又称肠管无神经节细胞症,是小儿外科常见的消化道畸形,占消化道畸形的第二位。其发病率为 1/5000~1/2000,农村高于城市,男性高于女性,围生期死亡率较高。

一、护理评估

(一) 临床表现

1. 便秘　急性低位不全肠梗阻表现,因病变肠管长度不同而临床表现有所不同。

(1) 多数患儿生后胎便排出延迟,于 2~3 日内出现低位部分甚至完全性肠梗阻症状,呕吐、顽固性便秘、腹胀。

(2) 痉挛段越长,便秘症状越早越严重。

(3) 肛门指检或温盐水灌肠后可排出大量胎便和气体,有助于缓解症状。

(4) 少数合并巨结肠肠炎,导致巨结肠危象。

2. 呕吐　常见症状,呕吐物中可含胆汁,偶有粪渣。

3. 腹胀　高度腹胀、脐膨出、腹壁发亮、静脉怒张,压迫膈肌引起呼吸困难,大便淤积使结肠肥厚扩张时腹部可见巨大肠型和蠕动波。

4. 营养不良,发育迟缓　由于长期便秘、食欲不佳,导致营养物质吸收障碍。

(二) 常见并发症

1. 小肠结肠炎　是新生儿期最常见和最严重的并发症。因大便长期积聚导致小肠循环障碍,细菌感染所致。

2. 肠穿孔　由于肠腔扩大压力增高所致。有的巨结肠患儿甚至以肠穿孔为首发症状。

3. 全身症状　营养不良、贫血、抵抗力低下继发感染。

(三) 辅助检查

1. 肛门指检　可刺激排便,有时可触及巨大粪块,拔出手指后,大量气体、粪便呈“爆炸样”排出,腹胀立即好转。

2. 钡剂灌肠　为主要诊断方法,可显示痉挛肠段的长短和结肠扩张的程度和范围,确定巨结肠病变类型。

3. 直肠肛管测压　直肠肛管反射消失对确定诊断有重要意义。

4. 直肠活检　①常规病检:黏膜下层神经节细胞消失。②组化染色:乙酰胆碱酯酶强阳性。

5. X 线检查　立位腹部平片显示为低位结肠梗阻,多个液平面及扩张的肠袢,直肠不充气。

二、干预

(一) 治疗措施

1. 内科治疗　适用于轻症、未确诊之前、合并感染或全身情况较差者。包括灌肠、扩肛、缓泻、中医中药。

2. 外科治疗　根治性手术,切除无神经节细胞肠段和明显扩张肥厚肠段、神经节变性的近端结肠。

(二) 护理干预(儿外科护理常规同食管闭锁和食管气管瘘)

1. 术前护理

(1) 清洁灌肠

1) 温生理盐水灌肠,每日 1~2 次,持续 2~3 周,术前晚及手术当日加灌一次。

2) 大便干结不易灌洗时,可用开塞露于灌肠前 2~3h 注入结肠内软化大便,灌肠时顺肠管走向轻揉腹部,促进大便排出。

3) 灌肠中严密观察病情变化,如灌出液中有血性液体,应立即停止操作,查找原因,警惕发生肠穿孔。

(2) 遵医嘱口服肠道抗生素 3 天。

2. 术后护理

(1) 导管护理

1) 肛管的护理:术后常规放置肛管,起到扩肛、排气、排液的作用,以免腹胀,促进吻合口愈合。因此,术后必须妥善固定肛管,及时更换肛管末端便袋,观察引流物的性状,适当约束患儿下肢,以免肛管滑脱,3~5 天后拔出肛管。

2) 导尿管的护理:术后留置尿管过程中,要防止尿路感染和气囊引起的尿道撕裂,将尿管固定在大腿内侧,连接尿袋,留一定的活动余地,专人看护,每日尿道口护理 4 次,术后 3 天予拔除。

(2) 并发症观察

1) 会阴部切口感染:常规应用抗生素预防感染,患儿双下肢分开,臀下垫棉垫,充分暴露肛门,保持会阴部清洁干燥。

2) 小肠结肠炎:是最严重的并发症,主要表现为持续高热、呕吐、腹胀、腹泻,肛检时大量奇臭粪便和液体排出。为有效预防小肠结肠炎的发生,应做好维持性扩肛,扩肛过程中应仔细、轻柔,避免人为损伤穿孔。

(3) 结肠造瘘的护理:详见本章第七节。

先天性直肠肛门闭锁

先天性直肠肛门闭锁又称先天性无肛或肛门直肠异常,在新生儿期多见,占消化道畸形的首位,总发病率约为1/5000。在胚胎时期泌尿生殖及直肠系统都由泄殖腔发展形成,于胚胎第4周起泄殖腔中隔逐渐形成,而在第8周时,泌尿生殖系和直肠即完全分开。若此过程中出现发育异常或受阻,肛门直肠则无法下降到正常位置,造成直肠盲端或肛门盲端合并泌尿生殖道或肠道瘘管。

一、护理评估

(一)病理分类

1. 单纯型锁肛　包括三种类型,肛门闭锁、直肠闭锁及肛管直肠闭锁。

2. 有瘘型锁肛　除锁肛外还同时伴有直肠膀胱瘘、直肠尿道瘘、直肠阴道瘘。

(二)临床表现

因种类较多,临床表现不同,症状出现时间也不一致。

1. 单纯型锁肛　生后很快出现,主要表现为低位肠梗阻症状。

(1) 呕吐:进食后呕吐奶汁,含胆汁和粪渣样物。

(2) 腹胀:生后无胎便排出,腹部逐渐膨胀。

(3) 全身症状:进行性加重,出现脱水、电解质紊乱、甚至肠穿孔。

(4) 局部症状:肛门口可见一层膜或纤维遮盖,透过膜可见黑色的胎便,哭闹时膜向外突出,可触及压力变化的冲击感。

2. 有瘘型锁肛　因瘘管粗细和位置不同,临床表现差异较大。

(1) 男婴:合并直肠后尿道瘘者因瘘管细梗阻症状较明显。肛门处无孔道,可见少许胎便附着于尿道口及尿布上,常见症状为尿道口排气,可反复发生尿道炎。

(2) 女婴:合并直肠阴道瘘者瘘管较粗大,大便通过瘘管排出,肠梗阻症状常不明显,通常于添加辅食大便成形后肠梗阻症状才出现。

(三)辅助检查

1. X线检查　头低脚高或侧卧位,可见直肠盲端距肛门有一定距离。

2. 超声检查　可扫描得到肛门区声像图。

3. CT检查　了解直肠与提肛肌之间的关系。

4. MRI　可明确畸形的类型同时可判断骶尾椎有无畸形。

二、干预

(一)治疗措施

1. 低位肛门闭锁,行会阴肛门成形术。

2. 高位肛门闭锁,为挽救患儿生命,应先行横结肠或乙状结肠造瘘术,解除梗阻症状,6个月后再行肛门成形术。

(二)护理干预(小儿外科护理常规同食管闭锁和食管气管瘘)

1. 术前护理　保暖、禁食、胃肠减压,纠正脱水、静脉营养,术前预防性使用抗生素,留置尿管。

2. 术后护理

(1) 会阴肛门成形术

1) 术后24~48h拔出肛管和留置尿管,切口缝线自行脱落。

2) 患儿双腿分开,使切口暴露,保持干燥。

3) 每次便后用生理盐水和聚维酮碘(碘伏)擦洗,以免切口被尿、粪污染。

4) 术后 2 周开始扩肛,持续 6 个月 ~1 年,以防术后瘢痕狭窄。

(2) 结肠造口术:详见本章第 7 节。

要 点 荟 萃

1. 常见的消化道畸形类型分为高位畸形和低位畸形。高位畸形常包括:①先天性食管闭锁和食管气管瘘。②肥厚性幽门狭窄。③先天性小肠闭锁或狭窄。低位畸形常包括:①先天性巨结肠。②先天性直肠肛门闭锁。

2. 先天性食管闭锁及食管气管瘘:是一种严重的发育畸形,主要表现为食管连续性中断,伴或不伴有食管与气管相通,食管闭锁和食管气管瘘可独立存在,但 85%~90% 均为联合畸形。喂奶后呛咳、呕吐、发绀、呼吸困难,为食管闭锁患儿的典型症状,早在第一次喂奶后即可发生呕吐,非喷射性。呈舟状腹或腹胀,起初有胎便排出,以后仅有肠液排出,很快出现脱水和消瘦。早期诊断是治疗成功的关键,手术是唯一有效的方式。

3. 先天性肥厚性幽门狭窄:是由于幽门环形肌肥厚、增生使幽门管腔狭窄,而导致不同程度的梗阻。主要为上消化道梗阻的表现,早期表现为呕吐、呈规律性进行性加重,吐后表现出强烈的饥饿感,上腹部肉眼可见的胃蠕动波和触及肥大的幽门肿块,下腹平坦,全身表现呈"小老人"貌。

4. 先天性小肠闭锁或狭窄:指胚胎时期肠管发育在再管化过程中部分肠道终止发育造成肠腔完全或部分阻塞。完全阻塞为闭锁,部分阻塞则为狭窄。常见于回肠及空肠下段,十二指肠次之,结肠闭锁较少见。临床表现以呕吐为最突出的症状,生后第一次喂奶即可出现,呈持续性反复呕吐,进行性加重。因闭锁或狭窄部位不同,呕吐性质不同。腹胀因梗阻位置不同表现不同,生后无正常大便排出,早期一般情况良好,后期因呕吐频繁很快出现脱水、电解质紊乱、消瘦,常继发吸入性肺炎。

（黄　希　吴耀华）

第六节　先天性膈疝护理评估与干预

先天性膈疝(congenital diaphragmatic hernia,CDH)是由于胚胎时期膈肌闭合不全,至单侧或双侧膈肌缺陷,部分腹部脏器通过缺损处进入胸腔,造成解剖关系异常的一种疾病,对心肺功能、全身情况均造成不同程度的影响,是新生儿严重的危急重症之一。据报道,CDH 发病率为 1/2500~1/4000,病死率可高达 40%~60%,主要死亡原因为 CDH 合并的肺发育不良。分胸腹裂孔疝、食管裂孔疝和先天性胸骨后疝。

一、护理评估

(一) 病理生理

1. 分类　根据其好发部位,CDH 可分为:①胸腹裂孔疝,又称 Bochdalek 疝,占 85%~90%。②胸骨后疝,又称 Morgagni 疝,占 2%~6%。③食管裂孔疝,仅占少数。

2. 生理特点　膈肌缺损、腹腔脏器疝入胸腔压迫肺、肺发育不良及合并其他畸形。

(1) 左侧膈疝:由于左侧膈肌闭合较右侧晚,故左侧较多见。常见疝内容物有胃、大网膜、结肠、小肠、脾、肾和胰腺等。

(2) 右侧膈疝:常见疝内容物有肝、小肠和结肠。

(二) 临床表现

主要与膈疝类型,移位腹腔脏器性质和数量,空腔内脏是否并发扭曲或狭窄,以及肺发育不良的严重程度有关。主要表现为呼吸系统、循环系统和消化系统的症状。

1. 轻症　出生时一般情况尚好,生后随吞入空气后症状逐渐加重。

(1) 呼吸:生后阵发性呼吸困难及发绀,哭闹或吃奶时加重。

(2) 患侧胸廓:活动度变小,听诊肺泡呼吸音减弱甚至消失,可闻及肠鸣音,胸部叩诊呈鼓音或浊音。健侧卧位时症状加重。

(3) 心脏:因患侧胸廓扩大,移向对侧。

(4) 腹部:多数患儿腹部扁平或凹陷呈舟状腹,可见反常呼吸。

2. 重症　出生后迅速出现呼吸、循环衰竭。

(1) 肠梗阻或肠旋转不良:表现为剧烈呕吐,腹胀不明显。

(2) 肺发育不良:表现为呼吸衰竭、胸腔压力增加、肺不张,呼吸窘迫、发绀,甚至呼吸暂停。

(3) 纵隔移位:心排血量减少、脉搏快弱,静脉回流受阻、肺静脉压力增高,表现为严重缺氧和循环衰竭。

(三) 诊断标准

1. 产前诊断　诊断时间与预后相关,时间越早代表预后越差。

(1) 羊水:孕母羊水过多,卵磷脂、神经鞘磷脂低于异常。

(2) 超声:胎儿胸腔内可见腹腔脏器。

(3) 羊膜腔穿刺造影:胎儿胸腔内可见造影剂。

2. 出生后　出现明显的缺氧、呼吸困难、患侧胸部闻及肠鸣音,心界向健侧移位等表现应首先考虑 CDH 可能。

3. 辅助检查　X 线片是诊断本病的重要手段。

(1) X 线片:①膈肌横形边缘的影像中断、不清或消失;②胸腔内含有气液平面或积气肠管蜂窝状影像,且与腹腔相连续;③患侧肺萎陷,纵隔向健侧移位。

(2) B 超:可发现胸腔内有扩张的肠管和频繁的蠕动。

(3) 造影:主要了解肠道情况。

二、干预

(一) 治疗措施

早发现、早诊断、早治疗,CDH 病人一经确诊,手术是唯一的治疗方法。如不手术治疗,约 75% 新生儿在一个月之内死亡。手术目的为修补疝孔、回纳疝内容物以促进患侧肺扩张。

(二) 护理干预(外科护理常规同食管闭锁和气管食管瘘)

1. 术前护理　保暖、禁食、胃肠减压,纠正脱水、酸中毒、静脉营养,术前预防性使用抗生素,必要时于呼吸机辅助通气。

2. 术后护理　病情观察、呼吸道管理、饮食与营养、体位、胃管和胸腔壁式引流管护理等。

要 点 荟 萃

1. 先天性膈疝　是由于胚胎时期膈肌闭合不全,至单侧或双侧膈肌缺陷,部分腹部脏器通过缺损处进入胸腔,造成解剖关系异常的一种疾病,对心肺功能、全身情况均造成不同程度的影响。可分为胸腹裂孔疝、胸骨后疝、食管裂孔疝。

2. 生理特点　膈肌缺损、腹腔脏器疝入胸腔压迫肺、肺发育不良及合并其他畸形。

(1) 左侧膈疝：由于左侧膈肌闭合较右侧晚，故左侧较多见。常见疝内容物有胃、大网膜、结肠、小肠、脾、肾和胰腺等。

(2) 右侧膈疝：常见疝内容物有肝、小肠和结肠。临床主要表现为呼吸系统、循环系统和消化系统的症状。①轻症：出生时一般情况尚好，生后随吞入空气后症状逐渐加重。②重症：出生后迅速出现呼吸、循环衰竭。

3. 诊断标准：①产前诊断：诊断时间与预后相关，时间越早代表预后越差。②出生后：出现明显的缺氧、呼吸困难、患侧胸部闻及肠鸣音，心界向健侧移位等表现应首先考虑 CDH 可能。③辅助检查：X 线片是诊断本病的重要手段。干预：早发现、早诊断、早治疗，CDH 病人一经确诊，手术是唯一的治疗方法。手术目的为修补疝孔、回纳疝内容物以促进患侧肺扩张。

（黄　希　闫地瑞）

第七节　消化道术后造瘘口护理

肠造口手术是小儿外科抢救肛肠先天性畸形、肠坏死合并休克以及腹腔广泛感染等危重急腹症的常见手术方式。肠造瘘是在腹壁上开口，并把一段肠管拉出腹腔，然后将开口缝合在腹壁上，以便病人排便。新生儿由于皮肤娇嫩、抵抗力差，术后易发生严重并发症，并发症的发生率明显高于成人，而加强术后护理对预防手术并发症和降低死亡率至关重要。

一、护理评估

(一) 造口相关疾病

1. 先天性疾病　先天性巨结肠、肛门闭锁、肠闭锁、胎粪性腹膜炎、肠旋转不良、肠坏死。

2. 获得性疾病　坏死性小肠结肠炎、肠梗阻、肠套叠、创伤。

(二) 造口常见位置

1. 右下腹　升结肠造口、回肠造口。

2. 右或左上腹　横结肠造口。

3. 左下腹　降结肠、乙状结肠造口。

(三) 常见造口类型及优缺点

临床常见的造口类型包括单腔造口、双腔袢式造口、双腔分离式造口，其优缺点详见表 14-3。

表 14-3　各种类型造口的适应证及优缺点

项目	造口类型		
	单腔造口	双腔袢式造口	双腔分离式造口
适应范围	适用于 NEC、胎粪性腹膜炎等	适用于无肛、巨结肠等	适用于 NEC、胎粪性腹膜炎、无肛等
优点	①远端肠管封闭，充分休息；②腹壁伤口护理相对简单方便	①手术术式简单、操作时间短；②可顺行肠道灌注	①远端肠管可得到充分休息；②可顺行肠道灌注
缺点	①远端肠管旷置，废用萎缩明显；②无法进行顺行肠道灌注	①肠管易脱垂；②近远端造口距离近，肠液容易进入远端	①手术时间相对较长；②切口易感染、裂开

(四) 造口的观察及评估

1. 正常造口外观

(1) 颜色:呈牛肉红或粉红色,表面平滑且光滑。

(2) 高度:突出腹部平面 0.5~1cm。

(3) 形状:圆形、椭圆形或不规则形。

(4) 大小:圆形造口测量直径,椭圆形造口测量最宽和最窄处,不规则造口用图形表示。

(5) 周围皮肤:周围皮肤是健康完整的。

2. 异常造口外观

(1) 颜色

1) 苍白:可能是血红蛋白低。

2) 暗红色或淡紫色:术后早期缺血。

3) 黑色:缺血坏死。

(2) 高度:可表现为平坦、回缩、突出或脱垂。

(3) 周围皮肤:可表现为红斑、损伤、皮疹或水疱。

3. 造口功能恢复的评估　主要从术后排泄时间、流出物性状进行评估,具体见表 14-4。

表 14-4　造口功能恢复的评估

分类	造口类型			
	空肠造口	回肠造口	结肠造口	
			横结肠	降结肠 / 乙状结肠
术后排泄时间	48h	48~72h	3~4 天	5 天
流出物性状	透明或深绿色水样便	黏稠、绿色,有光泽	进食后排出从糊状到柔软的大便	排出柔软成形大便

(五) 婴幼儿皮肤特点

1. 皮肤表面积大,角质层较薄。

2. 早产儿由于真皮层发育不完善,皮肤的渗透性强。

3. 禁止使用酒精等消毒液,慎用含类固醇的药膏、抗生素软膏。

4. 减少更换造口袋的频率。

二、造口护理

(一) 目的

1. 清除排泄物,观察其性质、量以及颜色。

2. 清洗造口周围皮肤,减轻异味,改善病人的舒适度。

3. 保持造口周围皮肤的完整性。

(二) 造口袋更换

可遵循 STOMA 原则。

1. S(准备用物)——Set up the equipment

(1) 环境准备:室温 24~26℃、光线充足、关闭门窗。

(2) 人员准备:七步洗手法洗净双手。

(3) 用物准备:造口袋、造口护肤粉、皮肤保护膜、防漏膏、造口测量尺、剪刀、温水或温生理盐水棉球、棉签、会阴垫、卫生纸、弯盘。

2. T（移除造口袋）——Take off the pouch

（1）一手固定皮肤，另一只手由上至下轻柔地移去旧的造口袋，保留夹扣。

（2）用温水或温生理盐水棉球清洗造口周围皮肤，待干，擦洗顺序应从外到内。禁用肥皂、湿纸巾等擦拭。

3. O（观察造口及周围皮肤）——Observe the stoma and skin around it

（1）目标：拒绝粪便刺激皮肤

1）用剪刀将底盘剪成与造口大小合适的尺寸。

2）按需更换造口袋，尤其是造口袋渗漏时。

3）一天最多更换一次造口袋，更换次数过多会对皮肤造成刺激。

4）及时护理造口周围皮肤的皮疹或皮炎。

5）造口袋底盘下面避免涂抹婴儿粉、油、面霜、乳液之类的东西，会导致底盘与皮肤贴合不好。

（2）观察要点

1）排泄物有无异常。

2）造口的颜色、黏膜的温度或大小是否发生变化。

3）造口或周围皮肤是否疼痛，或者有无腹痛的表现。

4）造口旁伤口和造口旁皮肤有无发红、发炎或皮疹等表现。

5）患儿有无发热。

4. M（测量造口大小）——Measure the stoma

（1）术后 6~8 周内，造口的大小会发生变化，因此每次更换造口袋时均应该测量造口的大小。

（2）修剪造口袋底盘，确保开口能很好地显示造口且直径比造口大 1~2mm。剪裁过大排泄物容易接触造口周围皮肤，造成皮肤破损、溃烂；剪裁过小会摩擦造口黏膜，导致出血或肉芽组织增生。

5. A（粘贴新的造口袋）——Apply the new pouch

（1）撕掉造口袋底板保护纸，按照造口位置由下向上粘贴，造口袋远端开口位置远离中心，用手指沿着底盘由内圈向外圈按压，使造口底板紧贴在皮肤上。

（2）用手温热造口袋底盘，按住 30s 到 1min。

（3）尾端夹上夹扣，夹上之前先往袋内装入少量空气，以免造口袋两层粘在一起。

6. 注意事项：

（1）根据造口特点每 2~3 天更换一次造口袋。

（2）若有渗漏或皮肤发痒、疼痛等应立即更换造口袋。

（3）清洗造口应小心轻柔，若遇造口表面黏膜或皮肤固定线处出血时，应避免刺激造口，局部撒上造口护肤粉，用棉球轻压片刻出血即可停止。

（4）若出血从造口内部流出，而黏膜表面异常时，应立即通知外科医生检查。

（三）造口并发症及处理

1. 出血

（1）原因：常发生在术后 72h 内，大多情况下是由于造口黏膜与皮肤连接处的毛细血管及小静脉出血。

（2）处理：出血量少时用纱布稍加按压即可，出血量多时可用肾上腺溶液浸湿的纱布压迫。

2. 缺血坏死

（1）原因：常发生在术后 24~48h。由于提出肠管时损伤结肠边缘动脉，牵拉张力过大，扭曲或压迫肠系膜导致血供不足所致。

（2）处理：选用透明造口袋以方便观察，黏膜呈暗红色或紫色时，解除所有压迫造口的物品；黏膜呈黑色时，需立即通知医生再次行剖腹探查术。

3. 水肿

(1) 原因:常发生于术后早期,表现为造口隆起、肿胀、紧绷,由于腹壁及皮肤开口过小所致。

(2) 处理:若水肿轻微则不需要处理,水肿严重则用高渗盐水湿敷造口表面。

4. 肉芽肿

(1) 原因:大多数由于缝线或坚硬造口袋底板摩擦刺激引起,为良性组织,通常发生在黏膜和皮肤的接触处。

(2) 处理:正常测量造口大小,剪裁后用手指磨平锯齿处,以免底板摩擦造口边缘。

5. 造口皮炎

(1) 原因:大便经常接触造口周围皮肤导致糜烂。

(2) 处理:伤口处用水胶体敷料保护,感染时使用亲水纤维银水胶体敷料,造口周围皮肤使用造口粉、皮肤保护膜和防漏膏保护,妥善固定造口底盘。

6. 造口回缩

(1) 原因:①肠游离不充分或肠系膜过短,产生牵拉力所致。②造口周围缝线固定不牢或过早脱落。③周围皮肤愈合不良,导致瘢痕愈合。④支撑棒过早拔出。

(2) 处理:支撑棒至少留置 14 天方可拔出,造口回缩容易造成造口袋的渗漏,需注意保护周围皮肤。严重者可能需要手术治疗。

7. 造口狭窄

(1) 原因:常发生于直径 <1.5cm 的单腔造口,发生率 10%。因皮肤或腹壁内肌肉层开口过小、造口周边愈合不良、瘢痕挛缩所致。

(2) 处理:轻症者,于每日一次扩肛,按小指-示指-大拇指的顺序逐渐扩张造口,并观察排便情况。扩肛时动作轻柔,避免出血、疼痛、忌用锐器扩张。严重者(因瘢痕增生手指不能通过者),行手术治疗。

8. 造口旁疝

(1) 原因:造口旁疝是术后常见的并发症之一。常见原因是造口位于腹直肌外,腹壁肌肉较薄弱,持续性腹压增高。

(2) 处理:不予特殊处理,加强日常观察,注意加固底盘,可以使用腹带。

9. 增生

(1) 原因:底板开口过大,导致皮肤表面长期接触渗出物引起皮层增厚。

(2) 处理:重新测量造口尺寸,损伤部位可用保护粉。

要 点 荟 萃

1. 造口相关疾病 ①先天性疾病:先天性巨结肠、肛门闭锁、肠闭锁、胎粪性腹膜炎、肠旋转不良、肠坏死;②获得性疾病:坏死性小肠结肠炎、肠梗阻、肠套叠、创伤。

2. 造口常见位置 ①右下腹:升结肠造口、回肠造口;②右或左上腹:横结肠造口;③左下腹:降结肠、乙状结肠造口。临床常见的造口类型包括单腔造口、双腔祥式造口、双腔分离式造口。

3. STOMA 原则 ①S(准备用物)——Set up the equipment;②T(移除造口袋)——Take off the pouch;③O(观察造口及周围皮肤)——Observe the stoma and skin around it;④M(测量造口大小)——Measure the stoma;⑤A(粘贴新的造口袋)——Apply the new pouch。

4. 造口并发症 包括出血、缺血坏死、水肿、肉芽肿、造口皮炎、造口回缩、造口狭窄、造口旁疝、增生等。应注意及时发现并给予相应处理。

(黄 希 陈涛蓉)

参 考 文 献

［1］邵肖梅,叶鸿瑁,丘小汕.实用新生儿学.4版.北京:人民卫生出版社,2011.

［2］吴丹,李静,陈超,等.新生儿胃食管反流病的治疗进展.临床儿科杂志,2014,32(8):798-800.

［3］罗洁,姜敏,邵芳,等.265例新生儿内科性呕吐病因分析.山东医药,2015,55(45):83-84.

［4］叶翠,孔祥.新生儿感染性腹泻的诊治.中国医刊,2013,48(2):23-25.

［5］董梅,王丹华.重视新生儿感染性腹泻的防治.中国新生儿科杂志,2011,26(2):73-75.

［6］王献良,邵雷朋,谢文雅,等.新生儿坏死性小肠结肠炎164例分析.中华小儿外科杂志,2015,36(2):105-108.

［7］周颖.先天性食管闭锁32例术后护理体会.现代医药卫生,2013,29(4):590-591.

［8］颜伟慧,戴丽娜,陶怡菁,等.新生儿暂时性短肠综合征治疗体会.中华小儿外科杂志,2016,37(11):837-840.

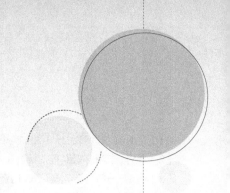

第十五章

新生儿黄疸护理评估与干预

导读与思考：

　　新生儿黄疸是新生儿时期常见症状之一。它既可以是生理性的,又可以是疾病所致如溶血、出血以及感染等,严重者可致中枢神经系统受损,发生严重后遗症,甚至死亡。因此,及时识别新生儿早期黄疸,及时干预病理性黄疸及其高危因素是预防患儿严重后遗症,抢救其生命及提高生存质量的重要措施。

　　1. 新生儿黄疸的代谢有哪些特点?

　　2. 如何识别生理性黄疸与病理性黄疸?

　　3. 新生儿溶血病的发病机制是什么? ABO 溶血与 Rh 溶血的鉴别要点有哪些?

　　4. 母乳性黄疸的临床分型及发病原因是什么? 怎样进行健康教育?

　　5. 黄疸患儿的干预措施有哪些? 病情观察及护理要点是什么?

　　6. 光疗的指征及注意事项有哪些?

　　7. 新生儿换血的指征有哪些? 换血的目的是什么? 如何选择血源? 新生儿换血有哪些并发症? 如何保证新生儿换血病人的安全?

第一节　新生儿胆红素代谢

　　新生儿出生后,50% 的足月儿及 80% 早产儿均有肉眼可见的黄疸,这与新生儿体内的胆红素代谢特点有关。当新生儿血中胆红素超过 5mg/dl,即可出现肉眼可见的黄疸。

　　(一) 胆红素的不同存在形式

　　体内的胆红素因性质不同而具有不用的理化特性及作用。

　　1. 未结合胆红素(unconjugated bilirubin,UCB)　由血红蛋白分解而来的胆红素入血后,与血清清蛋白成可逆性联结,联结的这部分胆红素即为未结合胆红素,因其与重氮还原剂产生间接反应,故也称为间接胆红素。未结合胆红素为脂溶性,不溶于水,可进入细胞干扰细胞功能。可沉积于皮肤出现黄染。

　　2. 游离胆红素(free bilirubin,FB)　极少部分未与血清清蛋白联结的胆红素,因其呈现游离状态,故称为游离胆红素,又称未联结胆红素。游离胆红素可通过血 - 脑屏障进入脑基底核,导致急性胆红素脑病。

　　3. 结合胆红素(conjugated bilirubin,CB)　未结合胆红素与肝脏内 Y、Z 蛋白结合后在肝脏内酶的作用下生成的胆红素葡萄糖苷酸称为结合胆红素。因其与重氮还原剂产生直接反应,故也称为直接胆红素。结合胆红素为亲水性,易随胆汁排出至肠道,可通过尿液及粪便排出体外。

4. 血清总胆红素（total serum bilirubin，TSB）　是体内结合胆红素及未结合胆红素的总称。

(二) 黄疸与胆红素血症相关概念

1. 生理性黄疸　除外各种病理因素，由于新生儿胆红素代谢特点所导致的血清未结合胆红素升高出现的黄疸，也称为生理性高未结合胆红素血症。

2. 病理性黄疸　由各种病理因素引起的血清胆红素升高出现的黄疸，称为病理性黄疸。分为高未结合胆红素血症和高结合胆红素血症。

3. 高未结合胆红素血症　由于胆红素生成过多，肝脏对胆红素摄取、结合能力低下，肠肝循环增加所致的未结合胆红素增加为主的高胆红素血症也称为高间接胆红素血症。

4. 高结合胆红素血症　由多种病因导致肝细胞和(或)胆道对正常胆汁分泌和(或)排泄功能障碍或缺损，伴结合胆红素增高而引起以阻塞性黄疸为主要表现的综合征。

5. 肠肝循环　部分结合胆红素在肠腔内被肠道菌群中的酶(β 葡萄糖醛酸苷酶)水解为未结合胆红素，由肠黏膜吸收重新回到肝脏，再次转化形成未结合胆红素，再经胆道排泄，如此循环往复，即为肠肝循环。

6. 急性胆红素脑病　由于胆红素神经毒性所致的急性中枢神经系统损害。早期表现为肌张力减低、嗜睡、尖声哭、吸吮差，继而出现肌张力增高、角弓反张、激惹、发热、惊厥等，严重者可导致死亡。

7. 核黄疸　出生数周后出现的胆红素神经毒性作用所引起的慢性、永久性损害及后遗症，包括锥体外系运动障碍、感觉神经性听力丧失、眼球运动障碍和牙釉质发育异常。

(三) 新生儿胆红素来源及代谢过程

新生儿胆红素代谢包括胆红素的生成、释放入血液被运送至肝脏、在肝脏被代谢后进行排泄。

1. 胆红素的来源　胆红素是一种四吡咯色素，它的前身为血红素或其他铁卟啉化合物。胆红素来源于体内衰老红细胞的血红蛋白、旁路性胆红素及其他途径。

(1) 衰老红细胞的血红蛋白：衰老的红细胞被体内单核、吞噬细胞系统吞噬和破坏后，血红蛋白被分解成血红素、铁和珠蛋白。在血红素加氧酶的作用下转化为胆绿素，又在胆绿素还原酶等作用下转变为胆红素。1g 血红蛋白可递解为 34mg 胆红素。约占体内总胆红素的 75%~80%。

(2) 旁路胆红素：是骨髓内一部分未发育成熟的网织红细胞和幼红细胞被分解而来。一般来讲，此来源的胆红素约占新生儿体内总胆红素来源的 3% 以下。

(3) 其他：来源于肝脏和其他组织内含血红素的血色蛋白如肌红蛋白、过氧化物酶、过氧化物酶细胞色素等。此来源的胆红素约占新生儿体内总胆红素来源的 20%。

2. 胆红素在体内的代谢过程

(1) 胆红素在体内的运输：从单核 - 吞噬细胞系统释放出的胆红素进入循环后，除极少数为游离外，大部分很快与清蛋白联结。这种与清蛋白联结的胆红素不但有利于体内运输，还可阻止胆红素透过半透膜如细胞膜、胎盘、胆囊、血 - 脑屏障。1g 清蛋白可联结 15mg 胆红素。

(2) 肝细胞对胆红素的摄取：胆红素通过血液循环被运送至肝脏。胆红素进入肝细胞的速度很快。胆红素进入肝细胞后即被胞浆内的两种受体蛋白即 Y 蛋白和 Z 蛋白所结合。

(3) 肝细胞对胆红素的转化：肝细胞将摄取的胆红素在肝微粒体处通过一系列酶反应，形成结合胆红素，能溶于水，易通过胆汁排泄至肠道。不透过脂膜，故不能在肠黏膜处吸收，也不透过血 - 脑屏障和脑细胞膜。

(4) 胆红素的排泄：结合胆红素约 80% 随粪便排出，10%~20% 进入肠肝循环。

胆红素代谢的过程如图 15-1 所示。

(四) 新生儿胆红素代谢特点

新生儿由于胆红素生成增多，肝脏功能不成熟，肠肝循环等特点，容易导致胆红素浓度增高，发生黄疸。

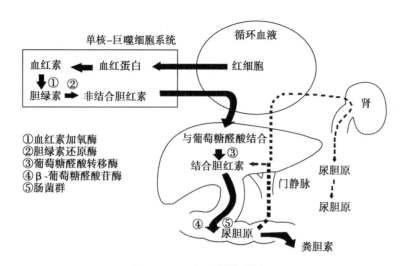

图 15-1　胆红素的代谢过程

1. 胆红素生成增多

(1) 胎儿期红细胞数量多,胎儿在子宫内处于相对低氧环境,红细胞生成增加。出生后血氧浓度升高,过多的红细胞被破坏,导致胆红素生成增多。

(2) 红细胞寿命短:成人红细胞寿命约为 120 天,新生儿为 70~90 天,早产儿甚至低至 40~60 天,故生成胆红素的速度远远高于成人。

(3) 旁路胆红素生成增多由于新生儿生后短期内停止胎儿造血,故此部分胆红素来源增加。

2. 肝脏功能不成熟

(1) 肝细胞摄取胆红素能力低下:早期新生儿肝脏内 Y 蛋白含量低,不能充分摄取胆红素。

(2) 肝细胞结合胆红素的能力不足:新生儿肝酶系统发育不成熟,酶含量不足,活力低下,导致胆红素结合过程受限。

(3) 肝细胞排泄胆红素的能力不足:当胆红素生成过多或其他阴离子增加时均会引起胆红素排泄发生障碍。

3. 肠肝循环增加

(1) 在肝脏内形成的结合胆红素具有不稳定性,随着胆汁排出,若十二指肠或空肠 pH 偏碱时,部分结合胆红素分解为未结合胆红素,迅速被肠黏膜吸收回到肝脏进入血液循环,使肠肝循环增加。

(2) 新生儿胎粪排出延迟,也加重了胆红素的重吸收,使肠肝循环增加。

(3) 结合胆红素在肠腔内可在肠道菌群作用下被还原成尿胆素原类化合物经肾脏或粪便排出体外,但新生儿肠道内菌群少,经上述过程排出体外的量少,增加了胆红素的重吸收,使肠肝循环增加。

新生儿摄取、结合、排泄胆红素的能力仅为成人的 1%~2%。饥饿、缺氧、胎粪排出延迟、脱水、酸中毒、头颅血肿或颅内出血等均可使新生儿黄疸加重。

(五) 新生儿黄疸的常见监测方法

1. 血清胆红素(TSB)　TSB 测定是诊断高胆红素血症的金标准。目前在新生儿黄疸的风险评估及处理中均按照 TSB 作为计算值,计量单位为 μmol/L。

2. 经皮胆红素水平(TcB)　TcB 的测定系无创性检查,可动态观察胆红素水平变化,减少有创操作给患儿带来的痛苦,但在临床使用中应每日对仪器进行 POCT(point of care testing)质控,保证测量的准确性。TcB 测量的常规部位为前额(眉心)2 次、前胸(两乳头连线中点)2 次,取平均值。受新生儿接受光疗及皮肤色素等影响,TcB 结果不一定与 TSB 水平完全一致。另外值得注意的是在胆红素水平较高时测得的 TcB 值可能低于实际 TSB 水平,因此在 TcB 值超过小时胆红素列线图的第 75 百分位时建议测定 TSB。计量单位为 mg/dl,与 μmol/L 的换算关系为 1mg/dl=17.1μmol/L。临床为计算方便,常采用 1mg/dl ≈ 17μmol/L 来进行单位换算。

3. 肉眼评估　可根据黄疸出现在皮肤的部位进行肉眼估计血清胆红素值,具体见表 15-1。

表 15-1　黄疸程度的肉眼评估

黄疸部位	血清胆红素值（mg/dl）	血清胆红素平均值（mg/dl）	黄疸部位	血清胆红素值（mg/dl）	血清胆红素平均值（mg/dl）
面颈部	5.9 ± 0.3	6	上肢及膝盖以下	15 ± 1.7	15
躯干上半部	8.9 ± 1.7	9	手足心	>15	>15
躯干下半部及大腿	11.8 ± 1.8	12			

此外,也可测定呼出气一氧化碳（$ETCO_C$）含量或血液中碳氧血红蛋白（COHb）水平作为胆红素值情况的参考,临床不常用。

(六) 新生儿生理性黄疸与病理性黄疸的识别

对生理性黄疸及病理性黄疸进行鉴别的主要目的是及时发现并积极治疗新生儿病理性黄疸,防止新生儿胆红素脑病的发生,同时针对病因进行治疗,防止病情进一步恶化。

1. 生理性黄疸及病理性黄疸的鉴别　见表 15-2。

表 15-2　生理性黄疸与病理性黄疸的鉴别

项目	生理性黄疸	病理性黄疸
出现时间	生后 2~3 天	多在生后 24h 内
达高峰时间	4~5 天	因病因而异
消退时间	10~14 天消退,早产儿可延迟至 3~4 周	足月儿 >2 周,早产儿 >4 周
黄疸的程度	轻者仅限于面颈部,重者可延及躯干、四肢和巩膜,粪便色黄,尿液色黄	随胆红素水平升高黄疸可由面颈部、躯干上半部延伸到躯干下半部及大腿、上肢及膝盖以下,甚至手足心
黄疸的进展	生后 24h 内,足月儿 <6mg/dl,早产儿 <8mg/dl;生后 48h 内,足月儿 <9mg/dl,早产儿 <12mg/dl;生后 72h 及以后,足月儿 <12.9mg/dl,早产儿 <15mg/dl	生后 24h 内,足月儿 >6mg/dl,早产儿 >8mg/dl;生后 48h 内,足月儿 >9mg/dl,早产儿 >12mg/dl;生后 72h 及以后,足月儿 >12.9mg/dl,早产儿 >15mg/dl;血清结合胆红素 >1.5mg/dl;血清胆红素每日上升 >5mg/dl
其他临床表现	一般情况良好,无其他临床症状,肝功能正常	贫血、肝脾大、神经系统表现;可见局部病灶

2. 病理性黄疸出现的时间、程度及常见病因评估　具体见表 15-3。

表 15-3　病理性黄疸出现的不同时间、程度及常见病因评估

出现时间	黄疸程度	考虑情况
生后 24h	肉眼明显黄疸	Rh 或 ABO 溶血
生后 2~3 天	超过生理性黄疸范围	多种围生因素,如孕母糖尿病、高血压、产钳助产、头颅血肿、宫内窘迫、生后窒息等
生后出现或 4~5 天明显加重	黄疸明显或明显加重	感染或胎粪排出延迟
超过生理性黄疸期限	持续不退或加重	晚发型母乳性黄疸、感染、球形红细胞增多症、甲状腺功能低下、肝炎、胆道闭锁、胆汁黏稠症
生后 1 周内	超过生理性黄疸范围	早发型母乳性黄疸
生后 1 周后	无其他临床表现	晚发型母乳性黄疸

要 点 荟 萃

1. 新生儿胆红素的来源 包括:①衰老红细胞的血红蛋白,占体内总胆红素的75%~80%;②旁路胆红素,占3%以下;③其他,来源于肝脏和其他组织内含血红素的血色蛋白如肌红蛋白、过氧化物酶、过氧化物酶细胞色素等,占总胆红素的20%。

2. 急性胆红素脑病是指由于胆红素神经毒性所致的急性中枢神经系统损害。早期表现为肌张力减低、嗜睡、尖声哭、吸吮差,继而出现肌张力增高、角弓反张、激惹、发热、惊厥等,严重者可导致死亡。

3. 新生儿胆红素代谢特点包括胆红素生成增多,肝脏功能不成熟,肠肝循环增加。

4. 诊断高胆红素血症的金标准是测定血清胆红素值。

5. 经皮胆红素测定的常规部位为前额(眉心)2次、前胸(两乳头连线中点)2次,取平均值。但其数值受新生儿接受光疗及皮肤色素等因素影响,其结果不一定与血清胆红素值水平完全一致。

6. 生理性黄疸与病理性黄疸的主要鉴别 依据是:①黄疸出现时间。②黄疸达到高峰的时间。③黄疸消退的时间。④黄疸的程度。⑤黄疸的进展。⑥其他的临床表现。

(陈 琼 陈涛蓉)

第二节 新生儿高胆红素血症的护理评估与干预

新生儿高胆红素血症包括高未结合胆红素血症、高结合胆红素血症以及混合性高胆红素血症,其中以高未结合胆红素血症最为常见。

(一)护理评估

1. 病因

(1)高未结合胆红素血症:又称高间接胆红素血症,血中以未结合胆红素增多为主。主要原因包括下面三点。

1)胆红素生成过多:同族免疫性溶血、G-6-PD缺陷、遗传性球形红细胞增多症、地中海贫血、双胎输血综合征、头颅血肿、颅内出血、细菌或病毒感染、维生素E缺乏和微量元素缺乏,某些药物如磺胺、樟脑、水杨酸盐等。

2)肝细胞摄取和结合胆红素的能力低下:感染、窒息、缺氧、酸中毒、低体温、低血糖、低蛋白血症、先天性葡萄糖醛酰转移酶缺乏、家族性暂时性新生儿高胆红素血症、甲状腺功能低下、脑垂体功能低下等。

3)肠肝循环增加:任何导致胎粪排出延迟的原因均可导致,如饥饿、喂养延迟、先天性肠道闭锁、巨结肠等。

(2)高结合胆红素血症:又称高直接胆红素血症。血中以结合胆红素增多为主,以婴儿肝炎综合征最为常见。主要原因为胆红素排泄异常所致。

1)肝细胞对胆红素排泄功能障碍:新生儿肝炎综合征、先天性代谢缺陷病,如半乳糖血症、果糖不耐受等,先天性遗传性疾病,如脑肝肾综合征等。

2)胆管排泄胆红素障碍:先天性胆管闭锁、先天性胆总管囊肿、胆汁黏稠综合征。

(3)混合性高胆红素血症:同时存在高未结合胆红素血症与高结合胆红素血症者为混合性高胆红素血症。最常见的病因为新生儿感染。

2. 高危因素 高未结合胆红素血症的高危因素包括同族免疫性溶血、G-6-PD缺陷、窒息、败血症、代谢性酸中毒、低清蛋白血症等。

3. 分度 新生儿高未结合胆红素血症可根据TSB的峰值分为3度。

(1) 重度高胆红素血症:TSB 峰值超过 342μmol/L(20mg/dl)。

(2) 极重度高胆红素血症:TSB 峰值超过 427μmol/L(25mg/dl)。

(3) 危险性高胆红素血症:TSB 峰值超过 510μmol/L(30mg/dl)。

4. 临床表现

(1) 高未结合胆红素血症:皮肤、巩膜黄染,粪便色黄,尿色正常。多由溶血所致,可伴有贫血、肝脾大,甚至心衰、急性胆红素脑病的症状。多见于早期新生儿。

(2) 高结合胆红素血症:临床上黄疸出现较迟,但呈进行性,黄疸由淡黄逐渐转深黄或黄绿色。新生儿可因皮肤瘙痒而烦躁,可有肝脾大、肝功能损害,尿色深黄,大便呈淡黄色或陶土色。多见于晚期新生儿及小婴儿。

(3) 混合性高胆红素血症:非特异性症状,如体温不升、拒奶、呕吐、呼吸不规则、嗜睡或烦躁不安等。

5. 新生儿胆红素脑病　是新生儿高胆红素血症的严重并发症。是由于血中过多的游离胆红素通过未成熟的血 - 脑屏障,进入中枢神经系统,沉积于基底神经核、丘脑、丘脑下核、顶核、脑室核、尾状核、以及小脑、延脑、大脑皮质及脊髓等部位,抑制脑组织对氧的利用,导致脑损伤。

胆红素脑病分为 4 期,即警告期、痉挛期、恢复期及后遗症期。通常将前 3 期称为急性胆红素脑病,第 4 期称为慢性胆红素脑病,即核黄疸。急性胆红素脑病主要见于 TSB>342μmol/L(20mg/dl)和(或)上升速度 >8.5μmol/L(0.5mg/dl)、>35 周的新生儿。低出生体重儿发生胆红素脑病时通常缺乏典型症状,而表现为呼吸暂停、循环呼吸功能急剧恶化等。通常足月儿发生胆红素脑病的 TSB 峰值在 427μmol/L(25mg/dl)以上,但合并高危因素的新生儿在较低胆红素水平也可能发生,低出生体重儿甚至在 171~239μmol/L(10~14mg/dl)即可发生。发生胆红素脑病的高危因素除了高胆红素血症以外还包括合并同族免疫性溶血、G-6-PD 缺陷、窒息、败血症、代谢性酸中毒和低清蛋白血症等。胆红素脑病临床分期及表现见表 15-4。

表 15-4　胆红素脑病临床分期及表现

分期	临床表现	持续时间
警告期	嗜睡、反应略低下、轻度肌张力减低,活动减少、吸吮弱,轻微高调哭声,表现可逆	12~36h
痉挛期	惊厥、角弓反张和发热。轻者双眼凝视,重者肌张力增高、呼吸暂停、双手紧握、双臂伸直内旋	12~36h
恢复期	吃奶及反应好转,惊厥次数减少,角弓反张逐渐消失,肌张力逐渐恢复	2 周
后遗症期	手足徐动、眼球运动障碍、听觉障碍和牙釉质发育不良	终生

(二) 新生儿高胆红素血症的干预

高未结合胆红素血症与高结合胆红素血症因其发病机制与病因各不相同,故干预措施有一定区别。

1. 及时查找引起高胆红素血症的原因,积极治疗原发病。

2. 实施光照疗法及换血疗法

(1) 高未结合胆红素血症:根据患儿胎龄、日龄、胆红素值以及是否具有高危因素等,结合《新生儿高胆红素血症诊断和治疗专家共识(2014)》,决定是否进行光照疗法或换血疗法。详见本章第五节。

(2) 高结合胆红素血症:因高结合胆红素血症为直接胆红素升高,光照疗法不能改善症状,相反可能会引起青铜症等,所以对于高结合胆红素血症者,勿进行光照疗法,重点进行病因治疗。

(3) 混合性高胆红素血症:根据间接胆红素的值来决定是否进行光照疗法或换血疗法。

3. 喂养护理　评估患儿饮入情况、体重增长情况等,加强喂养,观察有无腹胀、呕吐等异常情况。

4. 预防感染　注意保护新生儿皮肤,避免损伤;注意保暖,防止呼吸道感染;观察脐部、臀部等有无潜在感染灶,做好基础护理。若因感染等引发的混合性高胆红素血症,则积极进行抗感染治疗。

5. 病情观察

(1) 监测患儿一般情况:密切观察患儿的体温、脉搏、呼吸状态等,注意观察婴儿的精神状态、哭声、吮吸力、肌张力,判断有无急性胆红素脑病发生。

(2) 观察患儿黄疸的变化:注意观察皮肤色泽、黄染部位、出现的时间、范围、程度的变化,监测血清胆红素水平。

(3) 观察大小便颜色的变化:如果大便变淡,逐趋白色,尿色如茶样,则提示胆管阻塞性黄疸。黄疸可进行性加重,伴有腹部膨隆、肝脾大、变硬、腹部静脉显露。

(4) 皮肤的观察与护理:由于高结合胆红素血症血清直接胆红素增高,刺激皮肤产生瘙痒,应保持床单位整洁,患儿皮肤清洁,剪短指甲,防止抓伤皮肤。

6. 健康教育

(1) 告知家属高胆红素血症的相关知识,取得治疗及护理的配合。

(2) 新生儿出生后应尽早频繁有效地吸吮母乳,促进胎便排出,减少胆红素肠肝循环的发生。

(3) 黄疸容易反复,出院后指导家属观察患儿皮肤黄染情况及精神状态等,做好门诊随访。发生胆红素脑病者,进行神经门诊随访。

(4) 对引起高胆红素血症的不同原因进行针对性的健康教育。例如,由 G-6-PD 缺陷引起的溶血者,应告知家属在患儿的生活中避免进食蚕豆类食品,避免接触樟脑丸等。半乳糖血症患儿应限制乳类,改用豆浆、米粉等。

要 点 荟 萃

1. 新生儿高胆红素血症 ①高未结合胆红素血症:最常见,又称高间接胆红素血症,血中以未结合胆红素增多为主。高危因素包括同族免疫性溶血、G-6-PD 缺陷、窒息败血症、代谢性酸中毒、低清蛋白血症等。②高结合胆红素血症:又称高直接胆红素血症,血中以结合胆红素增多为主,以婴儿肝炎综合征最为常见,主要原因为胆红素排泄异常所致。③混合性高胆红素血症:同时存在高未结合胆红素血症与高结合胆红素血症者为混合性高胆红素血症,最常见的病因为新生儿感染。三者的临床表现各异,需加以鉴别和区分。

2. 新生儿高胆红素血症的特点 ①高未结合胆红素血症:患儿皮肤、巩膜黄染,粪便色黄,尿色正常。②高结合胆红素血症:患儿黄疸出现较迟,呈进行性,黄疸由淡黄逐渐转深黄或黄绿色。可伴肝脾大,肝功能损害等,尿色深黄,大便呈淡黄色或陶土色。③混合性高胆红素血症:呈现体温不升、拒奶、呕吐、呼吸不规则,嗜睡或烦躁不安等非特异性症状。

3. 新生儿高胆红素血症分度 ①重度高胆红素血症:TSB 峰值超过 $342\mu mol/L$(20mg/dl);②极重度高胆红素血症:TSB 峰值超过 $427\mu mol/L$(25mg/dl);③危险性高胆红素血症:TSB 峰值超过 $510\mu mol/L$(30mg/dl)。

4. 新生儿胆红素脑病 是新生儿高胆红素血症的严重并发症,是由于血中过多的游离胆红素通过未成熟的血脑脊液屏障,进入中枢神经系统,抑制脑组织对氧的利用,导致脑损伤。胆红素脑病分为 4 期,即警告期、痉挛期、恢复期及后遗症期,前 3 期称为急性胆红素脑病,第 4 期称为慢性胆红素脑病,即核黄疸。

5. 新生儿高胆红素血症的干预 ①及时查找引起高胆红素血症的原因,积极治疗原发病;②实施光照疗法及换血疗法;③喂养护理;④预防感染;⑤病情观察,包括:一般情况、黄疸变化情况、大小便颜色变化、皮肤观察等;⑥健康教育。

(陈琼 廖宇)

第三节　新生儿溶血病的护理评估与干预

新生儿溶血病(hemolytic disease of newborn,HDN)是指母婴血型不合,母亲血液中的血型抗体通过胎盘进入胎儿循环,发生同种免疫反应,从而导致胎儿、新生儿红细胞被破坏引起溶血。HDN 以 ABO 血型不合溶血病最为常见,其次是 Rh 血型不合溶血病。

(一) 护理评估

1. 血型相关知识回顾　血型是指血液成分(包括红细胞、白细胞、血小板)表面的抗原类型。通常所说的血型是指红细胞膜上特异性抗原类型。目前已知血型抗原有 160 多种,而与临床关系最密切的是 ABO 血型系统及 Rh 血型系统。

(1) ABO 血型系统:ABO 血型是根据红细胞膜上是否存在抗原 A 与抗原 B 而将血液分成 4 种血型,具体见表 15-5。

表 15-5　不同血型的抗原抗体组成

血型	我国各族人民的比例	红细胞膜上抗原	血清中抗体
A 型	30%	A	抗 B
B 型	30%	B	抗 A
AB 型	10%	A、B	无
O 型	30%	无	抗 A、抗 B

(2) Rh 血型:Rh 血型有 6 种抗原(C、c;D、d;E、e),其中 D 抗原最早被发现,且抗原性最强,故常将具有 D 抗原者称为 Rh 阳性,而红细胞上缺乏 D 抗原的称为 Rh 阴性。在我国汉族和大部分少数民族的人民中,Rh 阳性血型约占 99.66%。

2. 溶血的病因　由于母亲存在着与胎儿血型不相容的血型抗体 IgG,可通过胎盘进入胎儿血液循环,引起胎儿红细胞致敏、被吞噬细胞吞噬破坏,出现溶血。

(1) ABO 血型不合溶血病:常发生于母亲血型为 O 型,婴儿血型为 A 型或 B 型这一特定人群中,偶见于母亲血型为 A/B 型,婴儿血型为 B/A 型或 AB 型病例。由于食物、肠道寄生虫等自然界中广泛存在 A、B 型物质,持续的免疫刺激可使 O 型血母亲的血清在孕前便产生抗 A 或抗 B 的 IgG,怀孕后此类 IgG 经胎盘进入胎儿血液循环引起溶血,故 ABO 血型不合者约 50% 在第一胎即可发病。但由于 A、B 抗原也存在于红细胞外的许多组织中,可中和、吸收大量抗 A、抗 B 的 IgG,仅少量与胎儿红细胞结合致敏,故 ABO 血型不合虽然常见,但发病者不多。

(2) Rh 血型不合:常发生于母亲 Rh 阴性,婴儿 Rh 阳性的病例,也可发生于母婴均为 Rh 阳性的病例中,以抗 E 较多见。发病基础为胎-母输血,即来源于胎儿的 Rh 阳性红细胞经胎盘进入 Rh 阴性的母体,致敏母体并产生相应血型抗体,再经胎盘进入胎儿循环系统攻击胎儿红细胞。由于首次妊娠抗原暴露量及致敏抗体较少,初发免疫反应发展较慢,且产生的 IgM 抗体性较弱、分子量较大,难以通过胎盘,因此首次妊娠的发病率极低。但当再次妊娠时,进入母体的极少量抗原也足以诱发免疫反应,暴发性增长的 IgG 抗体经胎盘进入胎儿体内导致溶血。

3. 临床表现　临床表现轻重不一,主要与母亲产生 IgG 的量、抗原性的强弱、胎儿的免疫应答反应、胎儿代偿能力以及产前是否干预等有关。ABO 血型不合溶血病的临床表现多数较轻,而 Rh 血型不合溶血病的临床表现较为严重,进展迅速,且胎次越多,Rh 溶血越严重。溶血的临床表现有黄疸、贫血、肝脾大、胆红素脑病、胎儿水肿等。ABO 溶血与 Rh 溶血临床表现及鉴别要点具体见表 15-6。

表 15-6　ABO 溶血与 Rh 溶血临床表现及鉴别要点

	ABO 溶血	Rh 溶血
黄疸	生后 2~3 天出现， 以未结合胆红素为主	生后 24h 内出现，逐渐加重 以未结合胆红素为主
贫血	约 1/3 出现贫血	出现早且重
肝脾大	不明显	不同程度的肝脾大
胆红素脑病	早产儿易发生	所有新生儿均容易发生
胎儿水肿	很少发生	出生时可有全身水肿、皮肤苍白，可伴胸、腹腔积液、贫血性心力衰竭及呼吸窘迫

(二) 干预

1. 治疗

(1) 产前治疗：包括降低孕妇体内抗体滴度、宫内输血、孕妇血浆置换术等。

(2) 新生儿治疗：包括光照疗法、换血疗法、药物治疗、纠正贫血及对症支持治疗，如纠正缺氧、酸中毒、低血糖、低血钙、低体温及电解质紊乱等。

2. 护理

(1) 实施光照疗法和换血疗法，遵医嘱给予静脉注射丙种球蛋白、清蛋白等药物，并做好相应护理。

(2) 合理喂养：黄疸严重时，患儿尤其是早产儿常表现为吸吮无力、纳差，应耐心喂养，按需调整喂养方式如少量多次、间歇喂养等，必要时予鼻饲喂养，保证奶量摄入。

(3) 合理补液：根据不同补液内容调节相应的滴速，切忌快速输入高渗性药物，以免导致血 - 脑屏障暂时开放，使已与清蛋白联结的胆红素进入脑组织，引起胆红素脑病。

(4) 预防感染：因感染会进一步加重溶血，故应严格遵守医院感染管理的相关规定，加强手卫生，防止交叉感染。维持患儿皮肤的完整性，加强基础护理。

3. 病情观察

(1) 生命体征观察：密切观察体温、脉搏、呼吸、血氧饱和度变化，注意有无低体温、呼吸暂停等，必要时予以吸氧改善缺氧症状。

(2) 监测胆红素水平变化：注意皮肤黏膜、巩膜的色泽，动态监测胆红素水平以及血糖、电解质等的变化。

(3) 神经系统观察：注意观察患儿哭声、吸吮力、肌张力的变化。如患儿出现拒食、嗜睡、肌张力减退等胆红素脑病的早期表现，立即通知医生，做好抢救准备。

(4) 观察大小便次数、量及性质，如出现胎粪延迟排出，应予灌肠处理，促进粪便及胆红素排出。

4. 健康教育

(1) 向家属讲解溶血病的发病原因，主要治疗措施以及对新生儿的影响及危险性、预后等，及时告知患儿病情变化，使家属主动配合医护人员进行治疗及护理。

(2) 心理护理：因新生儿溶血病尤其是 Rh 溶血病发病快、病情严重且进展迅速，务必做好家属的心理护理。尤其是对需要换血治疗的患儿，因风险较高，家属接受程度低，需耐心进行讲解，消除顾虑。

(3) 发生胆红素脑病者，指导家属在神经门诊定期随访，并进行康复治疗。

(4) 积极预防

1) ABO 溶血病：对于母亲 O 型血，父亲 A 型、B 型或 AB 型血者，或第一胎有过死胎、死产、新生儿黄疸或原因不明性先天性脑损害者，应积极进行检查和预防。可在孕前做"产前血型血清学检查"，检查血液里抗体的情况。妊娠 16 周开始测定孕妇血清中 IgG 性质的抗体及抗 A（B）IgG 抗体的效价，预测胎儿或新生儿 ABO 溶血病的发生概率。出生后一旦怀疑溶血，立即给予光疗。

2) Rh 溶血病：对于夫妇 Rh 血型不合且有不良妊娠史的孕母，在妊娠 4 个月开始动态监测 D 抗体效价。

必要时在孕 20 周后可给予大剂量免疫球蛋白治疗。目前国外常采用免疫性预防 HDN 的方法,即孕期对未被胎儿致敏的 Rh 阴性孕母应用抗 D 抗体。

要点荟萃

1. **新生儿溶血病** 是指母婴血型不合,母亲血液中的血型抗体通过胎盘进入胎儿循环,发生同种免疫反应,从而导致胎儿、新生儿红细胞被破坏引起溶血。以 ABO 血型不合溶血病最为常见,其次是 Rh 血型不合溶血病。临床表现主要与母亲产生 IgG 的量、抗原性的强弱、胎儿的免疫应答反应、胎儿代偿能力以及产前是否干预等有关。Rh 血型不合溶血病的临床表现较为严重,进展迅速,且胎次越多,Rh 溶血越严重。

2. **新生儿溶血的临床表现** 有黄疸、贫血、肝脾大、胆红素脑病、胎儿水肿等。

3. **预防干预措施** 新生儿溶血病一旦确诊需要积极干预,甚至从胎儿期开始进行。

(1) ABO 溶血病:常发生于母亲血型为 O 型,父亲 A 型、B 型或 AB 型血者,或第一胎有过死胎、死产、新生儿黄疸或原因不明性先天性脑损害者,应积极进行检查和预防。

(2) Rh 溶血病:常发生于母亲 Rh 阴性,对于夫妇 Rh 血型不合且有不良妊娠史的孕母,在妊娠 4 个月开始动态监测 D 抗体效价。必要时在孕 20 周后可给予大剂量免疫球蛋白治疗。

4. **新生儿溶血病出生后的干预措施** 包括:①积极光疗;②输注免疫球蛋白;③必要时实施换血疗法;④合理喂养及补液;⑤预防感染;⑥加强病情观察;⑦健康教育。

(陈 琼 李小文)

第四节 新生儿母乳性黄疸的护理评估与干预

随着人们对母乳喂养认识的深入,母乳喂养得到推广和普及,喂养率有了明显提高。但同时母乳性黄疸(breast milk jaundice,BMJ)的发病率也呈现上升趋势。虽然 BMJ 多数预后较好,严重者才需治疗,且随着新药、新技术的引入亦改善了其预后,但仍有研究显示 BMJ 有导致轻微中枢神经系统损害的潜在危险。因此,确保母乳喂养成功的同时防治母乳性黄疸发生成为目前临床研究的热点之一。

(一) 护理评估

1. **定义** BMJ 是指发生在健康母乳喂养儿(多为足月儿)中的一种常见的以未结合胆红素升高为主的高胆红素血症。

2. **发病率** 有文献报道,BMJ 发生率占出生 4~7 天新生儿黄疸的 49.25%。

3. **临床分型** 根据不同的发病学说和发病时间,临床上 BMJ 可分为早发型及迟发型两类。

(1) 早发型母乳性黄疸:又称为母乳喂养性黄疸。发生原因为母亲缺乏喂哺技巧的知识、乳房肿胀、乳头皲裂、新生儿无效吸吮、生后短时间内母乳量有限等因素导致新生儿处于饥饿、脱水和营养缺乏状态,使胎粪排出延迟,肠肝循环增加,从而引起新生儿高胆红素血症。

(2) 迟发型母乳性黄疸:受多种因素影响,与多种原因导致的胆红素肝肠循环增加密切相关。新生儿肝脏内的尿苷二磷酸葡萄糖醛酸基转移酶(uridine diphosphate glucuronosyl transferase,UGT)在胆红素代谢中发挥着重要作用。新生儿的 UGT 显著低于成年人,导致结合性胆红素效量降低。母乳中的孕 -3(α),2(β)-二醇竞争性抑制婴儿肝脏内的 UGT,使 UCB 葡萄糖醛酸化,转化为结合性胆红素的能力下降,引起 UCB 蓄积,从而引起黄疸。迟发型母乳性黄疸与早发型母乳性黄疸的鉴别要点具体详见表 15-7。

表 15-7 早发型母乳性黄疸及晚发型母乳性黄疸的鉴别

	早发型母乳性黄疸	迟发型母乳性黄疸
发生原因	生后前几天由于摄入母乳量不足,胎粪排出延迟,使得肠肝循环增加,导致其胆红素水平升高	受多种因素影响。主要为新生儿胆红素肠肝循环增加和 UGT 活性异常
风险因素	喂养不足、喂养次数偏少、肠蠕动缓慢	纯母乳喂养或以母乳喂养为主
发生时间	常发生在生后 3~4 天	常在生后 7~10 天
黄疸高峰	生后 4~5 天	2 周左右达高峰
黄疸程度	通常 >170μmol/L,甚至 >342μmol/L	以轻度、中度为主,重度较少见。一般 TSB 在 205.2~342μmol/L
持续时间	可达 1~3 月	可持续 4~12 周
临床表现	一般情况好,无溶血或贫血表现	多数一般情况良好,无明显临床症状,体重增加良好,大小便颜色及量正常,体格检查无异常发现
处理	帮助母亲建立成功的母乳喂养,确保新生儿摄入足量母乳,必要时补充配方乳。已经达到干预标准的新生儿需及时干预	当 TSB<257μmol/L(15mg/dl) 时不需要停母乳;TSB>257μmol/L(15mg/dl) 时可暂停母乳 3d,改人工喂养;TSB>342μmol/L(20mg/dl) 时则加用光疗
预后	严重者可发展为胆红素脑病	停母乳喂养,黄疸在 48~72h 明显消退,恢复母乳喂养后黄疸再次加重。预后一般良好,很少引起胆红素脑病

4. 临床表现　患儿一般情况好,精神食欲正常,大小便颜色及量正常,无溶血或贫血表现,体格检查无异常。

(二) 干预

1. 治疗

(1) 调整母乳喂养:美国儿科研究院建议轻、中度黄疸的患儿应该继续给予母乳喂养。对于早发性母乳性黄疸,如果胆红素水平不是特别高,可适当增加哺乳频率,但仍提倡按需哺乳。

(2) 药物治疗:轻症患儿无需特殊治疗。中、重症患儿治疗同其他新生儿黄疸的药物治疗方案,给予肝酶诱导剂如苯巴比妥,肠道益生菌如双歧杆菌等,详见本章第六节。

(3) 光照疗法:具体措施及注意事项见本章第六节。对于母乳性黄疸也可以选择家庭光疗的方法,如使用蓝光毯,既方便又有效。

2. 病情观察　对于住院治疗的母乳性黄疸患儿,密切观察患儿的生命体征、精神状态、大小便情况以及吸吮力、肌张力等,根据实际情况监测胆红素水平。

3. 健康教育

(1) 预防母乳性黄疸:①早开奶:可于生后 1h 内进行哺乳;②勤吸吮:生后第 1 日增加哺乳频率,最好达到每日 10 次以上,避免添加糖水;③适当补充肠道益生菌。

(2) 虽然母乳性黄疸与母乳喂养密切相关,但母乳喂养是婴儿最佳喂养方式,需要消除母亲对于母乳性黄疸的恐惧,尽量鼓励和教育母亲进行正确的母乳喂养,而非单纯的停止母乳喂养。

(3) 母亲饮食清淡,营养丰富,忌饮酒及过食辛辣、油腻、生冷饮食。

(4) 密切观察患儿精神状态、面色、皮肤黄染情况。

(5) 讲解肠道益生菌的正确储存及食用方法以及注意事项。

(6) 教会家属根据皮肤黄染部位估计黄疸程度,必要时及时到医院进行胆红素值测定。

(7) 在停母乳期间,母亲需定时吸奶。

(8) 母乳性黄疸的婴儿若一般情况良好,没有其他并发症,则不影响常规预防接种。

要 点 荟 萃

1. **母乳性黄疸**　是指发生在健康母乳喂养儿（多为足月儿）中的一种常见的以未结合胆红素升高为主的高胆红素血症。患儿一般情况好，精神食欲正常，大小便颜色及量正常，无溶血或贫血表现，体格检查无异常。母乳性黄疸重在预防，对于轻度者可继续母乳喂养，对于中、重度者可与药物治疗或光照疗法。

2. **母乳性黄疸的临床分型**　①早发型母乳性黄疸：又称为母乳喂养性黄疸，主要由于喂养不当引起。②迟发型母乳性黄疸：受多种因素影响，主要为新生儿胆红素肠肝循环增加和 UGT 活性异常。

3. **母乳性黄疸的干预方案**　①调整母乳喂养：建议轻、中度黄疸的患儿应该继续给予母乳喂养。②对中、重症母乳性黄疸患儿采用辅助药物治疗。③光照疗法：早发型母乳性黄疸达到干预指征时进行光疗。晚发型母乳性黄疸当 TSB<257μmol/L（15mg/dl）时不需要停母乳；TSB>257μmol/L（15mg/dl）时可暂停母乳 3 天，改人工喂养；TSB>342μmol/L（20mg/dl）时则加用光疗。

（陈 琼　周敬华）

第五节　新生儿黄疸的干预

为降低血清胆红素水平，预防重度高胆红素血症和胆红素脑病的发生，对于病理性黄疸需要进行积极的干预。干预措施包括光照疗法、换血疗法、药物疗法以及其他对症支持治疗等方法。血清总胆红素（TSB）水平对个体的危害性受机体状态和内环境等多种因素影响，因此不能简单地用一个固定的界值作为干预标准。中华医学会儿科学分会新生儿学组在 2001 年曾经起草制定"新生儿黄疸干预推荐方案"，2009 年在此基础上进行修订，提出了"新生儿黄疸诊疗原则的专家共识"。2014 年又参考美国儿科学会（AAP）2004 年发表的"胎龄≥35 周新生儿高胆红素血症处理指南"，对 2009 年专家共识进行了补充和修订，更适合我国实际情况。

一、新生儿光照疗法的评估及安全管理

新生儿光照疗法（phototherapy）简称光疗，是降低新生儿未结合胆红素最常用的有效且安全的一种治疗手段，早期积极的光疗可以有效降低换血的概率。因胆红素能吸收光线，故光疗的原理是通过一定波长的光源照射皮肤，通过异构和氧化作用把脂溶性的未结合胆红素转变为水溶性产物，经胆汁或尿液排出体外。

（一）新生儿光疗评估

1. **光疗指征**　各种原因所导致的新生儿高间接胆红素血症均可采用光照疗法。光疗指征应根据新生儿不同的胎龄、日龄以及是否存在胆红素脑病的高危因素来综合考虑。对于极低出生体重儿或产伤性皮肤软组织瘀斑或头颅血肿的新生儿，可予预防性光疗，但需注意体重 <1000g 的早产儿过度光疗存在的潜在危害。出生体重 <2500g 的早产儿光疗标准以及胎龄 35 周以上的晚期早产儿和足月儿光疗标准可具体见图 15-2 及表 15-8。

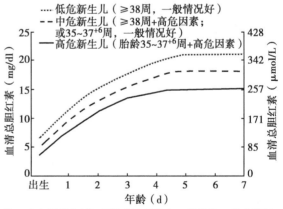

注：高危因素包括：同族免疫性溶血，葡萄糖-6-磷酸脱氢酶缺乏，窒息、显著的嗜睡、体温不稳定、败血症、代谢性酸中毒、低白蛋白血症

图 15-2　胎龄≥35 周的新生儿光疗参考曲线

摘自：中华医学会儿科学分会新生儿学组，《中华儿科杂志》编辑委员会. 新生儿高胆红素血症诊断和治疗专家共识. 中华儿科杂志,2014,52(10):745-748.

表 15-8　出生体重 <2500g 的早产儿生后不同时间光疗和换血血清总胆红素参考标准

出生体重(g)	<24h		24~<48h		48~<72h		72~<96h		96~<120h		>120h	
	光疗	换血	光疗	换血	光疗	换血	光疗	换血	光疗	换血	光疗	换血
<1000	4	8	5	10	6	12	7	12	8	15	8	15
1000~1249	5	10	6	12	7	15	9	15	10	18	10	18
1250~1999	6	10	7	12	9	15	10	15	12	18	12	18
2000~2299	7	12	8	15	10	18	12	20	13	20	14	20
2300~2499	9	12	12	15	14	20	16	22	17	23	18	23

摘自:中华医学会儿科学分会新生儿学组,《中华儿科杂志》编辑委员会.新生儿高胆红素血症诊断和治疗专家共识.中华儿科杂志,2014,52(10):745-748.

2. 光疗设备及方法的选择　光源可选择蓝光(波长 425~475nm)、绿光(波长 510~530nm)或白光(波长 550~600nm)。临床最常使用蓝光光疗。光疗设备可选用光疗仪、光疗箱、光纤毯。传统的灯管为荧光灯,由于荧光灯容易产生发热等副作用,且灯管寿命短等缺点,目前逐渐被 LED 灯所取代。光疗方法有单面光疗、双面光疗及加强光疗。常见的光疗设备的优缺点比较详见表 15-9。

表 15-9　常见光疗设备的优缺点比较

	作用原理	光疗效果	缺点	优点	适用人群
蓝光光疗仪	蓝光单面照射	最次	影响病情观察,对医务人员造成不适,影响 SpO_2 的监测,易引起发热	光照面积大	足月儿,轻度黄疸
蓝光光疗箱	蓝光双面照射	次之	同上	同上	足月儿,轻中度黄疸
光纤毯	蓝绿光	次之	光照面积小,易折叠弯曲,容易被大小便污染	减少体液散失	早产低体重儿,轻中度黄疸
白光光疗灯	含蓝绿光光谱,蓝光波峰低	最好	光照面积小,使用不当易致灯丝断裂	自然光,高效,不影响病情观察与护理	早产低体重儿,中重度黄疸

3. 光疗效果的影响因素

光疗的效果受到多种因素的影响,主要影响因素有光谱、光照强度、光疗设备种类、皮肤暴露面积,灯管与患儿距离、持续时间以及排便情况等。

(1) 光谱:蓝光(波长 425~475nm)是降低胆红素最有效的光谱。

(2) 光照强度:标准光照强度为 8~10μW/(cm·nm),强光为 30μW/(cm·nm)。当胆红素水平接近换血标准时,建议采用持续强光疗,临床常通过在患儿光疗设备周围增加额外光源来达到加强光疗的效果。

(3) 光疗设备种类:双面光疗设备光疗效果优于单面光疗设备,LED 光源效果优于普通的荧光灯。

(4) 皮肤暴露面积:光疗效果与皮肤暴露面积成正比,增加暴露面积可提高疗效,但需注意遮挡眼睛与会阴部。

(5) 灯管与患儿距离:光疗效果与灯管 - 患儿距离成反比,但距离太近不仅影响护理操作,且患儿易发热及脱水,故上方灯管与玻璃板之间的距离采用 35cm,下方 20~25cm。

(6) 持续时间:光疗效果与时间成正比。光疗可连续照射或间断照射。间断疗法为照射 6~12h 后停止 2~4h 再照射,也可照射 8~12h 后停 12~16h。具体如何实施,应根据临床实际情况而定。

(7) 患儿排便情况:患儿便秘时,大便在肠道内停留时间延长,增加了肠肝循环,不利于血清胆红素水平下降。

4. 停止光疗的指征　参照 2014 年《新生儿高胆红素血症诊断和治疗专家共识》,对于胎龄 >35 周的新生儿，一般当TSB<222~239μmol/L(13~14mg/dl)可停光疗。具体方法如下：

（1）应用标准光疗时，当TSB降至低于光疗阈值胆红素50μmol/L(3mg/dl)以下时，停止光疗。

（2）应用强光疗时，当TSB降至低于换血阈值胆红素50μmol/L以下时，改标准光疗，然后在TSB降至低于光疗阈值胆红素50μmol/L以下时，停止光疗。

（3）应用强光疗时，当TSB降至低于光疗阈值胆红素50μmol/L以下时，停止光疗。

（二）新生儿光疗安全管理

1. 光疗风险及副作用评估　传统观点认为，光疗仅有很少的近期副作用，是一种无害的疗法。但近年研究发现，光疗可能具有包括近期及远期的一系列副作用，甚至认为高强度光疗可能增加超低体重儿的死亡率。

（1）近期副作用

1）影响母婴互动：光疗使母婴分隔，影响母婴情感关系建立。可影响患儿的行为，包括视觉和听觉定向功能以及过度激惹等。

2）体温失衡及水分丢失：传统光疗会改变婴儿的热环境，导致不显性失水增加、低/高体温和脱水。此外，患儿可能由于光疗引起腹泻而增加胃肠道失水。

3）皮疹：常分布于面部、下肢、躯干等部位，可能与光照导致血小板减少有关。

4）电解质紊乱-低钙血症：光疗可导致新生儿血清总钙和离子钙水平下降，在早产儿尤为明显。这一效应可能与尿钙排出增加相关。此外，也可能与光疗抑制松果体褪黑素分泌相关。

5）生理节律紊乱：光疗降低了血清褪黑素水平，改变正常的黑夜-白昼节律，导致新生儿异常行为，如频繁哭闹、易激惹等。

6）青铜症：病因尚未完全明确。通常被视为无害，光疗停止后逐渐恢复正常。

（2）远期副作用

1）增加视网膜损伤的风险。

2）增加变应性疾病的发生率。

3）与黑素痣、黑素瘤及皮肤癌的发生具有相关性，过量光照暴露可促进黑素痣和黑素瘤的发生。新生儿尤其是早产儿皮肤抗氧化能力较弱，免疫防御机制不完善，增加了皮肤的易损性。

4）与极低出生体重儿动脉导管未闭(PDA)有关联，光疗后异常的血流动力学改变是引起动脉导管未闭的重要危险因素。

2. 光疗安全管理

（1）光疗前准备

1）环境准备：房间温度维持在22~24℃，湿度55%~65%，保持环境整洁、安静。

2）患儿准备：①光疗前清洁患儿全身皮肤，更换尿裤。②剪短指/趾甲，防止抓破皮肤。③佩戴大小适宜的遮光眼罩，避免光线损伤视网膜。

3）仪器、设备准备：①遵医嘱准备相应的光疗设备(光疗仪、光疗箱或光疗毯)，检查灯管是否完好，必要时测定光照强度，预热光疗箱及暖箱至中性温度。②将肤温传感器贴于腹壁，便于持续监测患儿体温。③安置生命体征监护仪或脉搏氧饱和度监测仪，以持续监测患儿生命体征。④准备"鸟巢式"襁褓，增加光疗患儿的安全感，防止脚跟与光疗箱底板摩擦发生医源性皮肤损伤。⑤使用遮光布遮盖光疗箱或光疗仪外围，避免光疗对邻近患儿及工作人员产生影响。

（2）光疗过程中

1）患儿监测：①加强巡视，保证患儿安全。密切监测其生命体征尤其是体温、反应、精神状态以及大小便、吸吮力、肌张力；观察输液部位情况，防止患儿抓取输液管路或留置针。②保持眼罩固定妥当。③使用光疗仪进行光疗时,及时调整体位,保持患儿在暖箱中间位置,确保全身皮肤被有效照射。④每 4~6h 测量一次经皮胆红素,动态观察胆红素的变化,对于接近换血标准的患儿,可提高测量频率,必要时采血检查 TSB 等相关指标。

2)仪器、设备监测:①生命体征监护仪或脉搏氧饱和度监测仪的报警上下限设置是否合理,工作是否正常。②光疗仪器是否工作正常。因治疗或护理暂时中断光疗后是否及时打开开关。

(3)光疗结束后

1)患儿处理:①遵医嘱将患儿转移至暖箱或移去光疗仪/光疗毯。②去除眼罩,给予眼部护理。③仔细检查患儿全身皮肤,查看有无损伤。④密切观察患儿生命体征、面色、精神、反应以及大小便情况,动态监测患儿胆红素的变化,必要时采血检查,防止黄疸反弹。

2)仪器、设备处理:按照消毒技术规范,将使用后的光疗箱/光疗仪/光疗毯以及"鸟巢式"襁褓进行消毒,备用。

3. 光疗注意事项

(1)光疗前保证患儿全身皮肤清洁,注意不能给皮肤涂粉、抹油。

(2)选择适宜大小的尿裤,并穿戴牢靠,保证皮肤最大程度裸露,但注意须遮盖会阴部,并防止大小便漏出。

(3)对于早产儿,因颜面部小,应选择大小适宜的眼罩,既要有效遮盖整个眼部,又要避免遮盖鼻孔防止窒息。眼罩若非一次性使用,用后须进行清洗并消毒处理。

(4)对于光疗箱光疗的患儿必要时可用软布包裹足部,防止皮肤损伤。

(5)每日常规擦拭光疗箱,保持玻璃板干净、透明。若被大小便或奶汁等污染时,及时清洁,以免影响光疗效果。

(6)及时安抚哭闹患儿,对于烦躁不能安抚者,告知医生及时处理,避免医源性皮肤损伤。

(7)光疗过程中不显性失水增加,应注意补充液体,保证足够的尿量排出。

(8)体温≥37.5℃给予降低箱温(建议每次下调不超过 0.5℃),当体温≥38℃时,遵医嘱给予沐浴/擦浴或其他降温措施,必要时暂停光疗,密切监测体温变化及面色、精神状态等。

(9)光疗时可出现腹泻、皮疹等不良反应,依据其程度决定是否暂停光疗。轻者暂停光疗后可自行缓解

(10)工作人员可佩戴遮光镜避免光疗对工作人员的影响。

二、新生儿换血评估及安全管理

新生儿换血(exchange transfusion,ET)主要用于抢救严重新生儿溶血病,预防其发生胆红素脑病的一种急救手段,临床也可用于治疗新生儿红细胞增多症。

(一)新生儿换血评估

1. 新生儿换血目的

(1)换出血液中的胆红素、抗体以及致敏红细胞,减轻溶血预防胆红素脑病的发生。

(2)纠正贫血,预防心力衰竭的发生。

(3)用于有重症感染的高胆红素血症,可以换出致病菌及其毒素。

2. 新生儿换血指征

(1)出生胎龄≥35 周以上的晚期早产儿和足月儿可参照 2004 年美国儿科学会推荐的换血参考标准(图 15-3),出生体重 <2500g 的早产儿换血标准可参考表 15-8 在准备换血的同时先给予患儿强光疗 4~6h,若 TSB 水平未下降甚至持续上升,或对于免疫性溶血患儿在光疗后 TSB 下降幅度未达到 34~50μmol/L(2~3mg/dl)立即给予换血。

(2) 严重溶血,出生时脐血胆红素 >76μmol/L(4.5mg/dl),血红蛋白 <110g/L,伴有水肿、肝脾大和心力衰竭。

(3) 已有急性胆红素脑病的临床表现者无论胆红素水平是否达到换血标准,或 TSB 在准备换血期间已明显下降,都应换血。早产儿及前一胎有死胎、全身水肿、严重贫血等病史者,酌情降低换血标准。具体见表 15-8 及图 15-3。

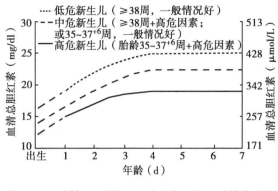

(4) 新生儿红细胞增多症:红细胞增多症患儿常伴有高黏滞度综合征而影响全身各器官的血流速率导致严重的缺氧、酸中毒以及营养供应减少。表现为中枢神经系统异常以及严重的胃肠道症状如 NEC 以及血栓等。需要进行部分换血治疗缓解症状。

图 15-3 胎龄 35 周以上早产儿以及足月儿换血参考标准

摘自:中华医学会儿科学分会新生儿学组,《中华儿科杂志》编辑委员会. 新生儿高胆红素血症诊断和治疗专家共识. 中华儿科杂志,2014,52(10):745-748.

3. 血源选择以及换血量

(1) 血源:Rh 血型不合溶血者一般选用与母亲相同的 RhD 阴性血,并与新生儿 ABO 同型血,不可用 O 型血,因 O 型血的血清中含有抗 A、抗 B 抗体,导致医源性溶血。ABO 血型不合溶血症者选用 O 型红细胞,AB 型血浆,因 O 型红细胞膜上不含抗原,AB 型血浆中不含抗体,故不会与新生儿的血液发生免疫溶血反应。

(2) 换血总量:一般为新生儿全部血容量的 2 倍即 160ml/kg,因为新生儿血容量通常为 80ml/kg。

(二) 新生儿换血安全管理

1. 换血危险性及并发症评估

(1) 心血管功能障碍:库存血未经复温直接输入体内可导致类休克样反应。陈旧库存血因血钾含量高,高钾可导致心室纤维性颤动、心律失常以及心脏停搏。

(2) 心力衰竭:换血量过多或短时间内速度过快可导致。

(3) 血栓栓塞及空气栓塞:换血过程中因空气及血凝块注入。

(4) 感染如败血症。

(5) NEC 及肠穿孔:肠道缺血及坏死所致,特别是通过脐部血管置管换血的患儿。

(6) 脐静脉换血可导致脐静脉穿孔、导致出血进入腹腔及肝脏。导管插入过深可导致反复的心律失常。

(7) 其他:呼吸暂停、输血反应、肾衰竭、肢端循环障碍、假性动脉瘤等严重并发症。

2. 新生儿换血安全管理

(1) 换血前准备

1) 环境准备:用动态杀菌机对换血房间进行空气消毒;开启辐射保暖台,设置手动模式,加热功率调节在 60% 左右。

2) 护士准备:①了解患儿病史包括诊断、出生日龄、体重、生命体征及一般状况;估计换血过程可能出现的护理问题;操作前戴口罩、洗手、穿隔离衣。②核查患儿身份,并与医生共同核对患儿身份后采集合血标本,注入经双人核对贴有患儿信息标签的紫头管送检。

3) 病人准备:①根据医嘱持续加强光疗。②评估患儿是否有脱水,必要时建立静脉双通道,同时补液及输注清蛋白等。③换血前需禁食,或安置胃管抽空胃内容物。④若患儿过度烦躁,应给予安抚。换血前 30min 遵医嘱给予镇静。⑤用物准备:无菌手套、液体(0.9%NS、5%GS、10%GS)、药物(肝素、镇静剂、呋塞米等)、留置针(22GA 用于动脉穿刺以及 24GA 用于静脉穿刺)、采血试管、输液器、输血器、利器盒、输液泵、输血泵 3 台(两台分别用于输入血浆及红细胞悬液,另一台用于换出血液)、生命体征监护仪 1 台、换血记录单。急救物品包括:复苏球囊、氧气瓶、吸痰装置及各种急救药物。

（2）换血过程：①再次双人查对患儿身份，并评估患儿生命体征、血管条件。②将患儿移至换血室辐射保暖台，做好约束，再次评估患儿，若患儿的血清胆红素 >500μmol/L，可应用光疗毯及白灯光疗仪持续光疗。③保暖，暴露穿刺部位进行血管穿刺。建立两个静脉通道以及一个动脉通道，两个静脉通道分别进行补液、输血，输血通道连接三通管，便于同时输入血浆及红细胞悬液；同时，动脉通道也连接三通管，给予肝素液封管。④待血液取回后对血液进行复温后开始换血。换血速度先慢后快，刚开始换血速度可设置为 30ml/h，待血液输入 15min 后患儿无异常表现时转为正常换血速度。一般换血速度为 2~4ml/kg·min。⑤防动脉通道堵管：使用肝素通过三通对出血管路进行抗凝处理。⑥换血期间密切监测患儿面色、反应、皮肤颜色等，使用生命体征监护仪持续监测并按要求做好监护记录。

（3）换血结束后：①拔出动脉置管，加压包扎。②将患儿转运至 NICU，评估动脉穿刺部位及输液部位。③密切观察生命体征以及有无换血后的不良反应。④完善换血记录。⑤继续加强光疗。⑥关闭辐射保暖台，整理用物，消毒设备备用。

3. 换血注意事项

（1）外周动脉通道建立失败时可选择脐静脉置管换血。

（2）提高动脉穿刺技巧，提高换血成功率。

1）首选桡动脉：桡动脉体表定位：将患儿的手臂外展（手肘、手腕、手掌心在一水平位）或用手指触摸手腕内侧横纹上，打到有搏动即可。注意穿刺之前需做 Allen 试验检查手部的血液供应以及桡动脉与尺动脉之间的吻合情况。方法为：操作者用双手同时按压桡动脉和尺动脉至手掌变白，松开对尺动脉的压迫，继续保持压迫桡动脉，观察手掌颜色变化。若手掌颜色 10s 之内迅速变红或恢复正常，即 Allen 试验阴性，表明尺动脉和桡动脉间存在良好的侧支循环，可以行动脉穿刺；相反，若 10s 手掌颜色仍为苍白，即 Allen 试验阳性，表明手掌侧支循环不良，禁止穿刺桡动脉。

2）其他动脉的选择：头部动脉一般与大静脉伴行。先找到静脉，在静脉旁边可触及动脉搏动。上肢动脉一般在大骨节部位较易触及，穿刺动脉时建议使用 22GA 留置针。选好动脉后做好标记。

3）穿刺技巧：①桡动脉穿刺前持续按压穿刺部位 5~10s（可使动脉显露更明显）。②消毒局部皮肤及穿刺者右手中指，绷好皮肤，再次确认动脉位置，进针稍快。③进针角度可从大到小，45°角进针，若患儿的皮下脂肪较厚，可加大进针角度。进针速度的要求：先慢进皮肤表层，再快进，见有回血，再沿血管方向送针一点，最后边进针芯边退针柄。④回抽回血，将血抽至留置针的透明导管的一半，观察有无搏动。⑤肝素正压封管。

4）妥善固定：可用粘贴性较强的敷贴，做好动脉通道标识。

5）保持动脉的通畅：减少患儿动脉穿刺处的肢体活动，上肢可以使用小沙袋固定肢体。

（3）换血前、后，必要时换血中需经动脉通道抽取血标本送检，包括生化、血气等，判断换血效果及患儿病情。

（4）整个换血过程中防坠床、防寒冷损伤、防管道滑脱及堵管等。换血后及时记录，可采用表格式的换血护理记录单。

（三）新生儿外周同步动静脉换血质量及质量评价

1. 要素质量及评价

（1）要素质量：①能实施换血的医疗机构应具备检验科、血库以及 NICU 的配备。②科室有相应的管理规范（人员资质、管理要求、相关制度、操作流程等）。③换血护士：接受过相关培训包括动静脉置管技术（新生儿血管解剖与生理）、输血泵的应用、新生儿高胆红素血症相关知识、换血指征、操作流程、并发症的预防、观察及处理、换血实践操作、输血操作流程，并发症的预防、观察及处理、新生儿复苏理论及操作、护理记录书写、感染控制相关知识、医患沟通技巧、新生儿各系统评估技能等。

（2）要素质量评价：①有新生儿高胆红素血症诊疗指南。②有输血技术操作规程及换血疗法操作规程。

③有换血疗法并发症的应急预案或者处理流程。④有光照疗法护理常规。⑤有换血护士和(或)巡回护士岗位职责或实践范围。⑥有定期的换血培训计划与实施记录,定期对换血人员进行理论及技能考核。⑦实行弹性排班,保证每班至少 1~2 名护士参与换血治疗。

2. 环节质量及评价

(1) 环节质量:①换血前患儿护理到位。②换血用物准备齐全,房间消毒、辐射保暖台提前开启。③穿刺成功,封管正确无堵管。④换血期间查对、保暖措施以及防坠床措施得当。⑤整个操作符合无菌技术。⑥护理观察记录到位。⑦换血结束所有用物处理得当(关闭辐射台、整理用物得当、医疗废物处理妥当)。

(2) 环节质量评价:①换血前的准备充分:入院后立即采取持续加强光疗及相关药物治疗,入院后 1h 内送检相关检验标本。光疗开始后 4~6h 内监测胆红素变化,与患儿监护人沟通,签署换血和输血知情同意书。②核对医嘱完整性,检查环境及物资准备情况。评估患儿情况,联系输血科配血。③换血中的护理:双人核对患儿身份;疼痛评估,采取有效的安抚或镇静措施;使用最大无菌屏障等预防感染;进行动静脉穿刺置管,以最快速度实施换血治疗(签署换血知情同意书后即刻配血,血液取回后即刻换血);妥善固定动静脉导管,合理使用肝素保持动脉管路通畅;实施监测体温、心率、呼吸、氧饱和度及血压;实施换血出入量双复核制并记录;观察并正确处理换血并发症。据医嘱及术中情况实时调控换血速度,一般控制换血时间在 90~120min 内,有规范的换血和输血记录。④换血后的护理:拔出动脉导管后止血充分,穿刺点无血肿等情况;医疗废物按《医疗废物管理条例》进行处理;术后入住 NICU;术后每 4h 监测一次总胆红素(TSB),当 TSB 降至换血阈值 50μmol/L 以下时,每 6~12h 监测一次,光疗结束后 12~18h 监测 TSB 水平;执行光疗护理常规;为病人家属进行健康宣教。

3. 终末质量及质量评价

(1) 工作效率:换血人员储备情况、一次动脉置管成功率、动脉导管堵管率、拔出动脉导管后充分止血,穿刺点无血肿等。

(2) 换血效果:严重并发症的发生率,包括呼吸暂停、输血反应、NEC、败血症、肾衰竭、心力衰竭、血栓栓塞、空气栓塞、肢端循环障碍、假性动脉瘤等严重并发症。

(3) 换血过程中心率、血压的波动范围。

(4) 维持体表温度在 36~37℃之间。

(5) 住院期间换血死亡病例数。

(6) 换血患儿监护人满意度。

三、药物治疗评估及安全管理

(一) 清蛋白治疗评估及安全管理

1. 清蛋白治疗评估

(1) 作用原理:增加与未结合胆红素联结,减少血液中游离胆红素,预防胆红素脑病发生。

(2) 适用人群:适用于早期新生儿,尤其是早产儿或重度黄疸儿。

(3) 用法:1g/kg,静脉滴注,一般 1 次 / 天。若胆红素高,可增加至 2 次 / 天。

2. 清蛋白治疗安全管理　详见第二章第三节。

(二) 静脉注射免疫球蛋白治疗评估及安全管理

1. 静脉注射免疫球蛋白治疗评估

(1) 作用原理:通过阻断单核 - 巨噬细胞系统 Fc 受体,防止致敏红细胞继续被破坏,阻断溶血过程,减少胆红素形成。

(2) 适用人群:血型不合引起的新生儿同族免疫溶血性高胆红素血症。

（3）用法：1g/kg，静脉滴注。由于静脉注射免疫球蛋白属于血液制品，建议 4h 内完成输注。

2. 静脉注射免疫球蛋白安全管理　详见第二章第三节。

（三）肝酶诱导剂治疗评估及安全管理

1. 肝酶诱导剂治疗评估

（1）作用原理：诱导肝细胞微粒体增加葡萄糖醛酸转移酶的生成，增加未结合胆红素与葡萄糖醛酸结合的能力，从而增加肝脏清除胆红素的功能，使血清胆红素下降。

（2）适用人群：所有新生儿黄疸者均可，但对早产儿疗效较差。

（3）用法：苯巴比妥 5~10mg/(kg·d)，分 2~3 次口服，连用 4~5 天。因新生儿尤其是早产儿皮下脂肪少，故不推荐肌内注射。

2. 肝酶诱导剂安全管理　因肝酶诱导剂有嗜睡、反应略差等副作用，可能会影响病情观察，且影响肝功能，故临床不推荐常规使用。

（四）微生态制剂治疗评估及安全管理

1. 治疗评估

（1）作用原理：促使新生儿肠道正常菌群的建立，改变肠道内环境，减少肠肝循环，从而减轻黄疸；并可降低粪便黏度，促进胃肠蠕动，有利于肠道中的胆红素排出。双歧杆菌已经证实可抑制母乳性黄疸的发生。

（2）适用人群：可作为母乳性黄疸的辅助治疗，但疗效尚有争论。

（3）用法：1 片 / 次，2~3 次 / 天。

2. 安全管理　微生态制剂如金双歧为活菌，故应存放于 2~8℃冰箱冷藏保存。服用时溶于 <40℃的温水中口服。此外，还可辅助使用活性炭、琼脂、蒙脱石散等阻断肝肠循环的药物，减少肠道对未结合胆红素的重吸收。

四、其他对症支持治疗

因缺氧使肝酶活力受限，酸中毒抑制未结合胆红素与清蛋白的联结；体温不升、低血糖可影响肝酶活性；感染可致溶血，同时也可抑制肝酶的活性，致使肝细胞结合胆红素的能力下降，故应积极纠正缺氧、酸中毒、低体温、低血糖、控制感染等，避免黄疸进一步加重。

要 点 荟 萃

1. 光疗指征　各种原因所导致的新生儿高间接胆红素血症均可采用光照疗法。光疗指征应根据新生儿不同的胎龄、日龄以及是否存在胆红素脑病的高危因素来综合考虑。

2. 光源　包括蓝光、绿光、白光，最常使用蓝光光疗。光疗设备包括光疗仪、光疗箱、光纤毯。

3. 光疗方法　单面光疗、双面光疗、加强光疗。

4. 光疗效果的影响因素　光谱、光照强度、光疗设备种类、皮肤暴露面积、灯管与患儿距离、持续时间以及患儿大便情况等。

5. 光疗风险及副作用

（1）近期副作用：①影响母婴互动。②体温失衡及水分丢失。③皮疹。④电解质紊乱 - 低钙血症。⑤生理节律紊乱。⑥青铜症。

（2）远期副作用：①增加视网膜损伤的风险。②增加变应性疾病的发生率。③与黑素痣、黑素瘤及皮肤癌的发生具有相关性。④与极低出生体重儿 PDA 有关联。

6. 新生儿换血　主要用于抢救严重新生儿溶血病,预防其发生胆红素脑病的一种急救手段,临床也可用于治疗新生儿红细胞增多症。换血目的:①换出血液中的胆红素、抗体以及致敏红细胞,减轻溶血预防胆红素脑病的发生。②纠正贫血,预防心力衰竭的发生。③有重症感染的高胆红素血症,可换出致病菌及其毒素。

7. 换血指征

(1) 出生胎龄≥35周以上的晚期早产儿和足月儿可参照2004年美国儿科学会推荐的换血参考标准(图15-3);出生体重<2500g的早产儿换血标准可参考表15-8在准备换血的同时先给予患儿强光疗4~6h,若TSB水平未下降甚至持续上升;对于免疫性溶血患儿在光疗后TSB下降幅度未达到34~50μmol/L(2~3mg/dl)立即给予换血。

(2) 严重溶血,出生时脐血胆红素>76μmol/L(4.5mg/dl),血红蛋白<110g/L,伴有水肿、肝脾大和心力衰竭。

(3) 已有急性胆红素脑病的临床表现者无论胆红素水平是否达到换血标准,或TSB在准备换血期间已明显下降,都应换血。早产儿及前一胎有死胎、全身水肿、严重贫血等病史者,酌情降低换血标准。

(4) 新生儿红细胞增多症:需要进行部分换血治疗缓解症状。

8. 血源选择　①Rh血型不合溶血症:选用RhD血型与母亲相同的阴性血,ABO血型同患儿。②ABO血型不合溶血症:选用O型红细胞,AB型血浆。换血总量:一般为新生儿全部血容量的2倍即160ml/kg,因为新生儿血容量通常为80ml/kg。

9. 换血并发症　①心血管功能障碍。②心力衰竭。③血栓栓塞及空气栓塞。④感染,如败血症。⑤NEC及肠穿孔。⑥脐静脉换血可导致脐静脉穿孔或出血进入腹腔及肝脏,导管插入过深可导致反复的心律失常。⑦其他:如呼吸暂停、输血反应等。

10. 清蛋白治疗　①作用原理:增加与未结合胆红素联结,减少血液中游离胆红素,预防胆红素脑病发生。②适用人群:适用于早期新生儿,尤其是早产儿或重度黄疸儿。静脉注射免疫球蛋白治疗:①作用原理:通过阻断单核-巨噬细胞系统Fc受体,防止致敏红细胞继续被破坏,阻断溶血过程,减少胆红素形成。②适用人群:血型不合引起的新生儿同族免疫溶血性高胆红素血症。

(陈琼　周敬华)

参考文献

[1] 邵肖梅,叶鸿瑁,丘小汕.实用新生儿学.4版.北京:人民卫生出版社,2011.

[2] 崔焱.儿科护理学.4版.北京:人民卫生出版社,2010.

[3] 熊涛,唐军,母得志.新生儿高胆红素血症光疗的副作用.中国当代儿科杂志,2012,14(5):396-400.

[4] 中华医学会儿科学分会新生儿学组,《中华儿科杂志》编辑委员会.新生儿高胆红素血症诊断和治疗专家共识.中华儿科杂志,2014,52(10):745-748.

[5] Morris BH,Oh W,Tyson JE,et al. Aggressive vs. conservative phototherapy for infants with extremely low birth weight. N Engl J Med,2008,359(18):885-1896.

[6] Schwartz HP,Haberman BE,Ruddy RM. Hyperbilirubinemia:current guidelines and emerging therapies. Pediatr Emerg Care,2011,27(9):884-889.

[7] Soldi A,Tonetto P,Varalda A,et al. Neonatal jaundice and human milk. J Matern Fetal Neonatal Med,2011,24(Suppl 1):85-87.

[8] Keister D,Roberts KT,Werner SL. Strategies for breastfeeding success. Am Fam physician,2008,78(2):225-232.

［9］Basu K,Das PK,Bhattacharya R,et al. A new look on neonatal jaundice. J Indian Med Assoc,2002,100(9):556-560,574.

［10］Izetbegovic S. Occurrence of ABO and RhD incompatibility with Rh negative mothers. Mater Sociomed,2013,25(4):255-258.

［11］Hendrickson JE,Delaney M.. Hemolytic disease of the fetus and newborn:Modern Practice and Future Investigations. Transfus Med Rev. 2016,30(4):159-164.

［12］Kent J,Farrell AM,Soothill P. Routine administration of Anti-D:the ethical case for offering pregnant women fetal RHD genotyping and a review of policy and practice. BMC Pregnancy Childbirth. 2014,14:87.

第十六章

新生儿感染性疾病护理评估与干预

导读与思考：

新生儿败血症是新生儿期的一种严重感染性疾病,其具有隐匿性、发病快、病情凶险等特点,但败血症在临床表现上往往缺乏典型性及特异性。因此,及时识别早期症状,积极干预,对减少并发症及改善患儿预后有重要意义。

1. 新生儿败血症直接威胁新生儿生命的并发症是什么? 怎么进行早期识别? 如何干预?

2. 新生儿败血症的感染途径有哪些? 其常见的临床表现有哪些?

3. 新生儿败血症的治疗原则有哪些?

4. 一旦怀疑新生儿败血症,需要进行哪些相关检查? 如何隔离患儿?

5. 新生儿败血症的护理措施有哪些?

6. 如何预防新生儿脓疱疮及新生儿脐炎的发生?

7. 新生儿梅毒的传播途径是什么? 新生儿梅毒对患儿机体有哪些损害? 如何护理新生儿梅毒患儿?

新生儿感染性疾病是指新生儿期由于致病微生物侵入机体引起的炎症性疾病。新生儿的非特异性免疫功能,如物理屏障(包括皮肤黏膜、血-脑屏障等)、生化屏障(胃酸)、吞噬细胞(如单核细胞、粒细胞等)以及一些体液因子(如补体、溶菌酶等)和特异性免疫功能,如淋巴细胞(T细胞、B细胞和NK细胞)等均不成熟,容易发生感染。按感染来源可分为先天性感染和后天性感染。其中宫内感染占2%,分娩过程中感染占10%,其他为生后感染即新生儿期感染。感染的病原体包括细菌、真菌及病毒等。至目前为止,新生儿感染性疾病仍然是我国新生儿常见疾病,重症感染如新生儿败血症是引起新生儿死亡的重要原因之一。

第一节　新生儿败血症护理评估与干预

新生儿败血症是指新生儿期病原微生物侵入血液循环,并在其中生长、繁殖、产生毒素而造成的全身性反应。常见的病原体为细菌,其次为真菌及病毒等。细菌以金黄色葡萄球菌、大肠埃希菌为主。近年来,表皮葡萄球菌、肺炎克雷伯菌、铜绿假单胞菌等条件致病菌有增多趋势。据报道,我国新生儿败血症的发生率占活产婴儿的1‰~8‰。据美国报道足月儿发生率为1‰~2‰,近足月儿为4‰~6‰,全球每年有超过一百万的新生儿死于败血症,成活者中有40%可以留下不同程度的神经系统后遗症。因此,早期识别并积极干预是防止新生儿死亡,提高新生儿生存质量的重要举措。

一、护理评估

(一) 感染途径

1. 垂直传播

(1) 胎膜完整时的宫内感染:细菌经血流从胎盘到胎儿,通过感染的子宫直接蔓延到胎儿;定植在母亲产道的细菌上行感染;输卵管细菌下行感染。感染的结局可致流产、死产、先天畸形、早产、低出生体重以及新生儿败血症。

(2) 胎膜破裂后的分娩期感染:细菌由产道经过破裂的胎膜上行导致胎儿感染,胎儿在宫内吸入感染的羊水,胎儿分娩时经过产道感染或头皮损伤引起感染。

(3) 产后感染:通过母乳喂养可传给婴儿的病毒包括艾滋病病毒、乙肝病毒以及巨细胞病毒。

2. 水平传播
出生时及出生后经母婴同室病房、新生儿病房、家庭成员、探视者、医护人员、医院污染的设备、侵入性操作及相关材料、血液制品等接触传播导致的感染,也属于院内感染或医院获得性感染。

(二) 感染高危因素

1. 母亲因素

(1) 产前高危因素:母亲未行规范的产前检查、母亲营养不良、社会经济状况不佳、有习惯性流产、滥用药物、母亲有性传播疾病、泌尿生殖道感染等。

(2) 分娩时高危因素:胎膜早破超过 12~18h、母亲阴道有 B 族链球菌定植、母亲绒毛膜羊膜炎、有臭味的脓性羊水、母亲发热体温超过 38℃、产程延长或难产、母亲接受侵入性操作以及母亲心率超过 100 次 / 分或胎儿心率超过 180 次 / 分。

2. 新生儿自身因素
早产儿、低出生体重儿、出生时有窒息、羊水胎粪污染、经过复苏 Apgar 评分 5min 仍然小于 6 分、有先天畸形如腹裂或脊柱裂、皮肤完整性受损以及多胞胎婴儿。

3. 环境因素
入住新生儿病房、住院时间长、接受侵入性操作(如外周静脉穿刺、PICC、脐血管置管、气管插管、胸腔闭式引流以及其他手术等)、使用广谱抗生素、呼吸机湿化装置以及暖箱的使用等仪器设备消毒不规范。

(三) 感染出现时间

按照败血症发病时间可分为早发型败血症及晚发型败血症。

1. 早发型败血症
①生后 7 天内起病(国外通常认为出生后 72h 内发病);②感染发生在出生前或出生时,与围生因素有关,常由母亲垂直传播引起,病原菌以大肠杆菌等 G⁻ 杆菌为主;③常呈暴发性,多器官受累,病死率高。

2. 晚发型败血症
①出生 7 天后起病;②感染发生在出生时或出生后,由水平传播引起,病原菌以葡萄球菌、机会致病菌为主;③常有脐炎、肺炎或脑膜炎等局灶性感染,发生率较早发型低。

(四) 临床表现

1. 一般情况
一般表现为精神食欲欠佳、哭声减弱、体重不增,进而即出现不吃、不哭、不动、面色差、反应差、嗜睡等症状。出现上述表现且排除其他疾病时应高度怀疑败血症。

2. 各器官系统表现

(1) 体温不稳定:发热或低体温。

(2) 神经系统:昏睡或倦怠、抖动、易激惹、惊厥、肌张力低下或增高、前囟饱满、哭声高尖。

(3) 呼吸系统:出现呼吸窘迫,表现为呼吸急促、呻吟、鼻翼扇动、三凹征、发绀、呼吸暂停、呼吸性酸中毒以及呼吸衰竭。胸片提示有肺炎或胸腔积液。

(4) 心血管系统:心动过速、心动过缓、心律失常、高血压、低血压、外周灌注降低出现血管收缩、皮肤湿冷、有花斑、脉搏弱、毛细血管再充盈时间 >3s,心脏增大或心功能不良。

(5) 消化系统:奶量减少、呕吐、腹泻、腹胀、喂养不耐受、肠鸣音降低、可发生中毒性肠麻痹或 NEC。腹部平片可见肠腔积气或肠梗阻。

(6) 内脏器官:肝脾大。出现较晚,一般为轻至中度肿大。

(7) 代谢:血糖波动不稳定、低血糖或高血糖、代谢性酸中毒。

(8) 皮肤:黄染或苍白、皮疹、皮肤脓疱疮、瘀点等。有时黄疸是败血症的唯一表现,表现为黄疸迅速加重或退而复现,严重者可发展为急性胆红素脑病。

(9) 其他:容易并发感染性休克、酸碱平衡紊乱、化脓性脑膜炎以及骨关节化脓性炎症等。

3. 并发症

(1) 新生儿感染性休克

1) 感染性休克的临床结局:新生儿感染性休克是新生儿败血症最严重的并发症之一。重症感染导致的败血症可以发生循环灌注严重不足、低氧血症以及营养供给不足不能满足代谢需要,最终导致组织细胞功能不良,进一步发展至细胞破裂及坏死从而威胁患儿生命。

2) 新生儿感染性休克的早期识别:为预防患儿发生严重后遗症或死亡需要进行早期快速识别及积极干预。新生儿感染性休克的主要表现为面色苍白、四肢冰凉、皮肤呈大理石样花纹、心动过速或心动过缓、上肢毛细血管再充盈时间 >3s、下肢毛细血管再充盈时间 >5s、脉搏弱、肢端冷、脉压增宽,进行性的呼吸窘迫如呼吸困难、呼吸急促、三凹征、呼吸暂停、呼吸衰竭、持续肺动脉高压、经皮血氧饱和度不能维持正常,进一步发展至肌张力降低、血压下降(<2000g 者收缩压 <30mmHg,>3000g 者收缩压 <45mmHg)、尿量减少、器官功能障碍、代谢性酸中毒、电解质紊乱、凝血功能障碍(出血倾向:皮肤黏膜瘀点、瘀斑、针眼处渗血不止;消化道出血、肺出血等)、DIC、心律失常以及心搏骤停。

(2) 化脓性脑膜炎:据美国报道,新生儿败血症有 15% 发展至新生儿化脓性脑膜炎,足月儿发生率小于1‰,但低体重儿及早产儿是化脓性脑膜炎的高危人群。当患儿出现面色青灰、频繁呕吐、精神委靡、嗜睡、昏睡甚至昏迷、脑性尖叫、前囟饱满、双眼凝视、惊厥、颈强直等症状时应高度警惕并发化脓性脑膜炎。

(五) 实验室(血液学)评估

1. 外周血象　白细胞总数 $<5 \times 10^9/L$ 或 $>20 \times 10^9/L$、中性粒细胞杆状核细胞所占比例 ≥ 0.20、出现中毒颗粒或空泡、血小板计数 $<100 \times 10^9/L$ 有诊断价值。

2. 血(细菌)培养

尽管血培养阴性不能排除有新生儿败血症感染的可能,但血培养阳性仍然是诊断新生儿败血症的金标准。①血培养:应在使用抗生素之前进行,抽血时必须严格消毒,同时作 L 型细菌和厌氧菌培养可提高阳性率。②脑脊液、尿培养:脑脊液除培养外,还应涂片找细菌。尿培养最好从耻骨上膀胱穿刺取尿液,以免污染,尿培养阳性有助于诊断。③其他:可酌情行胃液、外耳道分泌物、咽拭子、皮肤拭子、脐残端、肺泡灌洗液(气管插管患儿)等细菌培养。阳性仅证实有细菌定植但不能确立败血症的诊断。

3. 病原菌抗原检测　①采用对流免疫电泳(CIE)、酶联免疫吸附试验(ELISA)、乳胶颗粒凝集(LA)等方法用于血、脑脊液和尿中致病菌抗原检测。②基因诊断方法用于鉴别病原菌的生物型和血清型,有利于寻找感染源。

4. 急相蛋白　早期感染的指标如下。

(1) 血清降钙素原(procalcitonin,PCT):PCT 是血清降钙素无活性的前肽物质,与传统炎性因子指标相比,PCT 具有较高的准确性和特异度。但新生儿出生后 PCT 存在生理性波动,血清 PCT 在新生儿感染性疾病的诊断上也存在一定的局限性。因此,对于小于 3 天的早期感染还应结合其他炎症指标综合考虑。

(2) C 反应蛋白(C reactive protein,CRP)):CRP 反应最灵敏,在感染 4~6h 内即上升,24~48h 达高峰,可超

过正常值的数百倍以上。新生儿 CRP 正常值为≤8mg/L,有炎症反应时会很快增高,随着炎症的控制可迅速降至正常。与传统炎症指标白细胞相比,CRP 有较高的敏感性和特异性,且其检测结果的变化并不受被检者的个体差异、机体所处状态、治疗药物、免疫状况等因素影响。

5. 病原学检查 可选择血液、痰液、尿液、胃液、感染局部分泌物等做细菌培养、特异性抗原检测、感染液涂片镜检等。也可腰穿抽取脑脊液做相应检查。

二、干预

(一)治疗原则

1. 新生儿感染性休克的治疗

(1)一般治疗:体温不升者予保暖,高热者以擦浴降温为主,必要时辅以药物。各种操作动作轻柔,减少搬动;腹胀时予暂禁食及胃肠减压。

(2)扩容:一般选用生理盐水 10ml/kg 半小时内输入,必要时可以重复扩容。

(3)纠正代谢紊乱及电解质紊乱:感染性休克患儿通常伴有代谢性酸中毒,应予以纠正,一般通过补充血容量及液量,纠正缺氧即可改善酸中毒,切忌纠酸过度,造成代谢性碱中毒。若通过以上措施未能改善者,可遵医嘱给予 5% 碳酸氢钠 2mmol/kg。

(4)使用血管活性药物:在纠正血容量及酸中毒的基础上患儿血压仍然不能维持正常时可遵医嘱应用多巴胺、肾上腺素、异丙肾上腺素等维持血压。

(5)提供适当的呼吸支持,畅通气道,必要时给予氧疗。维持良好的通气和换气功能,防止组织缺氧和 CO_2 潴留,维护肺泡扩张。减轻肺水肿是现代休克治疗的主要进展之一。

(6)治疗失血、贫血及 DIC:静脉输入浓缩 RBC、血小板、新鲜冰冻血浆、冷沉淀等。

(7)糖皮质激素的使用:休克早期可使用氢化可的松。

(8)治疗潜在的感染。

2. 新生儿败血症的病因治疗

(1)抗生素治疗的用药原则:早期、联合、足量、全程以及静脉给药。①早期用药:对于临床上怀疑败血症的新生儿,不必等待血培养结果即应使用抗生素。②静脉、联合给药:病原菌未明确前可结合当地菌种流行病学特点和耐药菌株情况选择两种抗生素联合使用,病原菌明确后可根据药敏试验选择用药,药敏不敏感但临床有效者可暂不换药。③疗程足:血培养阴性,经抗生素治疗后病情好转时应继续治疗 5~7 天;血培养阳性,疗程至少需 10~14 天;有并发症者如化脓性脑膜炎者应治疗 3 周以上。

3. 支持疗法

(1)呼吸支持及纠正酸中毒,维持水电解质平衡。

(2)免疫疗法:①静脉注射免疫球蛋白:每日 200~600mg/kg,3~5 天;②中性粒细胞明显减少者可输注粒细胞。

4. 处理局部感染灶 早期及时发现局部感染灶,及时清除感染源,防止感染继续蔓延扩散。如脐炎、脓疱疮时按照相应的护理评估和处理进行;鹅口疮时予 2% 碳酸氢钠在喂养前后清洁、碱化口腔,严重者局部涂抹制霉菌素溶液或伊曲康唑溶液,密切观察鹅口疮进展情况;皮肤破溃时加强消毒及暴露,局部可使用水胶体敷料或遵医嘱局部用药,促进早日愈合。局部有化脓性包块时需要切开引流脓液。

(二)护理干预

1. 感染性休克的护理措施

(1)体位:置患儿于鼻吸气体位,抬高床头 15°~30°,避免胃食管反流。

(2)吸氧:保持呼吸道通畅,根据血氧程度予相应的给氧方式,使用呼吸机辅助通气时,按照机械通气护理常规进行。

(3) 用药护理:迅速建立 2~3 条静脉通路,最好选用粗大的血管进行静脉置管,以保证抢救时扩容和多种药物有效进入体内。

1) 扩容:使用生理盐水扩容时,要求 >10min 静脉推注,以输液泵或推注泵控制输注速度,一般在 30min 以内输注完毕。扩容有效的表现为血压回升,心率平稳,皮肤灌注良好,尿量 >1ml/(kg·h))。

2) 血管活性药物使用注意事项:多巴胺、多巴酚丁胺或肾上腺素应予输液泵或推注泵匀速输入,避免与其他药物使用同一通路,以免影响该类药物的活性。注意药物通路是否通畅,观察有无输液管路打折、脱开、输液泵是否有效工作、液体有无渗出等。由于该类药物具有强烈收缩血管的作用,局部皮肤容易沿血管走向出现条状或片状苍白,严重者甚至可引起局部皮肤缺血坏死,故建议首选 PICC 通道,如果使用外周静脉通道时最长每 2h 更换一次输液部位,在发白的局部皮肤处可予酚妥拉明外敷。

(4) 记录出入量:准确记录 24h 出入量。每次更换尿不湿前后的重量之差即为实际尿量。正常尿量为 1~3ml/(kg·h),<1ml/(kg·h)为少尿,<0.5ml/(kg·h)为无尿。

(5) 病情观察

1) 密切观察生命体征:注意体温监测及维持正常体温,根据日龄、体重给予中性温度;连续监测和记录血压变化,为液体治疗提供依据;注意观察有无心动过速或心动过缓,有无呼吸窘迫或呼吸暂停等。

2) 密切观察出血情况:出血部位以皮肤黏膜、消化道多见。注意观察皮肤有无瘀点、瘀斑以及穿刺点皮肤的渗血情况;常规安置胃管,必要时回抽胃液观察有无出血;有胃肠减压时,注意观察引流物的颜色、性状及量。

3) 密切观察血糖变化:感染性休克者常伴血糖紊乱,因严重低血糖可能引起不可逆的脑损伤、高血糖可诱发颅内出血,故应密切监测血糖变化,使血糖维持在正常范围内。

2. 抗生素使用护理　①注意用药次数:1 周以内的新生儿,尤其是早产儿肝肾功能不成熟,给药次数宜注意每 12~24h 给药 1 次,1 周后每 8~12h 给药 1 次。②遵医嘱予以抗生素输注,保证药物有效进入体内,观察用药疗效,注意药物的配伍禁忌和毒副作用。③因患儿住院周期长,可考虑置入 PICC,做好 PICC 的日常护理工作。

3. 维持体温稳定　体壮儿一般表现为体温过高,给予物理降温,如降低暖箱温度、沐浴等,注意体内水分补充,及时更换浸湿的褓褓。早产低体重儿一般表现为体温不升或体温过低,应予以保暖措施,防止保暖过度。体温异常时每 30min 监测一次,正常后每 4h 测量一次,直至体温恢复正常 3 天后按照常规要求进行体温监测。

4. 提供合理营养　供给足够热卡和液体,维持血糖和水电解质在正常水平;提倡母乳喂养;若患儿经口喂养困难,可予鼻饲,结合病情使用静脉高营养。

5. 消毒隔离　采取隔离措施,避免交叉感染。保持室温 25℃左右,湿度保持在 55%~65%,每日通风换气 2 次,循环风消毒 2 次,保持室内空气新鲜;诊疗用品一人一用一消毒;重视手卫生,彻底切断感染途径;诊疗护理过程前后遵循无菌操作原则,尤其是静脉配药、用药、留置导管以及采集血培养标本时,更应严格执行无菌技术操作。

6. 加强基础护理

(1) 口腔护理:用棉签蘸取生理盐水清洁口腔,早晚一次,包括双侧颊部、牙龈、上腭、舌面、舌下等处。注意观察有无黏膜破损或鹅口疮。

(2) 脐部护理:每日予 75% 酒精或碘伏由脐窝向外螺旋式擦洗脐部,注意观察有无渗血、渗液或脓性分泌物。

(3) 臀部护理:予温水清洗臀部,勤换尿裤,防止尿布皮炎发生。

(4) 皮肤护理:每日沐浴或擦浴,动作轻柔,尤其注意耳后、颈下、腋下、腹股沟、腘窝等皮肤皱褶处皮肤的清洁;加强翻身,防止皮肤受压引起血循环受阻;床单或褓裤套污染时及时更换,保持皮肤清洁、干燥。

7. **病情观察** 加强巡视,密切监测患儿的生命体征和一般情况。观察脐带脱落及出血情况,判断分泌物性质;重点关注口腔、腋窝、会阴、臀部等部位皮肤黏膜状况;如患儿出现黄疸加重、休克、化脓性脑膜炎及其他并发症的相关临床表现时,及时告知医生,积极处理。

8. **健康教育** 由于患儿病情较重,家属容易出现焦虑、担心,甚至恐惧心理。向家属讲解新生儿败血症的相关知识,让家属积极配合治疗和护理工作;向家长介绍预防新生儿感染的方法,指导正确喂养和护理;让家长了解当发生局部感染时,应及时彻底治疗,以防感染扩散引起败血症;指导家属识别败血症的异常表现,告知随访时间及注意事项等。

要 点 荟 萃

1. **新生儿败血症的概念** 是指新生儿期病原微生物侵入血液循环,并在其中生长、繁殖、产生毒素而造成的全身性反应。常见的病原体为细菌,以金黄色葡萄球菌、大肠埃希菌为主;其次为真菌及病毒等。

2. **新生儿败血症的感染途径** ①垂直传播,包括胎膜完整时的宫内感染、胎膜破裂后的分娩期感染、产后感染。②水平传播,出生时及出生后经母婴同室病房、新生儿病房、家庭成员、探视者、医护人员、医院污染的设备、侵入性操作及相关材料、血液制品等接触传播导致的感染,也属于院内感染或医院获得性感染。

3. **新生儿败血症的感染高危因素** ①母亲因素:产前有性传播疾病、泌尿生殖道感染等;分娩时有胎膜早破、发热、产程延长等。②新生儿因素:早产儿、出生时窒息、羊水胎粪污染等。③环境因素:住新生儿病房、住院时间长、接受侵入性操作等。

4. **败血症分类** ①早发型败血症,生后 7 天内起病(国外通常认为出生后 72h 内发病)。②晚发型败血症,出生 7 天后起病。临床表现一般为精神食欲欠佳、哭声减弱、体重不增,随后出现不吃、不哭、不动、面色差、反应差、嗜睡等症状。

5. **新生儿败血症的并发症** 包括新生儿感染性休克、化脓性脑膜炎,严重者甚至发生多器官功能衰竭及死亡。早期感染的指标包括血清降钙素原(PCT)和 C 反应蛋白(CRP)。

6. **感染性休克的早期临床表现** 包括面色苍白、四肢冰凉、皮肤呈大理石样花纹、心动过速或心动过缓、毛细血管再充盈时间 >3s 等。治疗新生儿感染性休克的原则为扩容、呼吸支持、纠正代谢紊乱及酸碱失衡、抗生素治疗、纠正贫血等。

7. **新生儿败血症的护理干预要点** 包括评估及治疗感染性休克、抗生素治疗的护理、维持体温稳定、提供护理营养、做好消毒隔离、加强基础护理、病情观察及健康教育。

(陈琼 李敏)

第二节 新生儿皮肤感染性疾病护理评估与干预

一、脐炎护理评估与干预

(一)护理评估

1. **概述** 新生儿脐炎是脐部炎性反应的总称,因断脐时或出生后脐部处理不当,脐残端可被细菌侵入繁殖而引起急性炎症,也可由于脐血管保留或换血时细菌污染造成炎症反应。新生儿脐炎是新生儿常见的感染性疾病之一,严重时可引起败血症,甚至死亡。脐部是一个自然的伤口,也是一个细菌入侵的门户。病原微生物以金黄色葡萄球菌最常见,其次为大肠埃希菌、铜绿假单胞菌或溶血性链球菌等。

2. 临床表现

(1) 出现时间:新生儿脐带的脱落一般在生后 7 天左右,创口愈合一般在 10~14 天左右,轻度新生儿脐炎是新生儿出生 2~3 天出现,若不引起重视或处理不当,则可发展为严重的脐部感染,甚至引起败血症,见图 16-1/文末彩图 16-1。

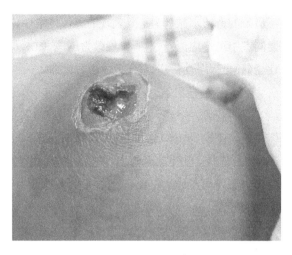

图 16-1　脐炎

(2) 临床表现:正常情况下脐带在脱落过程中可出现乳白色的胶冻样物质,不伴有局部发红或臭味,需与脓性分泌物相鉴别。

1) 局部症状:轻度脐炎可表现为脐轮与脐周皮肤轻度发红,或脐带脱落后伤口不愈合,脐窝湿润,继而脐部周围皮肤发生红肿,脐窝出现少量浆液脓性分泌物。重症者脐部与脐周皮肤明显红肿发硬,脓性分泌物较多,常有臭味,有时伴有发热以及脐部蜂窝织炎。

2) 全身症状:严重时甚至可导致败血症、皮下坏疽甚至腹膜炎,并出现全身中毒症状,如发热、拒奶、烦躁不安或精神委靡。

3) 脐带创口未愈合时,爽身粉等异物刺激可引起脐部慢性炎症,导致局部形成肉芽肿,为一突出的小樱红色肿物,表面可溢出脓性分泌物,经久不愈。

(二) 护理干预

新生儿脐炎与护理不当密切相关,因此,做好脐部护理,可有效预防新生儿脐炎的发生。

1. 预防措施

(1) 断脐时严格无菌操作:24h 内使用无菌纱布覆盖脐部,24h 后可以暴露脐部,每日两次常规采用75%酒精从脐带根部由内向外环形彻底消毒脐窝、脐轮以及脐带残端。也可使用 0.5% 碘伏作为脐部的消毒剂。研究显示,碘伏有较强的杀菌作用,可有效抑制细菌繁殖,但同时具有较强的保湿作用,不利于脐部干燥;而75% 酒精易挥发,可保证脐部干燥,减少脐部出血和脐炎发生。

(2) 脐血管置管时严格无菌技术操作:置管后加强脐部护理,脐血管置管使用时间一般不超过 1 周,拔管后按压脐部止血,不可长时间将脐部完全覆盖,否则易导致厌氧菌感染。

(3) 注意手卫生:进行脐部护理时做好手卫生,并注意腹部保暖。

(4) 日常护理:保持脐部清洁、干燥,勤换尿布,使用吸水且透气性良好的尿布,避免大小便污染脐部。若脐带残端长时间不脱落,应注意观察是否断脐时结扎不牢,必要时重新结扎。

2. 脐部评估　严密观察脐部有无潮湿、渗血、渗液、脓性分泌物或出现樱红色肉芽肿,如有应及时处理。①轻症表现且脐周无扩散者局部可用 2% 的碘酒或 75% 酒精清洗,每日 2~3 次。②有明显脓液,脐周有扩散或全身有症状者,除局部处理外,可根据涂片或细菌培养结果选择适当的抗生素。③慢性肉芽肿可用 10%硝酸银溶液局部涂擦,大的肉芽肿可采用电灼、激光治疗或手术切除。

二、新生儿皮肤脓疱疮护理评估与干预

(一) 护理评估

1. 概述　新生儿脓疱疮又称新生儿脓疱病或新生儿天疱疮,是以葡萄球菌感染引起的一种以周围红晕

不显著的薄壁水脓疱为主要表现的急性传染性化脓性皮肤病。本病发病急、传染性强,在婴儿室、哺乳室、母婴同室中可造成流行,本病发展极为迅速,如未及时处理可于 1~2 天内波及患儿全身,并可能引发肺炎、菌血症、脑膜炎等恶性疾病,直接危及患儿生命。

2. 识别高危因素

(1) 自身皮肤屏障功能不完善:新生儿皮肤角质层尚未完全发育,皮肤娇嫩,对细菌屏障能力较弱,且机体缺乏溶菌素,免疫功能不足,极易感染金黄色葡萄球菌等而发病。

(2) 局部皮肤受刺激增多:新生儿抵抗力差,易受外界环境影响,室温或箱温过高、多汗、皮肤受渍、长期受压等原因均会导致皮肤不透气,引起皮肤汗疱疹、皮炎、皮肤皱烂等,此时容易导致金双色葡萄球菌感染引发脓疱疮。

(3) 皱褶部位皮肤护理难度大:新生儿颈部、腋下皮肤褶皱较多,表面湿润,难以有效清洗,易残留致病菌而感染。

(4) 外源性感染途径多:传播途径多来自母亲、家属、医务人员不洁的手,沐浴时预防医院感染的措施落实不到位所致的接触传播以及婴儿使用了被细菌污染的衣服、尿布、包被致皮肤感染。

3. 临床表现

(1) 出现时间:多于生后 1 周内发病。

(2) 临床表现:在面部、躯干及四肢突发大疱,大小不等。疱液初呈淡黄色而清澈,1~2 天后,部分疱液变浑浊;疱底先有半月形积脓现象,后脓液逐渐增多,整个大疱不全化脓,出现特征性的水脓疱。疱周围无红晕或红晕不显著,疱壁薄,易破裂,破后露出鲜红色糜烂面,上附薄的黄痂,痂皮脱落后遗留暂时性的棕色斑疹,可痊愈,预后不留痕迹。病变进展迅速,可在数小时或 1~2 天即波及大部分皮面,黏膜亦可受损。初期无全身症状,之后可有发热、腹泻等症状,甚至并发败血症、肺炎、肾炎或脑膜炎,甚至死亡。见图 16-2/ 文末彩图 16-2。

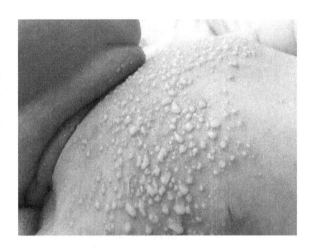

图 16-2 新生儿皮肤脓疱疮

(二) 护理干预

1. 脓疱处理

(1) 脓疱的处理:对于成熟的小脓疱疮,可在碘伏消毒后用无菌小针头刺破,再用 0.5% 的碘伏消毒皮肤,待干后涂抹抗生素软膏(如百多邦)。如脓疱疮密集且范围大时,可直接用 0.5% 碘伏消毒皮肤后涂抹抗生素软膏,每日 3 次。大的脓疱疮在进行局部处理前,可先用 75% 酒精消毒脓疱部位的皮肤再按上述处理。局部保持干燥,不需包扎,涂药次数应以疮面稍湿润而不浸渍为宜。

(2) 创面护理:脓疱处理后的创面要进行有效护理,尤其要避免受压和充血。由于脓疱疮常发生在颈部、腋下、腹股沟等皮肤皱褶处且较为密集,形成的创面受长期摩擦和汗液的浸渍,容易造成创面感染加重。发生在颜面及躯干处的脓疱经处理后,形成的创面应尽量保持暴露于空气中。建议将脓疱疮患儿放于暖箱中,一方面便于暴露皮肤,方便观察,另一方面通过暖箱的热效应达到促进患儿血液循环、加速创面愈合的目的。

2. 病情观察 由于本病随着病情变化发展可出现发热、腹泻、败血症等情况,护士应加强临床观察。沐浴时仔细观察患儿颈部、腋下、腹股沟处有无皮疹、疱疹,同时注意观察体温、尿量、尿液颜色、大便、全身皮肤破损情况以及是否出现败血症的临床表现。如出现新的脓疱,应尽量减少摩擦,避免疱疹破裂、糜烂,及时向医生报告,并给予必要的处理。

3. 预防措施

(1) 手卫生：所有接触患儿的医务人员及家属、护理者等均应该严格实施手卫生，接触新生儿前后洗手。

(2) 加强环境卫生及消毒隔离：病室每天通风 2 次，每次 30min。室内温度控制在 25℃左右，湿度控制在 55%~65%，定时进行清洁消毒，保持室内空气清新。

(3) 加强物品管理，严格遵守接触隔离制度：患儿衣物、包被、奶具及诊疗用品等一人一用一消毒。凡患儿接触过的一切物品、用具，如包被、衣物、奶具等，应先消毒后清洗处理，然后再行灭菌。

(4) 保持患儿皮肤清洁：新生儿出生后体温稳定，且无沐浴禁忌者可予每日或隔日沐浴，保持皮肤清洁。每 2~3h 更换尿布，及时用温热水擦洗会阴部及臀部。

4. 健康宣教　加强对家属的健康教育，提高脓疱疮的防范意识。向家长讲解脓疱疮发生、发展特征，提高家长对本病的认知。教会家长重视手卫生、家庭环境卫生、新生儿用品卫生及新生儿个人卫生等；教会家属正确的洗手方法，接触患儿前后均需用肥皂液、流动水洗手；选择宽松、透气性好的衣服，经常为患儿洗澡、更衣以及进行床铺更换，保持新生儿皮肤清洁干燥，尤其是保持皮肤褶皱等部位的清洁。

要 点 荟 萃

1. 新生儿脐炎与护理不当密切相关，主要原因包括：①出生时断脐或出生后脐部处理不当。②脐血管保留时被污染。③换血时细菌污染导致感染。

2. 新生儿脓疱疮　是以葡萄球菌感染引起的一种以周围红晕不显著的薄壁水脓疱为主要表现的急性传染性化脓性皮肤病，治疗以处理局部脓疱为主。

3. 新生儿脓疱疮的预防措施包括：①手卫生，所有接触患儿的医务人员及家属、护理者。②加强环境卫生及消毒隔离。③加强物品管理，严格遵守接触隔离制度。④保持患儿皮肤清洁。

（陈　琼　王碧华）

第三节　新生儿梅毒的护理评估与干预

新生儿梅毒（congential syphilis）又称先天性梅毒、胎传梅毒，是梅毒螺旋体由母体经胎盘进入胎儿血液循环所致的感染。新生儿梅毒可引起胎儿宫内感染，受累胎儿约 50% 发生早产、流产、死胎或死产。存活婴儿发病年龄不一，可发生在新生儿期、婴儿期和儿童期。2 岁以前发病者为早期梅毒，2 岁以后为晚期梅毒。近年来，我国新生儿梅毒发病率有明显上升的趋势，严重影响了我国人口出生质量与人民健康。

一、护理评估

(一)传播途径

新生儿梅毒主要由母亲梅毒经胎盘传播给胎儿。感染时间在母亲妊娠 4 个月以后，极少数也可在分娩过程中发生感染。如果母亲在妊娠期间经过正规的梅毒治疗可有效减少新生儿梅毒的发病率。

(二)临床表现

1. 高危人群　多为早产儿、低出生体重儿或小于胎龄儿。

2. 发病时间　与母亲在妊娠期是否及时正规治疗有关。大多数早期梅毒患儿出生时症状和体征不明显，生后 2~3 周逐渐出现。

3. 一般症状　发育差，营养差、消瘦，可伴有发热、贫血、低血糖、哭声嘶哑、易激惹、黄疸及肝脾大、肝功能异常,约 20% 患儿有全身淋巴结肿大。

4. 皮肤黏膜损害 占 30%~60%。皮疹多出现在生后 2~3 周,为散发或多发,初为粉红、红色多形性斑丘疹,如圆形、卵圆形或彩虹状,以后变为棕褐色,并有细小脱屑,多见于口周、鼻翼、肛周,重者全身分布,掌、跖部还可见梅毒性天疱疮。可出现不同特征的皮损,如红斑、水疱、脓疱、糜烂或皲裂等。口周病损呈放射状裂痕,极具特征性。

5. 骨损害 约 90% 左右的病例有骨损害。多发生在生后数周,主要为长骨多发性、对称性损害,可因剧烈疼痛形成"假瘫",表现为四肢呈弯曲状态,张力高,不能自然放松伸直,患儿哭闹、烦躁不安,牵拉时可出现尖叫等剧烈疼痛的表现。

6. 梅毒性鼻炎 表现为鼻塞、张口呼吸,或脓血样分泌物,分泌物含有大量病原体,极具传染性。鼻流脓是新生儿梅毒最早的症状,后期鼻前庭皮肤湿疹样溃疡可累及鼻软骨或鼻骨,形成"马鞍鼻"。

7. 中枢神经系统症状 新生儿期很少出现,多发生在 3 个月以后,临床表现同急性化脓性脑膜炎,如发热、呕吐、前囟饱满或隆起、进行性意识改变、颈强直、克尼格征阳性等,脑脊液淋巴细胞增高、蛋白中度增高、糖正常。

8. 眼损害 早期新生儿梅毒可出现三种眼损害:脉络膜视网膜炎、青光眼以及葡萄膜炎。

9. 其他 鼻前庭皮肤湿疹样溃疡若累及喉部可引起声音嘶哑,还可出现非免疫性水肿、肺炎、心肌炎、腹泻和吸收不良综合征等。

二、护理干预

(一) 切断传播途径

1. 对母亲的干预治疗 新生儿梅毒可通过围生期对母亲的及时干预,使发病率大大降低。围生保健中,对可疑孕妇做血清学检查,确诊妊娠梅毒者予普鲁卡因青霉素 G 做驱梅治疗。正规的孕期治疗不仅可以降低新生儿梅毒的发病率,同时可以减轻新生儿梅毒的各器官系统的损害。

2. 隔离患儿 梅毒患儿因发育相对较差,抵抗力低,应实行保护性隔离。最好将患儿单间放置,暖箱或床旁悬挂隔离标识,同时确保做好接触隔离,防止新生儿梅毒感染医务人员以及其他住院新生儿。接触前后做好手卫生,尤其是进行静脉穿刺以及采血等需要戴手套进行有效防护。做好医疗废物管理。

(二) 用药护理

青霉素为治疗新生儿梅毒的首选药物,青霉素应足量、按时使用,疗程一般为 10~14 天。因新生儿皮下脂肪薄弱,肌内注射时易引起局部皮肤硬结甚至坏死,故若需肌内注射时应特别注意观察注射部位情况,可采用静脉滴注或注射方式用药。用药后加强巡视,注意观察药物的作用和副作用,如皮疹的消退情况,有无过敏反应等。

(三) 病情观察

加强对患儿的一般情况及生命体征的巡视和观察。因新生儿梅毒常累及皮肤黏膜、心、肝、脾、肺等器官以及神经系统、血液系统等,故在护理过程中应加强对以上器官和系统的观察,及时发现并处理。如加强全身查体,及时发现皮疹、红斑、水疱及脱皮现象或其他皮肤变化;观察患儿鼻腔脓血样分泌物情况,是否有鼻塞、张口呼吸、声嘶的症状出现;观察有无黄疸、贫血、"假瘫"、有无颈强直、惊厥、呕吐、前囟张力增高等神经系统症状;注意监测血糖变化等。

(四) 其他护理措施

1. 皮肤护理 皮肤损害是新生儿梅毒较典型的症状和常见问题,是护理工作的重点和难点。入院后可置患儿于暖箱,便于观察皮肤损伤情况。保持全身皮肤清洁干燥,皮肤溃破处垫治疗巾,在无菌技术操作下,先以 0.5% 碘伏消毒,再涂擦抗生素软膏,用单层纱布覆盖创面,每日换药一次;皮肤干裂处涂抹鱼肝油,防止皮肤裂伤;对躁动的患儿及时安抚,用纱布包裹足跟和双手,必要时镇静,防止医源性皮肤损伤;静脉穿刺时避开皮疹部位,动作轻柔,防止损破皮疹处皮肤;加强基础护理:眼部每日予生理盐水清洗,若分泌物较多,予滴眼液滴眼;每日予生理盐水进行口腔护理,观察口腔黏膜完整性;使用 75% 酒精消毒脐部,保持脐部清洁干燥;加强臀部护理,防止尿布皮炎和红臀发生。此外,因患儿常出现鼻部脓血样分泌物,故应加强鼻部护理,可予生理盐水清洗鼻腔,再予鱼肝油润湿鼻部。

2. 梅毒"假瘫"护理　在治疗、护理时动作轻柔,不采取强行体位;治疗和护理集中进行,适时安抚患儿,尽量减少疼痛和不必要的刺激。

3. 健康教育　因新生儿梅毒的特殊性,绝大多数家属不能接受事实,甚至会产生恐惧、焦虑、悲观、自责等情绪,同时也担心治疗效果和预后,因此,护理人员应予以理解,并向患儿家属讲解新生儿梅毒的相关知识及注意事项。疗程完成后需在 2、4、6、9、12 个月追踪观察血清学试验。指导随访和定期复查,以保证患儿得到正确、全程、彻底的治疗。

(五) 消毒隔离措施

1. 环境消毒与通风　保持室内空气新鲜,温湿度适宜,做好环境消毒。

2. 诊疗物品消毒　听诊器、暖箱、光疗箱、输液泵等用 1000mg/L 的含氯消毒液擦拭。患儿出院后做好所有物品及床单元的终末消毒处理。

3. 医疗废物的处理　患儿所使用的衣物、包被等非一次性物品放入黄色医疗垃圾袋,集中回收做消毒处理后再清洁消毒备用;其他一次性物品用后放入双层黄色垃圾袋,贴上感染性废物标签,每日定时清理,由专人带离病区,进行焚烧处理。

要 点 荟 萃

1. 新生儿梅毒　是梅毒螺旋体由母体经胎盘进入胎儿血液循环所致的感染。2 岁以前发病者为早期梅毒,2 岁以后为晚期梅毒。高危人群为早产儿、低出生体重儿或小于胎龄儿。

2. 新生儿梅毒的临床表现

(1) 一般症状:发育差、营养差、消瘦,可伴有发热、贫血、低血糖、哭声嘶哑、易激惹、黄疸及肝脾大、肝功能异常,约 20% 患儿有全身淋巴结肿大。

(2) 特殊症状:①皮肤黏膜损害。②骨损害,约 90% 左右的病例有骨损害,可因剧烈疼痛形成"假瘫"。③梅毒性鼻炎。④中枢神经系统症状。⑤眼损害。⑥其他,如鼻前庭皮肤湿疹样溃疡等。

3. 新生儿梅毒的护理干预

(1) 切断传播途径:①对母亲的及时干预治疗,可使发病率大大降低。②隔离患儿,包括接触隔离及保护性隔离。

(2) 用药护理:首选青霉素治疗新生儿梅毒,应足量、按时使用,疗程一般为 10~14 天,首选治疗途径为静脉注射或静脉滴注,应尽量避免肌内注射。

(3) 病情观察。

（陈　琼　苏绍玉）

参 考 文 献

[1] 邵肖梅,叶鸿瑁,丘小汕 . 实用新生儿学 . 4 版 . 北京:人民卫生出版社,2011.

［2］Awhonn，M. Terese Verklan，Marlene Walden，et al. Core Curriculum for Neonatal Intensive Care Nursing（Fifth edition）. America：Mosby，2014.

［3］崔焱 . 儿科护理学 .5 版 . 北京：人民卫生出版社，2012.

［4］张玉侠 . 实用新生儿护理学 . 北京：人民卫生出版社，2015.

［5］徐艳，由军，毛春梅，等 . 新生儿败血症的临床特征、病原菌分布及耐药特点分析 . 哈尔滨医科大学学报，2016，50（2）：156.

［6］魏克伦 . 我国新生儿感染现状与展望 . 中国实用儿科杂志，2011，26（1）：1-2.

［7］卢飞艳 . 新生儿感染性疾病临床检测指标的研究进展 . 临床医学研究与实践，2016，1（7）：126-127.

［8］顾雯雯 . 新生儿感染性疾病危险因素分析与对策 . 中华实验和临床感染病杂志（电子版）.2016，10（1）：93-95.

第十七章

新生儿神经系统疾病评估与干预

导读与思考：

　　新生儿神经系统疾病是新生儿期常见疾病，疾病的发生及严重性常与患儿后期生活及生存质量息息相关。神经系统疾病主要包括新生儿颅内出血、新生儿缺氧缺血性脑病等，常与新生儿产伤相关。而惊厥是新生儿神经系统最常见的症状。

　　1. 新生儿产伤的分类及护理要点有哪些？

　　2. 脑室周 - 脑室内出血的临床表现有哪些？如何进行护理？

　　3. 新生儿缺氧缺血性脑病的临床分型及表现有哪些？如何进行护理？

　　4. 新生儿惊厥的临床表现及惊厥的处理原则是什么？

第一节　新生儿产伤的护理评估与干预

　　产伤（birth trauma）是指在分娩过程中由于机械因素造成的新生儿损伤。新生儿产伤发生率为 0.1%~0.7%。目前临床常见的产伤主要包括头部产伤、皮肤软组织损伤、骨折及周围神经损伤等。

一、头部产伤的护理评估及干预

　　由于分娩时局部组织受压、使用产钳或胎头吸引器助产等因素，加上新生儿凝血机制不完善可导致新生儿头部产伤发生。新生儿头部产伤以头皮水肿、头颅血肿、颅骨帽状腱膜下血肿最为常见，三者的共同表现为头部肿块，但肿块的性状、范围以及愈合的时间有一定区别。

　　（一）头皮水肿

　　头皮水肿（caput succedaneum）也称为产瘤或先锋头，是产伤中最为常见的情况之一。

　　1. 护理评估

　　（1）病因：在头位阴道分娩时，顶枕部皮肤受压导致皮肤挫伤伴组织水肿及渗出。

　　（2）临床表现：顶枕部弥漫性头皮与皮下组织肿胀，为可凹陷性水肿，边缘不清，无波动感，可导致头皮变色，局部可出现瘀斑及瘀点。范围可超过中线与骨缝，生后不膨胀。

　　2. 干预　头皮水肿一般不需要特殊处理，多在出生后数日被吸收而自行消退。注意观察有无合并头颅血肿及帽状腱膜下出血。注意预防感染，观察水肿的消退情况及患儿生命体征。

(二)头颅血肿

1. 护理评估

(1) 病因:头颅血肿(cephalohematoma)多由于分娩时损伤引起骨膜下血管破裂导致血液聚集并局限于骨膜下。常发生于胎头吸引、产钳助产及臀位产。

(2) 临床表现

1) 局部症状:在顶骨或枕骨部位出现边缘清晰的局限性肿块,有波动感,不超过骨缝。局部头皮颜色正常。通常出现在头部一侧,也可出现在双侧。生后可膨胀。

2) 并发症:巨大头颅血肿可因失血过多造成贫血、低血压、黄疸加重或持续不退;继发感染时头颅血肿可迅速增大;血肿可钙化,在数月后出现骨性肿块。

2. 干预

(1) 一般护理

1) 体位:头部给予水枕,尽量健侧卧位,避免血肿受压;每2小时更换体位,避免影响头部受压部位血液循环,引起皮肤颜色改变。

2) 头颅血肿较大且压力高时,暂停沐浴,改为床旁擦浴。护理时动作轻柔,减少头部操作,避免刺激,减少哭闹。

3) 患儿床旁悬挂标识,做好交接班。

(2) 对血肿的处理

1) 头颅血肿缓慢吸收,一般需数周至数月。无并发症的头颅血肿无需治疗,但需加强观察患儿生命体征及血肿范围有无增加,同时观察血肿处皮肤张力及色泽变化。

2) 巨大血肿需加压包扎,注意头部其他部位颜色变化,防止受压。

3) 怀疑血肿部位感染时,应穿刺确诊,确定继发感染时需切开引流。

4) 观察有无血肿骨化。一旦发生血肿骨化时,需行手术治疗。

(3) 对症处理

1) 出现贫血或低血压时对症处理。

2) 密切观察皮肤黄疸情况,必要时给予蓝光治疗或加强光疗,密切观察病情变化,谨防发生急性胆红素脑病。

3) 行血肿引流术者术后需密切观察患儿生命体征、意识状态、肌张力、伤口恢复情况等,防止感染、颅内出血甚至低血容量性休克发生。

(4) 健康教育 因头颅血肿消退时间较长,出院时血肿仍存在,故应耐心向家属讲解血肿发生原因以及家庭护理中的注意事项,如避免血肿处受压,切忌外力碰撞血肿;仔细观察血肿消退情况,注意有无骨化,定期门诊随访。

(三)帽状腱膜下血肿(subgaleal hematoma,SGA)

1. 护理评估

(1) 病因 分娩中由于机械因素所致的位于骨膜与头皮腱膜之间的血管破裂出血。常由于胎头吸引术或产钳助产分娩时,因其牵引力将帽状腱膜与颅骨分离。

(2) 高危因素 主要是胎头吸引术及产钳使用,其次为第二产程延长、胎儿窘迫及巨大儿等。

(3) 临床表现 SGA为跨越骨缝的质硬或波动感肿块,为游走性出血,不受骨膜限制。典型病例为生后4h内出现,12~72h继续增大。轻症头颅肿块常不明显,仅表现为头围较正常增大,头颅肿胀、有波动感、界限不清;重症因颅缝腱膜下结缔组织很松软,出血时难以止血,出血范围可达前额和颈项部,前囟扪不清,眼睑水肿,面部皮肤颜色青紫。发生大出血及失血性休克可导致贫血、面色苍白、心动过速及低血压,甚至死亡。

注意头皮水肿、头颅血肿及帽状腱膜下血肿的鉴别,具体见表 17-1。

表 17-1　头皮水肿、头颅血肿及帽状腱膜下血肿的鉴别

	头皮水肿	头颅血肿	帽状腱膜下血肿
病因	头皮血循环受阻,血管渗透性改变,淋巴亦受阻,形成皮下水肿	骨膜下血管破裂	由于机械因素将帽状腱膜与颅骨分离,导致位于骨膜与头皮腱膜之间的血管破裂出血
出现时间	出生时就发现	生后几小时至数天	生后 4h 内出现
部位	头先露部皮下组织	骨上,顶骨或枕骨骨膜下	帽状腱膜与颅骨之间
形状	稍平坦,棱状或椭圆形,边界不清楚	稍隆起,圆形,边界清楚	质硬或波动感肿块,界限不清
范围	不受骨缝限制,可蔓延至全头	不超过骨缝界限	跨越骨缝
局部情况	头皮红肿,柔软,无弹性,压之下凹,可移动位置,为凹陷性水肿,无波动感	肤色正常,稍硬有弹性,压之无凹陷,固定,不易移动,有波动感	游走性出血,头围较正常增大,头颅肿胀、有波动感
消失时间	生后 2~4 天	需 2~4 个月	视出血量多少而定。通常在急性期 1~2 周后恢复

2. 干预

(1) 轻症以对症治疗为主,如有明显失血则以积极抗休克为主。需输血时少量多次补充血容量,重症者需外科止血。

(2) 病情观察

1) 密切观察患儿生命体征,尤其是血压变化。出现明显失血时,容易发生失血性休克,需早期识别休克症状,积极抗休克治疗。

2) 密切观察头部肿块的进展情况,发现异常,立即告知医生积极处理。

(3) 健康教育:帽状腱膜下血肿的严重性视出血量多少而定,且可进行性发展,重症者因其出血范围大,难以止血,严重者甚至导致死亡,因此,应及时告知家属其严重性和预后。出院后未完全恢复者告知观察要点,做好门诊随访。

二、皮肤软组织损伤

新生儿皮肤软组织损伤是新生儿最常见的产伤之一,其中以皮肤挫伤最为常见。

(一) 护理评估

1. 病因　皮肤损伤部位与先露方位密切有关。分娩时软组织在子宫与产道的共同作用下受压,出现静脉淤血,组织水肿而造成局部皮肤组织挫伤。

2. 临床表现　先露部位皮肤出现不同程度的水肿、瘀点、瘀斑。软组织损伤严重时可产生皮肤软组织坏死。

(二) 干预

1. 保护局部软组织　对于局限性水肿、瘀点、瘀斑一般不需做特殊处理,于生后 2~7 天自行消退。水肿导致的局部受压部位可予水床、水枕,且每 2 小时翻身,防止压疮发生;组织坏死时要保护创面,促进坏死组织脱落与创面愈合。

2. 病情观察　注意观察局部水肿、瘀点、瘀斑的进展情况,面积有无减小,程度有无减轻,局部皮肤是否出现破溃等合并症状;观察坏死组织的伤口愈合情况。

3. 健康教育　告知家属新生儿皮肤软组织损伤是因产道压迫导致的皮肤瘀点、瘀斑,通常面积较大,但患儿生命体征平稳,患儿在数周内可恢复,临床无需特殊处理,安抚家属,消除其疑虑和恐慌情绪。

三、产伤性骨折

产伤性骨折在产程延长、难产、巨大儿或胎儿宫内窘迫需快速娩出时容易发生。骨折最常见于锁骨、肱骨或股骨,也可见于颅骨。国内报告自然分娩时产伤性骨折的发生率为 0.96‰,难产时为 1%~7%。

(一)几种不同类型产伤性骨折的护理评估

1. 锁骨骨折(fracture of collar bone)　锁骨骨折是产伤性骨折中最为常见的一种,占产伤的 1%~2%。多为单侧性,5% 新生儿锁骨骨折合并臂丛神经损伤。锁骨骨折多发生于中央或中外 1/3 处,呈横形骨折,并有移位,也有不完全性骨折者。男性多于女性。

(1)病因:锁骨骨折与出生体重有关,体重越大,发生率相对越高。肩娩出困难时容易发生,但正常分娩时也可发生。

(2)临床表现:患侧手臂不动或运动不灵活。移动患侧上臂时,患儿哭闹。锁骨上凹可消失,拥抱反射减弱或消失。触摸锁骨双侧不对称,患侧锁骨有增厚模糊感;两上肢活动度不一致,患侧上肢可能因活动时疼痛,患儿呈现"假性麻痹",痛肢紧贴胸部;局部软组织可能肿胀、压痛;有骨擦感或骨痂形成。青枝骨折常无症状或症状不典型。

2. 肱骨骨折(fracture of humerus)　肱骨骨折多发生在中段和中上 1/3 处,以横形或斜形骨折多见。

(1)病因:难产、臀位分娩、剖宫产、低出生体重儿或进行内倒转术操作时容易发生。

(2)临床表现:患臂不能活动,局部肿胀,骨折部缩短弯曲变形,被动运动出现疼痛及骨摩擦感。X 线检查常见骨折严重移位或成角畸形。可并发桡神经受损,出现腕下垂及伸指障碍。

3. 股骨骨折(fracture of femur)　新生儿股骨骨折包括股骨干骨折和股骨近端、远端骨骺损伤。骨折多见于股骨中上段,呈斜形骨折,发病率较低,是产伤中最常见且较重的下肢骨折之一。

(1)病因:臀位分娩、横位分娩或器械夹骨盆端牵拉胎儿是造成股骨骨折的主要原因,剖宫产者偶可发生股骨骨折。

(2)临床表现:局部有剧烈疼痛及肿胀,出现假性瘫痪,两断端间出现骨摩擦感,患肢短缩,新生儿屈膝屈髋的姿势使骨折近端极度屈曲外展,远端严重向上内移位,向前成角畸形。

4. 颅骨骨折(fracture of skull)

(1)病因:母亲有难产史,使用产钳、胎头吸引器、母亲骨盆狭窄或牵引用力不当导致颅骨不均匀受压时可发生颅骨骨折。

(2)临床表现:骨折常为线性与非凹陷性。

1)线性骨折:以顶骨线性骨折最为常见,除有颅内出血或大量出血外,线性骨折多无症状。

2)凹陷性骨折:骨折较浅时,常不出现症状;骨折较深时,根据骨折部位出现相应症状,如额部或顶部有较深骨折时,局部可见凹陷且有骨擦感,并出现前囟饱满,患侧瞳孔扩大或局部受压迫的神经症状。如前颅骨窝底骨折,可见眼眶周围青紫、肿胀、瘀斑、球结膜下淤血,鼻腔、口腔流出血性脑脊液,并造成额叶底部脑损伤。中颅窝底骨折时,则可有颞肌下出血及压痛,且常合并面神经及听神经损伤。后颅窝底骨折时,则可有枕部或乳突部及胸锁乳突肌部位的瘀斑,颈肌有强直压痛。

(二)干预

1. 治疗

(1)锁骨骨折:青枝骨折一般不需处理;无症状不完全锁骨骨折只需固定同侧肢体;对完全性骨折者,目前也主张不作特殊处理。

(2)肱骨骨折:常采用绷带固定法、小夹板固定法进行固定 2~3 周。严重移位者,需作闭合复位及上筒形石膏。

（3）股骨骨折：可采用 Pavlik 吊带固定双侧股骨，或采用悬垂牵引法、绷带固定法促进愈合。疗程一般 3~4 周。

（4）颅骨骨折：一般处理：①卧床休息，头抬高 15° ~30°。②有颅内出血者按常规处理。③有脑脊液外流时勿堵塞耳道或鼻孔，不作腰椎穿刺。④选用适当抗生素治疗。⑤脑神经麻痹者可使用 B 族维生素，早期可选择针灸治疗。⑥凹陷性骨折面积大、凹入深或损伤血管伴颅内血肿者，早做复位手术，以根除压迫，防止癫痫。

2. 一般护理

（1）环境：将患儿置于中性温度的暖箱中，保持环境安静、整洁，温湿度适宜。

（2）体位：患肢抬高、制动；身下予水床、水枕；避免改变体位时牵拉患肢。

（3）操作：操作时动作轻柔，避免在患肢做穿刺、采血等操作；骨折患儿暂不予沐浴，实施床旁擦浴。

3. 病情观察

（1）生命体征：密切观察患儿生命体征变化以及面色、反应、疼痛情况等。

（2）骨折部位：仔细观察骨折部位的血液循环、皮肤色泽以及肿胀消退等情况，采用外科固定或牵拉时，注意观察治疗效果以及局部皮肤情况。

4. 健康教育　及时告知家属产伤性骨折发生的原因、骨折处的进展情况以及预后，加强心理护理，消除家属的紧张情绪，使其积极配合治疗。

四、周围神经损伤

周围神经损伤以臂丛神经、面神经和膈神经损伤较多见，可分别引起患侧上肢运动障碍和面部肌肉麻痹。

（一）几种不同类型产伤性周围神经损伤的护理评估

1. 臂丛神经麻痹（brachial plexus paralysis）　臂丛神经麻痹发病率为活产儿的 0.13‰ ~3.6‰，是分娩过程中多种原因导致臂丛神经根牵拉损伤引起的上肢运动障碍。

（1）病因：主要原因是肩难产和臀位分娩引起牵拉性损伤，导致颈 5~ 胸 1 神经根磨损及破裂。

（2）高危因素：巨大儿、第二产程延长、使用产钳、肩难产、初产、高龄产妇及多胎。

（3）临床表现：患儿常在出生后不久发现一侧上肢运动障碍。根据神经损伤的部位及临床表现，臂丛神经麻痹可分为三型，具体见表 17-2。

表 17-2　臂丛神经麻痹的分型及临床表现

分型	发生率	损伤范围	临床表现
Ⅰ 型：上臂型 - Erb 瘫	约占全部病例的 90%	颈 5~7 神经，可伴有膈神经损伤	受累肢体呈现为"服务员指尖"位，肩外展及屈肘不能，肩关节内收及内旋，肘关节伸展，前臂旋前，手腕及手指屈曲。二头肌肌腱反射消失，拥抱反射不对称，握持反射存在
Ⅱ 型：下臂型 - Klumpke 瘫	约占全部病例的 1%	累及颈 8 及胸 1	手内肌及手腕与手指长屈肌无力。握持反射消失，二头肌肌腱反射能被引出。若伴发胸 1 交感神经能纤维损伤时可伴发同侧 Horner 综合征，出现眼睑下垂，瞳孔缩小及半侧面部无汗
Ⅱ 型：下臂型 - Klumpke 瘫	约占全部病例的 9%	所有臂丛神经受损	全上肢松弛，反射消失。可同时存在胸锁乳突肌血肿，锁骨或肱骨骨折

（4）预后：90% 臂丛神经损伤会自动恢复。局限于颈 5、6 神经根损伤者预后最好，下部臂丛神经损伤及完全臂丛损伤预后差。患儿通常在 12 个月内恢复。

2. 产伤性面神经麻痹（traumatic facial nerve palsy ）

（1）病因：从乳突 - 茎突孔出来的外周部面神经受压，或面神经下颌支受压，或于产钳或滞产时被骶骨峡压迫。神经受压是由神经周围组织肿胀所导致。

（2）高危因素：产钳助产及第二产程延长。

（3）临床表现：典型的面神经下运动神经损伤时出现上部与下部面肌无力。安静时患侧眼持续张开及患侧鼻唇沟变平。哭叫时，同侧前额不起皱，眼睛不能闭合，口角歪向对侧。多数患儿头面部有裂伤、挫伤的外伤表现。偶尔仅一支面神经受损，表现局限于前额、眼睑或口。

（4）预后：产伤性面神经麻痹预后良好，多数在 2 周内恢复。90% 以上可完全恢复，其余可部分恢复。

3. 膈神经麻痹（diaphragmatic paralysis）　由于膈神经损伤导致同侧膈肌运动瘫痪。

（1）病因：分娩时颈部与上臂受到牵拉，常为单侧性，且常伴有臂丛神经损伤，但也可单独发生。

（2）临床表现：在生后 1 天内即出现。表现为呼吸窘迫，患侧呼吸音降低。胸片显示患侧膈肌隆起，纵隔向对侧移位。

（3）预后：死亡率在 10%~15%，大多数病例在 1 年内恢复。

（二）干预

1. 治疗

（1）臂丛神经麻痹：最初为保守治疗，包括：①第 1 周将前臂固定在上腹部以减少不适，保护受伤的手臂，阻止进一步的创伤。②1 周后为避免挛缩，应对肩关节、肘关节及手腕关节进行移动度活动训练。

（2）面神经麻痹：应用人工泪液及眼罩保护眼睛，防止角膜受损。

（3）膈神经麻痹：一般选用保守治疗。有低氧血症时给予氧疗，呼吸衰竭时使用无创或有创辅助通气。为减少呼吸做功，一般给予鼻饲。

2. 病情观察

（1）生命体征观察：密切观察患儿生命体征变化以及精神状况、面色、反应等。

（2）损伤部位的观察：注意观察神经损伤部位的反射、肌张力等，膈神经麻痹者加强观察呼吸状态。

3. 健康教育　告知家属产伤性周围神经损伤发生的原因及预后，安抚家属，使其积极配合治疗；臂丛神经损伤者后期需进行物理治疗与咨询，教会家属如何在活动范围内进行练习；对于产伤性面神经麻痹及膈神经麻痹较严重的病例应做好门诊随访，若 1 年仍未恢复，可考虑进行神经外科修复术。

要 点 荟 萃

1. 产伤的发生与胎儿的大小、胎位、骨盆形态及接产方式等密切相关，可发生于身体的任何部位。风险因素包括母亲产程过长或过短、大于胎龄儿、胎头与骨盆不相称、早产儿、难产（横位、臀位、额位、颜面位）、使用产钳或吸引器助产等。

2. 临床常见的产伤　主要包括头部产伤、皮肤软组织损伤、骨折及周围神经损伤等。头部产伤主要包括头皮水肿、头颅血肿与帽状腱膜下血肿。

3. 头皮水肿的临床表现　顶枕部弥漫性头皮与皮下组织肿胀，为可凹陷性水肿，边缘不清，无波动感，范围可超过中线与骨缝，生后不膨胀。

4. 头颅血肿常发生于胎头吸引、产钳助产及臀位产，临床表现为顶骨或枕骨部位出现的边缘清晰的局限性肿块，有波动感，不超过骨缝，局部头皮颜色正常，生后可膨胀。

5. 帽状腱膜下血肿表现为跨越骨缝的质硬或波动感肿块，为游走性出血，不受骨膜限制。典型病例为生后 4h 内出现，12~72h 继续增大。

6. 产伤性骨折　在产程延长、难产、巨大儿或胎儿宫内窘迫需快速娩出时容易发生，最常见于锁骨、肱骨或股骨，也可见于颅骨。锁骨骨折最为常见，多为单侧性，5% 的锁骨骨折合并臂丛神经损伤。临床表现为患侧手臂不动或运动不灵活，移动患侧上臂时患儿哭闹，锁骨上凹可消失，拥抱反射减弱或消失。锁骨骨折者目前不主张作特殊处理；肱骨或股骨骨折需固定；颅骨骨折者需警惕颅内出血。

（陈 琼 胡艳玲）

第二节　新生儿颅内出血的护理评估与干预

新生儿颅内出血（intracranial hemorrhage，ICH）是新生儿尤其是早产儿的常见疾病，主要由缺氧和产伤引起。严重的颅内出血可留有神经系统后遗症，甚至死亡。由于不同病因，新生儿颅内出血可发生在不同部位。主要出血类型包括脑室周围 - 脑室内出血、硬膜下出血、蛛网膜下腔出血、小脑出血等，具体见图 17-1。

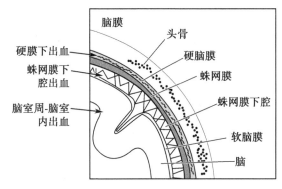

图 17-1　各类型颅内出血

一、几种不同类型的新生儿颅内出血的护理评估

（一）脑室周围 - 脑室内出血（periventricular-intraventricular hemorrhage，PIVH）

1. 定义　室管膜下生发基质延伸到侧脑室的出血称为脑室周围 - 脑室内出血。PIVH 是早产儿最常见的颅内出血类型，占新生儿颅内出血的 80% 以上。

2. 发生率　极低出生体重儿发生率为 40%~60%；胎龄 <28 周的早产儿比胎龄 28~31 周的患儿发生率高 3 倍；有文献报道，有 3.5%~4.6% 的足月儿发生颅内出血。

3. 发生时间　约 50% 发生在出生 24h 内，大约 80% 发生在生后 48h 内，大约 90% 发生在生后 72h 内，在生后 7 天 99.5% 都已经发生，20%~40% 的颅内出血进展期在生后 3~5 天。

4. 高危因素

（1）母亲为高龄产妇：发生 PIVH 的风险与妊娠年龄成正相关。

（2）早产及低出生体重儿：所有早产儿都有 PIVH 的风险，胎龄小于 32 周的早产儿风险更大。

（3）其他相关的临床因素：①有产伤或窒息以及 5minApgar 评分低。②酸中毒。③低血压或高血压。④血细胞比容低。⑤呼吸窘迫需要机械通气。⑥碳酸氢钠输入过快及输注高渗性液体。⑦凝血障碍。⑧气胸。⑨动脉导管未闭结扎等。

5. 分度及分型　按头颅 CT 图像的 Papile 分度法将出血分为四级。

（1）Ⅰ级：单纯室管膜下生发基质出血伴极少量脑室内出血。

（2）Ⅱ级：脑室内出血，不伴脑室扩大。

（3）Ⅲ级：脑室内出血，伴脑室扩大。

（4）Ⅳ级：脑室内出血伴脑实质出血。

根据出血量的多少及严重性可将 PIVH 分为三型：①小量出血：Ⅰ级或Ⅱ级；②中度出血：Ⅲ级；③严重出血：Ⅳ级。

6. 临床表现　取决于出血部位、量和失血速度。随着出血量的增加，临床表现从不明显到急剧发展。小量出血时，临床可无症状。随着出血量增加，患儿可能出现"先兴奋后抑制"的表现，即前期可能烦躁，激惹，肌震颤、惊厥、前囟饱满,继而出现四肢肌张力减低、意识障碍如嗜睡、昏迷、眼球固定、凝视、对光反射消失、血压下降、心动过缓、呼吸暂停甚至呼吸停止而死亡。

7. 结局　有赖于出血严重性的分级

(1) 小量出血:常常可自愈,神经发育缺陷与没有出血的早产儿相同,死亡率为 5%,严重的神经发育缺陷约 10%。

(2) 中等量出血:在婴儿期有 40% 的严重神经发育缺陷,死亡率为 10%,伴发进行性脑积水少于 20%。

(3) 严重出血:严重的神经发育缺陷达到 80%,在幸存者中通常伴随脑积水,死亡率达到 50%。这些出血是引起低出生体重儿死亡的重要原因。

(二) 硬膜下出血

1. 定义　硬膜下出血(subdural hemorrhage,SDH)指天幕、大脑镰撕裂和大脑表浅静脉破裂导致硬脑膜和蛛网膜之间的出血。伴或不伴硬脑膜撕裂伤。不常发生,占全部颅内出血的 10% 以下。

2. 高危因素　多为产伤所致。巨大儿、头盆不称、产钳助产、臀位分娩、早产、胎位不正性难产(臀先露、面先露、额先露、脚先露)、颅骨异常和(或)骨盆结构非常坚硬、产程太短(没有足够时间扩张)或太长(胎头受到长时间压缩)、胎头吸引等。

3. 临床表现　意识降低、运动不对称,由相关的缺氧缺血性损伤程度决定。由于缓慢扩张的血肿,在生后最初 24h 内临床症状不明显;在第 2 天或第 3 天,由于脑脊液流入后颅窝导致堵塞,出现颅内压逐渐增高的症状,如前囟饱满、激惹、嗜睡;脑干受累症状,如出血同侧瞳孔对光反射迟钝;呼吸异常、面神经麻痹。

4. 结局　伴随大量出血的小脑幕或大脑镰的大面积撕裂预后不良,死亡率大约 45%,幸存者出现脑积水或其他后遗症,伴随的缺氧缺血性损伤是决定预后的关键因素。

(三) 原发性蛛网膜下腔出血(primary subarachnoid hemorrhage)

1. 定义　蛛网膜下腔出血指蛛网膜以及软脑膜之间的出血,包含脑脊液。

2. 发生率　蛛网膜下腔出血是新生儿颅内出血发病率最高的一种,文献报道,可达 77.4%。

3. 高危因素　宫内窘迫、产伤、窒息、胎头吸引、产钳助产及急产。

4. 临床表现　大多数无症状。足月儿在生后第 2 天可能出现惊厥的症状,在两次抽搐间患儿表现正常。在早产儿中表现为发生反复发作的呼吸暂停。但出血量大且急剧进展时,会很快出现神经系统异常表现,如嗜睡、反应低下、反复惊厥、肌张力低下,甚至危及生命。

5. 结局　后遗症罕见。90% 出现过惊厥的足月儿随访均是正常的。

(四) 小脑出血

1. 定义　小脑出血(intracerebellar hemorrhage)是指脑室或蛛网膜下腔出血蔓延到小脑。早产儿比足月儿发生率高。胎龄 <32 周或出生体重 <1500g 的早产儿发生率为 15%~25%。

2. 病因　多因素导致,产伤、缺氧、早产儿各种疾病过程中引起的脑血流动力学改变等均可导致小脑出血。

3. 高危因素　呼吸窘迫、低氧血症、早产(多发生于胎龄 <32 周)、足月儿有臀位分娩史。

4. 临床表现　根据病因与出血量不同,临床症状出现的时间不一。一般在生后 3 周内出现症状,更多的在生后 2 天就出现。严重者出现严重呼吸功能障碍,可在短时间内死亡。

5. 结局　小脑出血者很可能出现神经方面的缺陷。足月儿比早产儿结局好,存活着可留有神经系统后遗症。

二、护理干预

1. 预防　因颅内出血主要由缺氧和产伤引起,故对新生儿颅内出血的预防应从出生前做起。预防策略包括:根据需要使用药物预防早产;治疗孕妇并发症(出血、绒毛膜羊膜炎、败血症和高血压);提供胎儿监测(生物、物理监测),避免发生围生期窒息;促进宫内转运;根据情况采取恰当的分娩措施,促进无压力性的分娩,尽量减少产伤发生等;生后需要气管插管的患儿尤其是早产儿,应由经验丰富的医师或呼吸治疗师进行高效插管,避免诱发颅内出血。

2. 对症支持治疗及护理

(1) 止血:遵医嘱应用维生素 K_1、酚磺乙胺等止血药物,观察药物的疗效。

(2) 镇静:患儿出现烦躁、尖叫等惊厥先兆时,立即处理。遵医嘱给予苯巴比妥静脉缓慢注射。用药后严密观察病情变化,注意观察呼吸状态。

(3) 降低颅内压:当出现如原始反射异常等脑水肿表现时,遵医嘱予以呋塞米或地塞米松对症治疗,早期慎用甘露醇。

(4) 缓慢使用液体疗法:减慢输液速度,控制输入液量,使用输液泵匀速输入,避免高渗性液体输入。

(5) 稳定血压:避免血压波动导致脑血流的突然改变,避免引起动静脉血压大范围波动的相关因素:如惊厥、过多的肢体活动、呼吸暂停、哭闹、气胸。

(6) 吸痰的注意事项:由两人进行气管内吸引,避免过度刺激。

(7) 如果可能尽量避免侵入性操作,减少刺激:如使用无创方式监测氧气和二氧化碳的水平,并维持其在正常范围内。

3. 一般护理

(1) 环境:保持环境安静,调暗光灯,保持适宜的温湿度;各项治疗、操作尽量集中进行,动作轻柔,保持患儿绝对安静。

(2) 体位:抬高床头 15°~30°,头部取中线位,颈肩部适当抬高,保持呼吸道通畅。更换体位时动作轻柔、缓慢,保持头部与身体以身体脊柱为中线同时移动,防止头部突然扭曲压迫颈静脉,增加颅内压。

(3) 维持体温稳定:体温过高或过低均可能增加氧的消耗,故应将患儿置于暖箱内,调节箱温至中性温度,维持患儿体温稳定。

(4) 合理喂养:禁食期间给予静脉营养,保证营养供给;出血早期喂养者可给予鼻饲;奶瓶喂养时注意评估患儿的吸吮、吞咽和呼吸功能之间的协调性,观察患儿饮入情况,防止呛奶及误吸。

4. 合理用氧,保持呼吸道通畅　遵医嘱给予鼻导管或头罩吸氧,病情严重时予无创或有创呼吸机机械通气,监测并维持正常的通气、换气功能和酸碱平衡。病情好转后改为低流量、间断吸氧直至停止吸氧。

5. 病情观察　密切观察患儿生命体征及血氧饱和度,尤其是呼吸形态;观察患儿的意识状态、肌张力、前囟张力、瞳孔及各种原始反射状况;仔细观察惊厥发生的时间、表现以及持续时间等;避免过度通气引起气胸,严密观察有无气胸发生。

6. 健康宣教　向家属讲解颅内出血的相关知识,告知其严重性以及可能出现的神经系统后遗症;安抚家属,减轻不良情绪,让家属配合治疗和护理;指导按时进行新生儿门诊及神经门诊随访,有脑损伤时,尽早进行康复训练,坚持治疗,给予视、听、触觉、前庭运动等刺激,减轻脑损伤后遗症,提高患儿后期生存质量。

要 点 荟 萃

1. 新生儿颅内出血　主要由缺氧和产伤引起。主要类型包括脑室周围-脑室内出血、硬膜下出血、蛛网膜下腔出血、小脑出血等。其中以脑室周围-脑室内出血最为常见,根据头颅CT图像可分为四级,根据出血量的多少及严重性可分为三型。

2. 脑室周围 - 脑室内出血的临床表现 取决于出血部位、量和失血速度。随着出血量的增加,临床表现从不明显到急剧发展,患儿表现为"先兴奋后抑制"。

3. 新生儿颅内出血重在预防 预防应从出生前做起,如预防早产、治疗母亲并发症、防止围生期窒息等。

4. 新生儿颅内出血的护理要点 主要包括:保持环境与患儿安静、做好体位管理、稳定血压、避免输注高渗性液体及快速输液、避免剧烈吸痰、密切观察病情等。

（陈 琼 胡艳玲）

第三节 新生儿缺氧缺血性脑病的护理评估与干预

新生儿缺氧缺血性脑病(hypoxic -ischemic encephalopathy,HIE)是由于各种围生期因素导致的缺氧和脑血流减少或暂停而引起胎儿和新生儿的脑损伤,是新生儿窒息后的严重并发症,是目前发展中国家和欠发达国家新生儿围生期死亡和严重伤残的主要原因。

（一）护理评估

1. 病因

(1) 缺氧:缺氧是发病的核心。引起 HIE 的主要原因是围生期窒息,其次是反复呼吸暂停,严重的呼吸系统疾病,右向左分流型先天性心脏病。

(2) 缺血:心脏停搏或严重的心动过缓,重度心力衰竭或周围循环衰竭。

2. 高危因素 ①娩出前的风险因素:母亲甲状腺疾病,严重的孕期高血压,胎儿生长受限、脐带异常(如打结、绕颈等)、母亲发热等。②娩出时的高危因素:大于胎龄儿、头盆不称、产程延长、急产、难产、横位产、臀先露、面先露、使用产钳或胎头吸引助产等。③严重的分娩事件:胎粪吸入以及 Apgar 评分低等。

3. 发生率 据报道,HIE 的发生率为 2‰ ~9‰,发展中国家的发病率高于发达国家。大约 0.3‰的患儿留有严重的神经系统后遗症。

4. 临床表现 主要为意识及肌张力改变,严重者伴有脑干功能障碍。根据病情严重程度将 HIE 分为轻、中、重 3 度。

(1) 轻度:一般在生后 24h 内症状明显,3 天内逐渐消失。主要表现为兴奋、激惹,肢体颤抖、吸吮反射正常,拥抱反射活跃,肌张力正常,前囟平,瞳孔正常或扩大,呼吸平稳,无惊厥发生。

(2) 中度:症状在生后 72h 内表现明显,2 周内逐渐消失。表现为反应差、嗜睡,吸吮反射及拥抱反射减弱,肌张力减低,肢体自发运动减少,前囟张力正常或稍高,瞳孔常缩小、对光反射迟钝,常伴有惊厥发生。

(3) 重度:症状可持续数周。表现为意识不清、昏迷,吸吮反射及拥抱反射消失,肢体松软,前囟张力高,瞳孔不对称扩大、对光反射迟钝,反复呼吸暂停,惊厥频繁。

5. 结局

(1) 临床结局基于大脑受累的严重程度,可出现选择性神经元坏死。长期后遗症基于大脑病变部位、大脑损害程度以及异常临床表现的持续时间。

(2) 研究表明,出现 HIE 的窒息新生儿在新生儿期死亡率为 20%~50%。在 3 岁半时,大约 17% 的 HIE 患儿出现神经系统后遗症。随访数据显示,随着亚低温治疗的广泛应用,这一数据可能会改变。

(3) 预后不良的相关因素

1) Apgar 评分:如果 20min 或以后的评分为 0~3 分,死亡率大约为 60%;如果 1min 评分 <3 分以及 5min

评分<5分,且伴随异常的神经症状(喂养困难、呼吸暂停、肌张力减退、惊厥),死亡率大概为20%,40%有神经系统后遗症,余40%是正常的。

2) 脑病变:轻度脑病变可不出现后遗症;重度脑病变则有75%的患儿死亡,25%出现后遗症;持续出现异常神经症状表明脑损伤越严重;异常神经症状若在1~2周内消失则患儿有回归正常的机会(但不排除学习障碍的可能性)。

3) 惊厥出现时间:惊厥出现越早(生后12h)和(或)难以控制则预后越差。

(二) 护理干预

HIE重在预防,防止围生期缺氧、缺血及窒息(预见危险因素,适时干预)由经过培训且经验丰富的工作人员进行快速有效的复苏等。对于已确诊的HIE患儿,进行针对性的干预治疗和护理,对于其预后有重要的影响。研究证实,HIE患儿早期接受正规治疗,实施基于家庭和医院的早期康复干预,给予良性刺激可促进脑功能的代偿性适应。

1. 对症支持治疗　包括三支持及三对症。

(1) 三支持:①维持良好的通气、换气功能:及时清除呼吸道分泌物,保持气道通畅。根据病情选择适合的氧疗方式,如头罩给氧、无创辅助通气或呼吸机机械通气等。保持$PaO_2>50\sim70mmHg$,$PaCO_2<40mmHg$。纠正酸中毒,改善通气纠正呼吸性酸中毒,酌情使用5%碳酸氢钠纠正代谢性酸中毒,使pH保持在7.35~7.45。②维持各脏器血流灌注,保持血压、心率在正常范围,避免血压剧烈波动。遵医嘱使用多巴胺或多巴酚丁胺等血管活性药物,保证脑及各重要脏器的血流灌注。③维持适当的血糖水平(4.2~5.6mmol/L),避免低血糖加重脑损伤,避免高血糖的高渗透导致脑出血及血乳酸堆积等不良结局。及时监测血糖,保持糖速在6~8mg/(kg·min)。根据病情尽早开奶,观察有无低血糖发生,但同时需避免发生高血糖。

(2) 三对症:①控制惊厥:首选苯巴比妥那(鲁米那),负荷量20mg/kg,静脉缓慢推注。若惊厥未控制,1h后可加用10mg/kg,12h后维持量为5mg/(kg·d)。也可使用其他抗惊厥药物,如苯妥英钠(用量与苯巴比妥相同)或10%水合氯醛(0.5ml/kg,稀释后保留灌肠)。②降低颅内压:控制每日液量在60~80ml/kg,预防脑水肿。颅内压增高时遵医嘱选用呋塞米(0.5~1mg/kg)或甘露醇0.25~0.5mg/kg,每6~12小时静脉注射。③亚低温治疗:是目前足月儿中、重度HIE治疗中疗效及安全性得到国内外认可的方法。包括选择性头部亚低温治疗及全身亚低温治疗。原理为通过人工诱导的方式,将体温下降2~4℃,从而减少脑组织的基础代谢,保护神经细胞。适用于胎龄36周以上的新生儿且窒息损伤后6h内进行。

根据2011版"足月儿缺氧缺血性脑病循证治疗指南",目前已不推荐使用高压氧、纳洛酮、神经节苷脂等治疗足月儿HIE。

2. 一般护理

(1) 环境:保持环境安静,温湿度适宜。各项治疗及护理尽量集中进行,动作轻柔,减少对患儿的刺激。

(2) 体位:头部抬高15°~30°,头部取中轴位,更换体位时保证头部及整个身体同时移动,避免压迫颈动脉,尽量少搬动患儿。

(3) 合理喂养:遵医嘱给予合理喂养,保证热量供给。喂养前评估患儿吸吮、吞咽能力,必要时予鼻饲。喂养时严密观察患儿生命体征、面色、有无呕吐及胃食管反流。

(4) 加强基础护理:加强眼睛、口腔、脐部及臀部的基础护理,预防并发症。

3. 对症护理

(1) 惊厥的护理:HIE患儿常可发生惊厥,增加脑细胞耗氧,故应做好惊厥护理,详见本章第四节。

(2) 颅内高压的护理:密切观察患儿有无前囟饱满、睁眼不睡、躁动不安、大声尖叫等表现;遵医嘱合理用药,观察药物作用及不良反应;减少环境刺激,保持患儿安静。

4. 密切观察病情　严密监测患儿生命体征,尤其是体温及呼吸情况、监测血糖,注意观察面色、神志、前囟张力、肌张力、有无惊厥等症状以及观察有无药物不良反应,发现异常及时报告医生进行处理。

5. 早期进行个体化的康复干预

(1) 抚触:患儿病情稳定后,给予抚触护理,一般对患儿的面部、头部、胸部、腹部、四肢、背部等进行抚触,以达到正性神经刺激的目的。

(2) 运动训练:主要包括肢体训练及视听训练,以促进脑功能恢复。肢体训练即协助患儿进行前臂、下肢的屈伸运动以及上臂交叉运动等。视听训练主要是利用色彩鲜艳、带声音的物体刺激患儿的视觉及听觉,促进视听觉的发育。

6. 健康教育 对患儿家属讲解有关 HIE 的疾病相关知识,指导在家庭中如何保持患儿处于正确的姿势、如何在日常生活中进行病情观察以及应急处理等,指导家属在患儿出院后坚持定期随访以及在康复科进行康复干预。

要 点 荟 萃

1. 新生儿缺氧缺血性脑病是新生儿窒息后的严重并发症,主要由围生期及出生后的缺氧、缺血引起。根据病情严重程度分为轻、重、中 3 度,临床表现主要为意识及肌张力改变,严重者伴有脑干功能障碍。

2. 新生儿缺氧缺血性脑病重在预防。对于已发生 HIE 的患儿目前仍主张"三支持、三对症"。

(1) 三支持:①维持良好的通气、换气功能。②维持各脏器血流灌注,保持血压、心率在正常范围,避免血压剧烈波动。③维持适当的血糖水平(4.2~5.6mmol/L)。

(2) 三对症:①控制惊厥:首选苯巴比妥钠(鲁米那)。②降低颅内压:控制每日液量在 60~80ml/kg,预防脑水肿。③亚低温治疗:是目前中、重度 HIE 治疗中疗效及安全性得到国内外认可的方法,包括选择性头部亚低温治疗及全身亚低温治疗。根据 2011 版"足月儿缺氧缺血性脑病循证治疗指南",目前已不推荐使用高压氧、纳洛酮、神经节苷脂等治疗足月儿 HIE。

3. HIE 的护理干预措施 包括协助进行"三支持、三对症",做好一般护理,如保持环境安静、做好体位护理、合理喂养、加强基础护理、密切观察病情、早期进行个体化的护理干预以及对家属进行教育。

（陈 琼 苏绍玉）

第四节 新生儿惊厥的护理评估与干预

新生儿惊厥是新生儿中枢神经系统功能异常最常见的临床表现,80% 的新生儿惊厥发生在生后第 1 周内,随年龄增加其发生率逐渐下降。国外报道,新生儿惊厥的发生率足月儿为 1‰~3‰,早产儿及低出生体重而约为足月儿的 10 倍。新生儿惊厥大多提示患儿存在严重的原发病,如 HIE、颅内出血、感染等。惊厥可加重脑损伤,甚至遗留神经系统后遗症,因此及时、准确的评估和干预十分重要。

(一)护理评估

1. 定义 新生儿惊厥是指生后 28 天内(足月儿)或纠正胎龄 44 周内(早产儿)出现一种刻板的、阵发性发作的、引起神经功能[行为运动和(或)自主神经功能]改变的表现,伴或不伴异常同步大脑皮质放电的表现。惊厥是一次性有始有终的脑细胞群过度放电,导致突然而暂时的脑功能障碍,是神经功能失调的一种症状,并不是一种疾病。

2. 病因 新生儿惊厥的病因众多,不同病因的发病时间和预后大相径庭。但新生儿惊厥常多种病因同时存在。

(1) 神经系统疾病:缺氧缺血性脑病、颅内出血(包括脑室内出血、脑实质出血、蛛网膜下腔出血和硬膜下出血等)、脑梗死和先天性脑发育畸形。

(2) 新生儿严重感染:败血症并发脑膜炎、脑炎等。

(3) 新生儿代谢紊乱:①低血糖:常见于糖尿病母亲的婴儿,小于胎龄儿(SGA)的婴儿等。②低钙血症:血清钙 <1.87mmol/L。③低镁血症:血清镁 <0.70mmol/ L。④低钠 / 高钠血症:低钠血症可能由于水摄入量过多或粪便或尿液丢失钠过多,高钠血症可能由于意外口服或静脉注射过多导致。⑤高胆红素血症 / 胆红素脑病。⑥高氨血症、高甘氨酸血症。⑦维生素 B_6 依赖症。

此外,还有某些少见病因可引起新生儿惊厥。如母亲吸毒 / 新生儿戒断综合征、良性非家族性新生儿惊厥、良性家族性新生儿惊厥和高血压等。

3. 危险因素

(1) 产前因素:母亲孕龄 >40 岁、初产妇、糖尿病孕妇 / 妊娠期糖尿病孕妇、孕妇发热、绒毛膜羊膜炎以及胎儿窘迫、胎盘早剥、脐带脱垂、第二产程延时等。

(2) 新生儿因素:胎龄过小的早产儿、低出生体重儿、过期儿(胎龄 >42 周)、男性新生儿。

4. 临床表现　新生儿惊厥根据临床表现分为微小型,局灶性或多灶性阵挛型,局灶性或全身性强直型,局灶性、多灶性、全身性肌阵挛型,肌痉挛,许多病例可发生不止一种类型的惊厥。

(1) 微小型:微小型是新生儿惊厥最常见的表现形式,存在于绝大多数足月儿与早产儿病例中,多为一些过度的自主运动,经常不被发现且表现各异。可表现为眼部运动(阵发性斜视、眼球震颤、突然凝视、眨眼等),口颊舌运动(咀嚼吸吮和咂嘴,常伴突然流涎增多、吐舌等),连续的肢体动作(踏步样、骑车样、拳击样、划船样或游泳样运动)或复杂的无目的性运动。交感神经功能异常(心率 / 呼吸大幅度有节律的波动、呼吸暂停、血压增高、阵发性面红或苍白等)。

(2) 局灶性或多灶性阵挛型:阵挛型是指重复有节律的四肢、面部或躯干肌肉的快速收缩和缓慢放松运动,新生儿惊厥表现时节律更慢,可以为局灶性或多灶性表现,但一般无意识丧失。

1) 局灶性阵挛型:常见原因是新生儿脑卒中,其他原因有颅内局灶性病灶、感染、蛛网膜下腔出血、局部外伤或代谢异常,脑电图(EEG)表现为局灶性的节律尖慢波,该型的预后较好。

2) 多灶性阵挛型:发作时出现多个肌群阵发性频繁地节律性抽搐,具有迁移性特点,常表现为身体同侧或双侧多个肢体或多个部位同时或先后交替或快速从一侧发展至另一侧,无一定的顺序。这种四肢的随意阵挛样动作也经常出现在胎龄 <34 周的正常早产儿中。多灶性阵挛型惊厥时 EEG 可有多灶性脑电异常表现。

(3) 局灶性或全身性强直型

1) 强直型:表现为持续肌肉收缩(数秒)而无重复特征,单侧肢体的持续姿势异常或躯干持续的非对称性的姿势异常。强直型惊厥常伴有强直性斜视、阵挛性动作、窒息和昏睡。强直型惊厥可以是局灶性或全身性。

2) 全身性强直型惊厥:类似去大脑或去皮质姿势,最常见于弥漫性中枢神经系统功能不良或脑室内出血的早产儿。临床表现可不伴 EEG 改变。强直型预后较差,而部分窒息后或缺氧后强直型发作患儿的预后较好。

(4) 局灶性、多灶性、全身性肌阵挛型:肌阵挛型是无节律且单一的四肢、面部或躯干肌肉的快速收缩,可无重复发作。肌阵挛型可以是局灶性、多灶性或全身性。局灶性和多灶性肌阵挛型惊厥常伴随 EEG 高尖波。全身性肌阵挛型惊厥 EEG 可表现为暴发抑制。典型肌阵挛惊厥常伴有弥漫性中枢神经系统病理改变,多提示严重脑功能损伤,常见原因有围生期窒息、先天性代谢异常、大脑发育不全或严重脑创伤,提示远期预后不良。

（5）肌痉挛：肌痉挛是全身屈肌和（或）伸肌持续 1~2s 的快速肌肉收缩。肌痉挛比强直发作持续时间短。EEG 可见一个单一的、短暂的、全身放电表现。

5. 鉴别 新生儿惊厥需要与类惊厥样动作相鉴别。类惊厥样动作包括震颤、抖动、各种形式的肌阵挛、过度惊骇、张力障碍性动作、视觉运动、打嗝、舌部肌肉震颤、不自主运动、脑干释放现象以及早产儿中的一些阵发性非癫样运动等，具体的鉴别点见表 17-3。

表 17-3 惊厥与颤动的区别

	惊厥	颤动
粗大运动	当握住肢体仍有大幅有节奏的运动	当握住肢体，像抖动的运动停止
触发	惊厥是无意识的，刺激一般不会引发	对刺激很敏感
节律改变	呼吸和面色发生变化	呼吸和面色不发生变化
眼球运动	出现异常眼球运动	不会出现异常眼球运动
伴 ECG 改变	有	无

（二）护理干预

1. 一般护理

（1）环境：保持病房安静整洁，温湿度适宜。避免一切不必要的刺激，各种治疗、护理集中完成，若患儿烦躁应在应用镇静剂后进行操作。各项操作时动作轻柔，避免诱发或加重患儿再次出现惊厥。

（2）加强喂养：喂养时注意避开惊厥发作时进行，惊厥停止后鼓励喂养，评估患儿的吸吮、吞咽功能及协调性，给予奶瓶喂养，必要时予鼻饲，维持血糖在正常范围。

2. 病情评估

（1）一般监测：监测体温、呼吸及经皮血氧饱和度及血糖，注意观察患儿的面色、意识、反应、前囟张力及肌张力等。

（2）惊厥评估：新生儿惊厥尤其是微小型因其临床表现不典型，常常被忽视。故护士应具备高度责任心及丰富临床经验，对有高危因素的患儿加强巡视，注意观察有无双眼凝视、斜视、眨眼等动作，有无面肌颤动，上下肢来回摆动等，如某一动作反复出现，应考虑惊厥发作。注意区分类惊厥样动作，早期识别惊厥症状并及时、有效处理。

3. 惊厥发作时的护理 新生儿惊厥应按照保持呼吸道通畅、改善组织缺氧、迅速止痉及病因治疗四大环节进行。

（1）保持呼吸道通畅，维持正常通气、换气功能。

1）体位：患儿取侧卧或平卧位，头偏向一侧，颈肩部垫小毛巾，保持"鼻吸气"体位。

2）清理呼吸道：迅速清除口、鼻腔的分泌物，保持呼吸道通畅。吸痰时动作轻柔，压力适宜，防止黏膜损伤。

（2）吸氧：吸氧可减轻惊厥发作时的脑组织缺氧。遵医嘱予鼻导管或头罩吸氧，必要时予无创或有创呼吸机机械通气。

（3）迅速止痉：维持静脉通路通畅，遵医嘱准确应用止痉药物。新生儿惊厥常用止痉药物为苯巴比妥。遵医嘱准确抽吸药物，缓慢静脉推注。有肌痉挛或强直时肢体不应制动，防止引起肌肉挫伤或骨折。

（4）病因治疗：因引起新生儿惊厥的原因各异，故在紧急止痉后应查明原因，进行针对性治疗。例如，低血糖引起的惊厥，则静脉推注 10%GS 2ml/kg，同时密切监测血糖变化。低血钙引起的惊厥，则遵医嘱静脉滴注 10% 葡萄糖酸钙，同时监测心率。若为高热引起的惊厥，则应及时退热处理。

（5）严密观察病情变化：严密观察患儿体温、脉搏、呼吸、瞳孔、神智、面色等，详细记录生命体征、抽搐时间、持续时间、间隔时间、发作类型、临床表现、恢复情况等,注意有无休克、呼吸衰竭等并发症发生,协助医生进行抢救。

4. 健康教育　告知家属引起惊厥的可能原因以及对神经系统的影响,教会在日常护理中注意观察患儿有无再次惊厥的表现以及应急处理方法等。坚持门诊随访,积极治疗原发病,必要时予康复训练。

要 点 荟 萃

1. 新生儿惊厥　是指生后 28 天内(足月儿)或纠正胎龄 44 周内(早产儿)出现一种刻板的、阵发性发作的、引起神经功能[行为运动和(或)自主神经功能]改变的表现,伴或不伴异常同步大脑皮质放电的表现,是新生儿中枢神经系统功能异常最常见的临床表现。

2. 新生儿惊厥的常见病因　缺氧缺血性脑病、败血症、颅内出血、脑梗死和先天性脑发育畸形,少见病因包括代谢性疾病。

3. 新生儿惊厥分类　根据临床表现可分为:①微小型,最常见。②局灶性或多灶性阵挛型。③局灶性或全身性强直型。④局灶性、多灶性、全身性肌阵挛型。⑤肌痉挛。

4. 新生儿惊厥的护理要点　包括一般护理(环境、加强喂养)、密切观察病情、惊厥发作时的护理以及健康教育。惊厥发作时应按照保持呼吸道通畅、改善组织缺氧、迅速止痉及病因治疗四大环节进行,在此过程中应严密观察病情变化,做好护理记录。

(陈　琼　胡艳玲)

参 考 资 料

[1] 邵肖梅,叶鸿瑁,丘小汕.实用新生儿学.4版.北京:人民卫生出版社,2011.

[2] 崔焱.儿科护理学.5版.北京:人民卫生出版社,2012.

[3] 张玉侠.实用新生儿护理学.北京:人民卫生出版社,2015.

[4] Terese Verklan M. Neurologic Disorders. Core Curriculum for Neonatal Intensive Care Nursing. 2015,CHAPTER 34,734-766.

[5] 邵晓梅,张崇凡.2011 足月儿缺氧缺血性脑病循症治疗指南(2011 标准版).中国循证儿科杂志,2011,6(5):327-335.

[6] 马思敏,杨琳,周文浩.新生儿惊厥诊断和治疗进展.中国循证儿科杂志,2015,10(2):126-135.

[7] Vasudevan C,Levene M. Epidemiology and aetiology of neonatal seizures. Semin Fetal Neonatal Med,2013,18(4):185-191.

第十八章

泌尿生殖系统疾病护理评估与干预

导读与思考：

新生儿泌尿系统具有排泄代谢产物,调节体液平衡,维持内环境稳定的功能,但由于其功能不成熟,应激状态下容易出现紊乱。因此,需了解泌尿系统的特点,早期识别泌尿系统疾病并积极处理。

1. 新生儿泌尿系统的解剖和生理有哪些特点,新生儿的尿液排泄又有哪些特点?

2. 新生儿急性肾衰竭可分为肾前性、肾性和肾后性,具体病因有何不同?

3. 新生儿急性肾衰竭多为少尿型,可分为几期,具体临床表现如何,如何处理?

4. 什么情况下考虑腹膜透析,如何操作,需要注意哪些问题?

5. 新生儿肾静脉血栓有哪些临床表现,如何进行抗凝治疗的护理?

第一节　泌尿生殖系统的胚胎发育

(一) 泌尿系统的胚胎发育

泌尿系统和生殖系统都起源于中胚层。肾脏发育从妊娠第 3 周到大约 34 周分为三个阶段。前肾、中肾和后肾相继出现,前肾在孕龄 3~4 周初出现,生肾索的头端部分在颈部第 7~14 体节外侧形成数条前肾小管,前肾小管相互连接形成一条纵行的前肾管,随后的发育中其向尾部延伸成为中肾管,前肾在肾脏的形成中起到初始的作用,但对于人类没有功能学意义,第 5 周时开始退化。

中肾在前肾退化前即孕龄 4~5 周时开始发生,在第 14~28 体节外侧的中肾嵴内发生中肾小管,37 天左右时完全发育,中肾在后肾形成前有短暂的功能活动,第 2 个月末时大部分退化,仅留下中肾管及尾端小部分中肾小管,其中后者形成男性生殖管道,而女性则形成卵巢和卵巢旁体。

后肾在孕龄第 5 周初开始形成,由输尿管芽和生后肾原基起源而来,以后发育成人体的永久肾,输尿管芽是中肾管末端通入泄殖腔处向背侧头部长出的一个小盲管,其反复分支逐渐演变为包括输尿管、肾盂、肾盏和集合小管在内肾的排泄部。生后肾原基是生肾索受输尿管芽诱导产生,发展成为肾脏的泌尿部,其外周部分演化成肾的被膜,而内侧形成的细胞团附于弓形集合小管末端两侧并在其盲端诱导下,逐渐分化形成肾小囊、近曲小管、髓袢和远曲小管,肾小囊和伸入囊内的毛细血管球组成肾小体,肾小体和肾小管组成肾单位,是肾脏结构和功能的基本单位,32~34 周时全部形成,在孕龄 36 周胎儿肾脏发育完成时每侧约有 100 万肾单位,肾单元发育期间受损伤或染色体异常会引起肾盂积水、多囊肾。

后肾在开始形成数周内开始发挥作用,至 12 周末时,已能形成尿,功能持续整个胎儿期,尿液排入羊膜腔。15 周时,尿液已是组成羊水的重要成分。胎儿阶段,机体的排泄主要由胎盘通过母体完成,胎儿的肾脏基本不承担排泄功能,由于肾脏血管阻力高和全身血压低,胎儿的肾脏血流也较少。

膀胱、尿道的分化和后肾的发育同步。泄殖腔被尿直肠隔分隔为直肠和尿生殖窦,尿生殖窦的上部在孕龄6周左右时开始发育为膀胱,膀胱形成失败会导致膀胱外翻和脐尿管(连接膀胱和脐的管道,胚胎进化过程中自行闭锁形成脐正中韧带)未闭。

随着膀胱的扩大,输尿管开口于膀胱,第9周时胎儿的输尿管向膀胱功能性开放。尿生殖窦的中段在女性胎儿形成尿道,在男性胎儿形成尿道膜部和前列腺部,尿道的形成在三个月末时完成,尿道的发育中断可能导致尿道下裂和隐睾症。

(二)新生儿泌尿系统的解剖特点

1. **新生儿肾脏** 新生儿肾脏形似蚕豆,左右各一,总重量约为体重的1/125,成人仅为1/220,肾脏位置低,下极位于第4腰椎水平,腹部触诊能够摸到肾脏。新生儿肾脏呈分叶状,14~16叶,至2~4岁时消失。

2. **新生儿输尿管** 输尿管将尿液由肾脏运输到膀胱,新生儿输尿管长且弯曲,管壁肌肉以及弹力纤维发育不完全,受压和扭曲时容易发生梗阻进而出现尿潴留。新生儿因其膀胱位置高,尿液充盈可将膀胱顶部扩张至耻骨联合进入腹腔,腹部触诊可触及。

3. **新生儿尿道** 新生女婴的尿道短,仅1cm长,尿道口暴露且靠近肛门,粪便污染可导致感染,新生男婴则常有包茎,容易积聚污垢而致上行感染。

(三)新生儿泌尿系统的生理特点

通过血液滤过(肾小球)、重吸收、分泌和排泄(肾小管),肾脏得以完成以下功能:①排泄代谢产物。②调节体液和电解质代谢以及酸碱平衡,维持内环境相对稳定。③产生肾素、前列腺素和促红细胞生成素等激素和生物活性物质。

出生后12h内流经肾脏的血流量占心排血量的4%~6%,第1周时则上升到8%~10%。足月儿出生肾脏的血流量约为150ml/(min·1.73m²),第1周时则上升到200ml/(min·1.73m²),而出生时由于肾小球毛细血管滤过面小和结构不成熟、血压低、血细胞比容高以及肾血管收缩等原因,肾小球滤过率(glomerular filtration rate,GFR)约20ml/(min·1.73m²),仅为成人的1/4左右。胎龄<34周的早产儿更低直至肾脏的发育完成,出生后2周GFR可上升至30~40ml/(min·1.73m²)。新生儿GFR低,醛固酮浓度较高,水分和溶质的处理能力有限,过多摄入或输液速度过快不能有效排出,容易发生水肿和水钠潴留。由于髓袢短、形成尿素量少、抗利尿激素反应性低以及前列腺素的干扰作用,新生儿肾脏浓缩功能差,摄入不足时容易发生脱水,早产儿肾小管对醛固酮的反应低下,可出现低钠血症。

新生儿肾小管产酸和产氨能力差,碳酸氢根阈值低,处理酸性物质和维持酸碱平衡能力低,GFR低,容易发生酸中毒。葡萄糖阈值低,输入过多时容易发生高血糖糖尿。

(四)新生儿的尿液排泄特点

1. **生后开始排尿时间** 多数新生儿在生后24h内开始排尿,早期因摄入少排尿次数4~5次/天,1周以后因膀胱容量小和摄入增多,排尿次数增加至15~20次/日。

2. **尿量** 一般生后48h正常尿量为1~3ml/(kg·h),2天内平均为30~60ml/d,3天以后为100~300ml/d,<1ml/(kg·h)为少尿,<0.5ml/(kg·h)为无尿。

3. **尿色** 出生后头几天内尿色相对较深,稍浑浊,因含尿酸盐多呈强酸性,放置后有红褐色沉淀。数日后颜色变淡黄色,清亮透明,pH 5~7,呈弱酸性或中性。红色尿液可能为血尿或血红蛋白尿,直接胆红素升高的新生儿尿液呈暗黄褐色。尿液的气味为轻微的芳香味,如有异常臭味等应考虑有无苯丙酮尿症等代谢性疾病。

4. **尿液生化特征**

(1)渗透压:尿渗透压平均为240mmol/L,脱水时足月儿尿渗透压最高<700mmol/L,早产儿脱水时最高

600~700mmol/L,摄入过多尿液稀释最低 30~50mmol/L,尿比重 1.006~1.008。

(2) 尿蛋白:尿蛋白主要来自血浆蛋白,出生后 5 天内可能有一过性的蛋白尿,此后定性为阴性,蛋白定量≤100mg/L。正常新鲜尿液 2000r/min 离心后取沉渣显微镜检,红细胞 <5 个 / 高倍视野,白细胞 <3 个 / 高倍视野,管型阴性。

(3) 血尿素氮:血液生化检查中的血尿素氮(blood urea nitogen,BUN)和血肌酐(serum creatinine,Scr)可以作为反映肾功能的指标用来判断肾功能。BUN 正常值 1~3.6mmol/L,心力衰竭、感染、脱水时可升高;Scr 正常值 26.5~88μmmol/L,小于 BUN 的 1/10,两者比值的变化可以作为判断肾前性或肾后性氮质血症的参考。

要 点 荟 萃

1. 多数新生儿生后 24h 之内排尿,生后 48h 正常尿量为 1~3ml/(kg·h),2 天内平均为 30~60ml/d,3 天以后为 100~300ml/d,<1ml/(kg·h) 为少尿,<0.5ml/(kg·h) 为无尿。

2. 血液生化检查中的血尿素氮(BUN)和血肌酐(Scr)可以作为反映肾功能的指标用来判断肾功能,两者比值的变化可以作为判断肾前性或肾后性氮质血症的参考。

(刘 谦 胡艳玲)

第二节 泌尿系统感染的护理评估与干预

新生儿泌尿系感染(urinary tract infection,UTI)是由细菌感染而造成的菌尿或者尿中白细胞、脓细胞增多,按细菌侵袭的部位不同分为尿道炎、膀胱炎和肾盂肾炎,是一种常见的新生儿感染类型。UTI 局限在某一部位较少,无法在临床上精确定位,故统称为泌尿系感染。研究表明有 0.1%~1% 的新生儿可能出现 UTI,而低出生体重儿的发生率可能高达 3%,男性新生儿发病较多。

(一) 护理评估

1. 病因 各种致病菌都可引起 UTI,其中主要是革兰阴性菌,大肠埃希菌所占的比率最高,占 60%~80%,其他致病菌包括变形杆菌、肺炎克雷伯菌等革兰阴性菌和肠球菌、金黄色葡萄球菌等革兰阳性菌。

2. 感染途径

(1) 血行感染:最常见,新生儿免疫功能发育不成熟,免疫力相对低下,败血症、肺炎、脓疱疮及化脓性脑膜炎等易通过血行途径引起 UTI,可能是全身败血症发作的一部分,常见于肠杆菌及金黄色葡萄球菌感染。

(2) 上行性感染:新生女婴的尿道仅 1cm 长,尿道口暴露且靠近肛门,新生男婴则常有包茎并积聚污垢,尿道口易受污染,致病菌由尿道口逆行感染上行进入膀胱,导致膀胱炎。而新生儿输尿管长且弯曲,管壁肌肉以及弹力纤维发育不完全,受压和扭曲时发生梗阻进而出现尿潴留,连接膀胱和输尿管的瓣膜功能弱,膀胱内尿液充盈时易逆流,致病菌经由输尿管移行至肾脏,造成肾盂肾炎。

(3) 淋巴感染:肠道和盆腔的细菌通过淋巴管感染肾脏,如大肠埃希菌等引起的肠炎。

(4) 直接蔓延:邻近肾脏的器官和组织感染可直接蔓延引起 UTI,如肾周围脓肿等化脓性感染。

3. 临床表现 新生儿 UTI 主要为血行感染,往往伴有其他基础疾病,可能有局部或全身感染,因而缺少特异性表现,症状不典型,主要表现为全身症状。

(1) 发热或体温不升。

(2) 烦躁不安、反应差、嗜睡、精神委靡,甚至惊厥等。

(3) 吃奶差、喂养困难、拒乳等。

（4）呕吐、腹泻或腹胀等。

（5）出生后早期体重下降超过生理性体重下降的范围，后期生长发育缓慢，体重不增。

（6）黄疸程度较重、消退时间延长或退而复现。

（7）尿道梗阻出现尿潴留者，充盈的膀胱、积水的输尿管或肾盂可于腹部触诊时扣及。

4. 实验室检查

（1）尿细菌培养及菌落计数：是确诊 UTI 的主要依据，通过耻骨上穿刺采集膀胱尿液是最安全可靠的手段，尿培养对提示细菌生长有诊断意义。也可通过导尿术或留中段尿做菌落计数，$>10^5/ml$ 为确诊感染，$10^4 \sim 10^5/ml$ 则为可疑感染，$<10^4$ 考虑污染可能性大。

（2）尿常规检查：脓尿，尿沉渣镜检白细胞 >10 个 / 高倍视野或未离心尿镜检 >5 个 / 高倍视野。血尿也较为常见。

（3）血液直接涂片查找细菌：油镜每个视野内均能找到一个细菌提示尿内细菌数 $>10^5/ml$。

5. 影像学检查 进一步的影像学检查可了解有无泌尿系统畸形或功能异常，如行膀胱尿路造影检查膀胱输尿管反流，肾扫描可了解肾脏炎症和瘢痕情况等。

6. 治疗要点

（1）抗生素治疗，根据尿培养和药敏结果选择有效抗生素。

（2）提供足够的液体摄入量和营养，增加尿量。

（3）保持外阴部和龟头的清洁卫生，做好基础护理。

（二）护理干预

1. 尿标本的留取 耻骨上膀胱穿刺和导尿术均为有创性操作，均可能导致感染和损伤，应严格遵守无菌操作原则，耻骨上膀胱穿刺借助超声引导可降低干抽率。而对新生儿进行导尿时，可采用一次性硅胶胃管，前端予液体石蜡润滑，按常规导尿程序送入膀胱，见尿后再进 1cm 即可，抽吸尿液需缓慢，尿潴留时一次抽吸量不宜超过 50ml 以免膀胱内压剧烈下降。使用尿袋收集尿液简单无创，但其污染率较高，应注意清洗消毒外阴，防止粪便等污染，取中段尿及时送检。

2. 排尿的护理 保持患儿的外阴部和龟头清洁，及时更换尿布，并用温水清洗，女婴应由前到后擦拭，不可反复来回擦拭以免粪便污染尿道口，男婴应注意龟头部的清洗。维持患儿足够的液体摄入，合适的尿量可起到冲洗尿道的作用。

3. 观察病情变化 注意全身症状的变化，特别是神经系统及消化系统的表现，及时和医生沟通。

4. 发热患儿应严密监测体温变化，给予物理降温或药物降温，而体温不升者则加强保暖，必要时予暖箱或辐射台保暖。

5. 保证营养供给，提供充足热量，少量多餐，细心喂养，喂养困难者考虑鼻饲或适当静脉内营养补充。

6. 严格按医嘱用药，保证抗生素按时有效进入体内，维持有效的血药浓度，注意药物之间的配伍禁忌，并注意观察有无毒副作用。

要 点 荟 萃

1. 新生儿泌尿系感染（UTI） 是由细菌感染而造成的菌尿或者尿中白细胞、脓细胞增多，按细菌侵袭的部位不同分为尿道炎、膀胱炎和肾盂肾炎，统称为泌尿系感染。主要是革兰阴性菌，大肠埃希菌所占的比率最高。感染途径包括血行感染、上行感染、淋巴扩散和直接蔓延，以血行感染为主。临床表现缺乏特异性，以全身症状为主。

2. 耻骨上膀胱穿刺尿培养阳性具有诊断意义。尿菌落计数，$>10^5$/ml 为确诊感染，10^4~10^5/ml 为可疑感染，$<10^4$ 考虑污染可能性大。

3. 新生儿 UTI 护理　①排尿的护理和尿标本的留取时严格遵守无菌原则。②严密观察病情变化。③维持体温正常。④保证营养供给。⑤严格按医嘱用药等。

（刘　谦　胡艳玲）

第三节　先天性泌尿生殖系统常见畸形的护理评估与干预

一、护理评估

(一) 尿道下裂

1. 概述　尿道下裂(hypospadias)是最多见的男性新生儿下尿路和外生殖器的先天畸形，前尿道发育不全，尿道外口不在阴茎头顶端的阴茎畸形，开口可出现在正常尿道口近端至会阴部途径上，其发生可能受遗传和内分泌等因素的影响。

2. 分型

(1) 1 型：阴茎头型，尿道开口于包皮系带部。

(2) 2 型：阴茎型，尿道开口于阴茎腹侧任何部位。

(3) 3 型：阴茎阴囊型，尿道开口于阴茎根部与阴囊交界的部位。

(4) 4 型：尿道开口于会阴部。

3 型和 4 型阴囊往往从中间对裂，形状类似阴唇，如伴有隐睾者，则更加类似于女性外阴，有时需要通过染色体检查来鉴定性别。

3. 临床表现　①尿道的异常开口。②阴茎下弯，阴茎头与阴茎体纵轴形成的夹角，1 型 <15°，2 型 15°~35°，3 型和 4 型 >35°。③包皮分布异常：包皮系带缺失，包皮呈帽状堆积在阴茎头背侧，腹侧无包皮。④常伴有腹股沟斜疝、小阴茎、睾丸下降不全和肛门直肠畸形等。⑤站位排尿有困难，排尿疼痛。

4. 治疗　手术治疗，达到阴茎下弯矫正、尿道成形、阴茎伸直、阴茎外形接近正常、无排尿困难和能够生育的目的，多数病例能够通过一期手术完成，6 个月到 1 岁时手术较为合适。

(二) 肾盂积水

1. 概述　先天性肾盂积水(hydronephrosis)是胎儿泌尿系统常见疾病，为单侧或双侧肾盂肾盏扩大，常发生于妊娠晚期，可分为生理性和病理性。严重的肾盂积水如导致肾实质损害，则新生儿出生以后可能仍有肾积水。肾盂输尿管连接部梗阻、输尿管囊肿、膀胱输尿管反流及后尿道瓣膜等均可引起新生儿肾积水，这其中又以肾盂输尿管连接部梗阻最为常见，男性新生儿肾积水发生率高于女性新生儿，左侧多于右侧。

2. 诊断和分度　随着孕期检查手段和技术的进步，胎儿肾盂积水的检出率不断增高，新生儿肾积水多数在妊娠晚期 B 超检查就能发现。美国胎儿泌尿协会将胎儿尿路扩张分为 5 级：排除膀胱输尿管反流后，0 级为无肾盂扩张；1 级为仅肾盂扩张、轻度分离；2 级为肾盂扩张、一个或几个肾盏扩张；3 级为所有肾盂肾盏均扩张；4 级除扩张更严重外还伴有肾实质变薄。

新生儿肾积水的诊断和分级没有统一的标准，多根据肾盂肾盏的扩张程度和肾实质是否变薄诊断和分度，新生儿肾盂前后径 3mm 者为正常，5~9mm 者为生理性积水，10~15mm 者为肾积水。轻度肾积水者肾皮

质厚度 >5mm,中度者为 3~5mm,<3mm 者为重度。

3. 治疗 胎儿肾盂积水多数为生理性和一过性,生后肾脏可恢复正常,观察即可。胎儿出现生理性肾盂积水而出生以后消退的原因包括:①孕妇检查时饮水多可致胎儿肾盂扩张。②胎儿膀胱过度充盈压迫输尿管。③孕激素导致胎儿泌尿系统反应性暂时性扩张。④胎儿尿量比新生儿大 4~6 倍,高流量导致输尿管肾盂扩张。⑤部分胎儿的输尿管存在结构异常导致肾积水,出生以后消失。

部分病理性肾盂积水由尿路梗阻原因造成,出生以后 B 超检查仍有肾盂积水,患儿尿量可减少,尿流减弱,腹部可扪及包块,常出现泌尿系感染,出现蛋白尿、血尿、尿白细胞增多等,BUN 和 Scr 可升高。需给予抗生素治疗以免感染导致肾功能进一步损害。1 个月后进行利尿肾图检查,GFR<35% 者为梗阻,予切除盂管狭窄段、肾盂成形术以及肾盂输尿管吻合术等手术治疗。

(三) 鞘膜积液

1. 概述 孕晚期胎儿睾丸逐渐自腹腔下降至阴囊,两侧腹膜构成的腹膜鞘状突随之通过腹股沟管进入阴囊,出生前除睾丸部鞘膜留有间隙外,其他部分的鞘膜随着胎儿的发育均已闭合,若鞘状突未闭腹腔液体进入(交通性)或鞘膜壁层和脏层之间液体集聚(非交通性)则形成鞘膜积液(hydrocele),透光试验(在阴囊下方用电筒直射,光线如能透过肿物,阴囊皮肤仍为鲜红色,提示肿物为液体性质)阳性。

2. 分型 根据闭合不全和液体集聚的部位不同,鞘膜积液可分为以下类型。

(1) 精索鞘膜积液:鞘状突两端闭塞,中间精索部局限性积液,一般不与腹腔相通,有较小体积的长圆形光滑肿物,肿物下端可触及睾丸,牵拉睾丸,肿物随之移动。

(2) 睾丸鞘膜积液:睾丸鞘膜囊内液体积聚较多所致,光滑圆形或椭圆形肿物位于阴囊底部,一般不能触及睾丸。

(3) 交通性鞘膜积液:腹膜鞘状突未闭塞,呈完全性开放状态,腹腔内液体可随着体位的改变而流动,平卧时肿物可完全消失,立位时又重新出现。

3. 治疗 1 岁前鞘膜积液可能自愈,若超过 1 岁不消失,可行高位疝囊结扎术等外科干预。

二、护理干预

1. 仔细的体格检查 新生儿出生时或入院时应进行详细的体格检查,室温保持在 22~24℃,光线明亮清晰,操作在辐射台上进行。检查者应洗净双手,双手温暖,必要时戴无菌手套和口罩,检查动作轻柔,仔细检查患儿的全身情况和皮肤是否完整,注意外生殖器的发育情况,评估有无畸形、水肿、破损和感染等异常,如遇性别鉴定困难可借助染色体检查等其他方式。

2. 家属的心理护理和支持 家属往往存在焦虑不安等情绪及恐惧心理,担心孩子的生理功能受到影响,应向家属详细讲解泌尿生殖系统的解剖构造和发育过程,疾病的知识、家庭护理的注意事项、手术的方法和目的等情况,注意保护患儿的隐私,解除患儿家属的顾虑,取得家属的配合和信任。

3. 评估患儿的排尿情况 观察尿液的颜色、透明度、气味等情况,及时留取标本送检,结果异常时予以复查,准确记录患儿的 24h 尿量,注意保持摄入量和排出量的动态平衡。

4. 预防泌尿系感染 保持外生殖器和会阴部的清洁,如有肿胀可用棉垫或吊带托起。避免摩擦和受压,有皮肤破损者积极消毒并保持干燥,及时更换尿布并注意清洗,衣物宽松,及时增减,房间注意通风,避免感冒及其他系统感染。

要 点 荟 萃

1. 尿道下裂：是因前尿道的发育不全而导致的尿道开口异常，可分为阴茎头型、阴茎体型、阴茎阴囊型和会阴型，存在不同程度的尿道异常开口、阴茎下弯、包皮异常分布等表现。

2. 先天性肾盂积水：为胎儿单侧或双侧肾盂肾盏扩大，可分为生理性和病理性。肾盂输尿管连接部梗阻、输尿管囊肿、膀胱输尿管反流及后尿道瓣膜等均可引起新生儿肾积水，以肾盂输尿管连接部梗阻最为常见。

3. 鞘膜积液是鞘膜闭合不全液体积聚所致，可分为非交通性和交通性，透光试验阳性。

4. 泌尿生殖系统畸形患儿的护理：①仔细进行体格检查。②给予家属心理支持和护理指导。③评估患儿排尿和尿液的性质。④预防泌尿系感染。

（刘 谦 万兴丽）

第四节　新生儿急性肾衰竭的护理评估与干预

新生儿急性肾衰竭（acute renal failure，ARF）是指各种病因引起短时间内肾脏生理功能急剧减退或者丧失，肾小球滤过率下降，肾小管排泄障碍，肾脏调节功能失常，患儿少尿或无尿，体内代谢终末产物堆积，水、电解质代谢和酸碱平衡紊乱，尿素和肌酐等经肾排泄的代谢产物浓度升高的一种新生儿临床危重综合征。

（一）护理评估

1. 病因　引起 ARF 的病因是多方面的，可分为肾前性、肾性及肾后性，围生期的各种因素如缺氧、休克、感染等均可导致 ARF。

（1）肾前性：肾脏血流减少灌注不足所致，是新生儿 ARF 中最常见的类型，占 75%~80%，出生以后 48h 内窒息缺氧、RDS、低体温、充血性心力衰竭、败血症、NEC 等病理因素均可导致肾脏血流灌注不足。

（2）肾性：肾实质损害所致，肾前性 ARF 未及时处理、肾毒性物质、肾脏血管病变、先天性发育异常等均可导致肾脏细胞损伤，影响肾小球、肾小管等泌尿部和排泄部的功能。

1）严重的窒息缺氧、休克、心力衰竭、硬肿症、严重感染等导致肾前性 ARF 延长，足月儿中最常见的因素为窒息缺氧，早产儿最常见的因素为感染。

2）肾毒性物质，氨基糖苷类和两性霉素等药物以及血红蛋白尿等肾毒性代谢产物。

3）肾脏血管病变，肾动脉血栓、肾静脉栓塞等。

4）先天性发育异常，双肾发育不全或发育异常、先天性肾病综合征等。

（3）肾后性：尿路梗阻所致，尿道狭窄、后尿道瓣膜、双侧输尿管肾盂连接部梗阻、神经性膀胱功能障碍、尿道损伤（插尿管等所致）等可引起尿路梗阻致使尿液排出障碍。

2. 临床表现　ARF 临床表现缺乏典型性，ARF 伴有少尿或无尿者为少尿型，不伴有少尿表现的为非少尿型，大部分新生儿 ARF 为少尿型，其可分为三期。

（1）少尿期：出生后 24h 尿量 <1ml/（kg·h）为少尿，<0.5ml/（kg·h）为无尿，持续时间越长，肾脏损害越严重，>3 天者病情严重。

1）水钠潴留：可表现为全身水肿，腹水、胸腔积液、脑水肿、肺水肿及体重增加等。

2）电解质紊乱：高钾血症（>7mmol/L），心电图提示 T 波高耸和 QRS 波增宽，低钠血症（<130mmol/L），低

钙血症(血清总钙 <1.8mmol/L 或游离钙 <0.9mmol/L),还可有高镁、高磷、低氯血症等。

3）代谢性酸中毒:酸性代谢产物堆积,血 pH 降低,呼吸深快,嗜睡甚至昏迷。

4）氮质血症:蛋白分解增多,其代谢产物经由肾脏排泄障碍,血中尿素氮及肌酐等非蛋白氮含量升高。

(2) 多尿期:肾脏功能逐渐恢复,尿量逐渐增多,水肿减轻,可能出现脱水、低钠血症和低钾血症等。

(3) 恢复期:肾功能改善,尿量恢复正常,一般情况好转,血尿素氮和肌酐逐渐恢复正常,肾小管浓缩功能受影响时间可能持续时间较长。

3. 实验室检查

(1) 尿液检查:有助于鉴别肾前性和肾性 ARF,尿培养还可以发现有无尿路感染或败血症。

(2) 血液生化检查:监测 BUN、Scr 和电解质等的变化。

(3) 泌尿系超声检查:有助于了解肾脏的形态、大小,输尿管、膀胱有无梗阻以及有无先天畸形,也可了解肾脏的血流情况和肾小球和肾小管的功能。

(4) GFR 计算:尿素及肌酐经肾小球滤过而排出,GFR 下降时,BUN 和 Scr 上升,可以通过 Schwarz 公式计算 GFR 来评价肾功能状态。

$$GFR\ [ml/(min \cdot 1.73m^2)] = 0.55* 身长(cm)/ 血浆肌酐(mg/dl)$$

4. 诊断标准

(1) 出生后 48h 没有排尿或者出生后无尿 <0.5ml/(kg·h) 或少尿 <1ml/(kg·h)。

(2) 氮质血症:Scr≥88μmol/L 或每日增加≥44μmol/L,BUN≥7.5mmol/L 或每日增加≥3.75mmol/L。

(3) 常常伴有水钠潴留、电解质紊乱、代谢性酸中毒、心力衰竭、拒奶、吐奶及惊厥等表现。

5. 治疗要点

(1) 确定病因,有针对性治疗,肾前性 ARF 改善肾血流量,肾性 ARF 提供支持直到肾功能改善为止,肾后性 ARF 解除梗阻。

(2) 严格计算和控制液体入量和出量,每日测量体重,减少水负荷,预防心力衰竭、脑水肿及肺水肿等。

(3) 监测血糖和电解质情况,纠正电解质紊乱和酸中毒,少尿期注意有无高钾、低钠、低钙及高镁血症等,多尿期注意防止脱水和低钾、低钠血症。

(4) 提供充足营养,减少蛋白质的分解,促进蛋白质的合成。

(5) 严重水钠潴留、严重代谢性酸中毒、严重高钾血症、不断加重的氮质血症、心力衰竭等采用常规治疗手段无效后可考虑腹膜透析,严重的 ARF 不适宜腹膜透析者评估是否可进行血液滤过。

(二) 护理干预

1. 维持和监测水、电解质平衡,纠正代谢紊乱。

(1) 严格限制液体入量:量入为出,逐项记录口服和静脉进入的液量,准确记录尿量和异常丢失量包括胃肠引流液、呕吐物等,估计患儿的不显性失水量,每日液体入量 = 前 1 天尿量 + 异常丢失量 + 不显性失水量 - 内生水,以体重不增加或减少 0.5%~1% 为入量适宜的标准,体重增长明显者应警惕水肿。

(2) 维持电解质平衡

1）高钾血症者应停止钾的输入,心电图监测心率和心律,血钾 >7mmol/L 或有心电图改变时可先予葡萄糖酸钙静脉注射拮抗高钾对心肌的毒性,再予碳酸氢钠促进钾由细胞外转移至细胞内,高钠血症和心力衰竭时禁用碳酸氢钠,葡萄糖加胰岛素也可促进高钾向细胞内转移降低血钾浓度,必要时可考虑使用。

2）低钠血症多为稀释性,限制液体入量即可纠正,血钠浓度 <120mmol/L 时并有症状时可予以适当补充。

3）低钙血症和高磷血症可予以葡萄糖酸钙静推并限制磷的摄入。

(3) 纠正代谢性酸中毒:当 pH<7.2 时或血清 HCO_3^-<15mmol/L 时,可予以碳酸氢钠输入,给予患儿 5% 的碳酸氢钠 1ml/kg 可提高 1mmol/L,在纠正酸中毒时应注意防止发生低钙性抽搐。

2. 营养管理 少尿期应限制水、钠、钾、磷等的摄入量,供给足够的热量,以减少组织蛋白的分解,不能喂养者补充葡萄糖、氨基酸、脂肪乳等,提供足够的营养,在促进蛋白的生成和新细胞生长的同时也可以提高患儿的抵抗力,透析治疗期间蛋白丢失增加,可输血浆及氨基酸等。

3. 腹膜透析的护理

(1) 机制:腹膜透析是机体内潴留的水、电解质与其他代谢废物以腹膜作为透析膜,经过超滤和腹膜渗透作用机制进入腹腔,起到清除代谢产物的目的。新生儿的腹膜面积大于肾小球滤过总面积,且腹膜透析相对血液透析对血容量影响小,无需常规抗凝,因此在严重 ARF 抢救时,腹膜透析相交于血液透析往往更为常用。

(2) 指征:排除泌尿系统畸形等先天性疾病、原发腹腔感染和严重出凝血障碍情况后,经常规综合治疗存在以下情况者,可考虑腹膜透析:①液体负荷过重,出现了心力衰竭和肺水肿。②代谢性酸中毒程度严重,pH<7.15。③严重的高钾血症。④氮质血症持续加重,出现中枢抑制的表现或 BUN>35.7mmol/L。

(3) 方法:在右下腹近麦氏点或左下腹相对应的位置切开,沿腹膜后大网膜前置入透析管,妥善固定透析管,保持伤口周围处皮肤清洁干燥,将与细胞外液相似的透析液 20~30ml/kg 预热到 37~40℃后于 10min 内缓慢流入,在腹腔留置 35min 后开始放液,放液时间 15min 左右。

(4) 护理注意事项:①治疗期间监测出入量、体重、血压、肾功能、电解质、血糖及血气分析情况,观察透出液的量、颜色、透明度及性质等,透析液隔日予常规检查,每周予透析液培养。②透析前后应测量腹围,比较透析液流入量及透出量,放液速度太快容易引起血压波动,需注意。③腹膜透析时应注意无菌操作,保持伤口及敷料清洁干燥,预防感染,防止发生腹膜炎。④纠正电解质紊乱和代谢性酸中毒后,予以静脉营养,但血清 BUN 和 Scr 恢复正常前限制氨基酸输入 <1g/(kg·d),根据血清 BUN 和 Scr 水平及时调整氨基酸用量,胃肠道功能恢复后予以经口摄入。

4. 严密监测病情变化 注意体温、呼吸、脉搏、心率、心律、血压等生命体征的变化,注意膀胱充盈度及水肿、体重等的变化,有尿潴留时可予以按摩膀胱,关注血气分析及电解质的变化,观察患儿的精神反应情况,警惕惊厥、脑水肿、肺水肿及心力衰竭等并发症的发生。

5. 预防感染 严格执行无菌操作,严格遵守消毒隔离制度,有条件患儿可单间隔离。加强基础护理及口腔护理,ARF 患儿常有水肿,做好皮肤护理防止皮肤损伤,定时翻身、拍背。病室每日予紫外线消毒。

要 点 荟 萃

1. **新生儿急性肾衰竭(ARF)** 是指各种病因引起短时间内肾脏生理功能急剧减退或者丧失,患儿少尿或无尿,体内代谢产物浓度升高的一种新生儿临床危重综合征。临床分型:①肾前性:肾脏血流减少灌注不足所致,是新生儿 ARF 中最常见的类型。②肾性:肾实质损害所致。③肾后性:尿路梗阻所致。

2. **ARF 的临床表现**:大部分新生儿 ARF 为少尿型,分为三期:①少尿期:水钠潴留、电解质紊乱、代谢性酸中毒、氮质血症。②多尿期:肾脏功能逐渐恢复,尿量逐渐增多,水肿减轻,可能出现脱水、低钠血症和低钾血症等。③恢复期:肾功能改善,尿量恢复正常,血尿素氮和肌酐逐渐恢复正常,一般情况好转。

3. **护理干预**

(1) 维持和监测水、电解质平衡,纠正代谢紊乱,包括严格限制液体入量、维持电解质平衡、纠正代谢性酸中毒。

(2) **营养管理**:限制水、钠、钾、磷等的摄入量,供给足够的热量。

（3）腹膜透析的护理。

（4）严密监测病情变化。

（5）预防感染。

（刘　谦　万兴丽）

第五节　新生儿肾静脉血栓的护理评估与干预

新生儿肾静脉血栓（renal vein thrombosis，RVT）指肾静脉主干和（或）分支内形成血栓，肾静脉部分或者全部被阻塞，可发生在单侧或双侧肾脏，也可以与其他脏器的血栓同时存在。RVT 可分为原发性和继发性，80% 为原发性，起病原因隐匿复杂，而明确为肾性或非肾性原因引起的称为继发性 RVT。

（一）护理评估

1. 病因　任何原因引起新生儿肾脏灌注不足、血液的黏滞性高或血管损伤，造成肾脏的血流减少减慢，局部呈高凝状态可能都会诱发 RVT，如红细胞增多症、脱水、血容量不足，窒息缺氧、感染、酸中毒、脐静脉置管等。

2. 临床表现　主要有肾肿大、血尿和血小板减少的表现。

（1）肾肿大：突发性肿大，腰部可扪及质硬的包块，单侧或双侧都可出现，双侧肿大者往往右侧较重，双侧可不一致。

（2）血尿：24h 内可见肉眼血尿，后有持久镜下血尿和蛋白尿。

（3）血小板减少：血栓形成消耗血小板，凝血酶原时间和部分凝血酶原时间延长。

（4）其他：部分患儿肾功能损害表现为少尿或无尿、高钾血症、代谢性酸中毒、氮质血症等。其他系统表现可能有发热、呼吸困难、腹胀、黄疸和休克等，还可能有高血压的表现。

3. 辅助检查　起病早期肾脏超声检查即可见肾脏增大，肾皮、髓质界限模糊，呈均匀一致的强回声，肾脏长度增加超过 13%，容量增加超过 40% 时，就可诊断为肾肿大。多普勒超声可以发现肾静脉血流模式改变，血管内无血流提示血栓存在，若有肾静脉搏动，则可以排除 RVT。

4. 治疗要点

（1）治疗原发基础疾病。

（2）给氧、扩容、纠正电解质紊乱和酸中毒、抗休克治疗等阻断血栓形成。

（3）抗凝治疗：使用抗凝剂（肝素）、溶栓剂（尿激酶或链激酶）等时需注意凝血因子的补充。

（二）护理干预

1. 抗凝治疗的护理　肝素是两种多糖交替连接形成的多聚体，可干扰凝血因子，阻止血液凝固，在体内外都具有抗凝作用，作为一种抗凝剂可用于 RVT 的治疗。首剂负荷量为 50~100U/kg，维持量为 16~35U/（kg·h），保持血药浓度在 0.3~0.5U/ml。也可以采用小剂量肝素治疗，剂量为 25U/kg，每 12h 给药一次。肝素的主要不良反应是增加出血可能。治疗过程中观察患儿有无出血倾向，监测凝血功能和血小板计数，使凝血酶原时间不超过正常值的 2 倍。

2. 维持体液平衡　纠正"隐性"失水，改善肾脏循环，患儿水分丢失过多时注意补充，加强喂养，注意补液，体重较大的新生儿，可适当增加输液量。

3. 密切观察病情变化　注意体温、呼吸、血压等变化，观察尿量和尿液性质，评估肾脏大小的变化。关注血常规、尿常规及凝血功能等检查结果。注意有无休克和 DIC 的表现，病情变化时及时和医生沟通，尽早处理。

要 点 荟 萃

1. 新生儿肾静脉血栓(RVT) 指肾静脉主干和(或)分支内形成血栓,肾静脉部分或者全部被阻塞,可发生在单侧或双侧肾脏。分原发性和继发性,80%为原发性。任何原因引起新生儿肾脏灌注不足、血液的黏滞性高或血管损伤,造成肾脏的血流减少减慢,局部呈高凝状态可能都会诱发RVT。

2. 新生儿肾静脉血栓的临床表现 肾肿大、血尿和血小板减少。

3. 新生儿肾静脉血栓的治疗要点 包括:①治疗原发基础疾病。②给氧、扩容、纠正电解质紊乱和酸中毒、抗休克治疗等阻断血栓形成。③抗凝治疗,可予以肝素抗凝治疗,使用肝素时需注意凝血功能和血小板计数。

(刘 谦 万兴丽)

参 考 文 献

[1] 邵肖梅,叶鸿瑁,丘小汕. 实用新生儿学. 4版. 北京:人民卫生出版社,2011:655-673.

[2] 吴本清. 新生儿危重症监护诊疗与护理. 北京:人民卫生出版社,2011:195-202.

[3] Martin RJ,Fanaroff AA,Walsh MC. Fanaroff and Martin's neonatal-perinatal medcine:Diseases of the fetus and infant. 8th ed. Philadelphia:Mosby,2006:791-892.

[4] 韩玉杰,俞生林,陶云珍. 新生儿重症监护室229例新生儿泌尿系感染临床分析. 中国当代儿科杂志,2012,14(3):177-180.

[5] 胡安主,周健,严庆涛,等. 超声诊断先天性肾盂积水最终发展趋势的相关性研究. 临床小儿外科杂志,2014,13(3):198-201.

[6] 严霞,滕懿群. 新生儿肾积水的临床分析. 中华围产医学杂志,2007,10(4):273-274.

[7] Nada A,Bonachea EM,Askenazi DJ. Acute kidney injury in the fetus and neonate. Semin Fetal Neonatal Med. 2017,22(2):90-97.

[8] 翁景文,刘靖媛,齐宇洁,等. 腹膜透析治疗新生儿急性肾功能衰竭8例临床分析. 中国新生儿科杂志,2012,27(4):259-261.

[9] 崔娜,吴旭红. 腹膜透新治疗新生儿急性肾功能衰竭的护理. 中国实用护理杂志,2015,30(1):35-36.

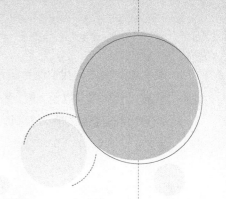

第十九章

新生儿血液系统疾病护理评估与干预

导读与思考:

　　熟悉胎儿及新生儿的血象特点,有助于及时识别新生儿血液系统疾病,及时给予正确干预。同时,在临床护理实践中,需要医护人员采取多种保护性措施,减少医源性失血所造成的贫血,并确保新生儿输血安全。

　　1. 新生儿出生后主要的造血器官是什么? 红细胞有哪些作用? 白细胞有哪些成分? 其作用分别是什么? 血小板的作用是什么? 新生儿正常血容量是多少?

　　2. 贫血有哪些临床表现? 贫血对新生儿有哪些影响?

　　3. 新生儿红细胞增多症有哪些临床表现? 如何干预?

　　4. 新生儿弥散性血管内凝血的临床表现有哪些?

　　5. 新生儿输血的指征有哪些? 如何保证输血患儿安全?

第一节　胎儿及新生儿血象特点

　　造血是指血细胞的形成、发育、生产以及保持,所有的血细胞都起源于一个单一的骨髓造血干细胞,骨髓造血干细胞从胚胎时期开始发育。

一、胎儿血液系统发育

　　胎儿的造血从胚胎卵黄囊内开始直至肝脏及骨髓造血,各阶段虽有重点,但不能截然分期。

　　胎儿造血

　　1. 中胚层造血期　造血干细胞自胚胎 14 天起从胚胎结缔组织卵黄囊内开始发育,在胚胎 21~35 天可以在血液循环中检测到起源于巨幼红细胞的有核红细胞,至胚胎 3 个月末中胚层造血期结束。该期胚胎造血的主要特点是造血干细胞向红细胞系方向分化。

　　2. 肝脾造血期　在胚胎第 6 周,血液循环出现,卵黄囊内的造血干细胞进入肝脏定植并造血。到胚胎 9~24 周肝脏成为主要的造血器官,之后逐渐减少至生后 1 周。肝脏造血的特点为造血干细胞呈多向分化。在胚胎 12 周可检出脾脏及胸腺造血,之后淋巴结中也有血细胞生成。

　　3. 骨髓造血期　胚胎 3~4 个月时骨髓开始造血,到第 6 个月时骨髓成为主要造血器官直至出生后,并维持终身。

　　出生前后骨髓是主要造血器官。如果各种原因如先天性病毒感染(风疹病毒、巨细胞病毒)导致骨髓衰竭时机体会发生代偿性骨髓外造血。骨髓外造血器官包括脾脏、淋巴结、胸腺、肾脏、肝脏、肾上腺、甲状腺、胰腺、子宫、睾丸以及大脑、皮肤等。骨髓外造血的临床特点为脾脏、肝脏、淋巴结等因代偿性造血而肿大,外周血出现有核红细胞及粒细胞核左移现象。造血系统的起源及发生发展具体见图 19-1。

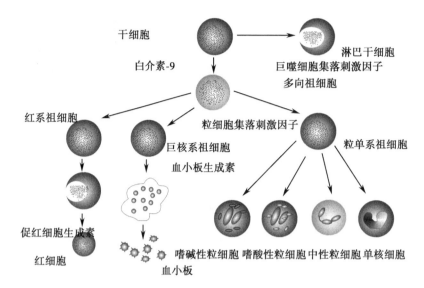

图 19-1　造血系统的起源及发生发展

二、血细胞的类型及作用

(一) 红细胞

1. 概述　红细胞(erythrocytes 或 red blood cell,RBC)来源于造血干细胞,其生成受激素及促红细胞生成素的影响,主要组成成分为血红蛋白。出生后红细胞总数正常值为 5.5×10^{12}/L。

(1) 促红细胞生成素(erythropoietin,EPO):出生后主要由肾脏产生。其作用是促进红系祖细胞分裂分化成成熟红细胞,增加血液循环中红细胞数量,维持体内红细胞的动态平衡。当红细胞数量减少,贫血以及组织发生低氧血症时促红细胞生成素增加以促进红细胞的生成,当新生儿有唐氏综合征、宫内生长发育迟缓、母亲糖尿病以及妊娠高血压时促红细胞生成素可升高。但血容量过多时促红细胞生成素降低。

(2) 血红蛋白(hemoglobin,Hb):是红细胞中含铁的主要组成部分。

1) 血红蛋白的合成:从胚胎 14 天开始合成。出生时 RBC 含 70%~90% 胎儿血红蛋白(fetal hemoglobin,HbF),正常情况下出生后很快从胎儿血红蛋白过渡到成人血红蛋白(adult hemoglobin,HbA)。但各种原因导致的母亲低氧血症、胎儿宫内生长受限及糖尿病母亲婴儿会影响 HbF 过渡到 HbA。

2) 血红蛋白的正常值:取决于胎龄、出生时胎盘的血容量(脐带结扎时间及出生时脐带结扎前新生儿的体位)以及血液标本采集的部位。其中毛细血管中的血红蛋白高于静脉血,因静脉外周血管收缩以及血液瘀滞所致。出生时新生儿血红蛋白值较高,1 周后降至与脐带血相似。分娩时随着动脉血 PaO_2 的升高,HbA升高,促红细胞生成素降低,血红蛋白也逐渐降低。出生时脐血平均血红蛋白值约为 170g/L。正常波动范围为 140~200g/L。

3) 血红蛋白的主要作用是通过血液循环从肺部携带氧气灌注到全身组织细胞,排出二氧化碳,缓冲酸 - 碱平衡。

(3) 血细胞比容(hematocrit,Hct):是测定单位容积内红细胞数量的百分比。出生时立即升高,1 周后降至脐带血水平。正常值取决于胎龄、出生时胎盘的血容量(脐带结扎时间及出生时脐带结扎前新生儿的体位)以及血液标本采集的部位。毛细血管中的血细胞比容高于静脉血,也是因为静脉外周血管收缩以及血液瘀滞所致。血细胞比容正常值平均为55%,正常波动范围在43%~63%。当Hct<20%提示有贫血,>70%提示有红细胞增多症的风险。

(4) 网织红细胞(reticulocyte,Rct):是刚从骨髓释放入血液循环的红细胞,是反映骨髓红系造血功能以及判断贫血和相关疾病疗效的重要指标。出生时正常新生儿脐血网织红细胞计数平均为0.04~0.05。早产儿高于足月儿。出生后网织红细胞计数有波动,如果持续网织红细胞增多表示骨髓红系增生旺盛,常见于溶血性贫血、急性失血、缺铁性贫血等,持续网织红细胞减少表示骨髓造血功能减低,常见于再障等。

2. 红细胞的功能　①通过氧合血红蛋白进行氧气运输。②通过碳氧血红蛋白排出二氧化碳。③通过碳酸酐酶让二氧化碳与水发生反应形成碳酸。碳酸分解形成碳酸氢根离子,通过与血红蛋白绑定形成酸性血红蛋白缓冲酸碱平衡作用。

3. 红细胞计数

(1) 是指循环血液中每立方毫米血液的成熟红细胞数量,代表红细胞生产与破坏或丢失的一种动态平衡状态。

(2) 红细胞的寿命:成人100~120天,足月儿60~70天,早产儿35~50天,且新生儿红细胞膜变形能力差,容易受不良因素刺激发生破裂。

(3) 有核红细胞:是指循环血液中的不成熟红细胞,也是网织红细胞的前身。与胎龄成反比,出生后第1周快速下降。有核红细胞增高提示可能存在免疫性溶血、急性失血、低氧血症、先天性心脏病以及感染。

(二) 白细胞

1. 概述　成熟白细胞(white blood cell,WBC)的前体主要存在于骨髓及淋巴组织中。在骨髓造血期开始明显增加。白细胞的主要功能是作为免疫系统的重要部分,当机体有外来异种蛋白时,白细胞会从血液循环系统中进入血管外组织进行攻击。白细胞计数与胎龄成正比。出生时白细胞总数为15×10^9/L。之后有波动,至1周时平均为12×10^9/L。婴儿期维持在10×10^9/L。早产儿比足月儿低30%~50%。

2. 组成成分　包括粒细胞、淋巴细胞及单核细胞。

(1) 粒细胞:由中性粒细胞、嗜酸粒细胞、嗜碱粒细胞组成。

1) 中性粒细胞:出生时中性粒细胞约占65%。之后中性粒细胞下降,至生后4~6天时与淋巴细胞各占50%。之后至1岁逐渐下降至约占35%。中性粒细胞的主要功能是作为吞噬细胞摄取及破坏微小颗粒如细菌、原生动物、衰老的白细胞及细胞碎片、抗原抗体复合物以及被活化的凝血因子等。但出现应激性压力增加时中性粒细胞生成、释放增加,血液中会出现不成熟的形式。出生时中性粒细胞增加,但生后1周下降,比例与淋巴细胞相当。中性粒细胞减少是发生新生儿败血症的高危因素。反之新生儿败血症也会导致中性粒细胞的减少。新生儿中性粒细胞具有以下特点:①中性粒细胞干细胞增生能力受限,单位体重的中性粒细胞储备池小,在发生感染时中性粒细胞生成能力不足,在严重感染患儿中容易发生中性粒细胞减少症。②新生儿中性粒细胞的黏附功能、活动性和趋化性显著降低。补体C3bi的受体CR3能与清蛋白及纤维连接蛋白进行表面黏附,有利于中性粒细胞穿透进入组织。新生儿CR3的表达仅为正常成年人的60%~70%,这种低表达导致新生儿中性粒细胞黏附能力及趋化性降低。③新生儿中性粒细胞产生较少的F-肌动蛋白,影响中性粒细胞活动性。中性粒细胞功能随年龄增长逐渐成熟,生后10岁时中性粒细胞趋化功能达成年人水平。

2) 嗜酸粒细胞:占白细胞总数的1%~3%,与中性粒细胞功能相似但比中性粒细胞的作用弱,在血管外可存活较长时间,对过敏及过敏反应起到非常重要的作用。

3) 嗜碱粒细胞:占白细胞总数的0.5%~1%,在过敏及炎症反应中起重要作用。

(2) 淋巴细胞:淋巴细胞由淋巴结产生,从胚胎11周开始生成。包括T淋巴细胞、B淋巴细胞及自然杀伤(natural killer,NK)细胞。初生时淋巴细胞约占30%,之后逐渐上升至50%~65%。

1) T淋巴细胞:来源于胸腺。T淋巴细胞负责破坏外来异物,产生自身免疫性疾病及器官移植排斥反应。

在移植物抗宿主反应中起重要作用,延缓超敏反应。包括调节免疫反应,识别外源性抗原肽、激活巨噬细胞及辅助 B 细胞产生抗体,滤过和净化病原微生物,以及杀伤抗原,识别内源性抗原肽,介导针对病毒感染和肿瘤细胞的细胞毒性作用。新生儿淋巴结发育不全,缺乏吞噬细菌的过滤作用,不能将感染局限在局部淋巴结内。一旦有感染发生,容易播散。

2)B 淋巴细胞:来源于骨髓,主要是生产及分泌免疫球蛋白及抗体。B 淋巴细胞通过细胞 - 细胞与抗原及 T 细胞之间的相互作用激活。新生儿 B 细胞表面的 CD40 分子与 T 细胞表面的 CD40 配体结合是 B 淋巴细胞活化和免疫球蛋白类别转换的必要条件。活化的 T 细胞上的 CD40 配体的表达与年龄相关,新生儿 T 细胞上的 CD40 配体表达减少,免疫球蛋白类别转换能力受限,因而胎儿和新生儿体液免疫应答主要以 IgM 为主。成熟后作为记忆细胞识别同一外来物的感染,生产更多的抗体,对预防病毒入侵起重要作用。

3)NK 细胞:是天然免疫系统的重要组成部分,主要分布在脾脏、肝脏及肺内,占外周血淋巴细胞的 10%~15%。新生儿 NK 细胞溶解被疱疹病毒和巨细胞病毒感染的宿主细胞的能力仅为成人的 15%~65%,但溶解人类免疫缺陷病毒(HIV)感染的靶细胞的能力与成人相当。

(3)单核细胞:是循环系统中的不成熟吞噬细胞。被改造成组织中的巨噬细胞如肺泡巨噬细胞,肝脏中的 Kupffer 巨噬细胞。负责清除循环系统中的老的陈旧红细胞、细胞碎片、被调理素细胞吞噬的细菌、抗原抗体复合物以及被激活的凝血因子。主要用于对病原体的识别及攻击。

(三)血小板

1. 概述　血小板(platelets)来源于骨髓的巨核细胞,是非常小的,没有细胞核的、盘状的,用于止血、凝血及血栓形成的一种物质。通过破坏血管内皮细胞形成血小板血栓,启动止血。血小板被释放入血液循环系统中,存活 7~10 天被脾脏清除。正常情况下,血小板可以自由的在血液中循环,不会在血管壁黏附以及发生血小板聚集现象。

2. 血小板计数　是指循环血中血小板的数量。

(1)正常值:>150×10^9/L,早产儿血小板正常值范围更大,小于胎龄儿一般比足月儿低 20%~25%。无论足月儿还是早产儿,当血小板计数小于 150×10^9/L 为血小板减少。

(2)新生儿血小板在初生头几天活力不足,这种保护性机制可以预防血栓的形成,但却增加了凝血障碍及出血的风险。

(3)早期血小板减少提示可能有免疫性血小板减少症、先天性感染及窒息。晚期新生儿血小板减少提示可能有新生儿晚发型败血症、NEC 及 DIC。

(四)血容量

血容量是测定的每公斤体重的血液毫升数。足月儿血容量为 80~100ml/kg,早产儿血容量为 90~105ml/kg。影响新生儿血容量的因素有很多,包括产前因素、产时因素及产后因素。

1. 产前因素　①与胎龄有关;②母 - 胎或胎 - 母输血(maternal-fetal or fetal-maternal transfusion);③双胎之间的胎 - 胎输血(twin-to-twin transfusion,TTT);④前置胎盘及胎盘早剥;⑤脐带打结。

2. 产时因素　与脐带结扎时间、脐带结扎前胎儿与胎盘的体位关系(高或低)、子宫收缩的强度与时间、自主呼吸的启动与肺血管的阻力、脐带受压情况等有关。

3. 产后因素　常见的情况包括医源性失血及各种疾病导致的出血。1000g 新生儿采血 1ml 相当于成人采血 70ml。一个极低出生体重儿每日采血量达 2ml,5 天就会丢失血容量的 10%~20%。可见危重新生儿的各种血液检查会导致医源性失血的发生。

(五)新生儿血象与诊疗护理操作的关系

新生儿期的血象及骨髓象与成人不同,且随着日龄的增长有所变化,同时血象的数据还受临床操作的影响。主要影响因素如下。

1. 出生时脐带结扎时间 脐带结扎正常时间为：正常阴道分娩及剖宫产者，应在生后 30s 内结扎脐带。应保持出生婴儿与胎盘位置平行。如果有胎儿宫内窘迫及出生时窒息，出生后应立即结扎脐带。可适当延迟脐带结扎的指征包括有明显的胎儿 - 胎盘输血导致的初生婴儿苍白及低血容量性休克时。

2. 采集血液标本的时间 出生后数小时内，由于体内水分的丢失、摄入不足以及体液重分布等使循环血量减少，血象相对偏高。

3. 血液标本的采集部位 主要包括静脉血及毛细血管内的血液。一般静脉血的血象低于毛细血管内的血液查出的血象。温暖足跟部再采血可缩短此差异。

三、血液凝固与凝血因子

1. 血液凝固定义 当血管受伤时，机体首先通过生物化学以及生理调节阻止血液在血管内流动从而达到止血。血液的这种从流动的液体状态变成不能流动的胶冻状凝块的过程，就称为血液凝固，简称凝血，是止血功能的重要组成部分。

2. 血液凝固机制 凝血过程是一系列凝血因子被相继酶解激活的过程，最终生成凝血酶，形成纤维蛋白凝块。机体正常的止凝血，主要依赖于完整的血管壁结构和功能，有效的血小板质量和数量，正常的血浆凝血因子活性，即产生止血会经历三个步骤：①被损害的血管收缩，减少血液的丢失。②血管内止血：受伤的内皮细胞刺激血小板形成血栓。③血管外止血：按压受压部位，受伤组织释放促凝血酶原激酶。

3. 新生儿凝血机制不足的原因 ①血小板功能暂时不足。②凝血因子Ⅱ、Ⅶ、Ⅸ、Ⅹ、Ⅺ和Ⅻ不足，在新生儿出生最初几周，这些凝血因子只有成人水平的 50%。③负责形成凝血因子的肝酶不成熟。④依赖凝血因子Ⅱ、Ⅶ、Ⅸ、Ⅹ合成维生素 K 不足。⑤血液的浓缩与胎龄有关。

4. 血液凝固过程 整个凝血过程需要血细胞及血浆成分参与。主要分为内源性凝血、外源性凝血和共同凝血途径，具体可见图 19-2。

5. 血管内凝血通过并发的纤维蛋白溶解而平衡 当出现纤维蛋白凝块时，由肝脏合成的无活性纤维蛋白溶酶原被转化成有活性的纤维蛋白溶酶，进而开始溶解纤维蛋白，并释放出纤维蛋白降解产物（fibrin split products，FSPs），进入血液循环。纤维蛋白降解产物通过干扰血块形成以及血小板、凝血酶及纤维蛋白原的功能产生抗凝作用。

6. 实验室评估

（1）血小板计数：应 $>150 \times 10^9$/L。

（2）凝血酶原时间（prothrombin time，PT）：用于评估外在的部分凝血反应过程。PT 延长反映了维生素 K 依赖因子如Ⅱ、Ⅶ、Ⅸ、Ⅹ降低。正常凝血酶原时间是 12~23.5s。

（3）部分凝血酶原时间（partial thromboplastin time，PTT）：用于评估内源性凝血系统的凝固过程。PTT 延长反映了维生素 K 依赖因子以及接触因子Ⅺ、Ⅻ降低。正常值44.3（35~52）s。

（4）纤维蛋白原的水平：用于评估蛋白质底物的循环水平，可以导致新生儿纤维蛋白原的假性增高。

四、血液系统与相关疾病

1. 血液系统是制造、生产、保持血液细胞的器官，出血、溶血导致的红细胞破坏或红细胞生成障碍会引起贫血、血红蛋白降低以及血细胞比容降低。血细胞正常值与胎龄及出生后日龄有关。循环系统中的 RBC 过多可导致红细胞增多症。

2. 血液凝固作用 凝血因子及血小板生成障碍、消耗增加、血小板功能受到干扰是新生儿血小板减少症的原因。

3. 免疫系统的宿主防御 白细胞生成降低、中性粒细胞消耗增加、药物以及先天因素导致循环系统中

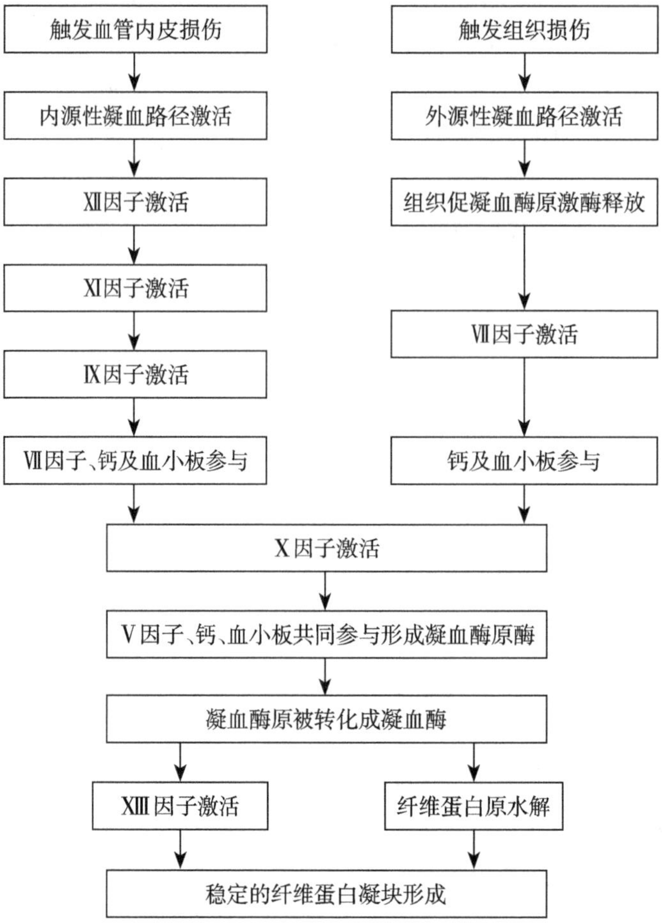

```
┌─────────────────────┐            ┌─────────────────────┐
│    触发血管内皮损伤    │            │     触发组织损伤      │
└──────────┬──────────┘            └──────────┬──────────┘
           ↓                                  ↓
┌─────────────────────┐            ┌─────────────────────┐
│   内源性凝血路径激活   │            │   外源性凝血路径激活   │
└──────────┬──────────┘            └──────────┬──────────┘
           ↓                                  ↓
┌─────────────────────┐            ┌─────────────────────┐
│      XII因子激活      │            │  组织促凝血酶原激酶释放 │
└──────────┬──────────┘            └──────────┬──────────┘
           ↓                                  ↓
┌─────────────────────┐            ┌─────────────────────┐
│      XI因子激活       │            │      VII因子激活      │
└──────────┬──────────┘            └──────────┬──────────┘
           ↓                                  ↓
┌─────────────────────┐            ┌─────────────────────┐
│      IX因子激活       │            │     钙及血小板参与     │
└──────────┬──────────┘            └──────────┬──────────┘
           ↓                                  ↓
┌─────────────────────┐
│  VIII因子、钙及血小板参与 │
└──────────┬──────────┘
           ↓
┌───────────────────────────────────────────┐
│               X因子激活                    │
└───────────────────┬───────────────────────┘
                    ↓
┌───────────────────────────────────────────┐
│   V因子、钙、血小板共同参与形成凝血酶原酶      │
└───────────────────┬───────────────────────┘
                    ↓
┌───────────────────────────────────────────┐
│         凝血酶原被转化成凝血酶              │
└─────────┬───────────────────────┬─────────┘
          ↓                       ↓
┌──────────────────┐    ┌──────────────────┐
│    XIII因子激活    │    │   纤维蛋白原水解   │
└─────────┬────────┘    └─────────┬────────┘
          ↓                       ↓
┌───────────────────────────────────────────┐
│          稳定的纤维蛋白凝块形成            │
└───────────────────────────────────────────┘
```

图 19-2 内源性凝血及外源性凝血

的中性粒细胞降低,或中性粒细胞作为靶器官受到细菌、真菌、原生动物、病毒、肿瘤细胞的攻击,会导致宿主防御功能降低。中性粒细胞降低提示机体对感染没有足够的免疫力。

要 点 荟 萃

1. 胎儿期造血 从胚胎卵黄囊内开始直至肝脏及骨髓造血。胎儿造血分为:①中胚层造血期:主要特点是造血干细胞向红细胞系方向分化。②肝脾造血期:胚胎12周可检出脾脏及胸腺造血,之后淋巴结中也有血细胞生成。③骨髓造血期:胚胎3~4个月时骨髓开始造血,到第6个月时骨髓成为主要造血器官直至出生后,并维持终身。出生前后骨髓是主要造血器官,但各种原因如感染导致骨髓衰竭时,机体会发生代偿性骨髓外造血。

2. 红细胞 来源于造血干细胞,其生成受激素及促红细胞生成素的影响,主要组成成分为血红蛋白。主要功能:①进行氧气运输。②排出二氧化碳。③缓冲酸-碱平衡。红细胞的寿命:足月儿60~70天,早产儿35~50天,且新生儿红细胞膜变形能力差,容易受不良因素刺激发生破裂。网织红细胞是刚从骨髓释放的不成熟的红细胞,持续网织红细胞增多提示有失血或溶血的发生。血细胞比容是测定单位容积内RBC数量的百分比,<20%提示有贫血,>70%提示有RBC增多症的风险。

3. 白细胞 主要功能是作为免疫系统的重要部分,白细胞计数与胎龄成正比。包括粒细胞、淋巴细胞及单核细胞。中性粒细胞减少是发生新生儿败血症的高危因素,而新生儿败血症也会导致中性粒细胞的减少。

4. 血小板　来源于骨髓的巨核细胞,是用于止血、凝血及血栓形成的一种物质。新生儿血小板计数 $<150 \times 10^9$/L 即为血小板减少,早期血小板减少提示可能有免疫性血小板减少症、先天性感染、窒息等。晚期新生儿血小板减少提示新生儿晚发型败血症、NEC、DIC 等。

5. 足月儿血容量为 80 ~100ml/kg,早产儿血容量为 90~105ml/kg。影响新生儿血容量的因素包括产前因素、产时因素及产后因素。新生儿期血象及骨髓象主要影响因素有:①出生时脐带结扎时间。②采集血液标本的时间。③血液标本的采集部位。

（苏绍玉　程　红）

第二节　新生儿贫血的护理评估与干预

新生儿贫血有生理性贫血及病理性贫血之分。生理性贫血(physiological anemia)是指出生后 Hb 开始降低,到生后 8~12 周降至最低点。Hb 水平只有 9~11g/dL(90~110g/L)。病理性贫血的主要原因有出血、溶血以及红细胞生成障碍导致。急性失血及严重溶血都会发生严重贫血危及患儿生命,需要积极干预。

（一）护理评估

1. 概述　新生儿出生时脐血血红蛋白(Hb)值正常范围在 140~200g/L,平均约为 170g/L。贫血是指 Hb 浓度降低和(或)RBCs 的数量减少导致的血液携带氧气的能力降低,组织获得的氧气减少。出生后 2 周静脉血 Hb≤130g/L,毛细血管血 Hb≤145g/L,2 周 ~1 月 <120g/L 即可诊断为贫血。

2. 病因　出生时的贫血有三种原因,包括出血导致的血液丢失、红细胞破坏增加及红细胞生成不足。

(1) 血液丢失:失血性贫血占新生儿严重贫血的 5%~10%。

1) 出生前失血:宫内胎 - 母输血、双胎间的胎 - 胎输血、胎儿 - 胎盘输血及胎盘出血。

2) 出生时失血:包括胎儿母体失血,见于 30%~50% 妊娠以及新生儿颅内出血、头颅血肿、胃肠道出血、肾上腺及肾脏出血、脐带残端出血。

3) 出生后失血:主要见于先天性凝血因子缺陷病、DIC、维生素 K 缺乏、血小板减少症以及医源性失血(由采血过多所致)。医源性失血主要发生于危重新生儿诊疗需要频繁采集血液标本而诱发贫血。在生后 24~48h 采血量超过新生儿血容量的 20% 会产生贫血,如 1500g 的早产儿采血量约 25ml 会致贫血。

(2) 红细胞破坏增加

1) 免疫性溶血:如 Rh 血型不合溶血病、ABO 血型不合溶血病、药物性溶血以及母亲自身免疫性溶血。

2) 先天及后天感染:如 TORCH 感染、获得性细菌性败血症,细菌毒素使红细胞破坏过多。

3) 红细胞酶缺陷:G-6-PD 缺陷、丙酮酸激酶缺陷等。

4) 血红蛋白病:如地中海贫血。

(3) 红细胞生成障碍:纯红细胞再生障碍、先天及后天病毒感染如风疹病毒、巨细胞病毒、先天性白血病以及营养缺陷性疾病、维生素 E 缺乏、先天性白血病等。

(4) 早产儿贫血:早产儿 Hb 下降的速度与胎龄成反比。因为循环血容量不足及血红蛋白铁降低、出生后随着血氧含量的增高导致红细胞生成暂时不活跃、促红细胞生成素减少、红细胞寿命缩短降低了红细胞的质量、血容量增加降低了血红蛋白的浓度导致稀释性贫血,尽管血红蛋白快速降低,但组织的氧合在正常曲线内。

3. 临床表现　贫血的临床表现与病因、失血量及失血速度密切相关。最常见症状为皮肤黏膜苍白,但因失血速度、失血量、失血的部位及贫血出现的时间的不同,会合并不同的临床表现。

(1) 贫血致低氧血症的表现　喂养困难、体重不增、呼吸困难、呼吸急促、心动过速、自主活动减弱、皮肤苍白。

(2) 与失血量及失血速度相关的表现

1) 急性失血性贫血:急性大量失血可导致低血容量性休克,表现为面色苍白、发绀、SPO_2 下降、呼吸急促、表浅及不规则、心动过速、脉搏细弱、低血压。Hb 浓度刚开始正常,但 4~12h 后会随着血液的稀释快速下降。

2) 慢性失血性贫血:出生前反复出血者贫血发生慢,临床表现可能比较隐匿,常表现为皮肤苍白、无呼吸窘迫,肝脏大,偶有充血性心力衰竭、血压正常或偏高、Hb 浓度降低。

3) 溶血性贫血:新生儿溶血病患儿的黄疸表现先于贫血出现,48h 内出现苍白,伴肝脾大甚至胎儿水肿。

(3) 与失血部位相关的其他症状:颅内出血常伴有神经系统症状,肝破裂出血产生移动性浊音,腹膜后出血可有腹膜包块等。

4. 实验室评估　血红蛋白降低,网织红细胞计数增加。

(二) 新生儿贫血的护理干预

1. 急性失血　对于急性失血导致的低血容量给予输血治疗,输全血或浓缩红细胞(Whole blood or packed RBCs,PRBCs)。血型选择:O 型 Rh 阴性。输血量:10~20mL/kg。如果不能得到血源,可以使用生理盐水 (NS) 替代补充血容量,剂量为 10~20mL/kg。

2. 慢性贫血　临床处理根据个体组织的氧合状况进行。

3. 原发病治疗。

(三) 输血安全管理

输血安全是从输血的指征掌握、血液标本的采集、合血、取血以及血液输入患儿体内任何一个环节不得出现差错,否则将危及患儿生命。此外,输血反应及感染也会对患儿造成伤害。因此需要医护人员遵守国家有关输血的法律法规及认真执行临床用血安全管理制度、查对制度以及身份识别制度等,确保输血患儿生命安全。

1. 严格掌握新生儿输血指征

(1) 出生 24h 内,静脉血 Hb<130g/L。

(2) 急性失血≥10% 血容量(新生儿正常血容量一般为 80ml/kg)。

(3) 静脉采血≥5%~10% 血容量。

(4) 具有明显的呼吸系统疾病、需要机械通气的足月儿或先天性心脏病(左向右分流)而血细胞比容 (HCT) ≤35%~40%,Hb≤110~120g/L 者。

(5) 出现与贫血有关的症状,如气急、呼吸困难、呼吸暂停、心动过缓或过速、进食困难或淡漠等可考虑输血。

(6) 对需要中度或明显呼吸支持的患儿平均气道压(MAP>8cmH$_2$O 以及氧浓度(FiO)>40% 如果 HCT≤35%,Hb≤110g/L 者。

(7) 对需要轻度呼吸支持的患儿持续气道正压(CPAP>6cmH$_2$O 以及 FiO<40% 如果 HCT≤30%,Hb≤100g/L 者等。

2. 输血急救时间要求　①异常紧急输血:15min 内发血。②非常紧急输血:1h 内发血。③急诊输血:3h 内发血。④常规输血:当日发血。

3. 临床用血安全管理

(1) 确保合血标本采集正确:医护人员评估患儿及核对患儿身份后,由医师填写输血申请单,医护人员双人查对患儿身份后采集合血标本(贴有患儿身份信息的紫头管 2ml,采血后轻轻颠倒混匀 8 次)并签名后送血库检验,此过程需要保证绝对正确。

(2) 输血前安全核查:由两名医护人员在床旁认真核对患儿姓名、登记号、床号、性别、血型、输血量、交叉配血报告单、血袋标签等各项内容,检查血袋无破损渗漏,血液颜色正常准确无误后方可输血,同时做好输血前核对记录。

(3) 输血过程安全管理:①取回的血应尽快输用,临床科室不得自行贮血。全血、红细胞等需在离开冰箱 30min 以内输注,4h 内完成输注;血小板离开冰箱后立即输注,一般情况下 30min 内完成输注。②输用前将血袋内的成分轻轻混匀,避免剧烈震荡。③血液内不得加入其他药物,如需稀释只能用静脉注射生理盐水。输血前后用静脉注射生理盐水冲洗输血管道。连续输用不同供血者的血液时,前一袋血输完后,用静脉注射生理盐水冲洗输血器,再接下一袋血继续输注。④使用输血泵控制输血速度及输血量(注意不得使用输液泵输血)。输血过程中应先慢后快,再根据病情和年龄调整输注速度。

(4) 输血反应的观察及处理:①输血期间和输血后密切观察有无发热、畏寒和寒战、皮疹、气促、红色 / 深色尿和低血压等反应。②输血观察记录:输血开始前、输血开始时、开始输血后 15min、输血过程中至少每小时监测并记录皮肤颜色、意识状态及血压直至输血结束后 4h,同时使用生命体征监护仪持续监测患儿呼吸、心率及 SPO₂。③一旦发生急性输血反应,应立即停止输血,做好观察和记录,同时须立即报告主治医师及血库并给予相应处理。对致命的输血反应,血库应在第一时间通知市血液中心质管科。

(5) 输血结束处理:由运输人员将血袋送回血库至少保存一天。

(6) 做好输血观察记录。

4. 输血安全质量评定

(1) 要素质量:医疗机构具有输血资质及相应的设施设备及规章制度、流程,医务人员接受过相关培训具有输血安全胜任能力。

(2) 环节质量:血液标本采集、合血、取血以及用血等过程落实相关法律法规、制度及流程,认真查对,严格遵守无菌技术。没有差错发生。

(3) 终末质量:没有输血差错、不良反应及相关感染等并发症发生。

要 点 荟 萃

1. 新生儿贫血　是指出生后 2 周静脉血 Hb≤130g/L,毛细血管血 Hb≤145g/L,2 周~1 月 <120g/L。出生时的贫血包括出血导致的血液丢失、红细胞破坏增加、红细胞生成不足。新生儿贫血时实验室检查表现为血红蛋白降低,网织红细胞计数增加。

2. 贫血的临床表现与病因、失血量及失血速度密切相关。

(1) 贫血致低氧血症的表现:喂养困难、体重不增、呼吸困难、皮肤苍白等。

(2) 与失血量及失血速度相关的表现:①急性失血性贫血:急性大量失血可导致低血容量性休克,通常给予输全血或浓缩红细胞。血型选择:O 型 Rh 阴性;输血量:10~20mL/kg,如果不能得到血源,可以使用生理盐水替代,剂量为 10~20mL/kg。②慢性失血性贫血:较隐匿,常表现为皮肤苍白、肝大、充血性心力衰竭、血压正常或偏高、Hb 浓度降低等。③溶血性贫血:黄疸表现先于贫血出现。

(3) 与失血部位相关的其他症状:如颅内出血常伴有神经系统症状等。

3. 输血安全管理

(1) 严格掌握新生儿输血指征。

(2) 掌握输血急救时间要求:①异常紧急输血,15min 内发血。②非常紧急输血,1h 内发血。③急诊输血,3h 内发血。④常规输血,当日发血。

(3) 临床用血安全管理,包括:①确保合血标本采集正确。②输血前安全核查。③输血过程安全管理。④输血反应的观察及处理。⑤输血结束处理。⑥做好输血观察记录。

(4) 输血安全质量评定。

(苏绍玉　李小文)

第三节　新生儿出血症的护理评估与干预

新生儿出血症(hemorrhagic disease of the newborn,HDN)是由于维生素 K 缺乏和凝血因子 Ⅱ、Ⅶ、Ⅸ、Ⅹ 的活性降低导致的新生儿出血。也被命名为"维生素 K 依赖性出血(vitamin K‑dependent bleeding,VKDB)"。这个命名更加准确地描述了维生素 K 缺乏与新生儿自发性出血的关系,排除了其他原因导致的新生儿出血。

(一)护理评估

1. 病因　是一种原发性维生素 K 缺乏症。维生素 K 通过胎盘从母体获得不足,新生儿肝脏维生素 K 储存少,出生后从饮食中摄入维生素 K 量不足如纯母乳喂养儿母乳中的维生素 K 含量低。

2. 维生素 K 缺乏分型

(1) 早发型:出生后 24h 内出现出血症状。多见于母亲在妊娠期摄入影响维生素 K 代谢的药物如抗惊厥药物(苯巴比妥、苯妥英钠)、抗结核药物(利福平)以及使用了维生素 K 的拮抗剂如抗凝药物——华法林。这种出血对出生后的新生儿注射维生素 K 无效,应在分娩前给予母亲注射维生素 K 可以进行预防。

(2) 经典型:维生素 K 依赖性缺乏。多见于出生后 2~6 天,出生时没有给予维生素 K 进行预防,国外报道发生率为每 100 名活产儿 0.25~1.7 个,一般为少量及中等量出血,出血部位可见于胃肠道、脐部残端、皮肤等。多为自限性,1 周后出血少见。

(3) 晚发型:多见于出生后 2~12 周,出生时没有给予维生素 K 治疗,或仅给予维生素 K 口服(推荐给药途径为肌内注射)以及长期母乳喂养、或长期腹泻以及肝胆疾病导致的维生素 K 丢失过多以及吸收障碍。颅内出血多见于晚发型,预后较差。

3. 临床表现

(1) 出血:早期出血发生在出生后 24~72h。可以是局部器官或系统出血,如颅内出血及心室内出血、胃肠道出血;也可是全身弥散性出血,常见于脐带结扎部位渗血、穿刺部位渗血不止。

(2) 体征:广泛性皮肤瘀斑、出血点,腹胀及黄疸。

4. 实验室数据评估　PT 及 APTT 延长,维生素 K 依赖凝血因子水平低。但应注意与胆道闭锁、囊泡性纤维症、胆汁淤积症等导致的维生素 K 吸收不良。

5. 预防及治疗

(1) 预防:①对于母亲在妊娠期有使用影响维生素 K 代谢的药物者,应在产前给予孕母维生素 K。方法包括维生素 K 10mg 肌内注射 3~5 天或妊娠后 3 个月每日口服维生素 K 5mg。②新生儿出生后常规肌内注射维生素 K_1 2mg。

(2) 治疗:新生儿有出血时,立即肌内注射维生素 K1mg 可以改善出血症状。严重出血还可以使用新鲜全血或冰冻血浆,有消化道出血需禁食,给予肠外营养支持。止血后再对有贫血患儿进行纠正。

6. 护理　密切观察出生婴儿有无出血现象,评估孕母有无使用影响维生素 K 代谢的药物,评估新生儿出生后是否进行维生素K的常规预防,评估出血年龄、出血部位、出血量以及重点观察有无颅内出血表现,并采取相应护理措施。

要 点 荟 萃

1. 新生儿出血症　是由于维生素K缺乏和凝血因子的活性降低导致的新生儿出血。维生素K缺乏分型:①早发型:出生后24h内出现出血症状。②经典型:维生素K依赖性缺乏,多见于出生后2~6天,出生时没有给予维生素K进行预防,多为自限性,1周后出血少见。③晚发型:多见于出生后2~12周,颅内出血多见于晚发型,预后较差。

2. 新生儿出血症特征　①出血症状:早期出血发生在出生后24~72h,可以是局部器官或系统出血,也可是全身弥散性出血。②体征:广泛性皮肤瘀斑、出血点、腹胀、黄疸。③实验室指标:PT及APTT延长,维生素K依赖凝血因子水平低。

3. 新生儿出血症的防治

(1) 预防:①母亲在妊娠期使用了影响维生素K代谢的药物者,应在产前给予孕母维生素K。②新生儿出生后常规肌内注射维生素K_1 2mg。

(2) 治疗:新生儿有出血时,立即肌内注射维生素K_1 mg可以改善出血症状。

（苏绍玉　陈　琼）

第四节　新生儿红细胞增多症 - 高黏滞度综合征的护理评估与干预

新生儿红细胞增多症(Polycythemia)与高黏滞度(hyperviscosity)不是同一概念,但是常伴随存在,是新生儿期常见的问题。是由于各种原因导致的血液浓厚度及黏滞度增加,影响全身各器官系统的血流速率,导致全身器官组织缺氧、酸中毒以及营养供应减少的一系列综合征。

(一) 护理评估

1. 高危因素

(1) 产科高危因素:高危妊娠如母亲子痫前期 / 子痫、糖尿病、严重心脏病、严重感染、肺部疾病以及母亲吸烟。

(2) 出生时脐带结扎延迟。

(3) 环境因素:与海拔高度有关。海拔高的地方发病率高于低海拔。

(4) 胎儿及新生儿:大于胎龄儿及小于胎龄儿发病率增高。

2. 病因及发病机制

(1) 红细胞生成增多:①母亲高危妊娠导致的慢性宫内缺氧刺激血浆促红细胞生成素增加,促使红细胞代偿性增加、周围血网织红细胞及有核红细胞增多。②宫内胎盘输血包括胎 - 胎输血、胎 - 母输血造成胎儿血容量增多及红细胞增多或代偿性增多。③胎儿及新生儿原发疾病:小于或大于胎龄儿以及过期产儿、先天性肾上腺皮质增生症、甲状腺功能低下、染色体畸形、血小板减少症等导致的宫内慢性缺氧。

(2) 血液浓缩:严重脱水导致的继发性血液浓缩。

(3) 医源性因素:如输血过多以及脐带结扎延迟导致新生儿血容量过多导致出现代偿反应——尿量增加,液体渗出,血液被浓缩,Hct及血液黏滞度增加。RBC压积 >65mg/dl。

3. 临床表现与病理生理　机体的氧运输取决于血红蛋白及血液流速。当血红蛋白降低以及Hct异常时血液流速降低,氧运输下降,导致组织缺氧。无论性原发性还是继发性血液浓缩都会导致毛细血管灌注减少,组织缺氧,酸中毒,使多个脏器受累导致各器官系统的缺血缺氧性损害。

(1) 神经系统:淡漠、嗜睡、激惹、惊厥以及肌张力降低。

(2) 呼吸系统:呼吸窘迫、青紫、呼吸暂停等。这些异常又加重缺氧,造成恶性循环。

(3) 循环系统:充血性心力衰竭以及持续性肺动脉高压。

(4) 消化系统:胃纳差、呕吐、腹泻、腹胀、血便、黄疸、NEC。

(5) 血液系统:血小板减少、DIC 以及肺出血。

(6) 泌尿系统:肾静脉血栓、急性肾衰竭、少尿、血尿蛋白尿。

(7) 代谢方面:低血糖症、低钙血症。

(8) 皮肤及四肢:皮肤发红、溃烂甚至指趾端因缺血缺氧而出现坏疽,容易发生医源性皮肤损伤。

(二) 护理干预

1. 治疗原则　纠正原发疾病导致的缺氧及酸中毒,补充水分纠正血液浓缩以及部分换血治疗。

2. 护理干预

(1) 病情评估及处理

1) 密切观察神经系统症状,及时发现及处理惊厥(见惊厥部分)。

2) 观察有无呼吸窘迫及呼吸暂停的发生,及时给予氧疗,根据缺氧程度给予不同的氧疗方式,维持血氧正常。使用生命体征监测仪或脉氧仪持续监测经皮血氧饱和度,维持血氧饱和度在90%以上,防止低氧损害。

3) 监测有无心力衰竭的发生,并给予及时干预。

4) 监测消化系统症状及给予恰当的肠内营养,观察有无喂养不耐受情况。

5) 监测血糖、体温、胆红素值。维持血糖、体温正常。必要时给予光疗。

(2) 维持皮肤完整性:早期新生儿尤其是早产极低及超低体重儿皮肤娇嫩,非常容易发生皮肤完整性受损。有红细胞增多症患儿由于皮肤组织缺血缺氧更容易发生皮肤完整性受损,若合并鼻塞吸氧、胶布固定气管插管导管、胶布固定静脉导管、鼻饲管以及经皮氧饱和度探头更换时更容易发生皮肤受损。护士应具备高度的皮肤完整性保护意识,可使用水胶体敷料保护骨突出部位,以及使用襁褓套包裹患儿防止指趾端的损伤。经皮血氧饱和度探头每 4h 更换。做好会阴部及肛周护理,防止会阴部及肛周皮肤糜烂。

(3) 部分换血治疗护理:见换血章节。

要 点 荟 萃

1. 新生儿红细胞增多症　是由于各种原因导致的血液浓厚度及黏滞度增加,影响全身各器官系统的血流速率,导致全身器官组织缺氧、酸中毒以及营养供应减少的一系列综合征。高危因素包括母亲高危妊娠、出生时脐带结扎延迟、环境因素以及胎儿及新生儿自身因素。

2. 病因:①红细胞生成增多。②血液浓缩:严重脱水导致的继发性血液浓缩。③医源性因素:如输血过多以及脐带结扎延迟等。临床表现为毛细血管灌注减少、组织缺氧、酸中毒、多个脏器受累导致各器官系统的缺血缺氧性损害。治疗原则为纠正原发疾病导致的缺氧及酸中毒,补充水分纠正血液浓缩以及部分换血治疗。

(苏绍玉　黄希)

第五节 新生儿弥散性血管内凝血的护理评估与干预

(一) 护理评估

弥散性血管内凝血(disseminated intravascular coagulation,DIC)是新生儿各种危重疾病导致的一种病理过程,主要表现为血小板以及血浆凝血因子如 I、V、VIII、XII 和纤维组织蛋白原被消耗,然后全身性血管内凝血系统被激活,导致机体大量微血栓形成继之广泛出血及重要脏器损害。急性弥散性血管内凝血患儿死亡率高,需要密切监护及积极干预治疗。

1. 高危因素

(1) 新生儿自身特点:①新生儿免疫力低下,容易发生各种严重感染。②新生儿各种凝血因子不足,凝血功能差。③新生儿容易发生低体温、缺氧、酸中毒以及呼吸、循环功能障碍等。④新生儿血液黏稠,多呈高凝状态。

(2) 母高危因素如前置胎盘、胎盘早剥、羊水栓塞以及孕母严重感染。

2. 病因

(1) 重症感染:先天性宫内感染、后天获得感染,包括医院性感染及社区感染。多为细菌感染如革兰阴性杆菌以及革兰阳性球菌所致的新生儿败血症。

(2) 缺氧及酸中毒:出生时重度窒息、各种严重的呼吸系统疾病如胎粪吸入、新生儿肺透明膜病、循环系统疾病如青紫型先天性心脏病以及严重的颅内出血都可导致新生儿发生严重的缺氧及酸中毒。

(3) 严重的新生儿溶血病:如 Rh 溶血、严重感染导致的大量红细胞破坏溶血等激活血管内凝血系统。

(4) 产科高危因素:妊娠高血压、胎盘早剥、异常胎盘等导致胎盘组织损伤,激活新生儿内源性凝血系统。胎儿宫内窘迫、酸中毒、缺氧、双胎中有死胎或分娩时有创伤等。

(5) 其他疾病:新生儿寒冷损伤综合征、休克、NEC 以及机械通气等都可诱发新生儿凝血功能紊乱,导致微循环障碍。

3. 临床表现

(1) 出血:是 DIC 最常见的症状。表现为皮下出血如皮肤瘀斑、脐部残端出血、穿刺部位渗血不止以及消化道出血、颅内出血甚至肺出血。主要原因为血小板、凝血因子被大量消耗以及继发性纤溶亢进致强抗凝作用。

(2) 微循环障碍与休克:微血管内大量血栓形成,血液瘀滞,致使回心血量不足,心排血量减少,血压下降致休克。内源性凝血系统被激活使血管扩张,加重低血压及休克,休克又加重 DIC,两者形成恶性循环。

(3) 器官组织缺血:广泛血栓形成导致机体各器官如肾脏、肝脏、大脑、肺脏以及消化道出现缺血、缺氧致功能障碍及器质性坏死。表现为各器官功能衰竭以及惊厥、昏迷等。

(4) 皮肤出血点、瘀点、瘀斑等。

(5) 溶血及贫血:DIC 致红细胞大量破坏导致黄疸、血红蛋白尿及发热等。

4. 实验室评估

(1) 血常规:①网织红细胞增多。②血小板:进行性下降。常 $<100 \times 10^9/L$。严重时 $<50 \times 10^9/L$。当血小板 $\leqslant 30 \times 10^9/L$ 时有发生颅内出血的危险。

(2) 凝血检查:①凝血时间:正常 7~12min,DIC 高凝期缩短 $\leqslant$6min。②凝血酶原时间(PT)。DIC 时 90%PT 延长。新生儿生后 4 日内 PT 正常值为 12~20s。DIC 诊断标准为:日龄 <4 天,PT$\geqslant$20s,日龄 >5 天,PT$\geqslant$15s。③纤维蛋白原测定:新生儿正常值为 1.17~2.25g/L。DIC 时明显降低。

(3) 纤溶检查:D- 二聚体为交联纤维蛋白的一种降解产物,其升高有特异性,提示体内有凝血酶和血栓形成。异常值 >0.5mg/ml,DIC 时明显升高。

(二) 护理干预

1. 治疗原则 对症支持治疗包括改善微循环、抗休克、抗凝治疗以及病因治疗。

2. 护理干预

(1) 改善微循环：积极改善微循环治疗可以有效阻止 DIC 的发展。尽快建立静脉通道，必要时建立静脉双通道便于急救使用。

(2) 扩容治疗：给予生理盐水 20ml/kg 于 30~60min 快速输注，有效扩容可以快速补充血容量，降低红细胞及血小板的黏滞度，防止血小板及红细胞凝集，抑制血栓形成。也可通过尽快补充新鲜冰冻血浆、血小板、冷沉淀物等重建体内的凝血功能与纤溶系统的动态平衡。

(3) 加强保暖：预防新生儿低体温及新生儿硬肿症。注意为患儿提供中性温度，并注意日常操作过程中如头罩给氧、静脉穿刺、外出检查等环节的保暖。

3. 病因治疗及护理

(1) 治疗新生儿重症感染：尤其是先天性宫内感染、积极隔离及治疗新生儿医院性感染，严格规范进行抗生素使用。

(2) 纠正缺氧及酸中毒：必要时给予呼吸支持。保持呼吸道通畅，注意体位，根据缺氧程度给予不同的氧疗方式。

(3) 积极治疗严重新生儿溶血病：纠正贫血。

4. 抗凝治疗及护理

(1) 肝素：通过抑制凝血酶、阻止纤维蛋白的形成、降低血小板的黏附性及胶原反应发挥强烈的抗凝作用。使用剂量为：$15U/(kg \cdot h)$ 持续静脉滴注或 80~100U/kg 皮下注射，严格抽吸剂量，剂量过大可导致出血，需要严密观察。

(2) 补充凝血因子：在肝素化后进行。可以通过输注新鲜冰冻血浆、血小板、冷沉淀物进行补充。新鲜冰冻血浆常用剂量：10~20ml/kg 可以提高凝血因子 20%~40%；血小板常用剂量：10ml/kg 可以提高血小板计数 $(75~100) \times 10^9/L$，凝血因子水平提高 15%~30%，血小板从血库取回病房后应该立即进行输注。冷沉淀物常用剂量 1 袋（含纤维蛋白原 250mg，Ⅷ因子 80~120U）。

5. 预防医源性感染　采取各种有效措施如严格实施手卫生、加强对极低及超低出生体重儿的保护性隔离、做好标准预防、及时识别新生儿先天性宫内感染及新生儿医院感染，尽早隔离该类患儿。

6. 尽量减少采血，对渗血不止的部位进行加压包扎。

7. 病情评估　评估生命体征、皮肤颜色、全身有无出血点、意识状态、各器官有无出血的发生。

要 点 荟 萃

1. 弥散性血管内凝血（DIC）　是新生儿各种危重疾病导致的一种病理过程，主要表现为血小板、血浆凝血因子、纤维组织蛋白原被消耗，全身血管凝血系统被激活，导致机体大量微血栓形成，继而出现广泛出血及重要脏器损害的现象。高危因素：①新生儿自身特点：新生儿免疫力低下；各种凝血因子不足；新生儿容易发生低体温、缺氧等；新生儿血液黏稠，多呈高凝状态。②母亲高危因素：如前置胎盘、胎盘早剥等。DIC 的病因包括重症感染、缺氧及酸中毒、严重的新生儿溶血病、产科高危因素等。

2. DIC 临床表现　①出血，最常见。②微循环障碍与休克。③器官组织缺血。④皮肤出血点、瘀点、瘀斑等。⑤溶血及贫血。治疗原则包括：①对症支持治疗，包括改善微循环、抗休克、抗凝治疗。②病因治疗。护理干预包括改善微循环、纠正缺氧及酸中毒、加强保暖、积极治疗原发病等。

（苏绍玉　廖　宇）

参 考 文 献

［1］邵肖梅,叶鸿瑁,丘小汕.实用新生儿学.4版.北京:人民卫生出版社,2013.

［2］张玉侠.实用新生儿护理学.北京:人民卫生出版社,2015.

［3］张家骧,魏克伦,薛兴东.新生儿急救学.2版.北京:人民卫生出版社,2009.

［4］中华医学会儿科学分会新生儿学组,《中华儿科杂志》编辑委员会.新生儿高胆红素血症诊断和治疗专家共识.中华儿科杂志,2014,52(10):745-748.

［5］Johnson PJ. Vitamin K prophylaxis in the newborn:Indications and controversies. Neonatal Netw,2013,32(3):193-199.

［6］Nassin ML,Vergilio JA,Heeney MM,et al. Neonatal Anemia:Revisiting the Enigmatic Pyknocyte. Am J Hematol. 2017. doi:10.1002/ajh. 24731.［Epub ahead of print］

［7］Aher SM,Ohlsson A. Early versus late erythropoietin for preventing red blood cell transfusion in preterm and/or low birth weight infants. Cochrane Database Syst Rev,2012,10:CD004865.

［8］Kates EH,Kates JS. Anemia and polycythemia in the newborn. Pediatr Rev,2007,28(1):33-34.

［9］Sarkar S,Rosenkrantz TS. Neonatal polycythemia and hyperviscosity. Semin Fetal Neonatal Med,2008,13(4):248-255.

第二十章
新生儿内环境紊乱护理评估与干预

导读与思考：

　　危重新生儿往往存在应激反应,适当的应激反应有利于提高机体的适应能力,而过度或持久的应激反应可造成内环境紊乱,进一步加重机体的损害。

　　糖代谢紊乱是新生儿最易发生的内环境紊乱表现之一。低血糖和高血糖均可造成大脑损害,若反复发作且不及时纠正,可致永久性脑损伤。体内的电解质包括钠、钾、钙、镁、磷等,对于调节内环境的平衡起到非常重要的作用。电解质紊乱也是危重新生儿内环境紊乱的表现之一,严重者尤其是高钾血症、高钙血症等可能有致命风险。新生儿特别是早产儿,由于生理与解剖上的特点而易发生酸碱失衡。严重的酸碱失衡若未能及时纠正,不仅影响抢救治疗的效果,甚至威胁生命。所以掌握新生儿内环境紊乱的病因及临床表现、早期发现给予恰当的治疗和护理极为重要。

　　1. 新生儿体内糖是如何进行代谢的? 新生儿低血糖、高血糖的定义是什么? 常见病因是什么? 哪些属于糖代谢紊乱的高危人群? 发生糖代谢紊乱时如何处理? 临床观察和护理要点分别是什么?

　　2. 新生儿体内主要电解质有哪些? 各自的生理作用是什么? 发生电解质紊乱的常见原因及临床表现有哪些? 如何处理?

　　3. 新生儿体内酸碱平衡时如何进行调节的? 判定酸碱平衡的指标有哪些? 各类酸碱平衡紊乱的临床表现和处理有哪些不同?

第一节　新生儿糖代谢紊乱的护理评估与干预

一、新生儿糖代谢概述

　　1. 糖的功能　血糖即指血中的葡萄糖。葡萄糖是生物体内新陈代谢不可缺少的营养物质,为机体所需能量的主要来源,在体内被氧化成二氧化碳和水并同时供给热量,是人类生命活动所需能量的重要来源。葡萄糖还可以糖原形式贮存,能促进肝脏的解毒功能,对肝脏有保护作用。在消化道中,葡萄糖比任何其他单糖都容易被吸收,而且被吸收后能直接为人体组织利用。

　　2. 血糖的来源　血糖的来源有三条途径。

　　(1) 胃肠道吸收:为食物中的葡萄糖直接通过胃肠道吸收,是主要的血糖来源。

　　(2) 糖原分解:当血糖供应不足时,即可动员糖的库存储备-肝糖原,使其分解为葡萄糖入血。

　　(3) 糖异生:肝脏利用其他原料,如体内氨基酸、乳酸以及脂肪分解后产生的甘油合成葡萄糖。糖原分解和糖异生的生理意义主要在于能在饥饿状态下维持血糖水平的相对稳定。

3. 糖的利用

(1) 产生热量：血糖经过肝门静脉进入肝脏后，大部分经肝静脉进入到体内进行血液循环，被输送到全身各组织细胞，加以利用，分解燃烧产生热量，供人体需要。

(2) 转变成肝糖原：另一部分转变成肝糖原，储存在肝脏中，作为糖的一种储存形式。还有小部分糖以糖原的形式储存于其他器官，特别是肌肉组织中。肌肉组织的糖原叫做肌糖原，是葡萄糖的另一个储存形式。新生儿主要储存形式为肝糖原。

(3) 转变成其他物质：如果糖的摄入量过多，还可以转化为脂肪或转变为其他糖类物质。

4. 新生儿出生前后血糖的变化 胎儿在宫内时血糖完全来源于母体，血糖浓度为母体血糖的 70%~80%。在切断脐带的几分钟内体内激素水平发生了重大变化，胰高血糖素和儿茶酚胺类物质迅速提高 3~5 倍，使糖原分解，高生长激素和皮质醇激活糖原异生，而胰岛素则呈现低分泌状态。出生后 30~90min 后新生儿血糖很快下降并稳定在 2.2~5.6mmol/L。此时，新生儿需要通过喂养以及体内的糖原异生、糖原分解、生酮作用维持血糖。由于出生过程的影响，出生后体温较低，基础代谢增高，能量消耗增多，而此时多数产妇乳汁分泌少，缺乏哺喂经验，不能及时满足新生儿生理需要。同时新生儿肝糖原储存不足，肝糖原分解及糖原异生能力低下。更关键的是新生儿体内各种激素水平急剧变化，导致生后 2~4h 约有 8% 的新生儿最终发展成为低血糖，并且需要进行干预。低出生体重儿出现低血糖的可能性更高。

二、新生儿低血糖的护理评估与干预

1. 护理评估

(1) 定义

1) 新生儿低血糖症 (hypoglycemia)：指新生儿血糖值低于正常新生儿血糖的最低值。新生儿低血糖的定义一直存在争议。目前广泛采用的临床诊断标准是，无论胎龄和日龄，低于 2.2mmol/L 即诊断为低血糖症，低于 2.6mmo/L 为临床需要处理的界限值。昆士兰"新生儿低血糖"临床指南提出通过精准的仪器（血气分析仪或实验室生化检查仪器）所测得血糖水平低于 2.6mmol/L 为新生儿低血糖。

2) 严重低血糖：指血糖水平 <1.5mmol/L，或者出现低血糖的相关临床症状；在任何时候需糖速 >10mg/(kg·min)。

(2) 病因及风险因素：新生儿出生后血糖的维持依赖于肝糖原分解、后续糖异生作用的激活及外源性葡萄糖供给，因此凡糖原储备不足或消耗过多、糖异生能力低下、外源性葡萄糖供给不足者均可发生低血糖。其中孕母重度妊娠高血压综合征、孕母糖尿病、宫内窘迫（羊水粪染）、重度窒息、早产儿、低出生体重儿、小于胎龄儿、红细胞增多症、重度溶血病等均是早期新生儿低血糖的主要危险因素，具体见表 20-1。

表 20-1 新生儿低血糖病因及风险因素

病因	风险因素
糖原和脂肪储备不足	IUGR（宫内生长迟缓），SGA（小于胎龄儿），早产儿，低出生体重儿，LGA（大于胎龄儿），巨大儿
耗糖过多	围生期缺血缺氧，呼吸窘迫，败血症或怀疑感染，低体温，红细胞增多症，先天性心脏病，休克
高胰岛素血症	母亲糖尿病，新生儿溶血病，Beckwith-Wiedeman 综合征，母亲用药，功能性胰岛 β 细胞增生，母亲先兆子痫或妊娠高血压综合征、孕期服用药物如 β 受体激动剂或口服导致低血糖药物、产时使用静脉葡萄糖
内分泌疾病	垂体功能低下，生长激素缺乏，肾上腺皮质功能低下，甲状腺功能低下，胰高血糖素缺乏，内分泌紊乱，先天性代谢紊乱

续表

病因	风险因素
遗传代谢障碍	① 糖代谢障碍：半乳糖血症、果糖不耐受、糖原贮积症 ② 氨基酸代谢障碍：枫糖尿症、丙酸血症、遗传性络氨酸血症、甲基丙二酸血症、中链酰基辅酶脱氢酶缺乏
其他	医源性低血糖：静脉留置针渗漏导致输液中断、喂养不足、输血后，唇裂/腭裂、慢性腹泻等

（3）发生率：在活产新生儿中总的发病率为 1%～5%。在高风险患儿中发病率可高达 30%，大于胎龄儿的发病率约为 8%，早产儿和小于胎龄儿低血糖的发生率为 15%～25%。

（4）临床分类：由于新生儿低血糖病因复杂，研究中将其分为 4 种临床类型：暂时适应性低血糖、继发性低血糖、经典暂时性低血糖、严重反复性低血糖。也可简单分为一过性低血糖和持续性低血糖。一过性低血糖与出生情况密切相关，主要包括：①孕母分娩过程中输注葡萄糖或妊娠期间接受降糖治疗导致。②糖尿病母亲所生的新生儿往往需分泌更多胰岛素适应胎儿期高葡萄糖浓度，进而导致出生后低血糖。③早产儿和小于胎龄儿的糖原和脂肪储存较足月新生儿少，而胰岛素分泌多，使其更容易发生新生儿低血糖。④窒息及围生期应激的增加，促使无氧代谢消耗大量血糖，造成新生儿出生后低血糖。以上新生儿在娩出后短期内常有一过性低血糖，但随着新生儿机体功能的完善和血糖调节系统的成熟，其血糖水平将很快恢复至正常范围。新生儿一过性低血糖，预后较好，积极干预一般不遗留神经系统后遗症。

持续性低血糖多见于新生儿高胰岛素血症。低血糖持续数天甚至数周，治疗难度较大，常出现神经系统症状，影响预后。

（5）临床表现：据文献报道 70%～80% 的新生儿低血糖无临床症状或症状隐匿、缺乏特异性，不易被发现。依据低血糖程度的不同，临床表现也有所不同；甚至同一低血糖水平，其临床表现差异也很大。

1）轻者可表现为抖动、兴奋、激惹、烦躁、眼球震颤、吸吮反射亢进、低体温或体温不稳定、面色苍白、多汗、手足凉、心动过速，异常哭声（高声哭泣或者哭声微弱）等，随着葡萄糖供给及血糖水平的恢复，上述症状可迅速逆转。

2）重者可表现为反应低下、喂养困难、喂养不耐受、呼吸窘迫、呼吸暂停、发绀、肌张力低下、嗜睡、惊厥等。

3）严重持久的低血糖可引发新生儿全身急性反应与神经系统障碍，造成细胞代谢紊乱，导致神经细胞水肿或坏死，发生新生儿低血糖永久性脑损伤，包括意识水平改变（如嗜睡、昏睡、昏迷）、惊厥等症状，进而导致不同程度的神经系统后遗症，可能造成儿童认知障碍、视觉障碍、枕叶癫痫、脑瘫等严重后遗症。

（6）血糖检测方法：目前，临床常用血糖水平的检测方法主要有以下 3 种。

1）筛查：微量纸片法床旁血糖检测。其特点是快速、简单、方便。尽管目前临床有许多床旁血糖仪的产品，且精准度都在逐步提高，但当血糖在低值范围时，测量的精准度依然低于实验室检查结果。因此当床旁微量法测得的血糖值偏低时应立即采集血液标本进行实验室生化复查。

2）精准检查：①血气分析仪：使用毛细血管采集管或者血气针采集血液标本。具有实验室酶测定法的准确性和床边血糖测量的快速性，但价格昂贵。②实验室生化检查：是血糖监测的金标准。通过采集静脉血液至实验室进行生化检查。

为确保血糖值的准确度，所有检测仪器都需要根据厂家说明书的要求进行维护与数据校正，定期进行质量控制，且应对医护人员进行充分培训，避免在血样采集及测量中出现误差，从而导致产生不准确的结果影响临床干预措施。

（7）干预：新生儿低血糖管理的基本原则为：预防低血糖发生，密切监测血糖值，对症治疗低血糖，如果低血糖严重、持续发生或周期性复发需要找出原因，进行病因治疗。

1）新生儿低血糖的一般管理：①识别高危患儿：对入院患儿，特别是早产儿、窒息、感染、硬肿等患儿，应定时监测外周血糖值，以尽早发现低血糖。②合理喂养和营养支持：低血糖新生儿多为高危新生儿，须保证充足的营养支持，提倡尽早喂养，必要时静脉补充营养物质，以保障患儿内环境和体内营养的正平衡。按比例配制成含有氨基酸、脂肪乳、葡萄糖、矿物质等营养物质的静脉全营养液，以保证各种维生素和微量元素的补充。保持内环境的稳定，调节水、电解质、酸碱及能量的平衡，有利于血糖的纠正和原发疾病的恢复。③足月儿肝脏生成葡萄糖的速度约 5mg/（kg·min）。葡萄糖初始输注速度足月儿为 4~6mg/（kg·min），早产儿为6~8mg/（kg·min）。葡萄糖静脉注射的速度应逐步递增以达到维持患儿正常血糖水平。④对血糖 <2.6mmol/L 或有低血糖症状表现的新生儿需立刻实施临床干预及治疗。对所有新生儿低血糖的治疗管理都应立足于新生儿整体生理和代谢状况。

2）新生儿低血糖的分层管理：①无症状低血糖：推荐临床管理方法：继续母乳喂养；避免对吮吸困难或肠道喂养不耐受的重症患儿经口或经鼻胃管喂养；如若喂养后血糖水平仍很低，应立即进行静脉葡萄糖输注治疗，在此期间母乳喂养仍可继续，但随着血糖的逐渐恢复相应减少输糖量。②有临床症状或血糖<2.6mmol/L：静脉注射葡萄糖，使用 10% 葡萄糖 2ml/kg，以 1ml/min 静脉推注；而后以 6~8mg/（kg·min）静脉注射维持，并于 20min~30min 后复测血糖，其后每 1h 复测一次直至稳定后延长监测间隔时间。③对于静脉输糖后血糖值仍 <2.6mmol/L 者，可在 24h 内逐步提高输注葡萄糖速度，推荐每次提高 2mg/（kg·min），直至10~12mg/（kg·min）；静脉注射葡萄糖 24h 后，若连续 2 次血糖监测值均 >2.6mmol/L，逐步降低输糖速度，推荐每 4~6h 降低 2~4mg/（kg·min），同时进行血糖监测并保持喂养，最终依据血糖监测结果逐渐减少输液量，直至停止静脉注射后血糖仍保持稳定。④如用葡萄糖治疗不能维持患儿血糖水平，可给予氢化可的松 5~10mg/（kg·d）静脉滴注进行治疗，血糖恢复 24~48h 后停止用药。

3）积极治疗各种原发病：如亮氨酸过敏者应限制蛋白质摄入；半乳糖血症者应完全停止乳类食品等。

4）注意事项：①根据医嘱正确配制液体，保证葡萄糖剂量及浓度准确。②避免医源性高血糖发生：在输糖纠正低血糖的同时，应用输液泵控制葡萄糖输液速度；如血糖增高应立即降低输入浓度和速度，但不能骤停输液；在血糖恢复正常后减慢葡萄糖输注速度或给予 5% 葡萄糖液。③密切监测血糖的变化以便报告医生及时调整治疗方案。④在输注葡萄糖过程中注意查看输液部位，注意液体有无渗漏及静脉炎发生。⑤外周静脉输糖的最大浓度为 12.5%，当大于此浓度时，需通过中心静脉通道输入。

5）动态监测血糖变化：血糖监测不仅可以评估血糖水平，还能指导调整低血糖治疗策略，避免新生儿低血糖持续存在和反复发生。因此，对所有可能发生低血糖的新生儿做动态血糖监测，以早期发现、早期治疗。可用床旁微量血糖仪监测血糖。取血部位一般选择足跟部，注意避开足底。血糖不稳定的患儿一般每 1~2h 检测 1 次血糖，严重低血糖、静脉滴注或泵注葡萄糖起始时可每 30min~1h 检测 1 次血糖，血糖升至 2.6 mmol/L 改为 2~4h 检测 1 次，直至血糖稳定 48~72h 后停止。

6）病情观察：注意低血糖症状的观察。新生儿低血糖缺乏特异性表现，多数患儿无明显临床症状或症状隐匿，且多与原发病症状重叠。护士在监测观察原发疾病症状的同时，还要把握低血糖的临床特点，密切注意患儿的精神神志状况、吮吸情况以及呼吸、哭声、肤色、肌张力和中枢神经系统的体征变化。以下三种情况有可能是低血糖表现：①患儿出现精神差、反应迟钝低下、嗜睡、出汗、低体温、乏力、拒乳、哭声无力、呼吸暂停、易激惹、惊厥等临床症状。②面色苍白或发绀、四肢末梢发凉、眼球震颤、对光反射迟钝、心跳加快或明显减慢、心音低钝减弱以及肌张力低下、生理性神经反射减弱或出现病理反射等体征。③与原发疾病的临床表现不相符合的临床症状与体征。

7）监测生命体征的变化，体温 4~6h 测量 1 次，持续监测心率、呼吸、血氧饱和度，并及时记录。如有惊厥应及时止惊，如发现呼吸暂停，立即给予吸痰、拍背、弹足底等措施以缓解，必要时给予复苏囊正压通气或无创通气辅助呼吸。

8）保暖：新生儿体温调节中枢发育不完善，外界适应能力低，而寒冷刺激可造成新生儿低血糖发生。适宜保暖可减少热量消耗。应保持室内温度 24~26℃，相对湿度 55%~65%。置患儿于暖箱中，设置中性温度，保持体温维持在正常范围。

9）预防感染：低血糖患儿多为高危新生儿，其机体抵抗力和免疫功能低下，易发生感染。病区内要做好空气消毒和隔离保护。医疗用品要严格消毒灭菌，防止空气、用品、奶源污染导致呼吸道、肠道感染；护士在操作前要严格执行手卫生，接触患儿前后必须洗手；注意患儿皮肤护理、脐部护理及臀部护理，避免发生感染而加重病情。

10）加强足跟部护理：由于患儿足跟部需要多次采血检测血糖，注意保护采血部位。操作时要注意无菌原则，严格消毒，采血后用无菌棉签压迫止血，防止采血部位感染。

11）预防低血糖发生：预防比治疗更重要。①早期常规筛查：美国新生儿低血糖管理指南建议对有发生低血糖高危因素的新生儿在出生早期进行常规血糖监测，以便筛查出低血糖患儿，及时进行干预，避免发生严重后果。②早期喂养和哺乳：是预防和纠正新生儿低血糖的关键措施。开奶过晚、喂养不足、延迟喂养、喂养不当以及小日龄等是新生儿低血糖反复发作和持续存在的主要原因，为减少新生儿低血糖的发生，入院后，无禁忌证时应尽早对患儿开奶。早产儿吸吮吞咽功能差，无法经口饮入时，给予鼻饲。

12）健康教育：由于新生儿低血糖的病因与孕母联系密切，因此应该加强围生期保健知识宣教，如合理使用口服药、禁服可致低血糖的药物、有效控制糖尿病孕妇的病情等，有针对性地进行监测、预防、治疗新生儿低血糖，以减少脑损伤及神经系统后遗症，改善预后。

三、新生儿高血糖的护理评估与干预

1. 护理评估

（1）定义：新生儿高血糖症（hyperglycemia）指新生儿血糖升高，可伴发脱水、体重下降、消瘦、多尿等一系列临床症状。高血糖值的标准目前尚未统一。1966 年，Cornblath 将新生儿高血糖定为全血葡萄糖浓度 >7.0mmol/L，血浆糖浓度超过 8.12~8.40mmol/L。国内学者多以前者作为新生儿高血糖的诊断标准。

（2）病因：新生儿高血糖的发生与诸多因素有关。有关研究证实，早产、低出生体质量、小于胎龄是新生儿高血糖的内在高危因素。由于早产儿血糖调节能力不成熟，胰岛 β 细胞功能不完善，对外源性葡萄糖反应迟钝、胰岛素分泌相对不足或靶器官反应不敏感等，是导致其高血糖发生的重要原因。缺氧和感染是新生儿高血糖的外在高危因素，若处理不当则更易导致医源性高血糖。新生儿高血糖的病因及风险因素见表 20-2。

表 20-2　新生儿高血糖病因及风险因素

病因	风险因素
血糖调节功能不成熟，糖耐受力低	早产儿、低体重儿、小于胎龄儿
应激或疾病	窒息、感染、寒冷；呼吸窘迫综合征、休克、颅内出血
医源性高血糖	输糖量过多及速度过快、脂类输入、母亲使用降糖药物、分娩时输糖及糖皮质激素、复苏时应用高渗葡萄糖、肾上腺素及长期应用糖皮质激素、输注氨茶碱、咖啡因等药物
暂时性糖尿病	先天性或家族因素
真性糖尿病	少见

（3）发生率：新生儿糖尿病的发病率约为 1/400 000。超低出生体重儿的发病率更高。

（4）分度：①轻中度高血糖：血糖 >7.0mmol/L 且 <16.8mmol/L。②重度高血糖：血糖 ≥16.8mmol/L。

（5）临床表现：血糖对机体的主要影响在于高渗状态下血容量的变化和对脑循环的影响。由于大多数患儿有原发病，因此某些表现与原发病表现相重叠时容易掩盖病情。轻中度高血糖大多无症状。随着血糖持续升高，新生儿可表现为嗜睡、发绀、呼吸暂停、肌张力增高、惊厥等。血糖显著增高或持续时间过长者可引起渗透性利尿，表现为尿量增多、全身脱水、体重减轻、消瘦，化验尿糖阳性。严重者可引发颅内出血。高血糖持续时间越长，对脑组织损伤越重。

2. 护理干预　当有发生高血糖的风险因素存在时要加强血糖监测，及时发现、早期治疗。

（1）病因治疗：寻找病因，积极治疗原发病，如纠正缺氧、低体温、控制感染等。

（2）降低糖速：轻中度高血糖，可根据医嘱降低输液速度或暂停输液 30min~1h 后再次进行血糖测试。若血糖恢复正常，可继续输液，并严密监测血糖变化；若血糖未降，可考虑调整糖速及糖浓度。

（3）纠正电解质紊乱：重症高血糖伴有明显脱水症状时在降低血糖浓度的基础上应及时补充电解质，迅速纠正血浆电解质紊乱的状况。

（4）胰岛素使用

1）使用指征：葡萄糖浓度降低至 5%，输注速度降低至 4mg/(kg·min) 时，经血气或实验室检测，空腹血糖 >14mmol/L，尿糖阳性或高血糖持续不见好转可考虑使用胰岛素。

2）用药注意事项：①准确抽吸胰岛素剂量，使用输液泵或注射泵进行输注，严格控制速度。②新生儿对胰岛素极为敏感，故在输注过程中应每 30min 监测血糖，以便调整胰岛素的滴速，直至稳定。③发生低血糖时，停止胰岛素滴注，必要时静脉推注 10%GS 2ml/kg。④胰岛素输注期间，每 6h 监测血钾水平。

（5）病情观察：密切观察患儿的生命体征及一般情况，包括面色、反应、精神状态、肌张力、尿量、体重等。

（6）预防：新生儿高血糖大部分原因是医源性的，通过以下措施可预防医源性高血糖发生：①正确输糖：输液前和输液过程中应监测血糖，并据此调整输糖的量、浓度及速度。②每日含糖液体应用输液泵控制速度。③对早产儿、小于胎龄儿，输糖速度一般 <5~6mg/(kg·min)，适当增加血糖监测频率，便于随时调整糖速和浓度。④供给热卡不能单靠增加葡萄糖的量和浓度来解决，而应采用全静脉营养。⑤合理静脉营养：是预防新生儿高血糖的主要措施。由于个体差异，胎龄、日龄及病情不同，对糖耐受不一，静脉营养补糖剂量需视病情及补液量两方面而定。应从葡萄糖的基础量开始，逐步增加，个性化动态调整。⑥稀释药物时根据药物配伍禁忌等尽量常规使用 5% 葡萄糖为宜。

要 点 荟 萃

1. 新生儿低血糖症　血糖 <2.2mmol/L 即可诊断，<2.6mmol/L 需处理。临床常用血糖检测方法有：床旁纸片微量法血糖检测、血气分析及实验室生化检查。其中床旁检测法最方便，实验室检测结果最准确。

2. 新生儿低血糖的病因　糖原和脂肪储存不足、耗糖过多、高胰岛素血症、内分泌疾病、遗传代谢障碍及医源性低血糖等。临床表现不典型，轻者可表现为抖动、兴奋、苍白、多汗、心动过速；重者可表现为反应低下、喂养困难、呼吸暂停、发绀、肌张力低下、嗜睡、惊厥等。严重持久的低血糖可发生永久性脑损伤。

3. 新生儿低血糖管理的基本原则

（1）预防低血糖发生：通过加强喂养或静脉营养及密切监测低血糖值进行预防，预防比治疗更重要。包括早期常规筛查、早期喂养。

（2）对症治疗低血糖：如果低血糖严重、持续发生或周期性复发需要找出原因，进行病因治疗。

4. 新生儿高血糖症　指新生儿血糖升高 >7.0mmol/L，可伴发脱水、体重下降、消瘦、多尿等一系列临床症状。其发生与诸多因素有关，如早产、低出生体质量、小于胎龄儿或窒息、感染、寒冷、呼吸窘迫等，临床常见原因是医源性因素引发的高血糖。分度：①轻中度高血糖：血糖 >7.0mmol/L 且 <16.8mmol/L。②重度高血糖：血糖 ≥16.8mmol/L。

5. 高血糖的危害　高血糖持续时间越长，对脑组织损伤越重。轻中度高血糖大多无症状，随血糖持续升高，新生儿可表现为嗜睡、发绀、肌张力增高、惊厥等。血糖显著增高或持续时间过长者可表现为尿量增多、全身脱水、体重减轻、消瘦等，严重者可引发颅内出血。

6. 新生儿高血糖的干预　识别高风险人群，寻找病因，积极治疗原发病。轻中度高血糖可降低输液速度或暂停输液，重症高血糖需使用胰岛素纠正。在医疗及护理过程中，通过正确输糖（建议新生儿静脉注射必须使用输液泵控制液体速度）、合理静脉营养、动态监测血糖等措施，尽量避免医源性高血糖发生。

（陈　琼　苏绍玉）

第二节　新生儿钠、钾代谢紊乱的护理评估与干预

一、新生儿钠、钾代谢概述

钠是人体细胞外液中电解质的主要成分。体液中钠含量的变化，将直接影响体液渗透压的改变，从而影响脱水性质。正常血清钠的维持除与每日摄入水及钠的量有关外，主要与肾脏功能及体液中抗利尿激素、醛固酮、利尿激素水平和交感神经系统功能调节有关。

钾是细胞内主要的阳离子，对于维持机体细胞内液的渗透压及容量、酸碱平衡、细胞代谢包括蛋白、核酸及糖原合成、神经肌肉的兴奋性和心脏的自律性、兴奋性和传导性均有重要的作用。正常钾的分布和含量由细胞膜上 Na^+-K^+ 泵和肾脏调节。

二、新生儿低钠血症的护理评估及干预

1. 定义　低钠血症（hyponatremia）指钠低于 130mmol/L，是由于各种原因所致的钠缺乏和（或）水潴留引起的临床综合征。低钠血症可分为失钠性低钠血症和稀释性低钠血症。

2. 分度　①轻度低钠血症：血清钠 125~130mmol/L。②中度低钠血症：血清钠 120~124mmol/L。③重度低钠血症：血清钠 <119mmol/L。

3. 病因及风险因素　新生儿低钠血症的发生原因主要有抗利尿激素（ADH）分泌异常，钠摄入不足和排钠增加。其原发病主要是由于围生期窒息或产伤所引起的 HIE、颅内出血、肺炎和败血症等。

（1）早产：早产儿由于肾脏排钠多而呈现钠的负平衡，因而对钠的需要量较足月儿多。胎龄越小，肾脏排钠越多。尤其是极低体重儿，尿失钠较多，而生长迅速，每日需钠量较大，由于哺乳量少，若长期仅喂人乳，不另补钠，在生后 2~6 周时常发生低钠血症。

（2）母亲因素：母亲妊娠高血压综合征，产前使用利尿剂和低盐饮食，通过胎盘引起胎儿利尿，体钠总量减少，出生后的新生儿可较快出现低钠血症。

（3）缺氧：窒息新生儿可出现低钠低氯血症，且新生儿窒息程度与血钠、血氯的变化呈正相关，即窒息越重血钠或血氯水平越低。

（4）疾病因素：新生儿肺炎、硬肿、颅内出血、脑膜炎及严重感染（败血症）时易发生水潴留致稀释性低钠血症。

（5）其他：用过度稀释奶或喂水过多，可致新生儿水中毒（稀释性低钠血症）

4. 临床表现　新生儿低钠血症常缺乏特异的症状及体征，易被原发病的症状及体征所掩盖，故常被忽视、漏诊。轻度低钠血症表现为激惹、烦躁，多为原发病的表现；中度低钠血症多有低渗性脱水，如前囟下陷、口干、皮肤弹性差、尿少、反应欠佳、偶激惹、眼睑或双下肢水肿；重度低钠血症常伴有周围循环不良表现，反应差、嗜睡或昏迷、惊厥、眼睑及双下肢明显水肿、呼吸暂停、面色苍白、皮肤花斑、四肢发凉、尿少、血压下降、心音低、四肢肌张力低等。

5. 护理干预

（1）治疗：主要是积极治疗原发病，去除病因，恢复血清钠。对于失钠性低钠血症需补充钠盐，使体液渗透压恢复正常；对于稀释性低钠血症，需清除体内过多的水，使血清钠和体液渗透压及容量恢复正常。在治疗新生儿低钠血症的过程中应定期复查血钠水平以指导治疗。

（2）病情观察及监测：密切观察患儿的生命体征及神志、面色、反应、皮肤弹性、肌张力及周围循环情况。动态监测血钠浓度，避免医源性高钠血症。

三、新生儿高钠血症的护理评估及干预

1. 定义　高钠血症（hypernatremia）指血清钠 >150mmol/L，是由各种原因所致的水缺乏和（或）钠过多引起的临床综合征。

2. 病因及风险因素　可由单纯钠过多或单纯水缺乏所致，也可由水缺乏伴轻度钠缺乏所致。

（1）单纯钠过多不常见，主要由于喂以稀释不当的口服补液盐或配方奶，或由复苏时碳酸氢钠应用过多所致。

（2）单纯水缺乏所致的高钠血症在新生儿较常见，如：①新生儿由于生理需要量较多，腹泻时易发生高钠性脱水；②甘露醇、高血糖等也可因渗透性利尿的应用而引起高钠血症和脱水；③胎龄 <28 周的早产儿有大量的经皮肤和呼吸道的不显性失水，当水摄入不足时可引起高钠、高钾、高糖和高渗综合征。

3. 临床表现　高钠血症可出现烦渴、少尿、黏膜和皮肤干燥，新生儿表现不典型。急性高钠血症在早期即出现神经系统症状，如发热、烦躁、嗜睡、昏睡、昏迷、震颤、腱反射亢进、肌张力增高、颈强直、尖叫、惊厥等。重症可发生颅内出血或血栓形成。

4. 护理干预

（1）治疗：治疗原则是积极治疗原发病，去除病因，恢复血清钠至正常水平。对于单纯失水性高钠血症者，增加进水量使血清钠及体液渗透压恢复正常；对于混合性失水失钠性高钠血症在纠正高钠血症所需水量的基础上，需纠正脱水和补充正常或异常损失所需溶液量。对于钠潴留性高钠血症的治疗在于移除过多的钠，暂时禁钠。

（2）病情观察及监测：密切观察患儿的生命体征及神志、面色、反应、肌张力、腱反射、皮肤弹性、周围循环、尿量等情况。动态监测血钠水平，防止补水过量，造成稀释性低钠血症。

四、新生儿低钾血症的护理评估及干预

1. 定义　低钾血症（hypokalemia）是指血清钾 <3.5mmol/L。

2. 病因

(1) 钾摄入不足：禁食或喂奶延迟。但临床上因饥饿导致代谢性酸中毒，体内蛋白质分解代谢又释放 K⁺，故低钾不明显。

(2) 钾丢失过多

1) 经肾脏丢失：肾小管酸中毒、醛固酮增多症、先天性肾上腺皮质增生症、高钙血症、低镁血症等。此外，大剂量排钾利尿剂、皮质激素、脱水剂、青霉素 G 钠等的应用也可导致低钾血症。

2) 经消化道丢失：呕吐、腹泻、胃肠吸引或外科引流等。

(3) 钾分布异常：碱中毒或胰岛素增多时可导致细胞摄取钾增加，从而钾过多移入细胞内引起血清钾降低。

(4) 内分泌紊乱：由于肺炎、窒息、硬肿症等疾患，机体处于应激状态，肾上腺皮质酮分泌增多，以及应激性高血糖，导致高渗血症、高渗利尿出现脱水、多尿，增加钾从尿中丢失。

(5) 医源性因素：纠酸不当或与人工机械通气失衡，导致碱中毒。

3. 临床表现　低钾症状严重程度不仅取决于血钾浓度，更重要的是缺钾发生的速度。低钾血症主要表现为神经肌肉、心脏、肾脏、消化及呼吸系统症状等。

1) 神经肌肉：神经肌肉的兴奋性降低，表现为精神委靡、反应低下、嗜睡、躯干四肢无力，常先自下肢开始，呈上升型，腱反射减弱或消失，严重者出现弛缓性瘫痪。

2) 循环系统：心脏收缩无力、心音低钝、心律失常，重症可致血压降低甚至休克。可发生严重心律失常甚至心室颤动致死。

3) 消化系统：表现为腹胀、肠鸣音减弱，重者呈麻痹性肠梗阻。

4) 呼吸系统：低钾还可累及呼吸肌，表现为呼吸浅表，呈张口式呼吸困难。

重症低钾血症还可发生低钾性碱中毒伴反常性酸性尿；肾浓缩功能障碍，口渴、多尿、尿比重低，该症状群与低钾血症互为因果，呈恶性循环，使其他各系统症状加重。

4. 护理干预

(1) 治疗

1) 治疗原发病，去除病因，早期哺乳。

2) 纠正碱中毒：单纯因碱中毒引起钾分布异常时纠正碱中毒。

3) 补充钾：①见尿补钾。补钾过快可使血浆钾浓度突然升高而致心搏骤停；无尿时易发生高钾血，故补钾需慎重，特别要注意静脉滴注补钾的浓度和速度，禁止静脉推注。②脱水患儿需先扩充血容量，改善循环和肾功能后才予补钾。③补钾后应复查血钾。

(2) 注意药物配伍禁忌：洋地黄类药物在低钾血症病人中应慎用，低钾会加强洋地黄效应，极易发生洋地黄中毒，导致心律失常加重，甚至猝死。因此，低钾血症患儿补钾 6h 内不应给予洋地黄类药物。

(3) 病情观察：密切观察患儿的生命体征、精神状态、神志、反应、面色、肌张力、腱反射、腹部情况、尿量等。在补钾过程中应严密进行心电监测，观察心率、心律、血压及心电图的变化，动态监测血气及电解质。

1) 心电图检测：心电图检测在补钾过程是高效、快捷、安全及无创的检查手段，具有重要意义。心电图改变体现在 T 波的变化。T 波低平是低钾血症特征，T 波高尖为高钾血症特征。当心电监护出现 T 波低钝或高尖表现时均应立即进行血钾检查。

2) 血气及电解质监测：动态监测动脉血气分析及电解质水平，根据检验结果调整钾用量。若存在碱中毒，低钾血症控制后，碱中毒可迅速纠正；若存在酸中毒，在补钾后立即进行酸中毒的纠正，以预防 pH 升高后钾离子向细胞内转移，血清钾进一步降低，加重低钾血症。当血钾水平高于 4.5mmol/L 时，应只给予每日生理需要钾量。

3) 口服补钾的消化道观察与护理：10% 氯化钾对消化道的刺激性较强，口服补钾时患儿易出现躁动、呕吐、嗝逆等表现,从而可能会导致出现自胃管或呕吐出咖啡样物。因此,氯化钾要稀释后给药,兑入温水或牛奶中,以减少对胃肠道的刺激。

五、新生儿高钾血症的护理评估及干预

1. 定义　高钾血症(hyperkalemia)指新生儿出生 3~7 天后,血清钾 > 5.5mmol/L。

2. 病因及风险因素　新生儿高钾血症是多种因素综合所致。

(1) 钾摄入过多

1) 交换输血时使用 ACD(储血稳定剂)血,大量青霉素钾盐静脉注射。

2) 肾脏排钾功能障碍:急性肾功衰竭,血容量减少引起脱水及休克,应用保钾利尿剂如螺内酯。

(2) 钾在细胞内外分布异常:任何原因引起的急性溶血、严重组织损伤、坏死等可发生。

(3) 细胞内钾外移:组织缺氧、RDS、窒息、溶血、出血、低血压、间歇正压机械通气均使细胞内钾大量释放,致血钾升高。

此外急性肾衰竭、肾上腺素分泌异常、新生儿血小板增多症($>500 \times 10^9$/L)亦可使血钾升高。足跟挤压法采血采集的血液检测或标本出现溶血可出现检测结果为血钾升高,临床应注意鉴别。

3. 临床表现　高钾血症的临床表现不具有特征性,主要表现为神经肌肉症状及心脏症状。

(1) 神经肌肉:兴奋性降低、精神委靡、嗜睡、躯干及四肢肌肉无力、腱反射减弱或消失,严重者呈弛缓性瘫痪、恶心、呕吐、腹胀。

(2) 心脏症状:在各种电解质中,血钾对心肌细胞影响最为明显,心房肌对血钾浓度最敏感,其次是心室传导系统。主要表现为心肌收缩乏力、心音低钝、血压下降。病情严重者应测血钾浓度与检查心电图共同决定。血清钾浓度增高时,心电图首先表现为 T 波高耸,Q-T 缩短,随着血钾浓度的继续增高,出现心室内传导阻滞,在心电图表现为 QRS 增宽;当血钾 >7.0mmol/L,心房肌的激动传导受到抑制,P 波振幅减小且时间延长;血钾 >8.5mmol/L 时,P 波即消失,出现窦室传导;当进一步升高,血钾 >10mmol/L 时,可出现缓慢、规则、越来越宽大的 QRS 波群,最后心搏骤停、室速或心室颤动。

此外,重度高钾血症还有急性肾衰竭,脑室周围白质软化或脑梗死的表现。

4. 护理干预

(1) 预防及治疗:应积极预防围生期常见的并发症,如窒息、出血、组织损伤等。输血应尽量输新鲜血液,贮存 1 周以上库血的血钾浓度可高达 20~30mmol/L。一旦确诊高钾血症应紧急治疗,并用 ECG 严密监测,直至血钾浓度及心率恢复到安全范围。具体措施如下。

1) 迅速静脉滴注葡萄糖酸钙:钙对血钾浓度影响甚微,其主要作用是对抗高钾血对心脏的毒性作用,仅能作为一种临时急救措施。输注时保证静脉通道通畅,防范外渗引起组织损伤。

2) 碳酸氢钠纠酸:当 pH<7.2 时应立即给 5% 碳酸氢钠纠酸,使 K^+ 迅速从细胞外移入细胞内。

3) 高渗葡萄糖加胰岛素静脉滴注:有研究认为新生儿应用疗效较好,应同时监测血钾及血糖浓度。

4) 排钾治疗:利尿剂首选呋塞米。此外,连续动静脉血液滤过在新生儿应用逐渐增多。

(2) 动态监测血钾的变化　每 2h 测血钾一次,及时了解血钾的动态变化,从而调整补钾的频次及剂量;同时,采集的血标本要及时送检,避免震荡,以防细胞破裂致细胞内钾离子释放影响对血钾结果的判断。

(3) 病情观察:密切观察患儿的生命体征及精神状态、神志、反应、面色、肌张力、腱反射、腹部情况等。尤其注意心电图的变化,动态监测血气及电解质。

(4) 心理护理:高钾血症因可引起心搏骤停,患儿随时有生命危险,应及时向家属交代病情,同时也要安抚家属,做好心理护理。

要 点 荟 萃

1. 低钠血症　指血清钠 <130mmol/L。主要是由于围生期窒息或产伤所引起的 HIE、颅内出血、肺炎和败血症等造成,低钠血症常缺乏特异的症状及体征。分类:①轻度低钠血症:血清钠 125~130mmol/L,多为原发病的表现。②中度低钠血症:血清钠 120~124mmol/L,多有低渗性脱水的表现。③重度低钠血症:血清钠 <119mmol/L,常伴有周围循环不良表现。治疗重点为积极治疗原发病、去除病因、恢复血清钠。

2. 高钠血症　指血清钠 >150mmol/L。单纯水缺乏所致的高钠血症在新生儿较常见,新生儿表现不典型,但急性高钠血症在早期即可出现神经系统症状。治疗原则是:积极治疗原发病、去除病因、恢复血清钠至正常水平。

3. 低钾血症　是指血清钾 <3.5mmol/L。常见病因为:钾摄入不足、丢失过多、分布异常、内分泌紊乱以及医源性因素。低钾血症主要表现为:神经肌肉、心脏、肾脏及消化系统、呼吸系统症状。治疗原则是:去除病因、积极治疗原发病、纠正碱中毒及补充钾盐。临床补钾注意事项:见尿补钾、切忌静脉推注、补钾浓度 <3‰、补钾 6h 内不应给予洋地黄类药物等。在补钾过程中应严密进行心电监测,观察心率、血压及心电图的变化,动态监测血气及电解质情况。

4. 高钾血症:指新生儿出生 3~7 天后血清钾 >5.5mmol/L。由多因素所致,如使用库存血、急性肾衰竭、血容量减少引起脱水及休克、应用保钾利尿剂、急性溶血、缺氧、RDS、窒息、低血压、间歇正压机械通气等。高钾血症的临床表现不具有特征性,主要表现为神经、肌肉、心脏症状,其中对心肌细胞影响最为明显,其次是心室传导系统,心电图改变最为明显。高钾血症的处理:一旦确诊积极治疗,并用 ECG 严密监测,使血钾浓度及心率恢复到安全范围。措施包括:①迅速静脉滴注葡萄糖酸钙。②碳酸氢钠纠酸。③静脉滴注高渗葡萄糖加胰岛素及排钾治疗。治疗过程中须及时了解血钾的动态变化,从而调整补钾的频次及剂量。

(陈　琼　胡艳玲)

第三节　新生儿钙、镁、磷代谢紊乱的护理评估与干预

一、新生儿钙、镁、磷代谢概述

钙、镁、磷既相互联系又相互影响。三者的代谢都受甲状旁腺激素(PTH)、降钙素和维生素 D〔1,25-(OH)2D₃〕的调节,共同在肠道内吸收,又共同从肾脏排泄。当钙摄入增加时,镁吸收减少,而过多的磷又可减少钙、镁的吸收,三者之间存在相互竞争的作用。

钙是构成人体骨骼、牙齿的主要成分,维持人体所有细胞的正常生理状态。在维持人体循环、呼吸、神经、内分泌、消化、血液、肌肉、骨骼、泌尿、免疫等系统正常生理功能中起到重要调节作用。钙也是血凝的重要因素。人体任何系统的功能与钙均有着较密切的关系,钙代谢平衡对于维持生命和健康起到至关重要的作用。

镁是人体内不可缺少的重要元素,其含量在阳离子中仅次于钠、钾、钙,是新生儿体内仅次于钾而大量存在的二价阳离子。镁离子是机体酶促生化反应的激活剂,是体内重要的矿物质。镁具有较多的生理作用,它是机体代谢酶的重要辅酶之一,对机体代谢活动,尤其是神经肌肉、心肌细胞的收缩和传导、血管及气管、支气管平滑肌的调节发挥着重要作用。镁缺乏可影响细胞内多种酶的正常生理功能,引起多系统的功能障碍。

新生儿缺镁会引起一系列病理变化和组织损害。

磷是人体必需元素,为细胞内的主要阴离子。含磷化合物在细胞组成(细胞膜和核酸)、代谢(高能磷酸键 ATP 的产生、关键酶的磷酸化)、维持酸碱平衡方面均起着关键作用。它是三磷酸腺苷(ATP)中高能磷酸盐的来源,也是细胞膜上磷脂所必需的元素。它直接影响多种酶反应、糖的分解及蛋白质功能。

二、新生儿钙代谢紊乱的护理评估与干预

(一) 新生儿低钙血症的护理评估与干预

危重新生儿机体内存在不同程度的内分泌代谢紊乱,在钙代谢方面多表现为低钙血症。

1. 定义　新生儿低钙血症(hypocalcemia)指血清钙低于 1.8mmol/L 或游离钙低于 0.9mmol/L。

2. 分类　分为早发型低钙血症与晚发型低钙血症。前者指生后 48h 内出现的低钙血症;后者指出生后 48h 至 3 周末发生的低钙血症。

3. 病因及风险因素　造成低钙血症的主要原因之一为甲状旁腺受损功能低下所致甲状旁腺激素分泌减少。

(1) 早发型低钙血症:①早产儿、低体重儿、小于胎龄儿。②异常分娩儿。③糖尿病、妊娠高血压综合征母亲所生的新生儿。④母亲孕中、晚期常有腓肠肌痉挛或疼痛者所生的新生儿。⑤各种疾病:出生窒息、颅内出血、脑损伤、呼吸窘迫综合征、败血症者。⑥冬、春季出生的新生儿。

(2) 迟发型低钙血症:①人工喂养儿。②出生后因病治疗较长期输液而又未及时补钙者。③较长期腹泻儿。④足月儿。⑤先天性甲状旁腺功能低下所致低钙血症,包括母亲甲状旁腺功能亢进、暂时性先天性特发性甲状旁腺功能不全以及永久性甲状旁腺功能不全。

4. 临床表现　低血钙临床症状轻重各异。低钙血症主要表现为神经、肌肉兴奋性增高,出现烦躁不安、惊跳、手足抽搐、震颤、惊厥等。严重者出现喉痉挛和呼吸暂停。早产儿血钙降低时常缺乏体征。发作期间一般情况良好,但肌张力稍高,腱反射增强,踝阵挛可阳性。生后早期发病者血钙低、血磷正常或升高,晚期发病者血钙低、血磷高。

5. 干预　临床上出现惊厥或反复呼吸暂停时,应常规检测血钙水平,静脉补钙为严重低钙血症的重要治疗手段。

(1) 治疗

1) 补充钙剂:出现惊厥或其他明显神经肌肉兴奋症状时,用 10% 葡糖酸钙每次 2ml/kg,以 5% 葡萄糖液稀释 1 倍缓慢静脉注射(1ml/min)。必要时可间隔 6~8h 再给药 1 次。惊厥停止后改为口服葡萄糖酸钙 1g/d。但若早产儿血钙 <1.5mmol/L(6mg/dl),足月儿血钙 <1.8mmol/L(7.0mg/dl),即使无症状也需静脉补钙。

2) 镇静剂使用:若症状在短时期内不能缓解,应同时给予镇静剂。

3) 补充维生素 D:甲状旁腺功能低下时,需长期口服钙剂,同时补充 VitD$_3$。

(2) 静脉注射钙剂的管理:遵医嘱及时、正确补充钙剂;钙剂宜单独输注,不宜与静脉营养液混合输注;因外周输钙存在较大风险,静脉补钙时推荐使用 PICC 输注,输注前后使用生理盐水冲管,避免钙在血管壁沉积。

(3) 病情观察及监测:识别低钙血症的高风险人群,密切观察患儿的生命体征及神志变化,注意有无惊厥发生。监测血钙浓度,根据血钙水平采取相应的治疗措施,避免出现医源性高血钙。

(二) 新生儿高钙血症的护理评估与干预

1. 定义　新生儿高钙血症(hypercalcemia)指血清钙 >2.75mmol/L 或游离钙 >1.4mmol/L。

2. 病因及风险因素　①低磷酸盐血症。②甲状旁腺功能亢进。③维生素 D 相关性高钙血症:维生素 D 过量或中毒。④医源性高钙血症:补钙过多、维生素 A 中毒。⑤其他:母亲羊水过多、早产、前列腺素 E2 分

泌增多、Williams 综合征、家族型低尿钙性高钙血症、色氨酸吸收障碍综合征等。

3. 临床表现　常缺乏典型的临床表现。可有嗜睡、易激惹、发热、食欲缺乏、饮入少或拒乳、恶心、呕吐、多尿、脱水、体重不增等。当血清钙>3.75mmol/L时可发生高血钙危象:患儿呈木僵或昏睡、昏迷、重度脱水貌、心律失常,高血压甚至惊厥、心力衰竭。预后差,可留有神经系统后遗症,严重者死亡。

4. 干预

(1) 治疗:轻症者主要进行病因治疗,重症者还需采取相应措施降低血钙水平,包括限制维生素 D 和钙的摄入量,采用低钙、低维生素 D 及低铁配方奶喂养;急性高钙血症或危重病例需静脉补液、利尿降低血钙。

(2) 病情观察及监测:识别高血钙的风险人群,密切观察患儿的生命体征及神志情况、精神状态、面色、反应、尿量、体重及饮奶情况等。识别高血钙危象的临床表现。动态监测血钙情况。尤其是低血钙患儿补钙后加强监测,避免医源性高血钙发生。

三、新生儿镁代谢紊乱的护理评估与干预

(一) 新生儿低镁血症的护理评估与干预

1. 定义　新生儿低镁血症(hypomagnesemia)指血清镁 <0.6mmo/L。低镁血症常伴发低钙血症。

2. 分类　分为慢性先天性低镁血症及暂时性低镁血症。前者为一种遗传性疾病,少见,一般见于男性患儿;后者为一过性。

3. 病因及风险因素

(1) 先天储备不足:各种原因引起的宫内发育不良、多胎、母亲低镁血症等。

(2) 镁摄入减少:各种原因导致的吸收不良。

(3) 镁丢失增加:腹泻、肠瘘等。

(4) 体内代谢、内分泌环境紊乱:进食磷酸盐过多及甲状旁腺功能低下。

4. 临床表现　无特异性,主要是神经肌肉的兴奋性增高,可出现烦躁、惊跳及惊厥等。新生儿可仅表现为眼角、面肌小抽动,四肢强直及双眼凝视、阵发性屏气或呼吸停止。严重者可出现心律失常。

5. 干预

(1) 治疗:出现惊厥时立即肌内注射 25% 硫酸镁,早产儿选择静脉缓慢注射 2.5% 硫酸镁。惊厥控制后改为静脉滴注或口服 10% 硫酸镁。

(2) 用药观察:在硫酸镁治疗过程中,注意观察是否有血镁过高的表现,如肌张力低下,腱反射消失或呼吸抑制等,可予 10% 葡萄糖酸钙对抗。

(3) 病情观察及监测:注意观察患儿的生命体征及一般情况,包括精神状态、面色、反应、肌张力以及惊厥的表现及持续时间等。动态监测血镁浓度,尤其是补镁后,及时调整镁的剂量,避免出现医源性高镁血症。

(二) 新生儿高镁血症的护理评估与干预

1. 定义　高镁血症(hypermangnesemia)指血清镁 >1.1mmol/L。

2. 病因及风险因素　多为医源性。

(1) 妊娠高血压综合征、子痫母亲:在孕期使用硫酸镁治疗导致新生儿早期高镁血症。

(2) 摄入过多:硫酸镁导泻或灌肠时经肠道摄入过多的镁。

(3) 肠道外镁负荷增加:治疗低镁血症时,输注硫酸镁速度过快或剂量过大。

(4) 肾脏排泄镁盐减少:窒息、早产、生后早期的新生儿由于肾廓清能力低下导致。

3. 临床表现　新生儿高镁血症的临床表现与血镁程度密切相关,具体见表20-3。

表 20-3　新生儿高镁血症的临床表现

血镁浓度（mmol/L）	临床表现
1.2~1.6	肌张力减弱,胃肠蠕动缓慢,胎粪排出延迟
1.6~2.4	血压下降、尿潴留
2.4~3.2	中枢抑制、嗜睡、呼吸功能低下
>4.8	呼吸肌麻痹、呼吸深度抑制、昏迷

4. 干预

（1）治疗

1）予 10% 葡萄糖酸钙 2ml/kg 静脉注射。

2）呼吸支持:对于已经出现呼吸抑制的患儿应考虑气管插管,呼吸机辅助通气。

（2）输注钙剂的护理

1）推荐使用中心静脉导管输入钙剂。若为紧急静脉注射钙剂,则新建外周留置针通道,确认有回血后再推注。推注完毕后予生理盐水封管,勿在此通道内再次输入刺激性药物,尽早拔针,防止局部组织坏死、钙化。

2）静脉推钙时速度宜慢,密切观察心率变化。

（3）病情观察及监测:密切观察患儿的生命体征,尤其是呼吸心率、血压以及神志、肌张力、尿量、大便及喂养情况等。动态监测血镁及血钙浓度,防止推钙后发生医源性高钙血症。

四、新生儿磷代谢紊乱的护理评估与干预

（一）新生儿低磷血症的护理评估与干预

1. 定义　新生儿低磷血症（hypopHospHatemia）指血中磷的水平低于正常。目前有关低磷血症的定义存在争议。国内通常将低磷血症定义为血磷 <1.5mmol/L,早产儿 <1.0mmol/L。

2. 病因及风险因素

（1）内分泌疾病:①甲状旁腺功能亢进。②维生素 D 缺乏或吸收不良。

（2）排泄增加:①先天性肾小管疾病。②继发性肾小管疾病。③使用利尿剂。

（3）摄入减少:①磷供给减少。②低磷静脉营养。③禁食。④胃肠道吸收不良。

（4）其他:①代谢性酸中毒。②呼吸性碱中毒。③高钙尿症。④低镁血症。⑤血容量过多。⑥严重感染。

3. 临床表现　多无明显临床症状。随着血清磷降低,可出现胃肠道症状,骨骼发育异常,肌张力减退、呼吸困难、心肌收缩力减弱、溶血、白细胞功能减退及血小板减少等。严重低磷血症时可出现反应低下、肌无力、腱反射消失、惊厥、昏迷、呼吸衰竭等,甚至引起多脏器功能障碍。

4. 干预

（1）预防及治疗:积极寻找引起低磷血症的原因,避免血容量过多,治疗低镁血症,积极纠正代谢性酸中毒及呼吸性碱中毒、停用利尿剂。静脉高营养时注意磷的补充,预防低磷血症发生。补磷同时进行补钙;易发生低磷血症者给予 1~2ml/（kg·d）甘油磷酸钠静脉滴注。

（2）补磷注意事项:静脉补磷时注意剂量准确,使用输液泵匀速输注。补磷过程中注意监测血清磷的水平,避免发生医源性高磷血症。

（3）病情观察:识别高危人群,密切观察生命体征及反应、肌张力、腱反射、胃肠道症状等。动态监测血磷水平及血常规变化,发现异常及时报告医生处理。

(4) 健康教育:指导家长进行合理喂养,母乳喂养患儿尤其是早产儿注意合理添加母乳强化剂。配方奶喂养者需选择钙磷比例适宜的奶粉,早产儿应选择早产儿配方奶进行喂养。

(二) 新生儿高磷血症的护理评估与干预

1. 定义　高磷血症(hyperpHospHatemia)指血清磷水平 >2.26mmol/L。

2. 病因及风险因素:新生儿发生高磷血症的主要原因是内源性磷的转移。

(1) 内分泌相关:①甲状旁腺功能减退。②甲状腺功能亢进。③维生素 D 中毒。④生长激素过多。

(2) 医源性因素:①输血。②静脉营养中磷过多。

(3) 其他:①感染。②肾功能损伤或肾衰竭。③血容量减少。④配方奶喂养。

3. 临床表现　多数高磷血症患儿无明显临床症状。因磷的代谢与钙、镁代谢密切相关,高磷患儿常合并低血钙及低血镁的表现,严重者出现惊厥。

4. 干预

(1) 治疗

1) 积极寻找引起高磷血症的病因,针对不同的病因给予干预。如给予母乳或低磷配方奶喂养,减少静脉营养磷的用量,积极防控感染等。

2) 进行对症处理:出现惊厥等症状时,给予补充钙剂增加磷的结合;予以灌肠,促进粪便排出,从而降低磷的水平。

(2) 病情观察及监测:密切观察患儿生命体征及一般情况。注意有无惊厥发生,密切监测血电解质的变化,防止低磷血症及高钙血症发生。

要 点 荟 萃

1. 新生儿低钙血症　指血清钙 <1.8mmol/L 或游离钙 <0.9mmol/ L。分类:①早发型低血钙,生后 48h 内出现。②晚发型低血钙,生后 48h 至 3 周末发生。造成低钙的主要原因为甲状旁腺受损功能低下,导致甲状旁腺激素分泌减少。低钙血症主要表现为神经、肌肉兴奋性增高,严重者出现喉痉挛和呼吸暂停。临床上出现惊厥或反复呼吸暂停时,应常规检测钙,静脉补钙为严重低钙血症的重要治疗手段,但在补钙过程中,须密切监测血钙浓度,根据血钙水平采取相应的治疗措施,避免出现医源性高血钙。

2. 新生儿高钙血症　指血清钙 >2.75mmol/L 或游离钙 >1.4mmol/L。原因:低磷酸盐血症、甲状旁腺功能亢进、维生素 D 相关性高钙血症以及医源性高钙血症等。临床表现:常不典型,可有嗜睡、易激惹、发热、食欲缺乏、恶心、呕吐、多尿、脱水、体重不增等。当血清钙 >3.75mmol/L 时可发生高血钙危象。轻症:主要进行病因治疗;重症:需采取相应措施降低血钙水平。急性高钙血症或危重病例需静脉补液、利尿降低血钙。

3. 新生儿低镁血症　指血清镁 <0.6mmo/L,低镁血症常伴发低钙血症。原因:先天储备不足、镁摄入减少、丢失增加、体内代谢、内分泌环境紊乱等。临床表现:无特异性,主要是神经肌肉的兴奋性增高。出现抽搐时立即予硫酸镁对抗治疗,在治疗过程中,注意观察是否有血镁过高的表现,并动态监测血镁浓度,避免出现医源性高镁血症。

4. 高镁血症　指血清镁 >1.1mmol/L,多为医源性。临床表现为神志、肌张力、喂养、呼吸、血压以及尿量等改变。治疗措施:①予 10% 葡萄糖酸钙静脉注射。②已经出现呼吸抑制的患儿应考虑气管插管,呼吸机辅助通气。补钙注意事项:①尽量使用中心静脉补钙。②静脉推钙时速度宜慢,密切观察心率变化。③动态监测血镁及血钙浓度,防止推钙后发生医源性高钙血症。

5. 低磷血症　指血磷 <1.5mmol/L,早产儿 <1.0mmol/L。常见病因:内分泌疾病、排磷增加、摄磷减

少以及酸碱平衡紊乱等。临床症状：多不明显，严重低磷血症时可出现反应低下、肌无力、腱反射消失、惊厥、昏迷、呼吸衰竭等，甚至引起多脏器功能障碍。低磷血症者需积极寻找病因，补磷、补钙同时进行。

6. 高磷血症　指血清磷水平 >2.26mmol/L。主要原因：①内源性磷的转移，如甲状旁腺功能减退、甲状腺功能亢进、维生素 D 中毒等。②医源性因素引起。临床表现：无明显症状，但高磷患儿常合并低血钙及低血镁的表现，严重者出现搐搦、惊厥。

（陈　琼　万兴丽）

第四节　新生儿酸碱平衡紊乱的护理评估与干预

一、新生儿酸碱平衡概述

1. 酸碱平衡的调节　正常人体液的 H^+ 浓度保持在一定的狭窄范围内。细胞外液的 pH 为 7.35~7.45，以保证正常的代谢过程及生理功能。在机体代谢过程中，不断产生酸性和碱性物质（主要是前者），通过体内调节系统（缓冲系统及肺、肾）的调节作用，使体液 pH 保持相对恒定。如果体内酸性或碱性物质过多，或者酸碱平衡的调节功能失常，使体液 pH 发生显著变化，即导致酸中毒或碱中毒。

2. 判定酸碱平衡的指标及其临床意义

(1) 动脉血气及 pH：常用 pH、$PaCO_2$ 及实际 HCO_3^- 等 3 个指标。

1) pH：为表示血液 H^+ 的指标。正常值为 7.35~7.45。新生儿出生时 pH 偏低，为 7.24 ± 0.059，5~10min 为 7.207 ± 0.051，以后逐渐增高，生后 1h 为 7.332 ± 0.031，24h 后达成人值。临床可接受范围为 7.30~7.50。pH 在正常范围内，可能为正常或完全代偿的单纯型酸碱平衡紊乱，也可能是混合型酸碱平衡紊乱。超出正常范围，为未代偿或部分代偿的单纯性酸碱平衡紊乱或混合型酸碱平衡紊乱。

2) 二氧化碳分压（$PaCO_2$）：指血浆中溶解的 CO_2 所产生的张力，是表示肺通气即呼吸性酸碱平衡紊乱的指标。正常值为 35~45mmHg。新生儿出生时稍高，为 49.1 ± 5.8mmHg，以后逐渐降低，于 1~6h 达成人值。临床可接受范围为 30~50mmHg。$PaCO_2$ 在正常范围，为正常或未代偿；$PaCO_2$ 降低为通气过度，可能是呼吸性碱中毒或代谢性酸中毒的继发性呼吸代偿，也可能是混合型酸碱平衡紊乱；增高为通气不足，可能是呼吸性酸中毒或代谢性碱中毒的继发性呼吸代偿或混合型酸碱平衡紊乱。

3) 标准碳酸氢盐（HCO_3^-，SB）及实际碳酸氢盐（AB）：SB 是全血在 37℃、Hb 完全氧合及用 $PaCO_2$ 为 40mmHg 的气体平衡后测得的血浆 HCO_3^- 含量，是表示代谢性酸碱平衡紊乱的指标。正常值为 22~26mmol/L。新生儿较低，出生时为 18.7 ± 1.8mmol/L，5~10min 为 16.7 ± 1.6mmol/L，以后渐升，24h 20.2 ± 1.3mmol/L，7 天后达 21.8 ± 1.3mmol/L。SB 值在正常范围，为正常或未代偿，也可能是混合型酸碱平衡紊乱。SB 值增高为代谢性碱中毒或呼吸性酸中毒的肾脏代偿，降低为代谢性酸中毒或呼吸性碱中毒的肾脏代偿或混合型酸碱平衡紊乱。AB 是在病人实际情况下测得血浆 HCO_3^- 的含量。正常值及意义与 SB 相同。SB 不受呼吸因素（$PaCO_2$）的影响，而 AB 则受其影响。当 $PaCO_2$ 增高或降低时，AB 亦稍增高或降低。AB 与 SB 的差值表示呼吸因素的影响程度。AB>SB 提示有 CO_2 蓄积，AB<SB 提示 CO_2 排出过多。HCO_3^- 缓冲系统的缓冲能力最强，又易于测量，故常作为判定酸碱平衡状态的主要指标。

(2) 血清电解质：测定血清 Cl^- 及阴离子间隙（AG）也可判定体内的酸碱平衡状态。AG 为血清阳离子总数与阴离子总数的差值。AG 是判断非 HCO_3^- 丢失的酸碱平衡紊乱的重要指标。

3. 新生儿酸碱平衡特点　胎儿刚娩出时，由于会受到一定程度缺氧的影响，可出现呼吸性酸中毒，但一经换气,呼吸性酸中毒即得以解除。此外,即使在正常足月新生儿中,亦表现有代谢性酸中毒。新生儿酸碱平衡特点:①肾脏保留 HCO_3^- 的能力差。②肾小管泌氢产氨能力差,致排出可滴定酸的能力有限。③血浆蛋白的缓冲能力差,延髓呼吸中枢、主动脉弓和颈动脉窦的化学感受器对血液 pH、$PaCO_2$ 及血氧浓度的变化敏感性低以及呼吸肌和肺的代偿能力低。因而在酸碱平衡紊乱时不能及时有效地进行呼吸代偿,所以新生儿易发生酸中毒,且常为失代偿型。

二、新生儿酸碱平衡紊乱的护理评估

1. 定义　酸中毒(acidosis)和碱中毒(alklosis)是指体内原发性酸的增加或碱的丢失,使 HCO_3^- 低于正常(酸中毒),或者相反,使 HCO_3^- 高于正常(碱中毒),分别使动脉血 pH 趋向降低或升高的病理生理过程。酸中毒和碱中毒需要与酸血症及碱血症的定义相鉴别。酸血症与碱血症主要是指血 pH 异常而言。酸血症指 pH<7.30,碱血症指 pH>7.50。酸中毒或碱中毒时,由于呼吸和肾脏的继发性代偿作用,其 pH 可低于正常(酸血症)或高于正常(碱血症),亦可在正常范围(其 pH 虽较病人原来正常值降低或升高,但仍在正常范围的低值或高值,即代偿性酸或碱中毒)。

2. 分类

(1) 单纯型:包括代谢性酸中毒、代谢性碱中毒、呼吸性酸中毒(通气衰竭)及呼吸性碱中毒(通气过度)。根据 pH 判断其代偿程度分为:① pH 在正常范围为完全代偿。② pH 低于正常为未代偿(极早期)或部分代偿。

(2) 混合型:指同时存在两种或以上单纯型酸碱中毒。常见的有二重酸碱失调,也有三重酸碱失调。

新生儿酸碱平衡紊乱以代谢性酸中毒合并呼吸性酸中毒居首位,其次是单纯型呼吸性酸中毒,居第三位的是单纯型呼吸性碱中毒。

3. 病因及高危因素

(1) 单纯型酸碱平衡紊乱

1) 代谢性酸中毒:常见的原因是窒息、早产、呼吸窘迫综合征、肺炎、重症感染致缺氧,乳酸产生增加,使三羧酸循环障碍,细胞内有氧代谢减少、无氧酵解加剧,产生大量乳酸、丙酮酸等酸性代谢产物,且肾脏排酸保碱功能差,肾小管泌氢产氨能力差致排出可滴定酸的能力有限,血浆蛋白的缓冲能力差等引起。晚期代谢性酸中毒可发生于生后 1~2 周的人工喂养早产儿,原因有:①由于高蛋白饮食影响,特别是牛乳中的酪蛋白含硫氨基酸较多,服用后使患儿酸负荷增加。②肾脏排酸功能不完善。③小肠黏膜细胞双糖酶缺乏,造成进食乳类食物后肠道内乳酸增加,乳酸吸收入体后,可致乳酸性酸中毒。代谢性酸中毒的病因根据 AG 的改变,又可分为两类,具体见表 20-4。

表 20-4　新生儿时期代谢性酸中毒的病因

AG 增高(>16mmol/L)	AG 正常(8~16mmol/L)
急性肾衰竭	肾 HCO_3^- 损失 肾小管酸中毒 肾发育不良 利尿剂应用
先天性代谢性疾病	胃肠 HCO_3^- 损失 腹泻 小肠吸引 药物应用(考来酰胺)
乳酸性酸中毒	稀释性酸中毒
晚期代谢性酸中毒	静脉营养
醇类中毒	

2）代谢性碱中毒：多见于幽门狭窄的持续性呕吐引起 Cl⁻、H⁺ 丢失，使 HCO_3^- 过多；碱性物质输入过多；严重缺氧和缺钾。代谢性碱中毒的病因根据尿氯的改变，又可分为两类，具体见表 20-5。

表 20-5　新生儿时期代谢性碱中毒的病因

尿氯低（＜ 10mmol/ L）	尿氯高（＞ 20mmol/ L）	尿氯低（＜ 10mmol/ L）	尿氯高（＞ 20mmol/ L）
利尿剂应用（后期）	Bartter 综合征	呕吐	利尿剂应用（早期）
慢性呼吸性酸中毒纠正后	碱性药物的应用	分泌型腹泻	
胃肠吸引	大量血制品输入		

3）呼吸性酸中毒：常见于各种原因引起的通气障碍或换气不足，延髓呼吸中枢、主动脉弓和颈动脉窦的化学感受器对血液 pH、$PaCO_2$ 及血氧浓度的变化敏感性低以及呼吸肌和肺的代偿能力低，因而在酸碱平衡紊乱时不能及时有效地进行呼吸代偿，易致二氧化碳潴留和动脉血 $PaCO_2$ 增高，引起呼吸性酸中毒。新生儿呼吸性酸中毒主要见于呼吸窘迫综合征、新生儿窒息及肺炎等。

4）呼吸性碱中毒：因原发疾病致通气过度，导致 $PaCO_2$ 下降。常见于肺炎及机械通气过度的新生儿及人工呼吸致通气过度及全身重度感染，特别是革兰阴性菌所致的全身感染患儿。

（2）混合性酸碱失调：在高危新生儿中，常有混合性酸碱失调。一般根据血气分析结果只能判断两种单纯型酸碱失调组成的混合型酸碱失调，称之为二重酸碱失调。新生儿中多见的为混合性酸中毒（代谢性酸中毒加呼吸性酸中毒）。近年来，由于 AG 的临床应用，在新生儿的酸碱失调中，又出现了三重酸碱失调。三重酸碱失调多发生于病危新生儿中，其表现类型很多，但核心是在代谢性酸中毒与代谢性碱中毒同时存在的情况下合并呼吸性酸中毒或呼吸性碱中毒。一般将其分为呼吸性碱中毒型和呼吸性酸中毒型两大类。

1）二重酸碱紊乱：①呼吸性酸中毒合并代谢性酸中毒：主要是由于危重新生儿存在顽固性休克、严重低氧血症、重度感染所造成，此型失衡同时存在双重酸化过程，因此是在轻度的代谢性酸中毒和呼吸性酸中毒并存时，也可导致严重的酸血症。②呼吸性酸中毒合并代谢性碱中毒：往往是原发疾病引起呼吸性酸中毒，不当利尿、补充碱性药物等医源性因素导致代谢性碱中毒。③呼吸性碱中毒合并代谢性酸中毒：危重新生儿在原发疾病引起呼吸性碱中毒的基础上，如伴有严重感染、重度低氧血症、消化道出血等是并发代谢性酸中毒的原因。④呼吸性碱中毒合并代谢性碱中毒：此型在危重新生儿中较少见，其主要原因是危重新生儿在原发疾病引起呼吸性碱中毒的基础上，随着病情进展或不当使用碱性药物、排钾利尿剂等医源性因素造成。腹泻患儿合并重度脱水，临床过多使用碱性药物所致。双重碱化作用使患儿发生严重碱血症，重度碱血症对机体危害较大，当 pH＞7.6 时，可抑制心肌收缩力，氧离解曲线左移，致使组织缺氧。

2）三重酸碱紊乱：危重新生儿由于病情复杂，若不适当补碱或过多使用利尿剂致低血钾、机械通气过度等易导致三重酸碱紊乱，使酸碱失衡更加复杂化。单从血气分析难以判断有无三重酸碱失衡，因此对危重病人应同时监测血气及血电解质。

4. 新生儿酸碱平衡紊乱的临床表现

（1）酸中毒：轻度酸中毒的症状不明显，常被原发病所掩盖。较重的酸中毒表现呼吸深而有力、唇呈樱桃红色、精神委靡、嗜睡、恶心、频繁呕吐、心率增快、烦躁不安，甚至出现昏睡、昏迷、惊厥等。严重酸中毒，pH＜7.2 时，心肌收缩无力、心率降低、心排血量减少、全身循环状态差、周围血管阻力下降致低血压、心力衰竭和心室颤动。新生儿呼吸代偿功能差，酸中毒时其呼吸改变可不典型，往往仅有精神委靡、面色苍白等。

（2）碱中毒：碱中毒时 pH 升高，可导致氧离曲线左移，减少了组织供氧，脑组织首先缺氧；又由于碱中毒使脑皮质内 γ 氨基丁酸转氨酶活性增强，使 γ 氨基丁酸分解增强，导致中枢神经系统功能障碍，如出现嗜睡、昏迷等。碱中毒时血中游离钙下降，可能导致惊厥。代谢性碱中毒常常发生于新生儿危重症的治疗过程中，碱中毒常缺乏特异性的临床症状,而被原发病掩盖,但可能使原发病的症状加重,如出现呼吸浅慢、嗜睡等;如伴有低血钾时可表现为肌肉松软无力、腹胀等。

三、新生儿酸碱平衡紊乱的干预

1. 治疗原则 危重新生儿酸碱紊乱治疗的重点应放在治疗原发疾病上,从治疗原发紊乱着手,尽快使其恢复正常。

(1) 代谢性酸中毒的治疗:由于新生儿多为乳酸性酸中毒,在给氧及改善微循环后,其代谢产物转为碱性物质,故补碱易致代谢性碱中毒,pH> 7.20~7.25 即可不补碱。此外,应合理使用利尿剂,避免发生医源性电解质紊乱及酸碱失衡。

(2) 呼吸性酸中毒的治疗:新生儿出生时往往有呼吸性酸中毒合并代谢性酸中毒,可自身代偿恢复正常,不要盲目补碱。单纯性呼吸性酸中毒者主要是积极改善通气,控制感染,使原发升高的 $PaCO_2$ 下降,加上机体的代偿作用,pH 即可恢复正常。

(3) 轻度单纯性呼吸性碱中毒的治疗:主要是治疗原发疾病和纠正通气过度。由于呼吸性碱中毒是机械通气治疗中最常见的并发症之一,因此,呼吸机治疗的患儿应经常动态地监测血气变化,及时识别机械通气下有无呼吸性碱中毒合并代谢性碱中毒的发生。

(4) 代谢性碱中毒的治疗:代谢性碱中毒的产生除与医源性补碱不当有关外,与肾小管回吸收 HCO_3^- 有关,应及时检查是否有碱性药物过量或不当应用利尿剂等情况,如有则立即停用。此外,注意血清电解质尤其是血 K^+、Cl^- 浓度的监测,及时纠正低钾血症。应用激素宜慎重,必须应用时注意监测血 Na^+、K^+、Cl^- 浓度及 pH,防止因 K^+ 排出过多诱发代谢性碱中毒。

(5) 混合性酸碱平衡紊乱的治疗:由于新生儿重度酸中毒多为混合性酸中毒,因而治疗重点是积极治疗原发疾病,改善组织氧供、促进酸性代谢产物的排出。在改善氧供的措施上首选机械通气,一是开放气道,改善通气,迅速解除呼吸性酸中毒;二是改善肾脏功能,使酸性产物随尿液排出。因严重的酸中毒可诱发致命性的肺出血,故在保证呼吸道通畅的前提下,尽早、尽快地使用 $NaHCO_3$ 中和过多的 H^+,提高 pH,缓解肺动脉高压,阻断酸中毒的继续损害对改善预后有重要的意义。三重酸碱紊乱的治疗应着重改善通气和供氧,改善微循环以增加肾血流量,促使酸性物质排出,充分发挥肾脏调节功能而纠正代谢性酸中毒;并适当调整呼吸机参数,避免过度通气导致呼吸性碱中毒。

2. 用药护理 因酸碱失衡的患儿病情多危重,因此应建立静脉双通道甚至三通道,遵医嘱准确抽吸药物,使用输液泵匀速输注,保证液体有效输入。由于 $NaHCO_3$ 是强碱性药物,故需加强输液部位观察,输注前后予生理盐水推注;使用利尿剂后注意观察小便情况。

3. 气道护理 保持患儿于鼻吸气体位,保持呼吸道通畅。呼吸机辅助通气者,实时吸痰;注意监测通气效果以及动态调整呼吸机参数。

4. 病情观察及监测 密切观察患儿的生命体征、精神状态、神志、面色、反应、全身循环及尿量等情况;动态监测血气及电解质的改变。

要 点 荟 萃

1. 判定酸碱平衡的指标 ①pH:为表示血液 H^+ 的指标,正常值为 7.35~7.45,临床可接受范围为 7.30~7.50。②$PaCO_2$:指血浆中溶解的 CO_2 所产生的张力,是表示肺通气即呼吸性酸碱平衡紊乱的指标,正常值为 35~45mmHg,临床可接受范围为 30~50mmHg。③HCO_3^-:是表示代谢性酸碱平衡紊乱的指标,

HCO_3^- 正常值为 22~26mmol/L。

2. 酸中毒和碱中毒　指体内原发性酸的增加或碱的丢失，使 HCO_3^- 低于正常(酸中毒)，或者相反，使 HCO_3^- 高于正常(碱中毒)，分别使动脉血 pH 趋向降低或升高的病理生理过程。酸血症及碱血症主要是指血 pH 异常，酸血症指 pH<7.30，碱血症指 pH>7.50。

3. 酸碱平衡紊乱分类　①单纯型：包括代谢性酸中毒、代谢性碱中毒、呼吸性酸中毒(通气衰竭)及呼吸性碱中毒(通气过度)。②混合型：指同时存在两种或以上单纯型酸碱中毒。其中，以代谢性酸中毒合并呼吸性碱中毒居首位，其次是单纯型呼吸性酸中毒，居第三位的是单纯型呼吸性碱中毒。代谢性酸中毒常见原因有窒息、早产、肺透明膜病、肺炎、重症感染致缺氧。代谢性碱中毒多见持续性呕吐、碱性物质输入过多以及严重缺氧和缺钾。呼吸性酸中毒常见于各种原因引起的通气障碍或换气不足。呼吸性碱中毒是因原发疾病致通气过度，$PaCO_2$ 下降所致。

4. 新生儿轻度酸中毒时临床表现常不典型，仅有精神委靡、面色苍白等，严重酸中毒时会出现全身循环障碍，导致低血压、心力衰竭甚至心室颤动。碱中毒时可导致氧离曲线左移，减少组织供氧，脑组织首先受累，也常出现中枢神经系统功能障碍等表现。危重新生儿酸碱平衡紊乱治疗重点为治疗原发疾病，尽快使其恢复正常；纠酸或纠碱时注意动态监测血气情况，避免发生医源性酸中毒或碱中毒。

（陈　琼　苏绍玉）

参 考 文 献

[1] 邵肖梅,叶鸿瑁,丘小汕. 实用新生儿学. 4 版. 北京: 人民卫生出版社,2011.

[2] Garg M, Devaskar SU. Glucose metabolism in the late preterm infant. Clin Perinatol,2006,33(4): 853-870.

[3] Harris DL, Weston PJ, Harding JE. Incidence of neonatal hypoglycemia in babies identified as at risk. J Pediatr,2012,161(5): 787-791.

第二十一章

新生儿筛查

导读与思考：

　　我国每年出生的新生儿约 2000 万，为了提高人口质量、降低弱智儿发生，新生儿疾病筛查在降低出生缺陷三级预防中具有重要意义，可以早发现、早干预治疗，从而改善预后及患儿的生命质量。

　　1. 新生儿疾病筛查和听力筛查的对象包括哪些？

　　2. 我国目前开展的新生儿疾病筛查的内容有哪些？

　　3. 新生儿听力筛查通过是否就表示听力正常？

第一节　新生儿疾病筛查

　　新生儿疾病筛查（neonatal screening/newborn screening），指在新生儿群体中，用快速、敏感的实验室方法对新生儿的遗传代谢病、先天性内分泌异常以及某些危害严重的遗传性疾病进行筛查的总称。其目的是对那些患病的新生儿在临床症状尚未表现之前或表现轻微时通过筛查，得以早期诊断、早期治疗，防止机体组织器官发生不可逆的损伤，避免患儿发生智力低下、严重的疾病或死亡。国际经验证明新生儿筛查是行之有效的提高人口质量、降低弱智儿发生的措施，是降低出生缺陷三级预防中关键的一环。

一、新生儿疾病筛查的目的和意义

　　人体内生化代谢是处于一个非常完善的代谢体系中，犹如一副集成电路板，各个部位控制着不同的代谢，有着不同的功能，相互之间又具有一个非常巧妙的衔接关系。如糖代谢、氨基酸代谢、脂肪酸代谢、三羧酸循环、尿素循环等，一旦哪个环节受损，就会导致系统性的紊乱，紊乱的病态统称为遗传代谢性疾病（inborn error of metabolism，IEM），是一类涉及氨基酸、有机酸、脂肪酸、尿素循环、糖类、类固醇、金属等多种物质代谢障碍的疾病。患儿在新生儿期通常没有症状，可是一旦出现异常临床表现就表明疾病已进入晚期，身体和智力的损害已不可逆转，失去了治疗机会，是导致儿童残疾或夭折的主要病因之一。

　　在众多的出生缺陷疾病中，先天性甲状腺功能低下症（congenital hypothyroidism，CH）和苯丙酮尿症（phenylketonuria，PKU）是引起儿童智能发育落后的重要原因之一。先天性甲低的发病率在世界各地约 $1:4000$。PKU 的发病率各国不同，美国、加拿大和法国发病率平均为 $1:15\,000$；中欧多国为 $1:10\,000$；日本较低，约为 $1:80\,000$。我国每年出生的新生儿约 2000 万，仅高苯丙氨酸血症（包括 PKU）这一类疾病，每年就新增患儿 1600~1800 例。这类严重危害儿童健康的疾病，如果未能早期诊断和治疗，将导致病人智能发育严重落后，给病人、家庭、社会带来严重的伤害，并为此付出巨大的代价。随着现代医学水平的发展，这类疾病可在其发病前得到及时诊断和干预。在新生儿尚未出现临床症状前，或者症状尚未明显时，能早期明确诊断，并得到及时而有效的治疗，从而避免患儿重要脏器出现不可逆的损害，进而保障儿童正常的体格发育和智能发育。

开展大规模的新生儿疾病筛查，从而可能做到对每一位出生的新生儿及时诊断和治疗。21世纪在世界范围内这项工作已得到了积极的推广，与疫苗预防接种一起，成为现代预防医学的极其重要措施，成为人类卫生保健的重要内容之一。国内外大量的资料均表明，开展新生儿疾病筛查，可以避免和降低残疾儿童的发生，对于提高出生人口素质，推动国民经济的发展发挥了重大的意义。

二、新生儿疾病筛查发展概况

1. 筛查的发展史及覆盖率　1934年挪威生化学家Folling首次报道苯丙酮尿症这种疾病，1963年Guthrie首先发明了用细菌抑制法（BIA）对滤纸干血样中的苯丙氨酸进行半定量测定，检测苯丙酮尿症，揭开了新生儿筛查的序幕。此后欧美一些国家利用相同方法对同型胱胺酸尿症、糖尿病等疾病进行了筛查。1973年加拿大Dussault等采用干滤纸血片法测量T4筛查先天性甲状腺功能减退，1975年日本Irle等采用同样方法进行促甲状腺激素（thyroid stimulating hormone，TSH）筛查。1988年在美国成立国际新生儿疾病筛查协会。我国新生儿疾病筛查起步于20世纪80年代初，在1998年以前，我国CH筛查以放射免疫分析法（RIA）为主，1998年以后，CH筛查主要采用灵敏度较高的时间分辨免疫荧光分析法（DELFIA）。1985年我国使用细菌抑制法筛查PKU，截至目前荧光定量法已经被大部分地区采用。筛查技术向着简单易行、结果精确、费用低廉方向发展。

全球每年有近千万新生儿进行疾病筛查，西方和经济发达国家已建立并完善行之有效的筛查体系，有些国家把新生儿筛查列入国家卫生法，或者通过行政手段实施，新生儿筛查覆盖率达到了100%。我国新生儿疾病筛查始于1981年，目前地区筛查率全国并不均等，上海、北京、山东、浙江、四川等省、市的新生儿疾病筛查在卫生局（厅）大力支持下，筛查覆盖率达到90%以上。新生儿疾病筛查项目在中等城市正在发展，但是在小城市和广大农村，许多地区还是空白，偏远落后地区不足20%。迄今为止，全国各地（除西藏）均建立了新生儿疾病筛查中心，规范新生儿疾病筛查的管理，保证了新生儿疾病筛查工作质量。依据《中华人民共和国母婴保健法》和《中华人民共和国母婴保健法实施办法》，卫生部予2004年颁发《新生儿疾病筛查技术规范》文件，予2008年发布《新生儿疾病筛查管理办法》，2009年发布《全国新生儿疾病筛查工作规划》，各省市也根据本地特点制定了相应的筛查常规及执行文件，使新生儿疾病筛查持续向良好健康方向发展。

随着社会的发展和人民生活水平的提高，新生儿疾病筛查越来越受到社会和家庭的重视，国家加大投入和建立完善筛查质量控制系统，部分地区启动了筛查免费，并实行网络信息化管理，建立了有效的评估督导机制，从而提高了新生儿筛查的覆盖率、召回率、治疗率。

2. 新生儿疾病筛查与法律、伦理、社会问题　新生儿疾病筛查是一个集组织管理、实验技术、临床诊治及宣传教育为一体的系统工程。经过多年的探索，我国新生儿疾病筛查经历了自发开展到有序和系统规划的组织过程。目前新生儿疾病筛查由国家卫生和计划生育委员会（简称卫计委）统一规划，各省、市自治区卫生厅（局）基层卫生与妇幼保健处具体实施。开展新生儿疾病筛查工作的机构和人员要根据《中华人民共和国医师法》、《中华人民共和国母婴保健法实施办法》和《中华人民共和国医疗机构管理办法》的规定进行严格审批。全国多数省、直辖市、自治区卫生厅（局）已下发文件，对筛查的组织管理、实验室技术以及临床治疗、随访工作等进行了规范。

在我国，新生儿疾病筛查具有法律约束及遵循非强制性、知情选择的原则。医疗机构在实施新生儿疾病筛查前，通过各宣传手册、讲解等方式将新生儿疾病筛查的意义、项目、条件、方式、灵敏度和费用等情况如实报告新生儿的监护人，并取得签字同意。

建立新生儿疾病筛查的质量保证体系十分必要，除实验室内的质控外，每个筛查实验室每年须定期接受卫计委临床检验中心组织的实验室能力对比检验，以保证实验检测质量。此外，从伦理、法律角度，父母有权得到筛查结果（包括阴性结果），故建立、健全互联网系统以完善筛查结果的报告形式也是十分必要的。成立分级监督机构,包括筛查中心、产婴医院,儿保所及地区卫生服务中心,提高召回率及随访率,使新生儿筛查诊断的病人得到早期诊治及长期随访、评估。依法做好新生儿疾病筛查工作,扩大新生儿疾病筛查网络建设,提高覆盖率,逐步使每个新生儿都能享受新生儿疾病筛查,使每一例病人能得到及时的治疗,从而提高我国的人口素质。

三、新生儿疾病筛查的对象、内容、方法

1. 筛查对象　所有出生 72h(哺乳至少 6~8 次)的活产新生儿。

2. 筛查内容　开展新生儿疾病筛查,疾病选择应符合以下标准:①疾病危害严重,可导致残疾或致死,已构成公共卫生问题。②有一定发病率,筛查疾病在人群是相对常见或流行的疾病。③疾病早期无特殊症状,但有实验室指标能显示阳性。④可以治疗,特别通过早期治疗,能取得良好效果。⑤筛查方法简单可靠,假阳性率和假阴性率均较低,能被家长接受,适合大规模开展。⑥筛查费用低廉,筛查、诊断和治疗所需费用应低于发病后的诊断、治疗支出费用,即投入、产出比的经济效益良好。故筛查疾病的种类依种族、国家、地区而别,还与各国的社会、科学技术的发展、经济、教育水平及疾病危害程度有关。

卫计委根据需要对全国新生儿疾病筛查病种进行调整,各省、自治区、直辖市人民政府卫生行政部门可以根据本行政区域的医疗资源、群众需求、疾病发生率等实际情况,制定相应的筛查常规及执行文件,增加本行政区域内新生儿疾病筛查病种。在我国,因 PKU 和 CH 发病率较高,治疗效果好,筛查疾病仍以 PKU、CH 为基础项目,但在南方,增加了对 G-6PD 酶缺乏及先天性肾上腺皮质增生症(CAH)的筛查。

3. 筛查实施管理方法

(1) 专职质控员负责:专职质控员对筛查的整个流程进行质控,负责数据收集统计与上报。

(2) 积极开展筛查健康宣教:医疗机构应将筛查的项目、条件、方式、费用等情况如实告诉监护人,并遵循知情自愿选择的原则,签署知情同意书。

(3) 严格掌握筛查采血时间:采血时间为生后 72h 至生后 20 天,并有充分的哺乳。

(4) 严格执行采血技术程序:采集足跟血,制成滤纸干血片,置于塑料袋中,在规定时间内送达筛查中心,或暂时保存在 2~8℃的冰箱中。

(5) 认真填写采血卡片:填写字迹清楚,登记完整,卡片内容包括采血单位、母亲姓名、住院号、居住地址、联系电话、新生儿姓名、出生日期及采血日期等。

(6) 及时处理未按期采血者:因特殊情况未按时采血患儿,应及时预约或追踪采集血片,对退回不合格血片做到及时重新采集送检。

(7) 复查:对可疑阳性病例做到协助追访机构,及时通知复查,以便确诊或采取干预措施。确诊后的患儿要及时给予长期、正确的药物治疗或饮食控制,以保证新生儿疾病筛查的社会效果。

(8) 做好资料登记和存档保管工作:保持筛查相关资料以备查,包括活产数、筛查数、新生儿采血登记信息等资料,保存时间至少 10 年。

四、我国新生儿疾病筛查现状及展望

1. 不同地区筛查率存在较大差异　在经济发展较快地区,尤其是中等以上城市,国家投入资金较多,筛查率相对较高。而某些偏远落后地区,筛查仍属于收费项目,新生儿家长的依从性低,对筛查意义理解不够,筛查率仍处于较低水平。随着国家立法规定,各项筛查制度的完善,对新生儿筛查相关知识的宣教及人口教育及素质水平的提高,我国的新生儿疾病筛查率已日益提升。

2. 筛查病种相对较少　目前已发现的遗传代谢病约有 600 余种,常见的就有 30 余种,总发病率约占出生总人口的 1%,可导致小儿智力发育异常和生长发育障碍。由于受制于经济与技术的发展,目前国内大部分地方只对 2~4 种遗传代谢性疾病进行筛查。由于遗传代谢病诊断学、治疗学的进展,由于社会经济的发展,

符合进行新生儿疾病筛查标准的疾病谱在不断增加,期待有更多的病种纳入常规筛查中。特别提到近年来感染性疾病引起出生缺陷逐渐引起重视,如人类免疫缺陷病病毒感染(human immunodeficiency virus,HIV)、先天性弓形虫感染的新生儿疾病筛查已经在部分国家和地区开展。

3. 筛查技术相对落后 长期以来,新生儿疾病筛查主要采用细菌抑制法、放射免疫分析法、时间分辨荧光免疫法、酶免疫分析法等,均是"一项实验检测一种疾病"的方法,远不能满足家庭日益增长的健康需求与国家对提高出生人口素质的要求。目前最有效筛查技术为串联质谱技术,可以实现"一项实验检测多种疾病",可检测其他氨基酸、有机酸、脂肪酸等少见遗传代谢病的新生儿筛查,但因设备价格昂贵,仅用于少数地区的少数高端实验室。

4. 筛查整体运行质量有待提高 随访制度和评估制度有待进一步完善,对阳性或疑似阳性的患儿的召回率各筛查中心统计均不完全,影响了最终的治疗和干预。主要原因有家长的主观认识不够;人口复杂,流动人口没有固定的住址或有效的联系电话;贫困地区人口因经济问题无力承担复查费用;甚至有一些社会因素如产妇因计划外怀孕提供了不真实信息躲避罚款等。

新生儿疾病筛查是一个集组织管理、标本采集、标本登记与验收、实验技术、临床诊治、随访及宣传教育为一体的系统工程,阳性病人发现与否,治疗及时与否及预后都取决于筛查各个环节的质量,每一项都是筛查工作中的一个重要组成部分,随着经济发展、社会进步和全民健康意识的加强,新生儿疾病筛查将会同预防接种一样普及,筛查的病种会逐步增多,筛查技术将不断进步,新生儿疾病筛查将会有更加广阔的发展空间。

五、几种遗传代谢性疾病及治疗方法简介

1. 苯丙酮尿症(PKU) 苯丙氨酸在分解成酪氨酸的代谢路径中发生障碍,导致苯丙氨酸大量堆积体内,产生许多有毒的代谢物质,造成脑部伤害,甚至严重的智力障碍。

(1) 苯丙酮尿症可分为食物型与药物型两种:①食物型的病患要避免吃含苯丙氨酸的食物,遇鱼、肉、蛋、奶、豆类之食物,都要严格控制,病患需靠特殊奶粉来补充营养。②药物型的病人则必须补充一些副作用极大的神经传导物质,其病症的控制上,较食物型之病人略为困难。

(2) 治疗主要为饮食治疗:首选母乳喂养,母乳中苯丙氨酸含量较牛奶低。不能进行母乳喂养者需选用低苯丙氨酸奶粉,控制饮食中苯丙氨酸含量,并检测血苯丙氨酸水平。

2. 枫糖尿症

(1) 人体中缺少支链甲型酮酸脱氢酵素,使得支链氨基酸(缬氨酸、白氨酸、异白氨酸)的代谢无法进行去羧基化反应。通常罹患此症婴儿,在开始喂食后数天至一周内,会出现呕吐、嗜睡、食欲减低、呼吸急促、黄疸、抽搐等现象,身上散发焦糖的体味或尿味,严重者会意识不清、昏迷甚至死亡。

(2) 治疗:以限制支链氨基酸的摄取,再补充特殊奶粉及维持体内代谢平衡。

3. 先天性甲状腺功能低下症

(1) 体内甲状腺激素缺乏,进而影响脑神经及身体的生长发育,如未及早诊断及治疗,大部分会变成智能障碍、生长发育迟缓、身材矮小。

(2) 治疗:确诊后给予甲状腺素治疗,可使患儿有正常的智能及身体生长发育。

4. 先天性肾上腺增生症

(1) 常见的是肾上腺 21- 化酵素缺乏,一般分为两型:①失钠型:为新生儿期盐分大量流失造成紧急危险状况,可能因而致死。②单纯型:为女婴有异常性征,长大后造成性别错乱,而男婴也会有发育上的问题。

(2) 治疗:经由筛检早期确诊,适时适量补充药物,可使患儿有正常发育及成长。

5. 葡萄糖 -6- 磷酸脱氢酶缺乏症(G-6-PD 酶缺乏)

(1) 是由于调控 G-6-PD 的基因突变所致,呈 X 连锁不完全显性遗传。患儿体内红细胞葡萄糖磷酸戊糖

旁路代谢异常,当机体受到伯氨喹型药物(如奈丸、紫药水或服用磺胺剂及镇痛解热剂)等氧化物侵害时,可致血红蛋白和膜蛋白均发生氧化损伤,造成急性溶血性贫血,如未及时处理,会导致核黄疸、智能障碍,甚至有生命危险。

(2) 治疗:早期确诊后,可避免上述致病因素,减少对患儿的伤害。

6. 半乳糖血症

(1) 患儿体内因酶素缺乏无法正常代谢乳糖,通常会出现喂奶后发生呕吐、昏睡的现象,同时造成眼睛、肝脏及脑部损害。

(2) 治疗:早期确诊后,以不含乳糖及半乳糖的奶制品来代替母乳及奶粉,以避免疾病的危害。如孕妇曾经生育过罹患此症的新生儿,怀孕期间应避免摄取含有乳糖制品的食物。

要 点 荟 萃

1. 新生儿疾病筛查:指在新生儿群体中,用快速、敏感的实验室方法对新生儿的遗传代谢病、先天性内分泌异常以及某些危害严重的遗传性疾病进行筛查的总称。目的是对患病新生儿在临床症状尚未表现之前或表现轻微时通过筛查,得以早期诊断、早期治疗,防止机体组织器官发生不可逆的损伤,避免患儿发生智力低下、严重的疾病或死亡。筛查对象为所有出生72h(哺乳至少6~8次)的活产新生儿。

2. 筛查内容

(1) 苯丙酮尿症(PKU):苯丙氨酸在分解成酪氨酸的代谢路径中发生障碍,导致苯丙氨酸大量堆积体内,产生许多有毒的代谢物质,造成脑部伤害,甚至严重的智力障碍。治疗首选母乳喂养,母乳中苯丙氨酸含量较牛奶低。不能进行母乳喂养者需选用低苯丙氨酸奶粉,控制饮食中苯丙氨酸含量,并检测血苯丙氨酸水平。

(2) 枫糖尿症:人体中缺少支链甲型酮酸脱氢酵素。治疗以限制支链胺基酸的摄取,再补充特殊奶粉及维持体内代谢平衡。

(3) 先天性甲状腺功能低下:体内甲状腺激素缺乏,进而影响脑神经及身体的生长发育,如未及早诊断及治疗,大部分会变成智能障碍、生长发育迟缓、身材矮小。治疗:确诊后给予甲状腺素治疗,可使患儿有正常的智能及身体生长发育。

(4) 先天性肾上腺增生症:常见的是肾上腺21-化酵素缺乏。治疗:经由筛检早期确诊,适时适量补充药物,可使患儿有正常发育及成长。

(5) 葡萄糖-6-磷酸脱氢酶缺乏症:患儿体内红细胞葡萄糖磷酸戊糖旁路代谢异常。治疗:早期确诊后,可避免上述致病因素,减少对患儿的伤害。

(6) 半乳糖血症:患儿体内因酶素缺乏无法正常代谢乳糖。治疗:早期确诊后,以不含乳糖及半乳糖的奶制品来代替母乳及奶粉,以避免疾病的危害。

(黄瑷玲 李 凡)

第二节 新生儿听力筛查

新生儿听力筛查(universal newborn hearing screening,UNHS),是通过耳声发射、自动听性脑干反应和声阻抗等电生理学检测,在新生儿出生后自然睡眠或安静的状态下进行的客观、快速和无创的检查。

一、新生儿听力筛查的目的和意义

正常新生儿听力障碍发病率为 1‰ ~3‰,重症监护室新生儿发病率为 2% ~4%,有研究表明听力损失儿童不管轻度还是极重度,如果其认知能力正常,在生后 6 个月内进行干预,患儿的语言能力基本上能达到正常水平。许多现象都表明,听觉中枢可能存在可塑性。人们利用功能磁共振成像检查发现,音乐指挥家的听皮质对钢琴音的反应区域显著大于一般人,且开始学习音乐的年龄越小,此听皮质反应区域越大。这些现象均提示声学环境以及学习获得与中枢可塑性密切相关。因此,听力筛查的目的就在于早期发现、早期诊断、早期干预,将听力障碍对儿童的影响降至最低,使他们健康成长,早日回归社会,使听力筛查的社会和经济效益得以最佳体现。

二、新生儿听力筛查发展概况

1. 听力筛查的发展史及覆盖率　新生儿听力筛查是 20 世纪 60 年代首先在欧美国家发展起来的一项医学实用技术,以美国为代表,开始推荐高危因素登记筛查。1994 年,美国言语与听力协会倡导新生儿及婴儿进行听力筛查。1998 年,欧共体国家耳鼻喉科学会提出了一套完整的新生儿听力筛查措施,并在其部分国家实施。

我国新生儿听力筛查工作起步于 20 世纪 80 年代。90 年代起,北京、山东、浙江、南京等省市相继开展新生儿听力普遍筛查项目。1999 年我国卫生和计划生育委员会(原卫生部,简称卫计委)明确要求“把新生儿听力筛查纳入妇幼保健的常规检查”,2003 年正式下达文件明确提出开展新生儿普遍听力筛查,2004 年,卫计委制定“新生儿听力筛查技术规范”。2007 年 12 月,中国残疾人联合会、卫计委等八部委联合印发了《全国听力障碍预防与康复规划(2007-2015 年)》。2009 年,卫计委正式颁布《新生儿疾病筛查管理办法》,新生儿听力筛查工作在全国各地全面启动。但是,由于各方面条件限制,偏远落后地区新生儿听力筛查普及率依然较低,各地工作开展情况极不均衡,严重制约了我国听力障碍儿童的及时发现和康复干预。

2. 新生儿听力筛查与法律、伦理、社会问题　广义的听力筛查项目包括了听力筛查、听力诊断、干预与康复,工作的重点是对有听力障碍的儿童做到早期发现、诊断和干预,因此它是一项系统工程,需要多部门共同参与、紧密协作,完成筛查、诊断、干预、康复、随访、管理等一系列相关工作。新生儿听力筛查项目推广和应用的关键问题在组织管理方面,而非技术方面。对此,各部门之间应进行紧密协作,关键在于政府主导的协同合作机制以及各部门之间的信息交流互通。部分省市已建立听力筛查中心,并建有信息网络系统,以便于对听力障碍儿童的追踪管理。

目前在我国的新生儿听力筛查虽有法律约束,但仍遵循非强制性、知情选择的原则。医疗机构在实施新生儿听力筛查前,通过各宣传手册、讲解等方式将新生儿听力筛查的意义、项目、条件、方式、灵敏度和费用等情况如实报告新生儿的监护人,并取得签字同意。

新生儿听力筛查的质量控制包括成立专家指导组、纳入绩效考核以及对筛查和诊治机构的巡检及质控。

三、新生儿听力筛查对象、时间、流程、方法

1. 筛查对象　所有出生的活产新生儿,特别是具有听力损失高危因素的新生儿均是筛查对象。听力损失高危因素如下。

(1) 新生儿重症监护室中住院超过 5 天。

(2) 儿童期永久性听力障碍家族史。

(3) 巨细胞病毒、风疹病毒、疱疹病毒、梅毒或弓形虫等引起的宫内感染。

(4) 颅面形态畸形,包括耳郭和耳道畸形等。

（5）出生体重低于 1500g。

（6）高胆红素血症达到换血要求。

（7）母亲孕期曾使用过耳毒性药物。

（8）病毒性或细菌性脑膜炎。

（9）新生儿窒息 Apgar 评分 1min0~4 分或 5min0~6 分。

（10）机械性通气超过 48h。

（11）临床上存在或怀疑有与听力障碍有关的综合征或遗传病。

2. 开始筛查的时间　关于筛查时间的安排上各资料报道并不一致，但统一认为出生 48h 内进行筛查会增加假阳性，主要与此期间新生儿的外耳道油性分泌物及中耳腔的羊水较多有关。为了争取更高的初筛率，有规范将正常出生的足月新生儿筛查时间定在出生 48h 以后，而早产儿为矫正胎龄至 34 周及出院前。

3. 听力筛查技术　目前我国使用的听力筛查仪器，主要有耳声发射（otoacoustic emission，OAE）和自动听性脑干反应（automatic auditory brainstem response，AABR）。筛查的结果都以"通过"或"未通过"表示。一般而言，OAE 和 AABR 的敏感度及特异度均可以达到 95% 以上，而 OAE 略低于 AABR。

（1）耳声发射（OAE）：指利用声波传入内耳的逆过程，即产生于耳蜗的声能经中耳结构再穿过鼓膜，进入耳蜗的外毛细胞，然后由外毛细胞反射出能量，在外耳道记录得到。耳声发射据其有无外界声刺激分为自发性耳声发射（spontaneous otoacoustic emission，SOAE）和诱发性耳声发射（evoked otoacoustic emission，EOAE），后者按刺激的类型分为瞬间诱发耳声发射（transit evoked otoacoustic emission，TEOAE）、畸变产物耳声发射（distortion-product otoacoustic emission，DPOAE）和刺激频率耳声发射（stimulation-frequency otoacoustic emission，SFOAE）。耳声发射与内耳功能密切相关，任何对耳蜗外毛细胞功能有损害的因素使听力损失程度超过 40dB HL 时，都能导致耳声发射明显减弱或消失。另耳声发射是一项无创伤性技术，操作简便，测试两耳仅需约 10min。由于几乎所有正常耳都能引出 TEOAE 和 DPOAE，而 SOAE 只有 50%~60% 的正常耳能记录到。因此，新生儿听力筛查常用 TEOAE 和 DPOAE。

（2）自动听性脑干反应（AABR）：是声刺激引起听神经和脑干各级神经核团的电反应，能表达出耳蜗、听神经和脑干听觉通路的活动，由电极记录得到通过专用测试探头实现的快速、无创的检测方法。AABR 技术的出现和使用，目的在于与 OAE 技术联合应用于筛查工作，全面检查新生儿耳蜗、听神经传导通路、脑干的功能状态。具有听力损失高危因素的新生儿出现蜗后病变的比例较大，如果单纯使用 OAE，可能会漏筛蜗后病变，故最好采用 OAE 和（或）AABR 联合进行听力筛查。

（3）耳聋基因筛查：随着新生儿听力筛查工作的广泛开展和临床经验的积累，逐渐发现在新生儿听力筛查中存在局限或缺陷，即并不是所有的听力损失患儿均会在出生后立即表现出来。如有些新生儿通过了新生儿听力筛查，但随后出现 GJB2 或 SLC26A4 基因引起的迟发性听力损失；又如药物性致聋基因引起的听力损伤，出生时均可通过上述两项筛查。耳聋基因筛查，是在新生儿出生时或出生后 3 天内进行新生儿脐带血或足跟血的采集来筛查聋病易感基因。有研究表明，全球范围内大约 60% 的耳聋病人与遗传因素有关，而遗传因素导致的听力损失在儿童听力损失病人中高达 50%~60%。而基因筛查与传统的听力筛查相结合，对常规听力筛查不能发现的耳聋基因携带者具有预警作用，尤其是一些药物致聋基因携带者，使得他们可以有效避免耳毒性药物的伤害，减少致残率。

4. 听力筛查实施方案　正常分娩和入住 NICU 新生儿应采用不同的筛查方案。

（1）正常分娩的新生儿：用筛查型耳声发射（OAE）或自动听性脑干反应（AABR）初筛。所有新生儿在出院前均应接受听力初筛；未通过或漏筛者应在出生 42 天内进行复筛。复筛时一律双耳复筛，即使初筛时只有单耳未通过，复筛时亦均应复筛双耳。复筛仪器同初筛。复筛仍未通过者应在出生后 3 个月龄内转诊至省级卫生行政部门指定的听力障碍诊治机构接受进一步诊断。

（2）曾入住 NICU 的新生儿：待病情稳定，出院前施行自动听性脑干反应（AABR）筛查，以免漏掉蜗后听力损失。未通过 AABR 测试的婴儿，应直接转诊到听力中心，并根据情况进行包含诊断性听性脑干反应在内的全面听力学评估。

（3）具有听力损失高危因素的新生儿：即使通过听力筛查仍应当在 3 年内每年至少随访 1 次，在随访过程中怀疑有听力损失时，应当及时到听力障碍诊治机构就诊。

5. 听力筛查具体实施步骤

（1）筛查机构应当设在有产科或儿科诊疗科目的医疗机构中，配有专职人员及相应设备和设施，由省、自治区、直辖市人民政府卫生行政部门组织考核后指定。筛查机构中设置 1 间通风良好、环境噪声 ≤ 45dB 的专用房间，备筛查性耳声发射仪或自动听性脑干反应仪，备有计算机并接驳网络。

（2）筛查专职人员应具有与医学相关的中专以上学历，接受过新生儿听力筛查相关知识和技能培训并取得技术合格证书，负责对筛查整个操作流程进行质控，负责复筛、转诊及随访，并对各数据进行收集、登记、统计、上报。

（3）积极开展筛查健康宣教，将听力筛查的意义、方式、费用等情况如实告诉监护人，并遵循知情自愿选择的原则，签署知情同意书。

（4）听力筛查时间，足月儿生后 48h，早产儿一般在矫正胎龄 34 周以后。选在新生儿自然睡眠或安静的状态下进行。

（5）完成新生儿听力筛查后，向其监护人出具筛查报告单并解释筛查结果，可采用文本、视频等多种宣教方式帮助家长获取有关听觉、语言方面的知识，使他们有能力去观察婴儿听觉，语言的发育。

6. 听力筛查结果的正确解读　　听力筛查是用相对简单、快速、便宜、可靠的技术对那些可能存在听力损失的人群进行的初步鉴别，故听力筛查结果不能作为诊断听力损失的标准。而听力诊断是用更为综合的方法来对听力损失进行确诊，明确新生儿是否存在听力损失，并详细描述听力损失的类型和程度，以便早期干预。没有通过筛查的新生儿也可能会有正常的听力，故不要混淆筛查和诊断的概念。

（1）通过筛查者：后期仍可能有很多因素会影响到听力的发育，特别是高危人群可能发生迟发性或渐进性听力损失，故家长仍需监测语言和听力的发育情况。

（2）未通过筛查者：仅提示有听力损失的可能性，其影响因素包括：①受测者状态：新生儿的各种生理和病理不适诸如各种胃肠疾病导致患儿不安静，动作多。早产儿尤其是极早早产儿，大脑皮质发育不成熟呈泛兴奋化状态，不自主动作多，也是不通过的原因之一。②耳道因素：羊水栓塞物、耵聍、胎脂、耳道内湿疹等多种原因引起耳道堵塞，易影响测试结果。另外，耳道狭窄或因挤压变形或外耳道畸形使得放置在耳道内探头不能正对鼓膜，导致假阳性结果。③测试环境：当人员说话或走动导致环境噪声过大，可干扰听力筛查的进程甚至结果，AABR 易受邻近大型带电仪器的辐射干扰。④内噪声因素：内噪声是指新生儿呼吸、心跳以及活动发出的声音传到外耳，有明显鼻塞或喉软骨发育不良等鼻咽疾患形成较大的内噪声，也会对筛查结果产生影响。⑤检测仪器因素：耳塞或耳罩的大小、放置的位置、密闭程度、探头是否堵塞等均可影响检测结果。

在对筛查未通过者的家长进行结果解读时，除告知可能发生的假阳性结果原因，更加重要的是明确告知家长进一步复筛、诊断、定期随访的意义及时间，促进家长的积极参与。

由于筛查技术的局限，小于 30~40dB HL 的听力损失的婴儿或者某些患有听觉神经病变的婴儿很可能不会在新生儿听力筛查中被检测出，而这些疾患也会影响到儿童的发育。所以，无论新生儿听力筛查的结果如何，任何具有听觉或和语言发展延缓征象的婴儿或和儿童均应当接受听力学的监测。

四、我国新生儿听力筛查现状及展望

1. 不同地区筛查率存在较大差异　　听力筛查受到地区、文化、经济、种族等影响，在一些偏远、经济欠发达、多民族聚集地区，仍存在筛查率低的问题。但随着各地经济和医疗水平的不断提高，以及人们健康意义的普及,加之政府重视程度及财政支持,各地听筛率已逐年上升。

2. 初筛率与复筛率的矛盾　研究显示新生儿出生后听力筛查通过率随时间的延后而提高,筛查日龄越大,新生儿听力筛查的通过率越高,假阳性率越低。但由于我国国情,难以避免部分新生儿出院后不返回筛查造成漏筛的情况,因此为保证和提高新生儿听力筛查的覆盖率,多数意见仍主张新生儿在出院前进行听力初筛以减少筛查流失率。

3. 听力筛查技术本身局限　OAE 无法检测出听神经病变,易受中耳和外耳道因素影响,当听力损失频率范围比较特殊,恰好在测试频率之外,其测试结果可能出现假阴性。AABR 对测试环境要求高,且在高频听域、反应域中对应较好,但无法对低频听域取得评估作用,因此对于轻微中耳病变患儿漏诊率较高。耳聋基因检测成本较高,且仅在部分实验室内进行,因此在全国范围内推广开展的经济阻力相当大。部分省市已实施了对耳聋基因的免费筛查,大为提高了普通家庭对筛查的依从性。

4. 复筛率有待提高　听力筛查的最终目的是对听力损失患儿的早发现、早诊断、早干预,但在实际运行过程中,未通过者复筛率仍未到100%,主要原因为家长未充分理解听力筛查的意义,且对听力筛查结果持怀疑或否定态度。主要解决方式应加强对听力筛查的宣教,同时提高筛查技术,减少假阳性。

5. 失访率高　迟发性听力损失的发病年龄一般在8~12个月左右,临床中也有4~5岁或更晚发病的病例,对具有听力损伤高风险因素患儿除进行听力监测外,还应定期随访。由于我国人口众多,加之流动人口复杂,失访率很高,因此建立网络化管理已成必然趋势,多个省市已建立儿童听力障碍中心,在中心进行复筛后的可疑儿童会自动导入诊断程序,并标注提醒,由中心的工作人员负责随访并录入结果。对确诊为先天性听力障碍的患儿,中心会在系统中为其建立电子病历,详细录入基本情况、病史、体检、各项听力学检测结果、诊断及干预、救助等信息。另外,有报道称有听力损失家族史、遗传史的患儿听力损失的发病时间可能会在学龄期或更晚,而且为渐进性发病,不易被发现,因此要加强家庭、学校和医院的密切配合。

要 点 荟 萃

1. **新生儿听力筛查**　是通过耳声发射、自动听性脑干反应和声阻抗等电生理学检测,在新生儿出生后自然睡眠或安静的状态下进行的客观、快速和无创的检查。

(1) 听力筛查的宗旨:早发现、早诊断、早干预,多部门的联合运作,提高初筛率、复筛率、转诊率,以及对听力损失儿童的定期随访,才能有效减少听力残障,提高人口质量。

(2) 筛查对象:所有出生的活产新生儿,尤其是具有听力损失高危因素的新生儿。

(3) 开始筛查的时间:足月新生儿筛查时间为出生48h以后,早产儿为矫正胎龄34周及出院前。

(4) 听力筛查技术:包括耳声发射(OAE)、自动听性脑干反应(AABR)、耳聋基因筛查。

2. **听力筛查结果**

(1) 筛查通过:后期仍可能有很多因素会影响到听力的发育,尤其是高危人群可能发生迟发性或渐进性听力损失,故家长仍需监测语言和听力的发育情况。

(2) 筛查未通过:仅提示有听力损失的可能性,其影响因素包括:①受测者状态。②耳道因素。③测试环境。④内噪声因素。⑤检测仪器因素。

3. **我国新生儿听力筛查现状**　①不同地区筛查率存在较大差异。②初筛率与复筛率的矛盾。③听力筛查技术本身局限。④复筛率有待提高。⑤失访率高。我国现行的新生儿听力筛查策略为普遍性筛查,筛查步骤分为初筛和复筛两阶段。

(黄瑷玲　刘春华)

参 考 文 献

［1］卫妇社发〔2010〕96 号,卫生部关于印发《新生儿疾病筛查技术规范(2010 年版)》的通知［EB/OL］. http://www.nhfpc. gov.cn/fys/s3585/201012/170f29f0c5c54d298155631b4a510df0.shtml.

［2］邵肖梅,叶鸿瑁,丘小汕. 实用新生儿学 . 4 版 . 北京:人民卫生出版社,2011.

［3］崔焱 . 儿科护理学 . 5 版 . 北京:人民卫生出版社,2012.

［4］李永 . 浅析新生儿疾病筛查现状分析与护理研究进展 . 健康导报医学版,2015,20(2):103.

［5］王书红 . 新生儿疾病现状分析及干预措施 . 基层医学论坛,2014,14:492.

［6］陈贞霞 . 新生儿家长对新生儿疾病筛查不依从原因调查分析 . 齐鲁护理杂志,2010,16(18):62.

［7］黄世荣,翁景文 . 新生儿疾病筛查及其治疗的研究进展 . 中国临床研究,2013,26(6):604.

［8］刘伟 . 串联质谱 - 新生儿疾病筛查技术的发展趋势 . 中国妇幼卫生杂志,2011,2(1):42.

［9］卫妇社发〔2010〕96 号,新生儿疾病筛查技术规范(2010 年版). 北京:中华人民共和国卫生部,2010.

［10］张燕梅,张巍,黄丽辉 . 新生儿听力筛查模式研究进展 . 听力学及言语疾病杂志,2015,23(1):97-99.

［11］中华医学会耳鼻咽喉头颈外科学分会听力学组,中华耳鼻咽喉头颈外科杂志编辑委员会 . 新生儿及婴幼儿早期听力检测及干预指南(草案). 中华耳鼻咽喉头颈外科杂志,2009,44(11):883-887.

［12］贾晓,张巍,黄丽辉 . 新生儿听力筛查与诊断模式研究进展 . 中国临床医师杂志(电子版),2013,7(10):4510-4512.

［13］汤圆圆,刘强 . 耳声发射与自动听性脑干反应联合应用对新生儿听力筛查的临床意义 . 临床医学,2016,36(2):86-87.

［14］陈丹苗,蔡桂花 . 新生儿听力筛查质量的影响因素及对策 . 中国优生与遗传杂志,2016,24(2):88,105.

［15］李月梅,王秀菊,张会丰,等 . 新生儿听力筛查及影响因素分析 . 临床荟萃,2012,27(13):1105-1110,1114.

［16］吴红波,周玉萍,吕魏峰 . 新生儿听力筛查现状研究 . 中国儿童保健杂志,2014,22(10):1062-1064.

［17］周国琴,毛佳慧 . 新生儿听力筛查的影响因素分析及护理对策 . 中国现代医生,2015,53(20):149-152.

［18］刘世新,邬沃乔,刘一心,等 . 新生儿听力筛查初筛时间探讨 . 听力学及言语疾病杂志,2009,17(1):12-14.

［19］韩德民 . 新生儿听力及耳聋基因联合筛查 . 中国医学文摘耳鼻咽喉科学,2012,6:290-292.

［20］姚适,朱军,姜鑫,等 . 2010 年中国新生儿听力筛查覆盖率及管理现状分析 . 中国妇幼保健,2014,29:498-500.

下　篇

新生儿常见护理技术操作

第二十二章
新生儿科基础护理技术操作及实施要点

第一节　新生儿基础护理

一、新生儿眼部护理

（一）目的

清洁眼部，防止结膜炎的发生，加强对眼部疾病的护理，促进康复。

（二）实施要点

具体见表22-1。

表22-1　新生儿眼部护理实施要点

操作步骤		实施要点及说明
操作前准备	评估	评估患儿的眼部情况，有无红肿或分泌物
	手卫生	清洁双手，必要时戴手套
	用物准备	治疗盘、无菌治疗杯（内盛生理盐水）、棉签、治疗药物（遵医嘱）、弯盘
操作	常规护理	左手固定病人头部，用棉签蘸生理盐水从眼内眦轻轻向外眦清洁，1根棉签只能擦拭1次，直至清洗干净
眼部疾病护理	结膜炎	细菌多见，多发生在春夏温暖季节
		以中度结膜充血和脓性分泌物为临床表现
		易导致交叉感染，应遵医嘱使用抗生素滴眼液，加强隔离措施
		若母亲有阴道淋球菌感染，自然分娩患儿应警惕淋球菌性结膜炎，可常规使用青霉素滴眼液预防
	泪囊炎	主要由于鼻泪管堵塞导致感染引起
		除使用抗生素滴眼液外，需要按摩泪囊：将一手拇指或示指指腹放置于患侧内眦泪囊区，挤压出泪囊分泌物，并沿鼻方向行压迫按摩治疗，按摩后再次使用抗生素滴眼液，必要时到眼科进行冲洗治疗
	体位	将患儿头偏向患侧卧位，避免分泌物流出感染健侧眼
	滴眼溶液使用	检查药液有无沉淀、变色等，使用前摇匀
		左手拇指和示指将上下眼睑轻轻分开
		右手持眼药水滴入眼睑内，松开眼睑，让药液充分分布于结膜囊内
		用药后按住内眼角1~2min可以减少药物经鼻泪管被黏膜吸收引起副作用

操作步骤		实施要点及说明
眼部疾病护理	防止交叉感染	眼部疾病的传播途径主要通过接触传播,应隔离感染患儿,做好手卫生,对患儿所有用具进行严格消毒
		单眼患病时,先检查健眼,再检查患眼
操作后	整理用物,洗手,做好记录	注意特殊感染患儿的用物及时丢弃,或先经消毒后再按常规进行清洁消毒处理

(三) 注意事项

1. 防损伤　动作轻柔,有效固定患儿,防止棉签损伤患儿。
2. 评估　注意观察眼部分泌物情况,若有异常及时通知医生。

二、新生儿口腔护理

(一) 目的

保持口腔清洁,观察口腔黏膜情况。使患儿舒适,预防口腔感染等并发症。

(二) 实施要点

具体见表 22-2。

表 22-2　新生儿口腔护理实施要点

操作步骤		实施要点及说明
操作前准备	评估	患儿口腔内黏膜状况,有无白色膜形成及溃疡、住院时间及使用抗生素情况
	手卫生	清洁双手,必要时戴手套
	用物准备	治疗盘、无菌治疗杯(内盛生理盐水)、棉签、治疗药物(遵医嘱)、弯盘、手电筒
操作	体位	将患儿头偏向一侧,将小毛巾垫于颌下
	常规护理	用棉签蘸生理盐水湿润并清洁口唇、口角
		左手将患儿口腔分开
		另取棉签蘸生理盐水,依顺序从口腔右侧颊部→上腭→左侧颊部→上下内唇→牙龈→舌面→舌下依次擦拭
口腔疾病护理	鹅口疮	为白色念珠菌感染引起,表现为口腔黏膜上出现白色奶凝块样物,不易拭去,常见于口腔颊部、上下唇内侧、舌面、上腭等
		加强常规护理,每 4h 清洁口腔
		遵医嘱使用碳酸氢钠溶液清洗口腔,抑制白色念珠菌生长
		遵医嘱使用抗真菌药物配制的溶液(如伊曲康唑、氟康唑)涂擦口腔
		防止交叉感染
	口腔溃疡	多由于细菌感染引起,表现为口腔内黏膜充血水肿,可见大小不等、边界清楚的糜烂面或溃疡,常见于舌面、唇内侧、颊部
		评估溃疡面的大小、深浅及分布情况
		评估患儿疼痛状况,采取安抚措施,必要时使用利多卡因局部涂抹,减轻疼痛
		奶液温度不宜过高,保证营养摄入,必要时可以进行鼻饲喂养。
		使用口腔溃疡糊剂等相应药物对症处理
操作后	整理用物,洗手,做好记录	注意特殊感染患儿的用物及时丢弃,或先经消毒后再按常规进行清洁消毒处理

(三) 注意事项

1. **防损伤** 擦拭时动作轻柔,特别是对有凝血功能障碍的患儿,应防止碰伤黏膜及牙龈。禁食或未经口喂养患儿口唇上的白色附着物浸湿后可去除,不可强行擦拭,否则可导致出血。

2. **防误吸** 避免选择棉花头松动的棉签,防止棉头掉进病人口腔造成误吸。

3. 若发现口腔黏膜异常,如鹅口疮、口腔溃疡时擦洗过程中要仔细观察口腔情况,并及时报告医生。

三、新生儿脐部护理

(一) 目的
保持脐部清洁干燥,防止感染。

(二) 实施要点
具体见表 22-3。

表 22-3 新生儿脐部护理实施要点

操作步骤		实施要点及说明
操作前准备	评估	脐轮有无红肿
		脐部有无渗液、渗血及异常气味
		脐带残端是否脱落
	手卫生	清洁双手,必要时戴手套
	用物准备	治疗盘、棉签、消毒液(常用的有碘伏、75% 酒精等)、弯盘,根据脐部评估结果准备合适的清洗消毒液体
操作	暴露脐部	打开尿布,充分暴露脐部,注意保暖
	常规护理	使用消毒液消毒脐带残端,并环形消毒脐带根部,有结扎线头者可将脐带轻柔外提,暴露脐带根部
		消毒后一般情况不宜包裹,暴露脐部,保持脐部清洁干燥
		每日消毒脐部 1~2 次,沐浴后常规消毒脐部,直至脱落后继续消毒至脐轮干燥无分泌物
		脐带脱落前后 2~3 天会出现少量黏稠、淡黄色或淡咖啡色分泌物,无异味,给予加强消毒即可
脐部疾病护理	脐炎	浅表轻微感染无臭味患儿予碘伏等消毒液处理即可,有臭味患儿可用过氧化氢消毒局部,严重感染者可能形成脓肿,脓肿成熟后需外科切开引流、并遵医嘱全身使用抗生素,评估有无并发败血症,做好预防
	脐部渗血	查找原因(如脐带结扎松动、凝血功能异常、脐带脱落后),针对病因进行相应处理
		评估出血量,若为脐带结扎松脱,出血量大,应立即夹住脐带近病人端,消毒后重新结扎,并评估有无休克早期表现
		少量渗血者局部使用消毒液消毒
操作后	整理用物,洗手,做好记录	注意特殊感染患儿的用物及时丢弃,或先经消毒后再按常规进行清洁消毒处理

(三) 注意事项

1. 脐带未脱落前,勿强行剥落。

2. 保持干燥,脐带未脱落患儿可以进行沐浴,但需要注意保护脐部,沐浴后及时擦干脐部,进行消毒。

3. 注意观察脐部及周围皮肤状况,若有异常,及时通知医生处理。几种脐部分泌物原因对比分析见表 22-4。

表 22-4　几种脐部分泌物原因对比分析表

类型	原因	表现	处理
非感染脐部分泌物	脐带脱落前	脐部胶冻状分泌物	常规脐部护理,增加频率至 3~4 次/天
脐炎	感染	脐部红肿、脓性分泌物,可有异味	局部加强消毒,必要时全身使用抗生素,严重者形成脓肿需外科切开引流
脐疝	腹内压增高时腹腔内肠管/网膜从脐环突出皮肤表面	脐部圆形或卵圆形突出包块,安静时平卧时可消失	无需特殊处理,大部分可自愈,2 岁仍未愈需外科处理
脐瘘	卵黄管发育异常,脐带与小肠之间连通	脐部分泌物不断,带有臭味,局部皮肤可能存在糜烂	外科手术治疗
脐茸	卵黄管闭合后残存的肠黏膜组织外露	脐部可见一鲜红色黏膜面,似息肉状,可因摩擦渗血	一般轻微者硝酸银烧灼,必要时外科手术处理

四、新生儿脐带结扎

(一) 目的

结扎脐带,保留适宜长度脐残端,防止出血。

(二) 适应证

脐带预留过长,脐带结扎松脱有出血、渗血的病人。

(三) 实施要点

具体见表 22-5。

表 22-5　新生儿脐带结扎实施要点

操作步骤		实施要点及说明
操作前准备	评估	评估患儿生命体征
		评估脐部有无渗血、脐带长度、有无感染等
	手卫生	清洁双手,必要时戴手套
	用物准备	医嘱单、脐带结扎包(包内有中直血管钳 1、小弯血管钳 1、气门芯 + 线 1、剪刀 1)、消毒液、棉签、无菌手套、弯盘、利器盒、快速手消毒液等
操作	暴露脐部	打开尿布,充分暴露脐部,注意保暖
	初消毒	一只手持脐带末端上举,先消毒脐部周围皮肤(以脐为中心、半径为 10cm 范围)后自脐带根部到脐带末端仔细消毒,至少 2 次;然后将脐带绕圈于脐部上消毒脐带及脐周皮肤,打开脐带结扎包
	再次消毒	戴手套,再次消毒脐带
	结扎脐带	将包内气门芯套(气门芯 + 线)在中直止血钳上端 1~2cm 处
		在距脐根部 0.2~0.4cm 处(以不压到脐根部皮肤为宜)均匀钳夹脐带
		再次消毒后在距直钳前端 0.5cm 处剪断脐带,拉紧气门芯上的粗线套过直钳顶端或借助小弯钳操作
		松开直钳,缓慢退出,使气门芯套在直钳夹痕处,再使用气门芯上的粗线行外科结再次结扎脐带
	评估	观察有无渗血,消毒脐带残端
	常规脐部护理	常规脐部护理至脐带脱落
操作后	整理用物,洗手,做好记录	清理脐带结扎包,消毒备用

(四)注意事项

1. 约束 操作中做好肢体的约束,预防利器损伤患儿。

2. 钳夹脐带时用力适度 钳夹脐带时注意用力,过大可能夹破脐带引起出血,过小在修剪时脐带残端容易渗血。

3. 感染防控 严格无菌技术操作,尤其注意对脐带残端的消毒,防止感染。

五、新生儿臀部护理

(一)目的

保持臀部清洁舒适,防止尿布皮炎的发生。对已发生尿布皮炎的患儿加强护理,促进恢复。

(二)实施要点

具体见表 22-6。

表 22-6 新生儿臀部护理实施要点

操作步骤		实施要点及说明
操作前准备	评估	评估患儿臀部皮肤、有无腹泻等
		臀部护理时机:喂奶前或喂奶后 1h 操作,防止奶后立即翻动患儿引起呕吐
	手卫生	清洁双手,必要时戴手套
	用物准备	尿裤、温水、小毛巾、紫草油或鞣酸软膏,根据医嘱准备相关药物
操作	暴露臀部	撤去脏尿裤,暴露臀部,注意保暖(建议于暖箱内或远红外线辐射台上进行)
	常规护理	用温水毛巾清洁会阴部及臀部,擦干
		将紫草油或鞣酸软膏均匀涂抹于臀部
		更换清洁尿裤,注意松紧适宜
		观察患儿大便性状、小便情况,危重患儿需记录大便量及尿量
操作后	整理用物,洗手,做好记录	

(三)注意事项

1. 评估患儿奶量摄入情况、大便次数及性状,注意对大便次数较多,大便较稀薄的患儿以及皮肤敏感的患儿需要加强臀部护理。

2. 新生儿尿布皮炎的分度 见表 22-7。

表 22-7 新生儿尿布皮炎的分度及护理

分度		临床表现	护理
轻度		表皮潮红	增加臀部护理频率,根据情况选用鞣酸软膏等使用,可予局部暴露
重度	Ⅰ度	局部皮肤潮红,伴有皮疹,见图 22-1/ 文末彩图 22-1	局部暴露,大小便后清洗臀部皮肤,可涂擦护臀霜
	Ⅱ度	除以上表现外,有皮肤溃破、脱皮,见图 22-2/ 文末彩图 22-2	除上述处理外,注意消毒破溃、脱皮周围皮肤,预防感染
	Ⅲ度	局部大片糜烂或表皮剥脱,有时可继发感染	除上述处理外,根据患儿情况遵医嘱全身或局部使用抗生素,做好保护性隔离

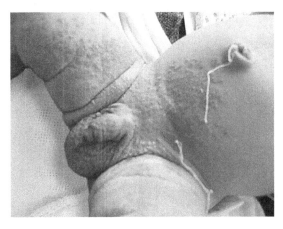

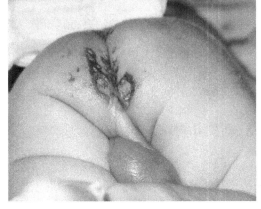

图 22-1 尿布皮炎重I度　　　　　　　　　　　图 22-2 尿布皮炎重II度

第二节 新生儿沐浴

(一) 目的

使新生儿皮肤清洁、舒适,避免感染。观察全身皮肤情况,及时发现异常情况积极处理。

(二) 实施要点

具体见表 22-8。

表 22-8 新生儿沐浴实施要点

操作步骤		实施要点及说明
操作前准备	评估是否有沐浴指征	评估患儿日龄,出生后体温是否稳定
		评估患儿出生体重
		评估患儿呼吸及血氧饱和度,是否需要氧疗
		评估患儿全身皮肤是否完整,有无破损、皮疹、硬结等
		评估患儿神经系统症状,是否需要静卧
		评估患儿是否有中心静脉导管,是否在输液中
	评估沐浴时机	喂奶前后间隔 1h 沐浴
	环境准备	调节室温至 26~28℃,关闭门窗
	手卫生	清洁双手,必要时戴手套
	用物准备	新生儿衣物、面盆及一次性盆套(或沐浴用水床)、水温计、尿裤、小毛巾、浴巾、沐浴液、洗发露、磅秤、棉签、消毒液等
操作	测试水温	洗净双手,用水温计测试水温 38~41℃,或使用手腕内侧测试水温,以温热不烫手为宜
	核对身份	查对患儿手脚腕带及床头卡姓名、登记号 / 住院号
	撤离各种连线	暂停心电监护,撤离电极及血氧饱和度传感器
	抱至操作台	使用棉袄等包裹患儿至操作台,注意保暖
	清洗头部	护士以左前臂托住新生儿背部,左手手掌托住其头颈部,将新生儿下肢夹在左腋下移至沐浴池
		用小毛巾为新生儿擦洗双眼,由内眦洗向外眦(有眼部分泌物者先行眼部护理,并注意先擦洗无分泌物侧,避免毛巾使用导致交叉感染),再洗净脸部,前额、鼻翼两侧、面颊、下颌、耳后、颈后等
		左手拇指和中指将新生儿双耳廓向内盖住耳孔(防止水流入耳道内造成感染),使用毛巾润湿头部,必要时涂抹洗发露,特别注意枕后平卧受压部位的清洁,冲洗干净,避免眼、耳、鼻进水

操作步骤		实施要点及说明
操作	清洗躯干	将新生儿置于操作台上,脱去衣物及尿裤,有大便者先擦洗干净
		将新生儿头部枕在工作人员左肘部,工作人员左手抓住患儿左侧手上臂,右手拇指及示指经患儿臀下抓住患儿左侧大腿根部,余三指托住患儿臀部(此为仰卧位),将患儿抱入沐浴池
		可先为俯卧状,能减轻患儿不安全感,抓握时换为患儿右侧手臂及大腿
		保持左手的握持,右手依次使用沐浴液清洗(仰卧位)颈→胸→腹部→腹股沟→会阴部→下肢,更换体位(俯卧位)清洗后颈→背部→腋下→上肢→手→臀部→腿,注意洗净皮肤皱褶处
	擦干	冲洗干净后将新生儿抱至操作台,用浴巾包裹轻轻擦干全身,此时可再次对全身皮肤进行评估,特别是受压部位
	穿衣	磅体重,实施脐部及臀部护理,穿上尿裤及衣服
	核对身份	再次查对患儿手脚腕带及床头卡姓名、登记号/住院号,将患儿放入暖箱或小床内,取舒适卧位
安全管理	防烫伤	水温适宜,实施盆浴时先放冷水,再加热水
	防坠床	包裹适当,抓握稳当,地面保持干燥
	防抱错	身份核对
	防受凉	水温室温适宜,注意保暖
	病情观察与查体	整个沐浴过程中评估患儿面色、全身皮肤颜色、反应、肌张力、全身皮肤是否完好、有无腹胀、有无臀红尿布疹以及腹泻等,发现异常立即处理
操作后		整理用物,登记体重,做好记录

(三) 注意事项

1. 特殊沐浴　若患儿有皮肤脓疱疮或毒性红斑等时,可采用1:20的碘伏进行沐浴。

2. 床旁擦浴　评估患儿后若无沐浴指征,包括一般生命体征不稳定、极低及超低出生体重儿出生后1~4周、各种氧疗患儿、颅内出血等病情不稳定或有各种置管患儿可行床旁擦浴。方法:使用小毛巾温水润湿拧干后依次擦洗新生儿双眼、脸部、头部、躯干、四肢及会阴部、臀部,擦洗清洁到位。

3. 降温擦浴　发热的患儿首选物理降温方法,除将环境温度降低外,可进行温水擦浴,通过水分蒸发带走机体热量达到降温目的。

(1) 水温:一般选择低于患儿体温1℃的水温。

(2) 擦拭部位:前额、颈部、腋窝、肘窝、手心、腹股沟、腘窝等血流丰富处。应注意避开枕后、耳廓、阴囊、心前区、腹部、足底。

(3) 监测体温:擦浴后半小时监测体温,观察有无下降。

4. 留置针保护　有留置针穿刺的患儿沐浴时应避免让穿刺部位接触水,防止感染。如果留置针敷贴被打湿后应及时更换。

5. 头部皮脂结痂的处理　患儿头部皮脂结痂普通清洗不易去除,不能过度用力,可使用液体石蜡、润肤油等涂抹,待软化后再进行清洗。

6. 全面查体　沐浴时患儿全身暴露,是全面查体的最佳时机,需检查患儿全身皮肤情况,有异常时通知医生。

第三节　新生儿抚触

（一）目的

促进胃肠蠕动及食物消化,利于排便,减少黄疸及喂养不耐受的发生;促进血液循环,减轻四肢水肿硬肿;促进新生儿神经系统发育,增强应激能力;提高机体的免疫力。

（二）禁忌证

1. 有脐部感染、全身皮肤感染的新生儿。

2. 凝血功能异常,有皮肤出血点及其他出血倾向的患儿。

3. 骨折的新生儿。

4. 病情危重,生命体征不稳定的患儿。

（三）实施要点

具体见表22-9。

表22-9　新生儿抚触实施要点

操作步骤		实施要点及说明
操作前准备	评估	评估生命体征及病情,判断有无禁忌证
		时机:两餐进食之间进行操作,防止翻动引起患儿呕吐,一般选择沐浴后进行
	手卫生	清洁双手,温暖双手
	用物准备	辐射台/暖箱/加热器/空调、润肤油、浴巾
	环境准备	提高环境温度至28~30℃,光线柔和,可以放一些轻音乐
操作	唤醒新生儿	操作者先温暖双手,轻轻抚摸新生儿,将其唤醒,置于仰卧位,与按摩者相对
	脱去衣物	将患儿衣物脱去,保留尿裤,注意用浴巾保暖
	润肤油润滑	倒适量润肤油于手心,将其揉擦于全手掌
	头面部	操作者双手的大拇指放在新生儿双眉中心,其余的四指放在新生儿头的两侧,拇指从眉心向太阳穴的方向进行滑动,到太阳穴处轻压
		双手拇指放在新生儿下颌正中央,其余四指置于新生儿脸颊两侧,双手拇指斜向外上方滑动式抚触,过双脸颊至双耳下方,让唇呈微笑状
		十指并拢,用指腹及手掌面从前额发际抚向脑后,最后在耳后乳突处轻压
	胸部	两手分别放于胸部外下方,右手自患儿左肋缘滑向右上侧,滑动按摩至患儿右肩部,然后左手自患儿右肋缘滑向左上侧,滑动按摩至患儿左肩部,形成一个交叉的形状"×"。左侧抚触时尽量避开心脏位置
	腹部	解开尿裤,暴露腹部,尿裤上缘遮盖会阴,防操作过程中解小便影响
		两手依次从婴儿的右下腹向左下腹移动呈顺时针方向画半圆
		用右手在婴儿上腹由上向下画一个英文字母I,由左至右划一个倒写的L,沿横结肠下滑到乙状结肠及降结肠,再由左向右划一个倒写的U,预示着"I Love U"
	四肢	将新生儿双手自然下垂,用一只手握住新生儿一侧上臂,双手交替自上臂向手腕的方向轻轻挤捏扭转
		双手手掌对夹上臂,从上到下搓滚手臂
		用两拇指的指腹从婴儿掌面交叉沿大小鱼际向手指方向推进
		捏拉手指各关节
		对侧及双下肢做法相同

续表

操作步骤		实施要点及说明
操作	背部	将新生儿呈俯卧位,头偏向一侧,尽量暴露臀部
		以脊椎为中线,双手与脊椎成直角,向相反方向重复移动双手,从背部上端开始移向臀部
		用双手指腹分别从头顶沿脊椎向下滑动至尾椎,中指处于脊椎线上,较其他四肢稍用力
		双手在两侧臀部做环形抚触
	动作要领	每个部位动作重复 4~6 次,动作连贯,力度适中,每次抚触的时间为 5~15min
操作后	体位	继续置患儿于舒适卧位,持续监测生命体征

(四)注意事项

1. 抚触时间 抚触的持续时间以患儿能耐受为宜,初次时间可稍短一些,适应后可延长时间,但不宜超过 15min。

2. 部分抚触 一个标准的抚触全流程见上述操作步骤,但临床住院新生儿中,由于病情限制,可以完成单部分的操作,如腹部稍胀、排便不畅的新生儿重点选择腹部抚触,促进排气、排便;下肢水肿硬肿患儿重点选择肢体抚触,以促进水肿硬肿消退。

3. 力度掌握 抚触时动作要轻柔细致,但过轻没有起到刺激肌肤感受器、按摩的作用,过重可能损伤皮肤,引起疼痛等不适刺激,因此要把握好抚触的力度,可先由轻入手,根据新生儿情况逐渐稍加力至适度。

4. 情感交流 抚触不是一种机械运动,它是由按摩者和新生儿共同完成,在抚触的全程中要充满爱意,要边做边望着婴儿进行眼神交流,说"I love you"、"宝宝棒、宝宝乖"等话语进行感情交流。

5. 操作中观察 抚触中密切观察新生儿反应、皮肤颜色等,若出现哭吵不止或生命体征改变应立即停止抚触,进行相应处理。

第四节 新生儿体格测量

(一)目的

评估及监测新生儿营养状况、生长发育状况;测量体重以计算用药剂量;测量腹围以监测有无喂养不耐受等。

(二)实施要点

具体见表 22-10。

表 22-10 新生儿体格测量实施要点

操作步骤		实施要点及说明
操作前准备	评估	新生儿生命体征及病情
	手卫生	清洁双手,必要时戴手套
	用物准备	体重秤、软尺、身长测量仪
	安抚患儿	保持患儿安静状态
操作	体重测量	体重秤面铺治疗巾
		将新生儿置于体重秤中,读取数据,需减去衣物及尿布重量
		部分暖箱自带体重秤,按提示抱起患儿,再放下患儿即可得出读数,可以减少抱出患儿发生体温波动
		准确读数,监测体重秤状况,若体重差异过大需更换体重秤重新测量,以保证数据的准确性

操作步骤		实施要点及说明
操作	头围测量	消毒软尺,将软尺的刻度向外,找准零点
		自眉弓上缘经枕骨结节绕头1周,读取数据
	身长测量	可使用卷尺或专用的身长测量仪
		置新生儿于仰卧位
		将下肢轻柔拉伸
		测量从头顶到足后跟的长度
	腹围测量	自脐水平绕腹部1周的长度,读取数据
操作后		根据数据评估新生儿情况有无异常,并给予相应干预措施
		洗手,消毒用物

(三)注意事项

1. **体重测量**　不仅是新生儿营养管理评价的指标之一,新生儿用药剂量常通过体重进行计算得出,因此体重测量数据的准确性直接决定用药的剂量准确性及安全性,对有疑问的体重需重新复测评估。

2. **减少测量误差**　测量必须以零点为基本点,减少测量者人为误差。

第五节　新生儿奶瓶喂养

(一)目的

为不能直接母乳喂哺的新生儿通过奶瓶喂养提供足够的营养及液体。

(二)实施要点

具体见表22-11。

表22-11　新生儿奶瓶喂养实施要点

操作步骤		实施要点及说明
操作前准备	评估	评估患儿的胎龄、日龄、体重、吞咽吸吮能力等情况
		评估患儿有无腹胀,上一次喂养情况
		评估患儿生命体征、是否氧疗及疾病情况
	手卫生	清洁双手,必要时戴手套
	用物准备	灭菌奶瓶、奶嘴、奶液(母乳或配方奶)、毛巾/纸巾
操作	选用适量奶液	根据医嘱及患儿情况取用适量奶液
	选择奶嘴	根据患儿吞咽情况选择适合孔径的奶嘴
	检查奶液温度	手触奶瓶感受奶液温度,并将奶液滴出于手腕内侧测试温度,以温热不烫手为宜
	唤醒	轻柔抚摸,唤醒新生儿
	引出觅食反射	颌下垫小毛巾/纸巾,抬高患儿头肩部,用奶嘴轻触患儿口唇,引出觅食反射
	喂奶	患儿张口后,将奶嘴放入其舌面上,待其舌头包裹奶嘴后,将奶瓶倾斜,使奶液充满奶嘴,观察患儿吸吮情况
操作后	拍背	喂养完毕后轻拍患儿背部(手呈中空状)
	体位	患儿打嗝后置于头肩部抬高的右侧卧位(极低出生体重儿予左侧卧位,半小时后可俯卧位,促进胃排空,减少反流)
	整理	擦净口角,整理用物,洗手并记录

(三) 注意事项

1. **喂奶时机选择**　应先沐浴或更换尿布、行臀部护理后再喂奶,避免喂奶后翻动患儿造成呕吐。呼吸道分泌物多的患儿应先拍背、清理呼吸道后再行喂养。

2. **排出负压**　喂养中若奶嘴不具备自动排气功能,吸吮后奶瓶产生负压,导致患儿持续吸吮但奶液容量未变,需要轻转动奶瓶,恢复奶瓶内压力。

3. **喂养过程中观察**　注意观察患儿面色、呼吸、心率、血氧饱和度等情况,如有呛咳或发绀时,暂停喂养,待症状缓解后再根据情况选择是否继续喂养。

4. **喂养后观察**　评估吃奶后有无呕吐、奶汁反流、腹胀等异常情况,并进行相应处理。

5. **监测营养摄入情况**　每日统计 24h 饮入量,并监测体重增长情况,评估是否获得足够的营养。

(四) 常见情况及处理

1. 拒乳或吸吮力较前明显下降

(1) 原因:可能为喂养不耐受、感染、颅内出血(早产儿多见)等。

(2) 表现:无法引出觅食反射,奶嘴含入口中后不吸吮,或吸吮力低下,不能完成计划奶量。

(3) 处理:针对可能的原因进一步评估,如考虑喂养不耐受应评估有无腹胀、大便情况,必要时安置胃管抽吸胃内残留量;若考虑感染,则评估患儿皮肤颜色、刺激后反应、血常规及 CRP 情况等;若考虑颅内出血,需评估患儿呼吸及神志、肌张力等状况,必要时行头颅 B 超检查。

2. 吸吮困难

(1) 原因:胎龄过小,吞咽吸吮发育未成熟;各种疾病导致的脑损伤,吸吮反射降低等。

(2) 表现:拒绝吸吮,伴有呼吸困难,血氧饱和度下降。

(3) 处理:快速评估患儿生命体征,根据情况选择是否喂奶期间需进行氧疗;针对患儿情况选择经口吞咽功能的评估及训练以及必要时进行管饲喂养。

3. 呕吐反流

(1) 原因:患儿喂奶前哭闹时间过长;奶瓶喂养时吞入过多空气;喂养后未有效拍背;喂养后翻动患儿;早产儿由于生理解剖特点;胃食管反流疾病等。

(2) 表现:呕吐奶汁,若反流误吸则血氧饱和度出现下降,严重者心率下降。

(3) 处理:立即将患儿俯卧,叩拍背部排出口咽部奶汁,根据恢复情况选择负压吸引口鼻腔,必要时喉镜直视下或气管插管下吸引,严重者按新生儿复苏流程进行评估及处理。

4. 腹胀

(1) 原因:可能为喂养不耐受,警惕有无坏死性小肠结肠炎。

(2) 表现:腹部膨隆,张力增高,可出现腹壁静脉曲张,腹部皮肤发红等。

(3) 处理:评估患儿生命体征等,安置胃管,观察胃内残留量,大便是否带有黏液或血液,必要时遵医嘱禁食及胃肠减压。

第六节　新生儿标本采集

一、大便标本采集

(一) 目的

观察大便情况,采集标本检查大便常规、隐血或轮状病毒检查及培养等,以协助临床诊疗及护理。

（二）实施要点

具体见表 22-12。

表 22-12 新生儿大便标本采集实施要点

操作步骤		实施要点及说明
操作前准备	评估	患儿病史：院外解大便的次数、颜色、性状，有无黏液、脓血等
		消毒卫生：家中奶具的清洁消毒情况、手卫生情况等
		饮入情况：奶源种类、饮入量
	手卫生	清洁双手，必要时戴手套
	用物准备	大便收集杯、检验条码
操作	核对	核对患儿身份、医嘱、检验条码信息，确认采集标本的要求
	贴条码	将检验条码贴于大便杯上
	大便常规等标本留取	打开尿不湿，观察患儿大便情况，使用大便收集杯盖上的勺状突起挑取蚕豆大小，若大便异常，则尽量挑取异常部分，如黏液部分、有血丝部分等。
		再次核对后注明采集人、采集时间，尽快送检
	大便培养标本留取	需选用无菌培养杯，戴无菌手套，助手协助打开尿不湿，用无菌棉签挑取大便异常部分约蚕豆大小，盖紧
		再次核对后注明是否使用抗生素、抗生素名称、采集人、采集时间，尽快送检
操作后	常规臀部护理	清洁臀部，常规进行臀部护理
	标本交接	标本外送时与外送人员做好交接登记
	整理	整理用物，洗手并记录

二、小便标本采集

（一）目的

观察小便情况，采集标本检查小便常规或培养等，以协助临床诊疗及护理。

（二）实施要点

具体见表 22-13。

表 22-13 新生儿小便标本采集实施要点

操作步骤		实施要点及说明
操作前准备	评估	患儿病史：家属提供的院外解小便的次数、颜色、性状等，有无腹泻、发热等病史
		饮入情况：饮入量
	手卫生	清洁双手，必要时戴手套
	用物准备	小便收集袋、无菌棉球、手套
操作	核对	核对患儿身份、医嘱、检验条码信息，确认采集标本的要求
	贴小便袋	常规臀部护理后取小便收集袋，去除贴胶纸
		男婴小便留取：将阴茎完全伸入小便收集袋口中后贴于会阴部
		女婴小便留取：在小便收集袋口处放置无菌干棉球 2~3 个，贴于会阴部，使棉球位置在尿道口略下方
	定期巡查	小便收集袋放置后，至少每 30min 观察小便是否留取（巡查时间间隔过长可能大便污染小便收集袋），尤其在喂奶后

续表

操作步骤		实施要点及说明
操作	评估小便量	当小便留取 >2ml,或见棉球完全浸湿,取下小便收集袋,将棉球吸收的尿液挤入小便收集袋中,封口
	送检	贴上检验条码,再次核对,尽快送检
	小便培养标本留取	见新生儿导尿章节
操作后	标本交接	标本外送时与外送人员做好交接登记
	整理	整理用物,洗手并记录

三、血液标本采集

(一) 桡动脉血标本采集

1. 目的　采集血液标本进行检验,如生化、血气分析等。

2. 实施要点　具体见表 22-14。

表 22-14　新生儿桡动脉血标本采集实施要点

操作步骤		实施要点及说明
操作前准备	评估	患儿的血管情况及末梢循环:Allen 试验 Allen 试验方法:抬高患儿上肢,检查者用手指同时压迫病人桡动脉和尺动脉以阻断血流,直至手掌肤色发白;放平上肢,操作者手指松开解除对尺动脉的压迫,观察病人手部颜色恢复情况,10s 内恢复正常颜色表示该侧的尺动脉有足够的侧支循环,否则说明该侧的尺动脉侧支循环不良,应避免对该侧的桡动脉进行穿刺
		根据采集标本进行检验的内容评估患儿病情,如采集动脉血气分析,需评估患儿氧疗方式及浓度、血氧饱和度情况等,采集生化检验等需评估患儿目前输入药液的成分等
	手卫生	清洁双手,戴手套
	用物准备	采血针 / 注射器、头皮针、采血管、消毒液、棉签、检验条码 / 医嘱等
操作	核对	核对患儿身份、医嘱、检验条码信息,确认采集标本的要求
	选择采血管	根据采集标本的检验项目,选用适宜的采血管,将检验标签贴于管壁
	穿刺采血	初消毒穿刺部位皮肤及左手拇指 / 示指指腹,在新生儿手腕部下方垫一棉垫使手腕伸仰约 45°
		左手拇指 / 示指指腹在新生儿手腕横纹处垂直向下按压,按压力度以局部皮肤苍白,时间约 2s,如此反复 2~3 次,桡动脉就会逐渐充盈显露呈现出一条笔直、接近皮肤颜色的血管,显露时间为 10~15s
		再次消毒后,将注射器连接头皮针,手持头皮针从桡动脉的正上方进针向心方向刺入皮肤,进针角度 15° 左右,待针头斜面全部进入皮肤后,稍平行往前,见有回血后固定针头,抽吸出所需血量
	拔针按压	拔出针头,加压按压穿刺点
	送检	普通检验按要求将针头去掉,打开采血管,将注射器乳头靠近管壁缓慢推入,盖紧采血管盖,如果需要抗凝的将注入血液的采血管轻柔颠倒 5~6 次;若为采集血气,则使用橡胶塞堵塞针头,尽快送检
操作后	观察	按压穿刺点,观察局部有无出血及血肿
	整理	整理用物,洗手并记录

3. 注意事项

(1) 排尽注射器内气泡:采集的动脉血如果作血气分析需要将气泡排尽,因为气泡的存在可能导致 PaO_2 升高、pH 升高、$PaCO_2$ 下降。

(2) 控制抽吸负压:采血时注意注射器抽吸的负压不宜过大,由于负压吸引可能引起血液中的 O_2 和 CO_2 逸出,导致检测的 PaO_2 和 $PaCO_2$ 值降低。

(二) 股静脉血标本采集

1. 目的　根据临床需求采集血液标本进行检验,以协助临床诊疗及护理。

2. 实施要点　具体见表 22-15。

表 22-15　新生儿股静脉血标本采集实施要点

操作步骤		实施要点及说明
操作前准备	评估	患儿的腹股沟皮肤情况及下肢的循环
		根据采集标本进行检验的内容评估患儿病情,如采集生化检验等需评估患儿目前输液的情况等
	手卫生	清洁双手,戴手套
	用物准备	注射器、采血管、消毒液、棉签、检验条码/医嘱等
操作	核对	核对患儿身份、医嘱、检验条码信息,确认采集标本的要求
	选择采血管	根据采集标本的检验项目,选用适宜的采血管,将检验标签贴于管壁
	体位摆放	将患儿仰卧,采血部位侧小腿弯曲,大腿外展与躯干呈 45°,助手协助固定
	血管定位	股静脉在腹股沟韧带下方,股动脉内侧约 0.5cm,因此可以用手触摸动脉搏动进行定位
	疼痛控制	准备采血前可以给予安抚奶嘴、糖水吸吮等镇痛措施
	穿刺采血	常规消毒皮肤
		可以选择斜进针法或垂直进针法: 1) 斜进针法:从穿刺点下方约 1cm 处持注射器呈 30°~45°进针,持续轻轻抽吸观察回血情况,抽吸到回血后停止进针,固定注射器,继续抽取血液至需要量 2) 垂直进针法:将注射器由定位的血管上方垂直刺入皮肤向股静脉进针,持续轻轻抽吸观察回血情况,抽吸到回血后停止进针,固定注射器,继续抽取血液至需要量
	拔针按压	拔出针头,加压按压穿刺点
	送检	将针头去掉,打开采血管,将注射器乳头靠近管壁缓慢推入,盖紧采血管盖,如果需要抗凝的将注入血液的采血管轻柔颠倒 5~6 次,尽快送检
操作后	观察	观察局部有无出血及血肿
	整理	整理用物,洗手并记录

3. 注意事项

(1) 股静脉采血并发症:包括静脉栓塞、局部血肿及感染等,临床有报道采血时损伤股动脉,导致股动脉栓塞,甚至有局部血肿形成假性动脉瘤的报道。

1) 静脉栓塞

① 表现:穿刺点以下部位皮肤颜色逐渐青紫、皮温降低,可有肿胀。

② 原因:穿刺引起血管内皮损伤,尤其是反复同一部位穿刺;血液黏滞度高,如红细胞增多症;血流缓慢。

③ 预防:避免同一部位反复穿刺;对症处理血液黏滞度高的情况;采血后密切观察局部皮肤颜色、皮温等情况。

④处理:遵医嘱进行溶栓,观察溶栓后皮肤颜色、皮温等情况,观察有无出血倾向等。

2)动脉栓塞

①表现:穿刺点以下部位皮肤颜色逐渐苍白、皮温降低、远端动脉无法扪及搏动、该侧肢体较对侧干瘪。

②原因、预防、处理同静脉栓塞。

3)假性动脉瘤

①表现:穿刺部位肿块,可能扪及动脉搏动。

②原因:穿刺损伤动脉,形成血肿,按压时方法欠规范,使血管破口与血肿相通形成搏动性血肿,后机化形成。

③预防:避免同一部位反复穿刺;穿刺时避免进针过深导致动脉壁全层破裂;穿刺动脉患儿加压按压部位应为体内血管进针点,按压时间至少 5min,观察局部有无血肿形成。

④处理:根据假性动脉瘤情况选择内科加压处理或外科修复处理。

(2)采血时做好患儿的约束,体位摆放适当,可以提高一次性穿刺成功率。

(三)足跟血采集

1.目的　根据临床需求采集血液标本进行检验,以协助临床诊疗及护理。

2.实施要点　具体见表 22-16。

表 22-16　新生儿足跟血采集实施要点

操作步骤		实施要点及说明
操作前准备	评估	患儿的足跟皮肤情况、患儿的凝血功能情况
		根据采集标本进行检验的内容评估患儿情况: 1)新生儿筛查:出生并充分喂哺 72h 后进行 2)床旁血糖检测:需评估患儿母亲有无糖尿病、是否早产、有无窒息、酸中毒等,输入液体中糖浓度及速度等 3)床旁 C 反应蛋白检测:需评估患儿反应、皮肤颜色,有无感染征象等
	手卫生	清洁双手,戴手套
	用物准备	采血针、消毒液、棉签、检验条码 / 医嘱等
操作	核对	核对患儿身份、医嘱 / 检验条码信息,确认采集标本的要求
	体位	将患儿下肢置于低位,可局部按摩或热敷足跟,使之充血便于采血
	消毒	常规消毒采血部位,注意两次消毒间的待干时间
	疼痛控制	足跟采血所产生的疼痛是所有采血中程度最重的,因此准备采血前可以给予安抚奶嘴、糖水吸吮等镇痛措施
	采血	左手握住患儿采血侧足部,微加力让采血部位皮肤张力稍增加
		采血部位选择足跟内、外侧缘,使用采血针刺入,深度 <3mm
		弃去第一滴血,在距离针眼较大范围内进行轻柔挤压,形成足够采血量的血滴接触检测口或采集足够的血液进行检验
	按压	采血后使用无菌棉签 / 棉球轻压采血部位止血
操作后	观察	观察局部有无出血及血肿
	整理	整理用物,洗手并记录

3.注意事项

(1)新生儿筛查:注意采血时机应为充分哺乳 72h 后进行,可以避免因为蛋白摄入不足可能导致的苯丙酮尿筛查结果呈假阴性;也可避免生理性促甲状腺素上升导致的先天性甲状腺功能低下筛查结果呈假阳性,避免漏诊和误诊。

(2) 采血部位:选择足跟内外侧缘,避免足跟中心部位、足弓部位等,防止邻近组织如肌腱、神经等的损伤。

四、痰液标本采集

痰液标本采集见吸痰章节。

五、疱液标本采集

(一) 目的

采集疱液标本进行涂片或培养等检查,协助临床诊治及护理。

(二) 实施要点

具体见表 22-17。

表 22-17　新生儿疱液标本采集实施要点

操作步骤		实施要点及说明
操作前准备	评估	患儿全身疱状突起的范围、大小、疱液的颜色(水疱、脓疱等)
		患儿的病情,准备检验的种类
	手卫生	清洁双手,戴手套
	用物准备	隔离衣、手套、注射器、玻片/培养管、生理盐水、棉签、消毒液等
操作	隔离到位	穿隔离衣,戴手套,做好隔离措施
	选择采集点	选择疱液较多疱状突起,估计采集疱液量是否足够,必要时采集多个
	清洗	使用生理盐水清洗需采集的疱状突起
	抽吸	助手协助固定患儿,使用注射器,持针呈 5°~10° 角,与皮肤接近平行,缓慢从低位处刺入疱内,抽吸所需的量,尽量不弄破疱皮
	消毒	抽吸后使用消毒液消毒采集部位,防止感染
	涂片	将玻片平置,滴入疱液一滴,将另一玻片轻轻覆盖于玻片上,固定送检
	培养	将抽吸的疱液注入培养管,注意避免污染,在条码上注明采集人、采集时间、使用抗生素情况
操作后	观察	再次进行消毒,观察采集部位有无渗液、出血等情况
	整理	整理用物,洗手并记录

第七节　新生儿生命体征测量

一、体温测量

(一) 目的

测量患儿体温,监测并分析体温变化,为临床诊治及护理提供参考。

(二) 实施要点

具体见表 22-18。

表 22-18　新生儿体温测量实施要点

操作步骤		实施要点及说明
操作前准备	评估	患儿胎龄、日龄、出生体重环境温度(暖箱、光疗箱、室温)、现有保暖措施、近期体温变化情况
		患儿是否安静,避免哭闹或刚喂完奶后进行
	手卫生	清洁双手,必要时戴手套
	用物准备	电子体温计如耳温计等,尽量避免水银体温计、一次性保护套
操作	水银体温计测量(目前已不推荐使用)	检查体温计是否完好
		将体温计水银端放于患儿腋窝深处并贴紧皮肤或置于腹壁尿裤包裹处,防止脱落
		测量 5min 后取出读数
		消毒体温计后干燥保存备用
	耳温计测量	检查耳温计运行状态
		使用一次性保护套安装至耳温计上
		将探头顺耳道方向轻轻抵住,按压测量键
		约数秒后读取数据,取下保护套
操作后	评估体温	患儿正常体温为体表温度 36~37℃,体核温度为 36.5~37.5℃
		分析患儿体温是否异常,有无低体温及发热等情况,评估患儿有无其他症状,如皮肤颜色改变、血氧饱和度不稳定、黄疸、心率改变、有无硬肿水肿、毛细血管充盈时间等
	低体温处理	按低体温复温流程处理(见后面章节)
	发热处理	评估患儿发热可能原因,是保暖过度还是感染
		首选物理降温法,降低环境温度,减少被盖,温水擦浴
		必要时遵医嘱使用退热药物,需注意患儿有无依赖动脉导管供应肺循环的先天性心脏病(部分解热镇痛药,如吲哚美芬使用可关闭动脉导管需要谨慎使用)
	体温监测频率	体温异常患儿经采取处理措施后至少 30min 内再次进行体温监测,如果体温正常之后每 4h 监测体温,连续监测 3 天后改为常规每 6h 监测体温一次

(三) 注意事项

1. 发现体温和病情不符时,应当复测体温进行确认。
2. 保暖过度与感染引起的发热鉴别见表 22-19。

表 22-19　新生儿保暖过度与感染引起的发热鉴别

监测项目	保暖过度	感染
患儿反应(哭声,吃奶)	好	差
皮肤颜色	红润	青灰、苍黄等
肢端循环	肢端暖和	肢端发凉
经物理降温后	体温维持正常	可再次出现发热等

二、心率测量

(一) 目的

测量患儿心率、节律,监测并分析心率变化,为临床诊治及护理提供参考。

(二) 实施要点

具体见表 22-20。

表 22-20　新生儿心率测量实施要点

操作步骤		实施要点及说明
操作前准备	评估	患儿的皮肤颜色、循环情况
		使用特殊药物情况：使用强心药、钙剂等
		患儿是否安静
		患儿电解质水平，尤其是钾水平
	手卫生	清洁双手，必要时戴手套
	用物准备	听诊器、心电监护仪
操作	听诊器听诊	将患儿置于舒适的姿势
		将听诊器的听筒预热后放置于患儿左侧心前区
		听诊 30s 后计算读数，若有节律等异常需听诊 1min（出生时复苏需要快速评估则听诊 6s）
	监护仪监测	查看监护仪运行状况，电极连接是否正确
		查看心电监护仪显示屏，观察 QRS 波 2 次之间的节律是否整齐，有无异常 P 波及 T 波
		查看心电监护仪心率数据是否稳定，波动幅度 <20% 时读取数据
操作后	分析	新生儿正常心率一般为 120~160 次 / 分，若患儿在安静情况下心率持续 >180 次 / 分，或 <100 次 / 分（新生儿心肌损伤，基础心率一直在 100 次 / 分左右的除外，一般按基础心率范围上下浮动 20% 左右视作异常），应及时通知医生进行处理
		听诊器听诊异常者及监护仪显示异常者再次进行评估，必要时行心电图检查及超声心动图检查
	处理	患儿有异常汇报医生积极配合处理

(三) 注意事项

1. 使用洋地黄制剂的心率监测　洋地黄制剂是治疗心力衰竭的常用药物，其使用过程中需要持续监测心率，若心率 <100 次 / 分，或出现期前收缩常多为中毒表现，需立即停药，配合医生处理。

2. 使用钙剂的心率监测　需避免与洋地黄同用，使用钙剂时除了对静脉注射通道的严格管理，防范皮肤损伤外，需要持续监测心率，若心率 <100 次 / 分，需立即停药，配合医生处理。

3. 常见心电图图形解读　监护仪显示图形同样适用，但需排除干扰因素对监护仪心电图形的影响，做初步判断后进一步行心电图。

（1）正常心电图见图 22-3。

1）P 波：代表心房除极过程，因此 P 波的异常常为心房的问题。

2）PR 间期：P 波 +P-R 段，代表心房除极开始至心室开始除极，因此时间延长可鉴于房室传导阻滞。

3）QRS 波群：心室除极全过程。

（2）临床较常见异常心电图

1）期前收缩：见图 22-4。

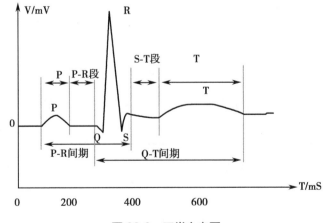

图 22-3　正常心电图

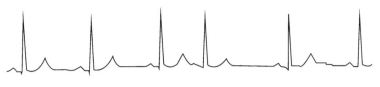

图 22-4　期前收缩

2）室上性心动过速：见图 22-5。

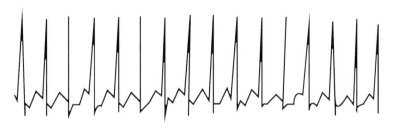

图 22-5　室上性心动过速

3）室性心动过速：见图 22-6。

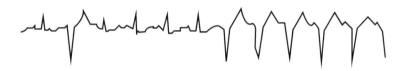

图 22-6　室性心动过速

4）高钾血症及低钾血症心电图：①高钾血症：可能出现 P 波低平，QRS 振幅较低，S 波增深，ST 段下降。②低钾血症：可能出现 PR 间期延长，ST 段下移，T 波低平，U 波明显。不同血钾水平心电图见图 22-7。

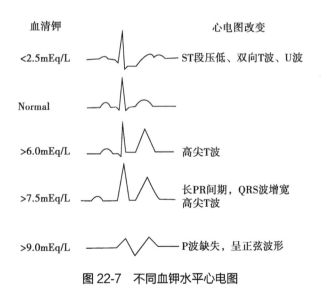

图 22-7　不同血钾水平心电图

三、呼吸测量

(一) 目的

测量患儿呼吸频率、节律，监测并分析呼吸变化，为临床诊治及护理提供参考。

（二）实施要点

具体见表 22-21。

表 22-21　新生儿呼吸测量实施要点

操作步骤		实施要点及说明
操作前准备	评估	患儿的皮肤颜色
		氧疗方式及用氧浓度
		有无鼻翼扇动、三凹征等呼吸困难表现
操作	人工计数	新生儿以腹式呼吸为主,需观察患儿的胸腹部,一起一伏为一次呼吸
		测量时间 1min
	监护仪数据	由于监护仪监测呼吸受电极粘贴点呼吸动度的影响较大,且数据有延迟现象,因此,对监护仪数据需进行分析其准确性
操作后	分析及处理	新生儿正常呼吸为 40~60 次 / 分,若患儿安静情况下呼吸持续 >60 次 / 分,或 <30 次 / 分,需及时通知医生处理
		部分高危儿呼吸频率可能在正常范围,但呈周期样呼吸,需持续监测,警惕呼吸暂停的发生

四、血压测量

（一）无创血压测量

1. 目的　测量患儿血压值(收缩压、舒张压、平均动脉压),监测并分析其变化,为临床诊治及护理提供参考。

2. 实施要点　具体见表 22-22。

表 22-22　新生儿无创血压测量实施要点

操作步骤		实施要点及说明
操作前准备	评估	患儿循环:皮肤温度、颜色,毛细血管充盈时间等循环灌注情况
		患儿病情:有无出血、腹泻、脱水等情况
		用药:是否使用血管活性药物,输注液体量等
	手卫生	清洁双手,必要时戴手套
操作	选择袖带	根据患儿体重、手臂的周径选择适宜的袖带型号,检查有无漏气,一般新生儿袖带型号分为 4 种(1# 适合 <1000g,2# 适合 1000~2000g,3# 适合 2000~3000g,4# 适合 >3000g)
	测量	驱尽袖带内空气,将监护仪的袖带平整地缠于患儿上臂中部,松紧适宜,点击监护仪上测压按键进行测量
		测量过程中避免患儿过度活动,读取数据
		测量毕立即撤离袖带,排尽袖带内余气,防止压迫影响局部血液循环
操作后	分析及处理	新生儿正常血压一般为收缩压 50~80mmHg,舒张压 30~50mmHg,若测得血压值异常,需再次进行复测,并结合患儿情况进行评估,排除因袖带大小、松紧、患儿活动度等因素的影响
		血压值异常者,确认静脉通道是否建立,配合医生积极处理,低血压者必要时建立静脉双通道以方便扩容及用药

3. 注意事项

(1) 影响血压测量值的因素:袖带过宽会使测量的血压偏低,过窄则偏高;袖带缠绕过紧使测量的血压偏低,过松则偏高。

(2) 禁止在骨折侧或有 PICC 置管肢体侧进行血压测量。

(二) 有创动脉血压监测

1. 目的　测量患儿血压值(收缩压、舒张压、平均动脉压),监测并分析其变化,为临床诊治及护理提供参考。

2. 实施要点　具体见表 22-23。

表 22-23　新生儿有创动脉血压监测实施要点

操作步骤		实施要点及说明
操作前准备	评估	患儿循环:皮肤温度、颜色,毛细血管充盈时间等循环灌注情况
		患儿病情:有无出血、腹泻、脱水等情况
		用药:是否使用血管活性药物,输注液体量等
	手卫生	清洁双手,必要时戴手套
操作	动脉置管	使用留置针按桡动脉穿刺法进行置管,肝素液封管
	连接测压套件	将动脉血压监测套件及心电监护仪的监测模块进行连接,彻底排尽管路中气泡后连接动脉通路
	监护仪校零	点击监护仪按键进行校零,打开通路三通管进行监测
	数据读取	数据显示稳定后读取数据
	护理管理	保持动脉连接管路的通畅,持续输注肝素液,防止血栓形成
		测压管道应保持密闭,整个管道中必须充满盐水、排净空气
		严格进行无菌技术操作,防止感染
		对动脉置管的部位远端应观察循环灌注情况,皮肤颜色、温度等
		每 4~6h 校零 1 次
操作后	分析及处理	血压值异常者,确认静脉通道是否建立,配合医生积极处理,低血压者必要时建立静脉双通道以便扩容及用药

3. 注意事项

(1) 保持管路无气泡:气泡会阻止机械信号的传导,产生衰减的压力波形和错误的读数,即使直径只有 1mm 的微小气泡也可以产生严重的波形变化,因此"无空气备管"是避免产生错误的最重要措施。

(2) 校零方法:以大气压为零点,将换能器置于平腋中线第四肋间进行校零。持续监测时,体位不变时每 4~6h 校零 1 次,体位变换时,调整传感器的位置并校零。

五、经皮血氧饱和度测量

(一) 目的

通过无创的监护仪或脉搏氧饱和度仪测量患儿血氧饱和度值,了解患儿氧合情况,监测并分析其变化,为临床诊治及护理提供参考。

(二)实施要点

具体见表 22-24。

表 22-24 新生儿经皮血氧饱和度测量实施要点

操作步骤		实施要点及说明
操作前准备	评估	患儿皮肤颜色,患儿的呼吸频率、节律
		传感器接触部位皮肤完整性
		环境有无干扰
	手卫生	清洁双手,必要时戴手套
操作	皮肤清洁	清洁监护仪或脉搏氧饱和度仪传感器接触的局部皮肤
	连接传感器	新生儿优选手表式传感器(指夹型影响对末梢循环的观察),将其无张力缠绕于患儿的手、足或手腕处,使传感器上光源极和感光极相对,确保接触良好
	设置报警限	根据患儿病情设置监护仪或脉搏氧饱和度仪报警界限
	数据读取	数据显示稳定后读取数据
操作后	分析及处理	氧疗的新生儿经皮血氧饱和度需维持在 90% 以上,其中氧疗的早产儿经皮血氧饱和度维持在 90%~95%,若早产儿经皮血氧饱和度高于 95%,需结合经皮氧分压或血气分析结果及时调整用氧方式、浓度、流量等,防止高氧对早产儿的损害。若患儿血氧饱和度低于 90%,排除有无烦躁、体位等影响因素,配合医生积极处理,避免血氧饱和度波动过大对患儿的不良影响

(三)注意事项

1. 更换部位 监测经皮血氧饱和度时需每 2~4h 更换传感器部位,观察局部皮肤受压情况及远端循环情况。尤其是对极低及超低体重患儿,防止局部皮肤压伤。

2. 传感器保护 由于经皮血氧饱和度传感器为红外线或红射线,行蓝光治疗的患儿应将传感器覆盖,避免直接照射而损伤传感器。

3. 影响测量结果的因素

(1)循环障碍:休克、低体温、贫血及应用血管活性药物等导致血流灌注指数不足,监测的数据可能有偏差,甚至监测不出数据,需行血气分析进行判断。

(2)血压测量:勿将传感器与血压袖带放在同一手臂上测量,以免影响测量结果。

第八节 心电监护仪使用

一、目的

连续、动态地监测患儿的心率、呼吸、血压、经皮血氧饱和度等参数,直观地显示各项参数,为临床病情评估及诊疗护理提供参考。根据需要设定各参数上下报警值,可以提醒临床医务人员及时发现病情变化。

二、操作步骤

具体见表 22-25。

表 22-25　新生儿心电监护实施要点

操作步骤		实施要点及说明
操作前准备	评估	评估患儿的生命体征,需要进行监测的参数
		环境有无干扰
	物品准备	心电监护仪、心电、血压、经皮血氧饱和度连接部件,适宜型号的血压袖带、电极片、经皮血氧饱和度传感器
	手卫生	清洁双手,必要时戴手套
操作	连接电源	连接心电监护仪电源,检查仪器运行是否正常,各部件是否安装妥当
	清洁皮肤	清洁患儿贴电极处皮肤(可用生理盐水棉球擦拭,以降低皮肤阻抗和信号干扰,提高心电信号的传导),剔除电极片粘贴区过多的毛发
	安放电极	粘贴电极片,注意避开乳头处
	连接血氧饱和度传感器	连接经皮血氧饱和度传感器,初生新生儿安放于右上肢即动脉导管开放前位置
	连接血压袖带	选择适宜型号缠绕于患儿上臂中部(部分患儿遵医嘱测量四肢血压),根据病情选择监测频率
	有创动脉血压监测	连接动脉血压监测套件及心电监护仪的监测模块,打开监测套件三通管进行监测
	设置报警线	设定 HR、RR、BP、SpO_2 的适当报警范围
	观察并记录	观察心电监护仪各项参数显示,做好记录
维护保养	避免频繁开关仪器	开关机器的瞬间会产生很大的浪涌电流对机器造成冲击,影响机器的寿命
	线缆放置	使用后线缆应无角度盘旋成圆圈妥善放置,勿折叠受压以免线路折断
	屏幕清洁	监护仪屏幕应用无绒布或海绵浸湿于适当清洁溶液后进行擦拭,在擦拭过程中机壳内部不能进入任何液体
	充放电管理	使用中的监护仪应每个月对电池进行充放电处理,延长其寿命
操作后	撤机	停止使用心电监护仪后,关闭电源,取下弃去一次性电极、传感器等,消毒备用

三、注意事项

1. 电极安放　新生儿一般用三导联,安放位置为:

右上(RA)白色:胸骨右缘锁骨中线第 1 肋间

左上(LA)黑色:胸骨左缘锁骨中线第 1 肋间

左下(LL)红色:左锁骨中线剑突水平处

2. 电极更换　监护过程中观察电极有无脱落,每 24h 更换一次性电极片。监测过程中若出现心电图基线游走不定,可能是电极位置放置不准确以及电极、导联线连接不良,或患儿活动引起,需进行相应调整。

3. 皮肤护理　部分患儿可能在粘贴电极处出现皮肤过敏等情况,需定时更换粘贴部位,做好局部皮肤护理,防止皮损加重引起感染。

4. 监护仪报警设置

(1) 原则:①不允许关闭报警功能。②报警音量的设置必须保证医务人员在工作范围之内能够听见。

③尽量减少噪声干扰。④报警范围的设定不是正常范围,而应是安全范围。报警范围应根据患儿个体情况进行调整,交接班时需检查设置是否合理。

(2) 监护仪在使用中存在延时报警的情况,延时报警可以减少误报警以免增加工作量,因新生儿往往在体位变动、进行操作时会引起心电监护的报警。但延时报警同样有可能会影响对病情的观察,可能患儿经皮血氧饱和度已下降至正常范围以下,但要在6~10s以后监护仪才出现声光提示。因此,设置适宜的报警线,在心电监护仪应用的基础上加强巡视是患儿安全的重要保障。

(3) 建议的报警设置范围

1) 经皮血氧饱和度的报警设置范围:足月儿上限100%,下限90%;早产儿上限95%,下限90%。

2) 心率的报警设置范围:上限180次/分,下限100次/分,需考虑患儿的个体情况,如心肌损伤患儿基础心率100次/分左右,可选择上下浮动20%~30%作为上下限。

5. 注意维护保养 护理人员作为监护仪的直接使用者和管理者,直接关系着监护仪的使用寿命。

第九节 经皮氧分压测量

一、目的

通过无创的氧分压及二氧化碳分压监测仪测量患儿氧分压及二氧化碳分压供临床参考。

二、操作步骤

具体见表22-26。

表22-26 新生儿经皮氧分压测量实施要点

操作步骤		实施要点及说明
操作前准备	评估	患儿皮肤颜色,呼吸频率、节律
		氧疗方式、持续时间、氧疗浓度
	物品准备	经皮氧分压监测仪器、电极片、导电膏
	手卫生	清洁双手,必要时戴手套
操作	检查	开机,检查设备运行状况
		检查气瓶状态,定标仓内是否干燥
	皮肤清洁	清洁患儿前胸部皮肤
	定标	对仪器进行定标,以保证监测准确性,定标时加热会产生水蒸气,可用干棉签擦拭,以免影响定标
	连接电极	将仪器传感器贴上电极,并使用导电膏贴合到患儿清洁处皮肤,可使用胶布加固
	读数	20min后记录数据,每10min1次,共计5次
	分析与处理	一般情况下$PaCO_2$波动在35~65mmHg,PaO_2 50~90mmHg,出现数值异常告知医生根据患儿具体情况进行处理
操作后	撤机	监测结束后取下机器传感器,用酒精清洁待干后放入定标仓内
		取下电极,清洁皮肤,整理用物

第十节　输液泵及注射泵的使用

一、目的

准确控制输液速度,保证药物匀速、准确地进入患儿体内发挥作用,对输液过程中出现的异常情况能进行报警并及时自动切断输液通路。

二、操作步骤

具体见表 22-27。

表 22-27　新生儿输液实施要点

操作步骤		实施要点及说明
操作前准备	评估	输液泵与输液器是否配套
		注射泵与其匹配的注射器型号(一般注射泵能认读的注射器为 10ml、20ml、50ml,部分设备能认读 5ml 的注射器)
	物品准备	输液泵、输液器、注射泵、注射器
	手卫生	清洁双手,必要时戴手套
操作	连接电源	打开电源,检查仪器运行是否正常
	连接输液通道	使用输液器排尽空气或使用注射器抽吸药物,连接泵延长管,排尽气体,将头皮针 / 输液接头连接于患儿的肝素帽 / 正压接头
	连接泵	打开输液泵门,将输液管按指示方向嵌入泵内,关闭泵门
		将注射器放置入注射泵内,固定
	设置	根据医嘱设置输液程序(包括输注速度、输注量等)
	启动	再次检查输液管路有无气泡,松开输液管调节器,启动输液,观察输液泵 / 注射泵是否运行正常,观察滴速与设置是否相符
	使用中评估	输液过程中加强巡视,观察输液泵 / 注射泵运行是否正常,液体输注是否通畅、管路内有无气泡、注射部位有无红肿、输液泵 / 注射泵显示屏上的时速是否与正在滴注的药物所要求的时速一致等,及时发现和处理异常情况
	记录	做好记录
维护保养	保持仪器的清洁干燥	定期进行清洁,使用时防止液体进入泵内造成机器失灵
	存放管理	泵禁止存放在风扇、空调、电炉、暖气、加湿器等冷湿(热)气流直接接触的地方,应置于干燥处备用
	充放电管理	对长期不使用的内部蓄电池,至少每月进行 1 次充放电,以防电池老化
操作后	撤机	用毕打开泵门取出导管 / 注射器,关闭输液泵 / 注射泵,清洁消毒后备用

三、注意事项

1. 设置合理　输液泵的运行原理为泵蠕动块挤压形成动力源,加压输入,若输液泵阻力设置不合理,液体外渗未及时发现,输液泵会继续加压输注而不报警,导致严重的输液损伤。因此要设置适宜的输液阻塞报警阻力值,并加强巡视,观察输液部位皮肤情况,防止输液损伤。常见报警见表 22-28。

表 22-28 输液泵 / 注射泵常见报警及处理

报警内容	原因	处理
气泡报警	管路中进入气泡,被气泡检测传感器识别	关闭静脉通道,打开泵门 / 取下注射器,排尽气泡,重新放置输液管路,关闭泵门,开放静脉通道,启动输液
完成报警	达到预设量的报警	根据医嘱停止输液或重新设置用量
阻塞报警	回血、管道扭曲、调节器未打开等	根据情况去除阻塞原因,重新启动
电源报警	未连接电源线,且储备电源即将用尽	连接电源线或装新电池
流速报警	输液管路受泵蠕动块挤压变形后输注流速改变引起	将输液管路连接泵的变形部位进行更换

2. 配套管路使用管理 输液泵使用与其相配套的专用输液管路能保证其流量的精确性。欧美国家基本使用的是专用管路,而国内目前由于多方面原因无法完全做到。因此,对输液泵在启用时,若使用非专用管路,需要先针对非专用管路进行标定,标定后检测正常再使用,并随时跟踪检测其稳定性。

3. 定期校准 输液泵使用一段时间后蠕动块磨损,输液精准度会有所下降,甚至出现输液泵蠕动中的间歇停顿时仍有液体下滴的现象发生,这种不受设备控制的液流称为“自流”。因此,需要定期进行校准,以消除累积的误差及防止“自流”。

4. 防止启动误差 当注射泵启动后,在输送到病人体内前可能会延迟一段时间,这段时间就是注射泵的启动时间。当注射泵的流速设置在 1ml/h 或更低的时候,注射泵机械的结构也许只有 1~2mm 缝隙,启动时间可以超过 1h,启动时间过长会延误病人的治疗或造成凝血。因此,为了缩短启动时间,可以先设置较高的流速,等液体进入病人体内后再设置回原来的速度。

第十一节 皮 内 注 射

一、目的

主要用于药物的皮肤过敏试验,如青霉素皮试等,也可用于注射 PPD,观察局部反应以协助诊断结核。

二、实施要点

具体见表 22-29。

表 22-29 新生儿皮内注射实施要点

操作步骤		实施要点及说明
操作前准备	评估	患儿家族有无过敏史,手腕内侧部位皮肤情况
	手卫生	清洁双手,戴手套
	用物准备	医嘱单、皮试液、1ml 注射器、酒精消毒液、棉签、手消毒剂、急救用物(出现过敏性休克急救用)
操作	核对	核对患儿身份及医嘱
	配制 / 选择皮试液	根据皮试的药物类型按标准配制皮试剂,或抽吸标准皮试液,排气至 0.1ml,针头型号为 4.5 号
	消毒	使用 75% 酒精消毒前臂掌侧下 1/3 处,消毒范围 5cm×5cm

操作步骤		实施要点及说明
操作	注射	左手绷紧注射部位皮肤,右手持注射器斜面向上与皮肤呈 5° 角刺入皮内,待针尖斜面全部进入皮内后左手拇指固定针栓,右手推注药液 0.1ml,可见圆形隆起的皮丘
	拔针	拔出针头,勿按压
操作后	再评估	患儿面色、生命体征,穿刺点皮肤情况
	核对	再次核对患儿身份,记录皮试时间,整理用物,取舒适卧位
	观察	15min 后观察结果并记录

三、注意事项

1. 避免影响结果的因素　注射部位勿揉擦,防止影响结果。新生儿由于皮肤娇嫩,受刺激后发红容易呈假阳性结果,此时需注意皮丘大小,绷紧皮肤后发红是否消退,必要时行对侧生理盐水皮内注射对照,避免影响治疗用药的选择。

2. 皮试药液现配现用　尽量使用专用皮试剂,需自行配置者注意剂量准确,现配现用,并准备好抢救药物及药品

3. 皮试结果阳性　除在医嘱单执行标注外,需告知医生及家属,并在床旁做好醒目标识,班班交接。

第十二节　皮下注射

一、目的

部分药物需要通过皮下注射发挥药理作用,如低分子肝素钙等。

二、实施要点

具体见表 22-30。

表 22-30　新生儿皮下注射实施要点

操作步骤		实施要点及说明
操作前准备	评估	患儿病情,凝血功能情况,准备注射部位皮肤情况(低分子肝素钙通常选择脐周及下腹部组织)
	手卫生	清洁双手,戴手套
	用物准备	医嘱单、药液、1ml 注射器、碘伏消毒液、棉签、手消毒剂等
操作	核对	核对患儿身份及医嘱
	抽吸药液	根据医嘱计算需抽吸的药液量
	消毒	使用碘伏消毒注射部位皮肤两次,消毒范围 5cm × 5cm
	注射	选择 4.5 号针头,注射部位若为脐周及下腹部组织,则可用左手捏起部分皮肤组织,右手持注射器斜面向上与皮肤呈 20°~30° 角刺入,针头进入 1/3~1/2 时固定针栓,抽吸活塞,无回血即可推注药液
	拔针	拔出针头,按压
操作后	再评估	患儿面色、生命体征,穿刺点皮肤情况
	核对	再次核对患儿身份、使用的药名及药物剂量记录时间,整理用物,取舒适卧位
	观察	观察用药后的反应等

三、注意事项

1. 避免同一部位频繁注射　长期注射时应避免同一部位频繁注射,可每次更换注射部位。

2. 准确计算药物使用剂量　如低分子肝素钙 4100U/0.4ml,取 0.1ml 使用生理盐水稀释至 1ml(含低分子肝素 1025U),100U ≈ 0.1ml,临床可将常用剂量的配制及换算方法整理张贴出来,便于临床护士快速查阅,准确计算。

第十三节　肌内注射

一、目的

部分药物需要通过肌内注射发挥药物作用,如乙肝疫苗、乙肝免疫球蛋白等。

二、实施要点

具体见表 22-31。

表 22-31　新生儿肌内注射实施要点

操作步骤		实施要点及说明
操作前准备	评估	评估患儿病情,注射部位皮肤情况(选择臀中肌或上臂三角肌)
	手卫生	清洁双手,戴手套
	用物准备	医嘱单、药液、注射器、碘伏消毒液、棉签、手消毒剂等
操作	核对	核对患儿身份及医嘱
	抽吸药液	根据医嘱计算需抽吸的药液量
	消毒	暴露注射部位,使用碘伏消毒注射部位皮肤两次,消毒范围 5cm×5cm
	注射	左手捏起患儿的肌肉组织,右手持注射器呈 90° 角刺入,针头进入 1/2 左右时固定针栓,抽吸活塞,无回血即可快速推注药液
	拔针	拔出针头,按压
操作后	再评估	患儿面色、生命体征,穿刺点皮肤情况
	核对	再次核对患儿身份及注射的药名及药物剂量,记录时间,整理用物,取舒适卧位
	观察	观察用药后的反应等

三、注意事项

1. 乙肝疫苗及乙肝免疫球蛋白注射　《2010 年中国慢性乙肝防治指南》指出,对于乙肝表面抗原(HBsAg)阳性母亲的新生儿,应在出生后 24h 内尽早注射乙肝免疫球蛋白(最好在出生后 12h 内,剂量应 ≥100IU),同时在不同部位接种重组酵母乙型肝炎疫苗。

2. 臀中肌定位　以示指尖和中指尖分别置于髂前上棘和髂嵴下缘处,髂嵴、示指、中指便构成一个三角形,注射部位选择在示指和中指构成的角内,见图 22-8。优先选择臀中肌注射,防止注射部位形成硬结。

3. 特殊药物的肌内注射 新生儿梅毒治疗需要进行长效青霉素(苄星青霉素)注射。应用时需注意,稀释后药物呈混悬液,等待时间过长或使用小针头注射容易堵塞针头造成注射失败,增加患儿穿刺痛苦。因此,临床一般选择≥7号的针头,将穿刺部位消毒后由助手协助固定,确定注射部位后快速稀释药物并抽吸准确剂量,立即进行注射,能增加一次性注射成功率。如果注射剂量较大,可以分左右两侧分次同时注射。

4. 尽量避免肌内注射:药物的吸收取决于局部的血流灌注和药物沉积在肌肉中的面积。新生儿尤其是早产儿及高危新生儿,局部血流灌注不足,肌肉组织少,特别是存在低体温、缺氧、休克等情况时,肌内注射的药物不能有效吸收,局部可能形成硬结甚至是脓肿,对患儿造成伤害,甚至引发医疗纠纷。因此,新生儿应尽量避免肌内注射,尤其是多次剂量注射。

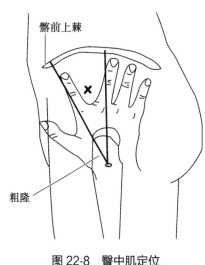

图 22-8 臀中肌定位

第十四节 留置针静脉穿刺

一、目的

建立静脉通道,减少反复穿刺,保证及时用药,达到补充水分、电解质、营养等的目的。

二、实施要点

具体见表 22-32。

表 22-32 新生儿留置针静脉穿刺实施要点

操作步骤		实施要点及说明
操作前准备	评估	患儿病情、血管情况、所用药物理化性质、液体输注时间及疗程
	用物准备	医嘱单、留置针、敷贴、封管液、消毒液、棉签、手消毒剂
	手卫生	清洁双手,戴手套
操作	核对	核对患儿身份
	暴露血管	选择适宜的血管,暴露局部皮肤(若为头皮静脉,则剃去局部毛发),消毒皮肤面积不少于 8cm×8cm,待干
	排气	检查物品效期后打开留置针并排气
	消毒	再次消毒,若穿刺四肢则扎上止血带
	穿刺	平行旋转活动针芯,绷紧皮肤,以 10°~20° 进针,见回血后降低角度再进针约 0.2cm
		松开针翼并固定,拔出针芯 0.3~0.5cm,将软管全部送入血管内,若穿刺四肢则松开止血带
		连接注射器推注生理盐水确认穿刺是否成功,成功后左手拇指与示指固定针翼,右手拔出针芯
	固定	以穿刺点为中心,使用透明敷贴固定,固定时注意勿牵拉敷贴,应采用无张力粘贴,再使用胶布将延长部分固定于穿刺点近心端处
	封管	正压封管,使用封管液边推注边拔针,关闭留置针上夹子
	标识	贴上标识,注明穿刺日期及时间
操作后	再评估	患儿面色、生命体征、穿刺点皮肤情况
	核对	核对患儿身份
	整理	清理用物,洗手并记录

三、注意事项

1. 无菌系列　严格无菌技术操作,注意接触患儿的手消毒。

2. 防止皮肤损伤　剃除毛发时注意防止损伤皮肤。留置针固定时根据留置针柄的情况及部位选择是否在针柄下方垫小纱布等进行压力缓冲,防止局部受压损伤。

3. 输液管理　使用过程中加强巡视,保证输液畅通,出现局部红肿时需及时更换留置针。无异常时常规更换留置针时间一般为 72~96h。

（胡艳玲　苏绍玉）

参 考 文 献

[1] 邵肖梅,叶鸿瑁,丘小汕.实用新生儿学.4版.北京:人民卫生出版社,2011.

[2] 周文浩,程国强,王来栓,等.新生儿临床决策手册.北京:人民卫生出版社,2011.

[3] 武荣,封志纯,刘石.新生儿诊疗技术进展.北京:人民卫生出版社,2016.

[4] 吴本清.新生儿危重症监护诊疗与护理.北京:人民卫生出版社,2011.

[5] 李杨,彭文涛,张欣.实用早产儿护理学.北京:人民卫生出版社,2015.

[6] 费秀珍,王立新.新生儿护理技术.北京:人民军医出版社,2012.

[7] 吴慧平,罗伟香.护理技术操作并发症预防及处理.北京:人民卫生出版社,2014.

[8] 魏丽,周同甫.新生儿心电图判读指南.中华妇幼临床医学杂志(电子版),2008,4(6):600-603.

[9] 魏丽,周同甫.新生儿心电图判读指南(二).中华妇幼临床医学杂志(电子版),2009,5(1):95-97.

[10] 徐慧颖,陈红武,方晓英,等.有创动脉血压监测在危重新生儿中的应用.护理实践与研究,2012,9(4):126.

[11] Ward M,Langton JA.Blood Pressure Measurement Conditions:Invaive Blood Pressure Monitoring.Cont Edu Anaesth Crit Care & Pain,2007,7(4):122-126.

[12] 张洪涛,吴锦红,张莉华.1例股动脉穿刺采血致假性动脉瘤的分析.当代护士,2013,10(中旬):167.

[13] 荀小燕.输液泵使用过程中出现的问题及护理对策.中国现代医生,2010,48(1):92-93.

[14] 毋艳.新生儿科30例护理不良事件的分析与防范对策.中国实用医药,2014,9(32):196-197.

[15] 李辉,张祖进,郭召平,等.医用输液泵临床应用质量控制检测研究.医疗卫生装备,2012,33(3):111-113.

[16. 柏正璐,张华伟,蒋红兵.多功能微量注药泵与微量输液泵的流速精度对比与探讨.中国医疗设备,2016,31(07):115-118.

[17] 张飚瑞.临床使用输液设备的若干问题及安全对策.医疗卫生装备,2016,37(8):115-118.

[18] 邱睿.输液泵的质量检测.医疗装备,2016,29(15):33-34.

[19] 周泉志,邹庆辉,陆建雄等.输液泵及注射泵质量控制管理方案探究.中国医疗设备,2015,30(10):140-142.

[20] 彭爱霞,孙娟.临床护士对心电监护报警设置掌握情况的调查分析.护理实践与研究,2016,13(2):108-120.

[21] 李旭芳.减少 ICU 心电监护误报警的研究进展.全科护理,2016,14(18):1856-1858.

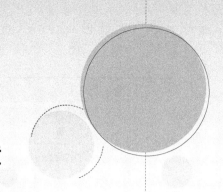

第二十三章
新生儿科专科护理操作及实施要点

第一节　新生儿特殊保暖

一、暖箱保暖

(一) 目的

1. 提供适宜新生儿的温度和湿度环境,使体温维持正常范围。

2. 可用于在保暖下暴露患处皮肤的患儿,如脓疱疮、尿布疹等皮肤受损患儿。

(二) 入箱条件

1. 出生体重 <2000g 者。

2. 体重 >2000g 但无法在室温中维持正常体温者。

3. 因疾病需要在暖箱内暴露者。

(三) 实施要点

具体见表 23-1。

表 23-1　新生儿暖箱保暖实施要点

操作步骤		实施要点及说明
操作前准备	检查暖箱	准备已清洁消毒的暖箱,检查其结构、功能是否完好
		水箱内加入灭菌水至水位线
		接通电源,开启电源开关,检查暖箱各项显示是否正常
	环境温度	暖箱温度受环境温度的影响,尤其是单层箱壁的暖箱,因此应尽量选择具有双层箱壁的暖箱可以减少辐射热的损失
		调节室温 24~26℃,湿度 55%~65%
	暖箱放置	暖箱应避免放置在阳光直射、有对流风或取暖设备附近,以免影响箱内温度的控制
	铺被垫等	取用消毒后布类,按规范铺好暖箱内被垫等,检查输液孔等是否有脱落。脱落的输液孔洞会影响暖箱温度及湿度的升温速度及温湿度维持,因此应保持完好状态
	评估	评估患儿日龄、体重、生命体征等情况
	温度调节	将暖箱调温至所需温度进行预热,温度调节见表 23-2、表 23-3(Sauer 等研究提出的),以提供最佳的适中温度
	湿度调节	暖箱的湿度一般为 55%~65%,对于极低或超低出生体重儿,暖箱湿度可根据体重、日龄适当调高至 70%~90%

续表

操作步骤		实施要点及说明
操作	核对身份后入箱	暖箱温度达到预设值后,核对患儿身份,将其放入暖箱内,患儿裸身或仅着少量单衣\尿布
	固定传感器	将皮肤温度传感器固定在婴儿上腹部
	体位	根据病情选择合适的体位,提供"鸟巢"护理,并根据临床需要调节床位倾斜度
	发育支持护理	在暖箱外铺上遮光布,减少强光线对患儿的刺激,在暖箱附近避免大声说话,开关箱门动作轻柔,减少噪声刺激
	记录	记录入箱时间,暖箱温湿度
	生命体征监测	观察患儿面色、呼吸、心率、体温变化,根据体温调节箱温并记录。在患儿体温未升至正常以前,应每小时测体温1次。正常后每4~6h测一次
	减少箱门打开	一切护理操作应尽量在箱内集中进行,如喂奶、换尿布、皮肤护理、检查等操作可从边门或袖孔伸入进行,操作完毕及时关门,避免频繁打开箱门,以免箱内温度波动。部分暖箱具有"风帘"功能,打开箱门时可以开启该功能,以减少热量散失引起温度波动
	温度调节	暖箱温度调节应根据患儿监测后的体温进行,遵循循序渐进,严禁骤升骤降,以免患儿体温突然升降造成不良后果。每次对暖箱温度及湿度进行调节后半小时必须复测体温或使用暖箱温度传感器持续监测患儿体温
	暖箱运行监测	使用中随时观察暖箱的使用效果,做好交接班
		暖箱具有报警功能,发现故障及时终止使用,但仍可能出现未报警的故障。因此,对运行中的暖箱需要监测运行状态,必要时使用外置监测装置进行监测
	安全防护	暖箱使用中为一个相对密闭的系统,打开箱门时注意保护患儿,防止坠地
		大部分暖箱的内置操作垫具有外拉功能,便于工作人员操作,在回退及关闭箱门时注意患儿肢体、输液管路、引流管路等,防止压伤或夹闭
暖箱的清洁消毒	每日清洁	保持暖箱清洁,使用期间每天用消毒液(消毒液可根据不同型号规格暖箱出厂说明书进行选择,应考虑各配件部分对消毒液的耐受情况,也可以选择季铵盐消毒纸巾)擦拭暖箱外壁,然后再用清水擦拭一遍
	湿化用水更换	暖箱湿化器使用灭菌水,每天更换1次
	每周彻底消毒	使用中暖箱每周更换一次,并进行全面彻底消毒
	空气净化垫定期清洗/更换	暖箱空气净化垫根据情况定期进行清洗,层流病房空气净化效果佳,一般每3个月清洗/更换,非层流病房建议每月清洗/更换
	终末消毒	患儿出暖箱后将暖箱各配件拆卸,使用消毒液擦拭消毒暖箱,清洁湿化水槽等,进行终末消毒
	细菌学采样监测	定期采样进行细菌学监测,包括常态及消毒后暖箱,对采样不合格者应分析原因、整改并复查
出箱	出箱条件	体重达2000g以上,体温稳定
		在不加热的暖箱内,室温维持在24~26℃时,患儿能保持正常体温
		患儿在暖箱中生活1个月以上,体重虽不到2000g,但一般情况良好
		皮肤破损好转、愈合,无需暴露观察者

续表

操作步骤		实施要点及说明
出箱	核对身份	核对患儿手脚腕带及床头卡
	保暖	为患儿穿好衣物,包好棉被等
	记录	记录出暖箱时间
	监测体温	出暖箱后监测患儿体温是否能维持正常,根据情况选择保暖方式
	清洁消毒暖箱	将患儿使用后的暖箱清洁消毒备用,备用暖箱闲置超过一定时间建议重新进行消毒(有文献推荐闲置超过2周重新消毒)

表 23-2　不同出生体重早产儿暖箱温度(适中温度)参考值

出生体重(g)	温度(℃)			
	35	34	33	32
1000	出生 10 天内	10 天以后	3 周以后	5 周以后
1500	–	出生 10 天内	10 天以后	4 周以后
2000	–	出生 2 天内	2 天以后	3 周以后
>2500	–	–	出生 2 天内	2 周以后

表 23-3　适中温度计算方法

年龄段	公式
<1 周	$36.6-(0.34 \times$ 出生时胎龄$^*)-(0.28 \times$ 日龄$)$
>1 周	$36-[1.4 \times$ 体重$(kg)]-(0.03 \times$ 日龄$)$

注:* 以周为单位,胎龄 30 周为 0,小于 30 周者为负数(例如,27 周为 –3),大于 30 周者为正数(例如,33 周 +3)

(四) 注意事项

1. 暖箱温度的控制　暖箱温度的控制可以采用箱温和肤温两种模式,使用箱温模式时由工作人员主动进行暖箱温度调节,而使用肤温模式时,设定值为传感器所达到的温度,应保证肤温传感器粘贴紧密,防止脱落后温度未达到设定值而暖箱自动加温。

2. 手卫生　工作人员箱内进行各项检查操作,接触患儿前后必须洗手,防止交叉感染。

3. 患儿安抚　对活动过多、哭吵多的婴儿应进行安抚,必要时采取适当约束或遵医嘱使用镇静剂,以防撞伤或踢伤。

4. 补充液体　暖箱壁上的小孔为空气流动用,不得堵塞箱壁上的小孔。温暖的空气对流过程中患儿的不显性失水增加,应观察患儿的皮肤弹性等,及时补充液体。

5. 暖箱配有光疗装置时　暖箱配有光疗装置使用时可能会增加箱内的温度,热光源需要适当调低暖箱温度,冷光源则无需调节箱温。

6. 关于暖箱湿度的调节　由于暖箱高湿度有利于细菌繁殖,增加感染概率,尤其是铜绿假单胞菌。因此,一般主张暖箱内的湿度不宜过高,保持 55% 左右即可。但胎龄 <30 周的早产儿在出生早期则对暖箱湿度要求较高,以减少蒸发散热,有利于体温的维持,具体调节方法见体温管理章节。

二、远红外线辐射台保暖

(一) 目的

提供开放式的辐射台便于危重病儿抢救,并提供适宜新生儿的温度,使体温维持正常范围。

(二) 实施要点

具体见表 23-4。

表 23-4　新生儿远红外线辐射台保暖实施要点

操作步骤		实施要点及说明
操作前准备	评估	患儿病情、体温、生命体征等
	放置	将辐射台放置于空气对流较少的区域,减少对辐射台温度的影响
	检查	准备已清洁消毒的辐射台,检查其结构、功能是否完好
		接通电源,开启电源开关,检查各项显示是否正常
	铺被垫	取用消毒后布类,按规范铺好被垫
	预热	选择预热模式进行预加热
操作	核对身份	核对患儿身份,将其放入辐射台,患儿裸身或仅着少量单衣 / 尿布
	固定传感器	将皮肤温度传感器固定在婴儿上腹部
	体位	根据病情选择合适的体位,提供"鸟巢"护理
	床挡固定	将四周床挡固定,确认安全,必要时对患儿予以约束
	记录	记录入辐射台时间,辐射台温度
	生命体征监测	观察患儿面色、呼吸、心率、体温变化,根据体温调节辐射台温度并记录,体温正常后每 4~6h 监测一次
	湿度管理	由于辐射台无暖箱的加湿装置,除保持室内的适宜湿度外,可在辐射台面使用清洁保鲜膜覆盖,露出患儿头颈部位,以减少蒸发散热
	运行监测	使用中随时监测辐射台的使用效果,做好交接班,发现故障及时处理
	安全防护	四周床挡应保持完整与直立,防止患儿坠床
辐射台的清洁消毒	每日清洁	保持辐射台清洁,使用期间每天用消毒液擦拭,然后再用清水擦拭一遍
	每周彻底消毒	使用中辐射台每周更换一次,并进行全面彻底消毒
	终末消毒	患儿出辐射台后将各配件拆卸,使用消毒液擦拭消毒,进行终末消毒
	细菌学采样监测	定期采样进行细菌学监测,包括常态及消毒后辐射保暖台,对采样不合格者应分析原因、整改并复查
撤离辐射台	核对身份	核对患儿手脚腕带及床头卡
	保暖	采取其他的保暖措施,暖箱或棉被等
	记录	记录停止时间
	监测体温	监测患儿体温是否正常,根据情况选择保暖方式
	清洁消毒暖箱	将患儿使用后的辐射台清洁消毒备用

三、新生儿低体温复温

(一) 目的

为低体温患儿循序渐进进行复温,防止升温过快引起相关并发症。

(二) 操作步骤

具体见表 23-5。

表 23-5 新生儿低体温复温实施要点

操作步骤		实施要点及说明
操作前准备	评估	患儿胎龄、体重、体温、皮肤颜色、其他生命体征、有无水肿硬肿等
	分析	判断患儿属于轻中度还是重度低体温 1）轻中度：核心温度 >30℃ 2）重度：核心温度 <30℃
	选择复温设备	暖箱或暖箱联合亚低温治疗仪（带复温功能）
操作	复温原则	循序渐进
	体温监测	使用电子耳温计监测核心温度，至少每 30min 监测 1 次或使用亚低温治疗仪持续监测肛温
	轻中度复温	暖箱预热温度设定至与患儿体温相同或高于患儿体温 1℃
		将患儿放入暖箱，以后每小时升高暖箱温度 0.5~1℃，最终达到适中温度，以维持患儿体温每小时升高 0.5℃，直至体温恢复至 36℃
		一般在 12h 内恢复正常体温（如患儿体温为 33℃，则要求复温时间应达到约 7h）
	重度复温	将箱温设置高于患儿体温 1~2℃
		每小时提高箱温 0.5~1℃，直至患儿的适中温度，但一般不超过 34℃，同样保证患儿的体温每小时升高 0.5℃
		于 12~24h 内恢复正常体温即可
操作后	病情观察	严密监测生命体征等，观察有无硬肿水肿出现，尤其注意有无肺出血等并发症的发生
	记录	做好记录

第二节 新生儿光照疗法

一、目的

使血清中增高的未结合胆红素转化为水溶性异构体，通过胆汁或尿液排出体外，从而降低血清胆红素浓度，防止未结合胆红素过高引起新生儿胆红素脑病。

二、实施要点

具体见表 23-6。

表 23-6 新生儿光照疗法实施要点

操作步骤		实施要点及说明
操作前准备	检查	清除灯管及反射板上的灰尘，箱内湿化器水箱加灭菌水至水位线，接通电源，检查仪器运行是否正常
	环境温度	同样，光疗箱温度容易受环境温度的影响，调节室温 24~26℃，湿度 55%~65%
	放置位置	应避免放置在阳光直射、有对流风或取暖设备附近，以免影响箱内温度的控制
操作	评估	评估患儿的诊断、日龄、体重、胆红素值、生命体征等，判断患儿是否具有光疗指征（见新生儿黄疸章节）

续表

操作步骤		实施要点及说明
操作	皮肤准备	为患儿行皮肤清洁,禁忌在皮肤上涂粉或油类,以免降低光疗效果及防止灼伤
		剪短指甲,防止抓破皮肤
		双眼佩戴遮光眼罩,避免光线损伤视网膜
		脱去外衣裤,全身裸体,只用一次性尿布遮盖会阴部,男婴注意保护阴囊
	温度调节	根据患儿体重及年龄调节适当箱温,一般为 30~34℃,使箱温升至患儿适中温度,相对湿度 55%~65%。由于光疗箱的温度控制较暖箱有一定差距,因此,极低出生体重儿、超低出生体重儿以及体温不稳定者可选择在暖箱内加单面光疗仪或光疗灯、光疗毯进行光疗
	核对身份后入箱	将患儿放入已预热好的光疗箱内,灯管距皮肤 33~50cm
	固定传感器	将皮肤温度传感器固定在婴儿上腹部
	体位	根据病情选择合适的体位,提供"鸟巢"护理
	减少光线刺激	在光疗箱外铺上遮光布,减少强光对其他患儿及工作人员的影响
	记录	记录入箱时间
	生命体征监测	监测体温和箱温变化,光疗时每 2~4h 测体温1次,根据体温调节箱温
	病情观察	观察患儿黄疸消退程度,监测胆红素变化,观察患儿精神反应及生命体征、大小便颜色与性状,有无呼吸暂停、烦躁、嗜睡、发热、腹胀、呕吐、惊厥等现象。注意吸吮能力、哭声变化,若有异常须及时与医生联系处理
	皮肤均匀受光	保持患儿皮肤均匀受光,并尽量使身体广泛照射
	皮肤护理	光疗患儿骶尾部、乳突等突出部位易受压摩擦而引起皮损或压疮,2h 更换体位一次,加强皮肤护理,注意观察患儿骨突及局部受压情况
		观察眼罩有无脱落
		观察尿布的松紧度,防止压迫过久造成局部肿胀或过松达不到保护效果
		为防止光疗期间患儿烦躁皮肤被抓伤或擦伤,可将患儿手足包裹,但应注意松紧度,并观察局部循环情况
	补充液体	光疗过程中患儿的不显性失水增加,应注意补充液体
	副作用观察	(1) 发热 1) 原因:部分灯管产生热光源,患儿可能出现体温升高达到 38℃ 以上 2) 处理:需进行区分是光疗引起的还是感染或其他原因引起的,根据情况选择暂停光疗、物理降温等方法处理
		(2) 腹泻 1) 原因:光疗时分解产物经过肠道排出时刺激肠壁引起肠蠕动增加,患儿表现为大便次数增多,呈稀薄绿色 2) 处理:注意补充液体,做好臀部护理
		(3) 皮疹 1) 原因:光疗时患儿常出现皮疹,分布于面部、下肢、躯干,其原因不明确 2) 处理:一般停光疗后会逐渐消失,无需特殊处理
		(4) 青铜症 1) 有胆汁淤积的患儿光疗后皮肤、血清、尿液呈青铜色 2) 停止光疗后逐渐消退,但需要较长的时间
	设备运行监测	使用中随时观察灯光的照射效果,做好交接班,仪器故障应立即终止使用

续表

操作步骤		实施要点及说明
操作	灯管更换	保持灯管及反射板清洁,定时更换灯管。蓝光灯管使用 1000h 必须更换,冷光源如 LED 灯目前无统一规范,可采用光源监测装置检测光照辐射度,低于标准值 8μW(cm²·nm)建议更换
	安全防护	打开箱门时注意保护患儿,防止坠地
		部分光疗箱的内置托盘具有外拉功能,便于工作人员操作,在回退及关闭箱门时注意患儿肢体、输液管路、引流管路等,防止压伤或夹闭
光疗箱的清洁消毒	每日清洁	保持光疗箱的清洁,使用期间每天用消毒液(消毒液可根据不同型号规格的设备出厂说明书进行选择,应考虑各配件部分对消毒液的耐受情况,也可以选择季铵盐消毒纸巾)擦拭暖箱外壁,然后再用清水擦拭一遍
	湿化用水更换	湿化器使用灭菌水,每天更换 1 次
	终末消毒	患儿出箱后将各配件拆卸,使用消毒液擦拭消毒光疗箱,清洁湿化水槽等,进行终末消毒
	细菌学采样监测	定期采样进行细菌学监测,对采样不合格者应分析原因、整改并复查
出箱	停止光疗	>35 周的新生儿,总胆红素 <13~14mg/dl 可以停止光疗
		应用标准光疗时,当总胆红素降至光疗阈值胆红素 3mg/dl 以下时
		应用强光疗时,当总胆红素降至换血阈值胆红素 3mg/dl 以下时改为标准光疗
		应用强光疗时,当总胆红素降至光疗阈值胆红素 3mg/dl 以下时停止光疗
	核对身份	核对患儿手脚腕带及床头卡
	保暖	出光疗箱,根据患儿情况选择暖箱保暖或棉被保暖
	监测胆红素水平	光疗结束后 12~18h 应监测总胆红素水平,以防反跳
	清洁消毒光疗箱	将患儿使用后的光疗箱清洁消毒备用
	记录	停止光疗后记录出箱时间、灯管累计使用时间

三、注意事项

1. 光疗标准 光疗标准不能以单一的测定胆红素数值来决定,一定是结合患儿的胎龄、日龄、体重、病情、有无胆红素脑病的高危因素等进行综合判断。

2. 监测生命体征 光疗时影响对皮肤颜色的观察,需要持续监测血氧饱和度以随时评估生命体征。

3. 光疗时对脂肪乳剂的保护 光疗时能增加静脉脂肪乳剂的脂质过氧化,因此进行光疗的患儿需要输注脂肪乳剂或加入脂肪乳剂的全合一营养液时需要采用避光输液管进行输注。

4. 其他副作用 除上述表格中的副作用外,光疗影响了母婴互动,影响了新生儿生理节律、引起电解质紊乱(低钙血症)等,因此应加强对患儿的关爱与病情的观察。

第三节　新生儿胃管安置

一、目的

经口或经鼻置入胃管,以观察胃内容物形状,为管喂奶汁及药物或引流胃内容物提供通道。

二、实施要点

具体见表 23-7。

表 23-7 新生儿胃管安置实施要点

操作步骤		实施要点及说明
操作前准备	评估	患儿有无腹胀、呕吐,经口饮入情况等
	检查	患儿鼻腔及口腔黏膜的完整性
	用物准备	治疗盘内备治疗碗(内盛温开水)、压舌板、胃管、注射器、胶布、手套、听诊器、手电筒等
	手卫生	清洁双手
操作	核对	核对患儿身份
	体位	患儿仰卧,头偏向操作者,将毛巾垫于颌下
	测量	戴手套,检查胃管,测量插入长度:胃管置入长度为前额发际到脐部与剑突的中点
	置入胃管	再次核对身份后,一手托住胃管,另一手带手套持胃管前端,沿一侧鼻孔缓缓插入,若患儿出现恶心,可暂停片刻,如插入不畅,应检查胃管是否盘在口中
	固定	插入至测量刻度后,初步固定胃管
	判断位置	判断胃管是否在胃中(应至少用 2 种方法确认胃管的位置): 1) 在胃管末端连接注射器抽吸,能抽出胃液至少 1ml;注意勿用力回抽 2) 置听诊器于病人胃部,快速经胃管向胃内注入 2~3ml 空气,听到气过水声
	再次固定	评估有无消化道出血及胃潴留等,将回抽的胃液或半消化的奶汁缓慢注回,并固定第二条胶布,采用"Ω"法,做好标识
	使用中护理	每日口腔护理 2 次,建议每周更换胃管 1 次
操作后	整理	收拾用物,患儿取舒适卧位,做好记录

第四节 新生儿鼻饲

一、目的

对不能经口饮入的患儿从胃管内注入奶汁等,供给营养,保证生长发育。

二、实施要点

具体见表 23-8。

表 23-8 新生儿鼻饲实施要点

操作步骤		实施要点及说明
操作前准备	评估	胃管固定是否妥当,外露刻度
		患儿无腹胀
	用物准备	注射器、听诊器、奶汁、小毛巾/纸巾、医嘱单
	手卫生	清洁双手

续表

操作步骤		实施要点及说明
操作	核对	核对患儿身份,核对鼻饲喂养的奶源种类及量
	检查奶液温度	检查奶液温度,用手腕内侧测试温度
	判断胃管位置	安置胃管,回抽胃内容物,判断胃管位置是否正确(抽出的奶汁需注入胃内)
	注入奶汁	视喂养量采取直接缓慢推注法或重力式喂养法,优选重力式喂养法。重力式喂养法:将空针活塞取出,连接胃管,倒入奶汁,利用重力作用使奶汁滴入胃内,再倒 1~2ml 温开水
	观察	鼻饲注入时评估患儿皮肤颜色、HR、RR、SPO$_2$ 等,如有异常立即停止注入奶液,积极处理
操作后	整理	整理用物,右侧卧位(极低出生体重儿建议先左侧卧位 30min 再俯卧位),记录
	巡视	喂养后 30min 内是患儿发生呕吐的高发时间段,应加强巡视,及时发现有无呕吐及反流

第五节　新生儿洗胃

一、目的

清除新生儿咽下的羊水、胎粪等物质,减少呕吐的发生。

二、实施要点

具体见表 23-9。

表 23-9　新生儿洗胃实施要点

操作步骤		实施要点及说明
操作前准备	评估	患儿出生时羊水情况,有无呕吐等
	用物准备	医嘱单、注射器、温热的生理盐水、手套
	手卫生	清洁双手
操作	核对	核对患儿身份,核对医嘱单对洗胃液有无特殊要求
	回抽胃内容物	安置胃管,判断胃管位置是否正确,判断洗胃能否进行,若胃内抽出鲜红色液,禁忌洗胃(出生后吞入血性羊水,抽出鲜红色物呈不均匀黏液状者可进行洗胃,但在洗胃过程中需持续监测)
	清洗	每次抽吸 10~15ml 温生理盐水,缓慢注入,停顿数秒后抽吸,抽出量应≥注入量
		洗胃过程中可将患儿进行左侧卧位、右侧卧位的体位调整,便于清洗干净
		反复进行直至洗出液清亮
		洗胃过程中注意观察洗出胃内容物的性质、量,若有明显出血,应终止洗胃,报告医生积极处理
操作后	整理	收拾用物,做好记录
	禁食	洗胃后一般禁食 4~6h
	巡视	巡视患儿有无呕吐等症状,观察呕吐物性状

第六节　新生儿胃肠减压

一、目的

解除或者缓解腹胀,术后吸出胃肠内气体和胃内容物,减轻腹胀,减少缝线张力和伤口疼痛,促进伤口愈合,改善胃肠壁血液循环,促进消化功能的恢复;通过对胃肠减压吸出物的判断,可协助观察病情变化和诊治。

二、实施要点

具体见表23-10。

表23-10　新生儿胃肠减压实施要点

操作步骤		实施要点及说明
操作前准备	评估	胃管固定是否妥当,外露刻度
		患儿有无腹胀,听诊肠鸣音情况
	用物准备	医嘱单、注射器、负压引流器、胶布、手套
	手卫生	清洁双手
操作	核对	核对患儿身份及医嘱
	回抽胃内容物	安置胃管,判断胃管位置是否正确及通畅,使用注射器抽尽胃内容物,观察胃内容物性状及量
	连接负压	将胃管与负压引流器连接,夹闭连接管下按压引流器,将引流器内气体排出,关闭排气孔,形成负压,松开夹闭的连接管
	固定	妥善固定于床旁,防止导管打折、扭曲
	观察	观察引流物的颜色、性质、量,并记录24h引流总量
操作后	整理	收拾用物,做好记录

三、注意事项

1. 妥善固定　妥善固定胃肠减压装置,防止变换体位时引流管受压、脱出而影响减压效果。
2. 更换负压引流器　每日更换负压引流器,准确记录引流量。

第七节　吞咽功能评估及干预

一、目的

评估危重新生儿及早产儿吞咽、吸吮能力,对存在问题的患儿采取干预措施,提高吸吮-吞咽-呼吸协调能力,促进向完全肠内营养过渡。

二、适应证

(1)吸吮力弱或无吸吮能力的早产儿。

(2) 吸吮 - 吞咽 - 呼吸不协调的早产儿。

(3) 吸吮动作少的早产儿及危重新生儿。

(4) 吞咽困难的新生儿。

三、实施要点

具体见表 23-11。

表 23-11　新生儿吞咽功能评估实施要点

操作步骤		实施要点及说明
操作前准备	唤醒	更换尿布,唤醒患儿
	用物准备	奶嘴、手套、纸巾
操作	喂养准备度评估	使用喂养准备度量表(见表 23-12)进行喂养准备度评分
	吸吮质量评估	使用吸吮质量评定量表(见表 23-13)进行吸吮质量评分
	体位	用棉被或毛巾包裹患儿,处于半直立位,头、颈处于中立位,不束缚患儿双手,让患儿的双手能自由活动,并能触及口唇。同时,保证患儿看见操作者的脸
	口腔刺激	使用安慰奶嘴或戴手套的成人手指刺激上下口唇,评估患儿有无吸吮动作,如有吸吮动作,可以将奶瓶放入口中让其吸吮;如无吸吮动作,可再反复用安慰奶嘴进行刺激,提供口腔吸吮其他物品的经验,促进患儿的口腔感觉以及驱动其发展
	闻奶味	将奶液滴在奶嘴或操作者手指上,并置于患儿鼻子下,让患儿闻奶香味
	品尝	将奶液滴在安慰奶嘴上或将奶瓶里的奶液滴在嘴唇上,鼓励患儿去品尝奶液味道,从而引起觅食的动作
	吸吮	用安慰奶嘴锻炼患儿的吸吮能力
	饮入	患儿能自然完成以上动作或有良好吸吮能力,即能顺利进入饮奶环节
操作后	评估	观察患儿饮入情况,有无呕吐及喂养不耐受等
	整理	整理用物,洗手,记录

表 23-12　喂养准备度量表(feeding readiness scale)

分数	描述
1	护理之前处于觉醒或易烦躁;手伸到嘴边;在常规的喂养时间或之前觉醒;良好的肌张力
2	碰触后觉醒;有一些找寻安慰奶嘴的动作;有肌张力
3	实施护理之时有简短的时间觉醒;无饥饿行为(如吸吮);有肌张力
4	实施护理时均需提高给氧;护理之时出现呼吸暂停或心率减慢;呼吸增快

注:喂养准备度评分≥3 分者需进行经口喂养干预

表 23-13　吸吮质量评定量表(quality of nippling scale)

分数	描述
1	整个喂养期间有非常好的吸吮 - 吞咽 - 呼吸(SSB)协调功能
2	整个喂养期间有非常好的吸吮 - 吞咽 - 呼吸协调功能,但是喂养过程中容易疲劳
3	可持续吸吮但是 SSB 协调功能障碍;结果可能导致奶液流出或者自我保持节奏困难
4	吸吮较弱或非持续;缺乏节律或较少节律
5	明显的 SSB 功能不协调;导致频繁的呼吸暂停,心率减慢,血氧饱和度下降,呼吸减慢;或者出现临床不安全的吞咽

注:吸吮质量评分≥2 分者需进行经口喂养干预

四、注意事项

每次操作实质均为以患儿的线索为基础,进行评估与锻炼相结合。评估患儿每个进程的问题,患儿能完成每个进程动作后进入下一个进程,不能完成,即保持在该进程,反复协助锻炼,直至患儿出现下一进程的线索,充分支持患儿经口喂养技巧与驱动的发展。

第八节　新生儿吸痰

吸痰法是指经口腔、鼻腔、人工气道将口鼻腔的分泌物或奶汁吸出,以保持呼吸道通畅,预防吸入性肺炎、肺不张、窒息等并发症的一种方法。吸痰法包括经口鼻腔吸痰法和经气管导管内吸痰法(开放式、密闭式)。

一、新生儿口鼻腔吸痰

(一) 目的

1. 清除口、鼻、咽部分泌物或奶汁,保持呼吸道通畅。

2. 促进呼吸功能,改善肺通气。

3. 预防并发症。

(二) 适应证

1. 口鼻腔内有可见分泌物或奶汁。

2. 闻及痰响。

3. 患儿烦躁不安,呼吸困难,伴有 SpO_2 持续下降或 PaO_2 降低。

(三) 实施要点

具体见表 23-14。

表 23-14　新生儿口鼻腔吸痰实施要点

操作步骤		实施要点及说明
操作前准备	评估	患儿生命体征、分泌物情况、口鼻腔黏膜情况
		上一次喂养的时间,间隔至少 1h
	用物准备	中心负压吸引装置或电动吸引器、吸痰管、手套、换药碗内盛灭菌注射用水或生理盐水
	手卫生	清洁双手
操作	检查吸引装置	连接负压吸引器,评估吸引器功能,运行是否正常
	调节负压	调节吸痰负压,一般早产儿 <100mmHg,足月儿 <150mmHg
	选择吸痰管	根据患儿体重及分泌物情况选择大小合适的吸痰管型号,新生儿常用 6Fr 及 8Fr
	体位	将患儿头偏向操作者一侧
	试吸引	打开吸痰管外包装头部,戴手套,取出吸痰管,左手控制负压,右手持吸痰管试吸引,检查负压是否正常
	吸引顺序	先吸引口腔后吸引鼻腔
	吸痰	松开负压,将吸痰管伸入口腔内,不通过声门,旋转吸痰管将口腔内分泌物或奶汁吸引干净,再吸引鼻腔前端
		每次吸痰时间小于 15s,以免造成缺氧
	评估	观察痰液颜色、性状,患儿面色、生命体征,是否需要进一步吸痰
	冲洗	用生理盐水 / 灭菌用水冲洗吸痰管路,再将吸痰管连同手套一并脱下弃于医疗垃圾桶,关闭负压

操作步骤		实施要点及说明
操作后	再评估	患儿面色、经皮氧饱和度、生命体征
	核对	核对患儿身份
	整理	清理用物,洗手并记录

(四) 注意事项

1. 提倡适时吸痰,不提倡定时吸痰,减少对呼吸道黏膜刺激。

2. 动作应轻柔,以防黏膜损伤。

3. 吸痰过程中应严密监测患儿有无呼吸暂停、心率过慢和发绀、经皮氧饱和度下降等情况,发生异常立即停止吸痰,报告医生及时处理。

4. 对于痰液较多需要再吸引,应间隔 3~5min,待患儿皮肤转红润,心率恢复正常,血氧饱和度大于 95% 时再进行。

5. 痰液黏稠者,可配合雾化吸入,机械排痰及胸部物理治疗,提高吸痰效果。

6. 吸痰盘每 24h 更换,吸痰盘内使用灭菌水。

二、新生儿气管导管内吸痰

(一) 目的

1. 清除气道内分泌物,保持呼吸道通畅。

2. 促进呼吸功能,改善肺通气。

3. 预防并发症。

(二) 适应证

1. 气管导管内可见痰液溢出。

2. 双肺听诊痰鸣音增多。

3. 患儿烦躁不安,SpO_2 持续下降或 PaO_2 降低,经皮二氧化碳分压升高。

4. 气道压力增高或呼吸机出现高压报警已排除管路堵塞因素。

(三) 实施要点

具体见表 23-15。

表 23-15　新生儿气管导管内吸痰实施要点

操作步骤		实施要点及说明
操作前准备	评估	患儿生命体征、分泌物情况,呼吸机参数及运行状况
	用物准备	中心负压吸引装置或电动吸引器、吸痰管、无菌手套、换药碗内盛灭菌注射用水或生理盐水、听诊器、简易复苏囊或 T- 组合复苏器
	手卫生	清洁双手
操作	检查吸引装置	连接负压吸引器,评估吸引器功能,运行是否正常
	调节负压	调节吸痰负压,一般 <100mmHg
	选择吸痰管	根据气管导管型号选择适宜的吸痰管,一般为气管导管内径 1/3~1/2
	提高吸入氧浓度	吸引前先提供高于患儿基础吸氧浓度,可点击呼吸机的纯氧通气按键,或断开气管导管,使用复苏器调高氧浓度进行正压通气,提高氧储备
	体位	将患儿头偏向操作者一侧
	开放式吸痰	打开吸痰管外包装头部,戴手套,取出吸痰管,左手控制负压,右手持吸痰管试吸引,检查负压是否正常
		助手协助断开呼吸机与气管导管的连接,固定气管导管

操作步骤		实施要点及说明
密闭式	密闭式吸痰	在呼吸管路的病人端连接密闭式吸痰管
		连接负压,测试负压是否正常
		将保护薄膜内的吸痰管送至气管导管内吸引
	吸引	深层吸引:松开负压,将吸痰管插入气管导管,插入长度为气管导管插入长度与外露导管长度之和,开启负压下边退边吸
		浅层吸引:松开负压,将吸痰管插入气管导管内遇到阻力后上提0.5cm,开启负压下边退边吸
		吸引过程中注意观察痰液颜色、性状及患儿面色、生命体征
	评估	观察痰液颜色、性状,患儿面色、生命体征,是否需要进一步吸痰
	冲洗	开放式的用生理盐水/灭菌用水冲洗吸痰管路,再将吸痰管连同手套一并脱下弃于医疗垃圾桶,密闭式的将吸痰管回退至保护膜内,关闭负压吸引器
操作后	再评估	患儿面色、经皮血氧饱和度值、生命体征
	核对	核对患儿身份
	整理	清理用物,洗手并记录

(四) 注意事项

1. 不建议常规气道灌洗　不建议常规在气管内注入生理盐水进行气道灌洗,除非痰液多而黏稠。

2. 操作关键点　吸痰时需严格无菌技术操作,动作应轻柔,每次吸痰时间小于15s。

3. 开放式吸痰 VS 密闭式吸痰　目前循证证据需要更多的研究来确定开放式吸痰与密闭式吸痰的方法哪个更优。

(1) 开放式吸痰:吸痰时操作人员需将患儿与呼吸机断开,因此在吸痰过程中对无菌技术要求较高。该方法吸痰较彻底,但断开呼吸机容易引起低氧血症及低氧性损伤。

(2) 密闭式吸痰:吸痰时无需断开呼吸机,使用密闭式的吸痰装置直接进入人工气道。因此,有利于维持较好的氧合,保持血流动力学的稳定,操作安全性强,只需1人操作。吸痰管可以保留24h。

4. 浅层吸痰 VS 深层吸痰　浅层吸痰较深层吸痰只是吸引开始时机的区别,浅层吸痰在吸痰管插入遇阻力后外退0.5cm再开启负压,减少了对气道黏膜的损伤,是目前循证推荐的方法。

第九节　新生儿氧疗

新生儿氧疗方式目前常用的有鼻导管、头罩、经鼻高流量吸氧(HFNC)、双水平正压通气吸氧(BiPAP)、鼓泡式持续气道正压吸氧(bubble CPAP)、无创持续气道正压吸氧(nCPAP)、无创高频通气、有创气管插管经呼吸机给氧等,分类见表23-16。

表23-16　新生儿氧疗分类

分类方法		
按压力	常压	鼻导管、头罩
	正压	HFNC、BiPAP、bubble CPAP、nCPAP、有创气管插管经呼吸机给氧
按是否有创	有创	有创气管插管经呼吸机给氧(常频机械通气、高频机械通气)
	无创	鼻导管、头罩、HFNC、BiPAP、bubble CPAP、nCPAP、无创高频通气

一、常压给氧（鼻导管、头罩）

（一）目的

增加氧合，改善缺氧状况。

（二）实施要点

具体见表 23-17。

表 23-17　新生儿常压给氧实施要点

操作步骤		实施要点及说明
操作前准备	评估	患儿病情、呼吸频率及型态、血氧饱和度情况、缺氧程度、鼻腔黏膜情况，呼吸道是否畅通
	用物准备	医嘱单、鼻导管、头罩、空氧混合仪、吸氧管、氧气流量表、湿化瓶/一体式吸氧装置、中心供氧/氧气筒
	手卫生	清洁双手，必要时戴手套
操作	核对	核对患儿身份、医嘱（吸氧方式、流量、浓度）
	清洁鼻腔	清洁患儿鼻腔，保持气道畅通
	连接吸氧装置	将氧气流量表连接中心供氧/氧气筒，将灭菌注射用水注入湿化瓶至刻度线或使用一体式吸氧装置
	氧流量调节	根据医嘱调节流量，检查是否通畅，有无漏气
	氧浓度调节	使用空氧混合仪根据患儿情况调节所需氧浓度
	鼻导管吸氧	一般情况下调节氧流量 0.5L/min，将鼻导管置入患儿鼻腔内 0.5cm，予胶布固定
	头罩吸氧	一般情况下调节氧流量 5~8L/min，将吸氧管连接至头罩进气口处，将头罩罩于患儿头部
操作后	评估	观察患儿面色、经皮血氧饱和度值、生命体征，评估缺氧的纠正情况
	整理	清理用物，洗手并记录

（三）注意事项

1. 更换湿化瓶　每日更换湿化瓶及灭菌注射用水，若使用一体式吸氧装置，则待湿化液低于水位线时更换，如果较长时间未用至水位线时也至少每周更换一次。

2. 氧浓度调节原则　中华医学会制定《早产儿治疗用氧和视网膜病变防治指南》中强调，氧疗中应密切监测吸入氧浓度 FiO_2、氧分压 PaO_2、经皮血氧饱和度 $TcSO_2$，原则为以最低的氧浓度维持 PaO_2 50~80 mmHg，$TcSO_2$ 90~95%，减少氧中毒的发生。调节氧浓度时应逐步进行，避免波动过大。

3. 吸氧后评估　吸氧后缺氧症状无缓解需及时通知医生处理。

二、无创正压给氧（HFNC、BiPAP、bubble CPAP、nCPAP、无创高频通气）

（一）目的

增加氧合，改善缺氧状况。

（二）实施要点

具体见表 23-18。

表 23-18　新生儿无创正压给氧实施要点

操作步骤		实施要点及说明
操作前准备	评估	患儿病情、呼吸频率及型态、血氧饱和度情况、缺氧程度、鼻腔黏膜情况,呼吸道是否畅通
	用物准备	灭菌用水、呼吸管路、鼻塞、棉签、中心供氧及供气,几种常用无创正压通气设备特点见表 23-19
	手卫生	清洁双手,必要时戴手套
操作	核对	核对患儿身份、医嘱
	连接呼吸管路	按各型号仪器要求规范连接呼吸管路,注意无菌操作,防止污染管路
	添加灭菌水	将湿化罐内加入灭菌用水至适宜水位线
	连接电源及气源	有中央供空气者直接连接氧气及空气接头,无中央供气者需配置空气压缩机,连接电源,打开空气压缩机,然后开主机,打开湿化器开关
	选择鼻塞/鼻罩/鼻导管	根据患儿体重及鼻孔大小选择合适的鼻塞/鼻罩/鼻导管
	参数调节	无菌技术下堵塞鼻塞/鼻罩,由医生/呼吸治疗师根据患儿病情设定合适的参数,包括压力、氧浓度及流量
	鼻黏膜保护	使用水胶体敷料贴于鼻部及两侧面颊受压处
	佩戴帽子	佩戴适合型号的帽子,松紧适宜
	连接病人并固定	将鼻塞/鼻罩/鼻导管连接于患儿,使用粘贴或棉绳固定
	调整管路	调整通气管路与患儿体位,注意固定后的管路作用于鼻部的压力方向正确,压力适宜
	再次调节参数	根据患儿生命体征等再次调节参数
操作后	评估	评估患儿呼吸困难有无改善,血氧饱和度情况,若无改善达到气管插管指征则配合医生进行气管插管
	整理	清理用物,洗手并记录
使用期间护理	安置胃管	开放胃管末端或定时抽吸,减少空气进入胃内引起腹胀及增加反流概率
	鼻黏膜保护	除使用水胶体敷料外,Q2h 松动鼻塞,观察鼻黏膜情况
	皮肤护理	定时翻身,防止枕后骨突出压疮形成
	管路护理	保持管路通畅,防止松脱、扭曲、打折,及时倾倒管路中冷凝水
	注射用水更换	使用中的湿化罐应及时添加灭菌用水,每日进行更换
	清楚常见报警及处理	设置合理的报警限,发现报警及时进行处理
	动态调整参数	观察患儿的生命体征,根据病情及血气分析等结果调节参数,尤其注意避免氧浓度过高
撤机	停机前评估	病人病情恢复,需停用无创正压通气时,评估患儿下一步是否需要氧疗或氧疗方式,准备相应物品
	脱离	将鼻塞/鼻罩/鼻导管与病人脱离,采取下一步呼吸支持方式
	再评估	评估患儿面色、呼吸形态及频率、经皮血氧饱和度等,是否能顺利过渡
	关机	关机并拔掉电源及接头
	消毒	消毒管路及呼吸机相关配件,备用
维护保养	氧电池更换	定期更换氧电池,保证氧浓度监测的准确度
	过滤膜清洁	有空气压缩机者需巡查过滤网有无灰尘堆积,定期进行清洁,一般每周一次

表 23-19　几种常用无创正压通气设备特点

	HFNC	BiPAP	bubble CPAP	nCPAP
设备要求	湿化器 + 空氧混合仪	专有设备	湿化器 + 空氧混合仪	专有设备
病人连接端	专用鼻导管	鼻塞 / 鼻罩	鼻塞 / 鼻罩	鼻塞 / 鼻罩
特点	通过流量产生压力,提供低水平的持续气道正压	除呼气压外,还提供吸气压力作为支持通气	使用水封瓶原理,通过气流鼓泡,最大限度减少对吸气相和呼气相的压力波动	传统型

三、有创正压给氧(常频机械通气、高频机械通气)

(一) 目的

改善通气、换气功能,减少呼吸做功,纠正低氧血症及高碳酸血症。

(二) 应用指征

1. 频繁的呼吸暂停,经药物或 CPAP 干预无效。

2. RDS 患儿需使用 PS 治疗时。

3. 吸入 $FiO_2>0.6~0.7$,而 $PaO_2<50~60\ mmHg$ 或 $TcSO_2<85\%$(紫绀型先天性心脏病除外)。

4. $PaCO_2>60~65\ mmHg$,伴有持续性酸中毒($pH<7.20$)。

5. 全身麻醉的新生儿。

(三) 实施要点

具体见表 23-20。

表 23-20　新生儿有创正压给氧实施要点

操作步骤		实施要点及说明
操作前准备	评估	评估患儿病情、生命体征等,配合医生行气管插管,在等待上机的过程中以 T- 组合复苏器或简易复苏器进行正压通气
	用物准备	相应呼吸机、灭菌用水、呼吸管路、中心供氧及供气
	手卫生	清洁双手,必要时戴手套
操作	核对	核对患儿身份、医嘱
	连接呼吸管路	按各型号仪器要求规范连接呼吸管路,注意无菌操作,防止污染管路
	添加灭菌水	将湿化罐内加入灭菌用水至适宜水位线
	连接电源及气源	有中央供气者直接连接氧气及空气接头,无中央供气者需配置空气压缩机,连接电源,打开空气压缩机,然后开主机,打开湿化器开关
	参数调节	将呼吸机管路连接模拟肺,由医生 / 呼吸治疗师根据患儿病情设定合适的参数,包括压力、氧浓度、流量、呼吸频率、吸呼比等(高频呼吸机需调节振荡频率及振荡幅度),检查运行是否正常
	评估气管插管	评估气管插管患儿导管位置是否正确(听诊双肺呼吸音是否对称)
	连接病人并固定	连接于患儿,调整通气管路与患儿体位,注意固定后的管路避免牵拉等,注意气管导管连接呼吸机管路处尽量选择 "L" 型转接头,避免冷凝水直接进入气道
操作后	评估	评估患儿呼吸困难有无改善,血氧饱和度情况,根据患儿生命体征等再次调节参数
	整理	清理用物,洗手并记录

操作步骤		实施要点及说明
	呼吸机运行监测	呼吸机使用期间,严密监测呼吸机工作状况,及时记录呼吸机参数:①压力:吸气峰压、呼气末正压、气道平均压;②呼吸频率;③吸气时间;④吸/呼时间比值;⑤吸入氧浓度以及每分通气量。由医生或呼吸机治疗师根据患儿病情、血气分析结果等调整呼吸机参数,调整参数后观察评估效果
		保持呼吸机管路通畅:避免呼吸机管路扭曲、折叠、受压、堵塞、管道积水
		正确设定报警限并及时处理报警信号:呼吸机常见报警有气道压力报警、通气量报警、氧浓度报警、电源断电报警。护士应掌握各种报警信号的意义,正确设定报警限,及时处理报警
	机械通气患儿的监护	病情观察:监测患儿神志及意识状况、皮肤颜色、自主呼吸、胸廓运动、双肺呼吸音、有无腹胀等情况。持续心电监测心率、呼吸、血压、经皮血氧饱和度等
		观察气管导管刻度,有无移位或脱出;气管导管固定是否妥当,固定气管导管的胶布是否浸湿或污染
		记录24h出入量
		血气监测:呼吸机初调参数或参数变化后及时监测血气,病情有变化时随时测定
使用中管理	气道管理	翻身、拍背:每隔1~2h翻身一次,变化体位可按左→平→右→平→左的顺序进行,在病情容许的情况下,可以进行四肢及受压部位的按摩或抚触以促进血液循环
		体位:抬高头肩部及上半身30°~45°,减少胃食管反流
		胸部物理治疗:可以进行由下而上、由肺边缘向肺门轻轻拍背排痰或使用振动排痰机辅助排痰,但超低体重儿、心力衰竭、颅内出血及肺出血患儿不宜进行
		气道温湿化:良好的气道温湿化可以防止呼吸道黏膜干燥、分泌物排出不畅等,应注意监测湿化罐水位线,及时进行灭菌水添加,观察湿化效果
		吸痰 (1) 吸痰管型号选择粗细适宜的吸痰管,吸痰管型号不应超过气管导管直径的1/2 (2) 压力:新生儿使用负压100mmHg左右,避免压力过高损伤气道黏膜 (3) 方法:①吸痰前提高氧浓度,以增加氧储备及消耗,提高机体对缺氧的耐受性。②浅层吸引:见吸痰章节。③一次吸痰时间不超过15s。④吸痰时先口腔后鼻腔,吸引同时慢慢向外提出。⑤不推荐吸引时常规使用生理盐水滴注,生理盐水滴注可引起心律失常、低氧血症、肺不张、支气管痉挛、感染等多种并发症 (4) 时间:按需吸痰,不主张常规进行吸引。吸引指征包括气管导管内可见分泌物、闻及痰鸣、胸廓起伏幅度减弱、呼吸音粗糙或减弱、血氧饱和度下降、血气分析值改变、呼吸频率和节律改变、烦躁、心率减慢 (5) 吸痰时严格无菌技术操作,做好手卫生,气管插管内吸痰需要两人配合进行
		及时倾倒呼吸机管路中的冷凝水
	口腔护理	口腔定植的病原微生物较多,机械通气时会厌的保护功能丧失,分泌物容易流入气道,引起感染。同时口腔分泌物增多容易浸湿固定气管导管的胶布,导致导管松动或脱管。因此,应做好口腔护理,一般每4h清洁口腔一次。可以选用生理盐水等
	皮肤护理	新生儿尤其是早产儿皮肤娇嫩易受损,一方面翻身减少局部皮肤压疮,另外,气管导管胶布固定可能损伤皮肤。因此,可选择人工皮等辅助材料保护易受损的皮肤
	留置胃管	一般常规安置胃管,根据患儿情况选择禁食/鼻饲喂养,观察有无喂养不耐受情况
	发育支持护理	减少NICU环境的噪声,发现呼吸机报警等先进行消音处理,再积极查找原因进行处理

操作步骤		实施要点及说明
使用中管理	呼吸机管道的处理	湿化罐内灭菌水每天更换一次,呼吸机管路一般每周更换一次,使用中发现有污迹时应及时更换。换下的呼吸机管道应彻底清洁及消毒
撤机	评估	呼吸机相关性肺炎的发生与机械通气时间呈正相关,因此根据患儿情况尽快撤机
	断开接头	断开呼吸机管路与气管导管接头,根据患儿病情拔出气管导管,选择适宜的氧疗方式,观察患儿
	停用呼吸机	先关闭主机,再拔掉氧源、空气源接头(或关闭空气压缩机电源)
	消毒管路	使用完毕后清洁消毒管道及呼吸机相关配件,备用
维护保养	进气口端	查看空气或氧气进气口端的积液瓶有无积水,及时倾倒
	设备放置	呼吸机清洁消毒后建议使用防尘罩遮盖,放置于干燥、清洁、通风的场所,避免阳光直射
	定期更换消耗品	定期更换消耗品,包括氧电池、过滤网、皮垫等
	定期运行保养	未使用的呼吸机应随时处于备用状态,负责人员每日进行巡检,做好标识,闲置的呼吸机应定期进行开机运行,检测运行状态

(四) 注意事项

1. 专人管理 呼吸机属于生命支持类设备,同时也属于急救设备,使用管理与日常维护应由专职人员负责。

2. 院感防控 呼吸机使用可能发生呼吸机相关性肺炎,应加强手卫生,加消毒隔离措施。

3. 呼吸机通气效果的评估 主要根据无创监测和血气分析结果评估机械通气效果。原则上尽量以最低的通气压力、最低的吸入氧浓度维持血气在正常范围。

4. 意外情况及处理

(1) 堵管

1) 原因:多为黏稠痰液或血凝块堵塞,常在气管导管顶端前 1~2cm 处,通常为不完全性堵塞。

2) 表现:发生堵管的患儿若有自主呼吸,则可出现明显的吸气性呼吸困难和青紫,气囊加压给氧时感到有阻力,呼吸机监测 PIP 增高,血气表现为 $PaCO_2$ 增高,PaO_2 降低。

3) 处理:一旦怀疑有堵管,应拔出气管导管重新插管。

(2) 脱管

1) 原因:由于患儿躁动拔出或固定导管的胶布松脱。

2) 表现:患儿突然出现青紫,听诊呼吸音不清,PIP 降低,用复苏囊进行人工呼吸时青紫不能缓解。有意识的患儿则可听见其哭声。

3) 处理:脱管后快速评估患儿,选择适宜的通气方式,如简易复苏器正压通气或重新插管。

(3) 插管过深

1) 原因:新生儿右侧支气管短粗直,插管过深时导管容易进入右侧支气管。

2) 表现:听诊右侧呼吸音强于左侧。若未进行调整,持续通气则可能导致右侧肺气肿、甚至气胸,左肺则容易发生肺不张。

(4) 人机对抗

1) 原因:自主呼吸与呼吸机提供的呼吸对抗。

2) 表现:患儿烦躁不安、氧分压波动大,容易发生低碳酸血症和气压伤。

3) 处理:①改变通气方式,由控制通气改变为触发通气;②抑制自主呼吸:使用镇静剂或肌松剂;③调节呼吸机参数：主要调节峰压和呼吸频率。

4）处理：过深的导管可以通过调整达到适宜深度，继续使用。

5. 呼吸机管路的消毒　根据各单位条件进行，消毒方法环氧乙烷为首选，其次为高压灭菌消毒、浸泡消毒等，要根据各仪器的使用说明选择最佳的消毒方式，增加设备的使用寿命。

第十节　新生儿气管插管的护理配合

一、目的

通过气管插管将吸入气管内的羊水、胎粪、黏液等迅速清除，保持呼吸道通畅；迅速建立人工气道，进行辅助呼吸；通过气管插管给药。

二、实施要点

具体见表 23-21。

表 23-21　新生儿气管插管实施要点

操作步骤		实施要点及说明
操作前准备	评估	患儿病情、生命体征、目前体重
		呼吸道有无分泌物，必要时进行清理
	用物准备	喉镜、镜片（00#：超低出生体重儿用；0#：早产儿用；1#：足月儿用）、气管导管、吸引器、吸痰管、正压通气装置、无菌手套、听诊器、剪刀、胶布及急救用物等
	手卫生	清洁双手，戴手套
操作	清理呼吸道	插管前清理呼吸道，便于暴露插管部位
	体位	患儿置于"鼻吸气"体位
	正压通气	使用 T- 组合复苏器或简易复苏器正压通气
	选择气管导管	气管导管的型号包括 2.0mm、2.5mm、3.0mm、3.5mm、4.0mm，根据患儿体重及气道情况进行选择，见表 23-22
	计算插管深度	根据体重预计插管深度：插入深度 cm=kg+6
	插管配合	护士协助一手托住患儿头部，一手轻压环状软骨，使气管开口尽量暴露
		必要时协助在插管过程中吸引咽喉部分泌物
		插管过程中将氧气放置于患儿口鼻腔附近，提供常压给氧
		评估患儿心率、经皮血氧饱和度，如果插管不顺利或插管过程中患儿经皮血氧饱和度下降明显可停止插管正压通气，待经皮血氧饱和度上升至 90% 以上后再给予插管
		整个插管过程控制在 20s 内完成
	初步固定	插管完成后初步固定导管
	确认导管位置	正压通气观察胸廓起伏、听诊双肺呼吸音是否对称、生命体征是否改善尤其经皮血氧饱和度及心率

续表

操作步骤		实施要点及说明
操作	妥善固定	确认导管深度适宜后使用胶布固定,固定方法: (1) 清洁面颊部胎脂等。 (2) 将气管导管置于口角一侧。 (3) 确认导管插入刻度,做好标识。 (4) 将胶布剪至"E"字形,使用第一根胶布未剪开段先贴于一侧面颊部,两分支分别绕于导管上后分别贴于面颊上方及鼻唇沟处皮肤;固定图见 23-1/ 文末彩图 23-1。 (5) 听诊双肺呼吸音是否对称。 (6) 使用第二根胶布未剪开段贴于同侧下颌部,两分支平导管所需刻度线分别缠绕导管后贴于同侧脸颊上方及下唇下方处皮肤
	皮肤保护	早产儿使用胶布固定时可以使用水胶体敷料保护面颊部皮肤再粘贴胶布
操作后	再次确认导管位置	确认位置后继续正压通气,做进一步处理(PS 使用、机械通气等)
	整理用物	洗手,记录,将喉镜及镜片消毒备用

表 23-22　不同体重气管导管型号和插入深度的选择

新生儿体重 g	导管内径 mm	唇 - 端距离 cm*
≤ 1000	2.5	6~7
~2000	3.0	7~8
~3000	3.5	8~9
>3000	4.0	9~10

* 注:唇- 端距离指上唇至气管导管尖端的距离,即插入深度

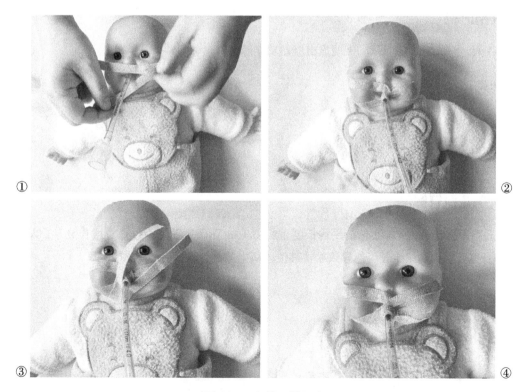

图 23-1　气管导管固定

三、注意事项

1. 清楚插管方法　喉镜由口腔的右侧放入(在舌右缘和颊部之间),当喉镜移向口腔中部时,舌头便自动被推向左侧,首先看到悬雍垂,然后将镜片提起前进,直到看见会厌,挑起会厌以显露声门。显露声门后,如果两条并列的浅色声带(声襞)已然分开且不活动,即可进行插管。插管时以右手持管,用拇指、示指及中指如持笔式持住管的中、上段,由右侧方进入口腔,直到导管已接近喉头时将管端移至喉镜片处,同时双目经过镜片与管壁间的狭窄间隙监视导管前进方向,准确灵巧地将导管尖插入声门直到气管内(注意插入的长度),用手固定好导管,小心退出喉镜。

2. 妥善固定导管　胶布固定时不可只向一个方向拉扯,应该四个方向固定,预防压伤嘴唇及滑出。胶布不可固定于唇上皮肤,以防皮损。胶布浸湿后及时更换。

第十一节　新生儿经外周静脉穿刺中心静脉置管

经外周静脉穿刺中心静脉置管(peripherally inserted central catheter,PICC)是指由外周静脉穿刺插管,其尖端定位于中心静脉的置管技术。新生儿 PICC 置管操作较方便,能减少患儿的血管穿刺操作,减轻患儿的疼痛刺激,并发症较少,因此临床应用较普遍。

一、应用指征

1. 中长期静脉注射。
2. 应用高渗、刺激性、毒性药物。
3. 极早早产儿,出生体重 <1500g。
4. 需要较长时间胃肠外营养的新生儿。

二、应用时机

生后 1~3 天,生命体征基本平稳,无明显出凝血功能障碍。

三、禁忌证

1. 未征得家属同意。
2. 插入部位局部皮肤感染。
3. 血管条件差。

四、新生儿血管解剖

新生儿上腔静脉长度为 1.4~2.3cm,平均长度 1.8±0.3cm,而新生儿 1 个月体重增长 0.7~1.0kg,身长增加3~4cm,由于身体长轴的自然生长可能导致导管移位。新生儿血管解剖特点见表 23-23。

表 23-23　新生儿血管解剖特点

置管部位	血管特点	选择情况	测量方法
上肢	贵要静脉较粗、直； 头静脉较细，经过肩峰狭窄段时容易遇到阻力，穿刺需要进行体位调整以防止误入颈内静脉； 腋静脉血管较粗，与动脉伴行	首选肘部内侧的贵要静脉，肘正中静脉走向需评估患儿血管情况，头静脉一般作为最后选择	预置长度 = 穿刺点沿血管走行到右侧胸锁关节，往下至 2~3 肋间隙 或预置长度 = 穿刺点沿血管走行到右侧胸锁关节，早产儿加 0.5~1cm，足月儿加 1.5~2cm
头部	分支多，与动脉伴行，容易出现送管困难及穿刺入动脉	耳前的颞浅静脉、耳后静脉，其余分支不推荐	预置长度 = 穿刺点沿血管走行经耳后到颈部，转向右侧胸锁关节，往下至 2~3 肋间隙
下肢	走行路径长，静脉血流缓慢，但走行较直，出现异位概率偏低	足踝处及腘窝处大隐静脉，股静脉由于易受大小便污染，一般不做选择	预置长度 = 穿刺点沿血管走行到脐与剑突的中点 +1cm

五、实施要点

具体见表 23-24。

表 23-24　新生儿 PICC 实施要点

操作步骤		实施要点及说明
准备工作	环境准备	层流洁净病房或已消毒的房间
	物品准备	PICC 导管、切割器、穿刺针、压脉带、无菌测量尺、PICC 穿刺包(包括治疗巾、洞巾、手套、纱布、棉球、换药碗、剪刀)、肝素帽 / 正压接头、透明敷贴、10ml 空针、肝素液 1U/ml、碘伏、棉签等
	患儿准备	烦躁患儿适当镇静、监测生命体征
	工作人员准备	洗手
置管操作	术前核对	置管术前查对医嘱、同意书、患儿身份
	病情评估	评估患儿病情，依据病情准备可能用到的抢救物资，如吸氧装置、吸痰装置、复苏囊等
	血管评估	评估患儿血管情况，选择至少两条及两条以上的血管备用
	测量	患儿取仰卧正中位，手臂呈 90°，测量预置导管长度及肢体周径 肢体周径测量 1) 上肢臂围 = 肩峰到尺骨鹰嘴的距离的 1/2 处做周径测量 2) 下肢腿围 = 髌骨到腹股沟纹中点长度的 1/2 处做周径测量
	无菌区域准备	穿手术衣，戴无菌手套，按无菌技术——准备所需物品，注意用物的先后顺序，摆放整齐，便于取放用物(剪小纱 1cm×1cm 数个备用) 遵循最大化无菌屏障
	修剪导管	使用专用闸刀，注意闸刀中心距边缘 0.5cm，预留长度以最长的血管为准，比测量长度多预留 1~3cm，手套禁止接触要进入血管内的导管
	肝素预冲导管	抽吸已配制好的肝素液推入放导管的治疗盘内，湿润 PICC 圆盘以下的导管，再抽吸已配制好的 10ml 肝素液，将肝素帽 / 正压接头内充满肝素液，连接于导管上，并冲洗导管，观察导管有无阻塞、断裂
	助手消毒	助手充分暴露穿刺范围上下 15cm×15cm 左右(上肢消毒从手腕至肩部锁骨中点前后范围，下肢消毒从足踝至腹股沟前后范围)，注意手提拉住肢端，碘伏上下摩擦式消毒三次，待干
	操作者消毒	操作者再接着消毒未消毒的肢端(手掌 / 足部)三次待干

操作步骤		实施要点及说明
置管操作	暴露穿刺区域	助手穿隔离衣戴无菌手套后铺治疗巾及洞巾于患儿穿刺处
	穿刺	扎压脉带,再消毒穿刺点两次,助手协助固定肢体,穿刺者以15°~30°角进针,进入皮肤后降低角度进针,见回血后再进0.1~0.2cm,送入导入鞘
	退出针芯	左手示指固定导入鞘避免移位,中指轻压导入鞘尖端处的血管上段,减少血液流出,退出针芯
	送管	助手用镊子轻轻夹住导管送至漏斗型导入鞘末端,将导管沿导入鞘渐送入静脉,若为上肢置管,在送管至6~7cm(腋下)时,将患儿的头偏向穿刺侧,并且下颌贴近肩部(阻断颈内静脉法),继续送管至预置长度,下肢及头皮静脉送管时身体正中位即可
	抽吸回血确认长度	使用10ml注射器抽吸见回血后用肝素液1ml(1ml=1U)冲管,再次确认外露长度
	退出导入鞘	用小纱条指压导入鞘上端静脉以固定导管,从静脉内退出导入鞘,撕裂导入鞘
	封管	再次确认置入长度及外露长度,抽吸回血确认后使用肝素液正压封管
	固定	碘伏清洁、消毒穿刺点及周围皮肤,固定导管,覆盖无菌小方纱于穿刺点止血,待局部干燥后以透明敷贴固定,导管外露部分呈"S"形,敷贴固定圆盘下缘,再次胶布固定(一根胶布固定圆盘,第二根交叉于圆盘外侧,第三根固定于圆盘远端的硬管处,并且硬管下面垫纱布),注明置管日期及长度并贴于敷料上
	记录	做好穿刺记录
X片定位	X线时体位	仰卧头部正中位,双上肢自然侧放于身体两侧
	上肢/头部	PICC尖端位于上腔静脉中下段,为胸4~6水平
		三角定位:左右支气管分叉点为A点,向下做垂直线,右侧支气管末端入肺门处为C点,向左做平行线,两线相交于B点,此三角区范围内为PICC尖端最佳位
	下肢	下腔静脉内:过膈肌0.5~1cm,注意看导管走形方向
使用期间维护	更换敷料	穿刺后第一个24h需要更换敷料,之后常规更换,一般3~7天更换一次。有渗血、卷边或浸湿时及时更换
		去除敷贴时注意防止导管脱出或送入
	更换肝素帽/正压接头	肝素帽/正压接头常规每周更换一次
	冲管	一般每6~8h冲管一次,呈脉冲式,必须使用10ml及以上规格的空针,以免压力过大,引起导管破裂的风险
	封管	输液完成后先进行冲管,再使用配制后的肝素液正压封管,必须使用10ml及以上规格的空针,以免压力过大,引起导管破裂的风险
	评估	输液过程中评估导管固定情况、有无回血、穿刺部位情况、导管外露长度、输液泵速度等
拔管	时机	出现并发症或导管评估后停止使用
	操作方法	撕开敷贴,消毒穿刺点及周围皮肤
		用无菌镊子轻缓地拔出导管,平行静脉方向,每次2cm,注意不要用力过度
		若遇阻力,可暂固定导管,实施热敷
		留取尖端2cm标本送培养
		检查导管完整性,核对长度与预留长度是否吻合
		拔管后加压止血,防止空气栓塞;拔管后24h内用无菌敷料覆盖伤口,观察有无血栓出现

六、注意事项

1. 禁止事项

(1) 手套禁止接触要进入血管内的导管。

(2) 严禁使用小于 10ml 的注射器冲管或封管。

2. 导管尖端位置偏浅的护理要点

(1) 上肢置管尖端位置偏浅时,需做好标识,注意液体渗透压不宜过高,输入速度不宜过快,注意观察局部有无肿胀,有无呼吸困难等胸腔积液表现。

(2) 下肢置管尖端位置为低位时,需做好标识,注意液体渗透压不宜过高,输入速度不宜过快,禁止输入多巴胺等血管活性物质,注意观察消化道症状,有无喂养不耐受、消化道出血等情况。

3. 并发症及处理

(1) 机械性静脉炎

1) 临床表现:沿静脉走行皮肤发红,静脉条索状改变,肿胀,疼痛,硬结。

2) 原因:选择导管的型号和血管不适宜;插管操作不熟练,穿刺手法不规范或粗暴送管,损伤血管内膜;穿刺过程中导管对静脉壁的机械刺激;穿刺侧肢体的过度活动。

3) 护理对策:抬高患肢,减少肢体过度活动;局部外擦喜疗妥等;根据情况选择是否停止输液;经处理后 24h 再次评估恢复情况;必要时拔管。

4) 预防:选择好合适的血管和导管;操作时使用无粉无菌手套;用生理盐水预冲 PICC 导管;提高穿刺技术,尽量避免反复穿刺;送管动作轻柔,以免损伤血管;置管后抬高同侧肢体,减少肢体过度活动等。

(2) 血栓性静脉炎

1) 临床表现:穿刺手臂肿胀,疼痛,沿着静脉走行可出现红色索状线,肢体远端可出现水肿。

2) 原因:导管型号与血管大小不适宜;穿刺时损伤血管内膜;封管技术原因;病人自身原因(如血液高凝状态)。

3) 护理对策:患肢保暖,抬高制动,禁止按摩及冷、热敷等,防止血栓脱落而引起肺栓塞;可于患肢下垫一软枕,促进静脉回流,减轻肿胀疼痛;遵医嘱行溶栓抗凝治疗;期间应避免使用导管并保留管道直到血栓完全溶解;必要时拔管。

4) 预防:选择适宜导管;防止损伤血管内膜;正确冲封管,防止回血产生。

(3) 导管堵塞

1) 临床表现:冲管有阻力;不能抽出回血。

2) 原因:导管内血凝块、沉淀的不相容药物;导管所处位置的解剖结构;导管尖端贴于血管壁;导管顶端血栓或纤维鞘形成;导管扭曲、打折。

3) 护理对策:解除物理性导管打折等因素;不可用暴力冲管,以免使导管损伤、破裂。考虑血栓堵塞者可用尿激酶以负压方式灌注导管内,保留 10~20min 后,回抽,反复多次至导管通畅。堵塞严重者予以拔管。

4) 预防:选择适宜导管;正确冲封管,防止回血产生;输液泵速度不宜过慢,一般大于 2ml/h;液体走空后及时加药或封管等。

(4) 穿刺点渗血、血肿

1) 临床表现:穿刺点有血液渗出或穿刺点及周围皮下血肿形成,高出皮面。

2) 原因:局部反复穿刺;穿刺针与导管不配套;穿刺部位过度活动;病人凝血机制异常。

3) 护理对策:指压穿刺点 5~10min 压迫止血;必要时采用敷料加压固定 24h。

4）预防：提高穿刺技术，避免反复穿刺；选择合适的穿刺针，穿刺针应与导管相适应；穿刺后观察局部情况，渗血过多及时更换敷料，指压穿刺点 5~10min 压迫止血；置管后 24h 内避免穿刺侧肢体过度活动，或敷料加压固定 24h。

（5）导管脱出 / 局部肿胀

1）临床表现：导管外露长度增加；局部肿胀；严重者出现胸腔积液等。

2）原因：病人活动过度；导管固定不牢固；更换敷料时操作不当；导管尖端位置过浅。

3）护理对策：协助复查尖端位置；脱出部分切勿再送入体内，出现局部肿胀或胸腔积液者拔管。

4）预防：穿刺侧肢体防止过度活动；妥善固定导管；观察敷料情况，如有松动或潮湿时需及时更换；定期检查导管，记录外露导管长度，发现异常情况及时处理。

（6）导管断裂

1）临床表现：导管断开，临床分为体外断裂和体内断裂两种。

2）原因：剪切导管不当；送导管时镊子损伤导管；不正确的固定或换药不当；高压注射；病人活动过度。

3）护理对策：立即固定导管近心端部分，及时拔出导管，体内断裂需由外科手术切开取出。

4）预防：使用光滑、无损伤的镊子，操作谨慎，避免损伤导管；使用注射器推注时避免压力过大，使用 10ml 注射器进行操作。

（7）导管相关性血流感染

1）临床表现：穿刺点可出现红、肿、疼痛和(或)局部出现脓性分泌物，部分患儿仅表现为反应差，呼吸暂停，皮肤苍黄等，行检查可见血常规白细胞增高，血小板下降，C 反应蛋白及降钙素原增高，血培养可以培养出细菌及真菌等。

2）原因：穿刺点污染；导管接头污染；无菌技术不严格等。

3）护理对策：拔管、行导管尖端培养，选择感染菌敏感的抗生素治疗，密切观察患儿生命体征。

4）预防：严格执行无菌技术操作，置管时最大化无菌屏障。评估拔管指征以便尽早拔管。

（8）胸腔积液

1）临床表现：进行性呼吸困难、呼吸暂停，胸片示胸腔积液，胸穿可抽出乳糜样液体。

2）原因：① PICC 尖端位置过浅，锁骨下静脉及头臂静脉相对于上腔静脉而言较细且血流速度慢，输注脂肪乳剂对血管刺激性大。② PICC 致中心静脉压过高，导致胸导管过度扩张、破裂，导致乳糜胸。③穿刺侧肢体活动过多导致导管与血管内壁的机械性摩擦，以及肌肉对血管壁的挤压，损伤血管内膜，增加液体外渗的机会。④ 1.9Fr 导管管径细，导管无侧孔，导管尖端对血管壁压强大，持续压力作用下容易损伤血管壁。

3）护理对策：拔除 PICC，根据情况行胸腔穿刺抽吸积液或胸腔闭式引流，对症呼吸支持等。

4）预防：选择合适的血管置管；正确测量体表长度，防止尖端位置过浅；若尖端位置较浅，应通知医生降低营养液的渗透压；适当固定穿刺侧肢体；严密观察病情变化。

（9）拔管困难

1）临床表现：拔管时有阻力，外拉时外露导管可见呈弹性拉长，但体内导管未拔出。研究表明发生率达到 7%~12%。

2）原因：多由于静脉痉挛所致，也可能由于静脉血栓形成。

3）护理对策：暂停拔管，对置管部位进行保暖，可使用温热水袋促进局部血管扩张，有文献指出可将肝素液加温至 38℃进行冲管，再尝试重新拔管。严重者可能需要外科协助拔管。

4）预防：尽量避免选择细小血管置管。

第十二节　新生儿全自动外周同步动静脉换血

一、目的

换出抗体和已致敏的红细胞,防止溶血的进展;去除血清中的未结合胆红素,使其降至安全水平和纠正贫血,防止缺氧与心力衰竭。

二、实施要点

具体见表 23-25。

表 23-25　新生儿动静脉换血实施要点

操作步骤		实施要点及说明
操作前准备	评估	评估患儿胎龄、日龄、体重、胆红素水平、动静脉血管条件
	环境准备	空气消毒,保持室温 24~26℃,辐射台预热
	物品准备	输血器、注射器、引流袋、消毒液、棉签、利器盒、留置针、敷贴、三通、输血泵、肝素液、生理盐水、采血管、各种急救药物及物品等
	患儿准备	换血前暂禁食 1 次或抽空胃内容物(遵医嘱),持续监测生命体征
	核对	核对患儿身份
	手卫生	清洁双手
操作	体位	将患儿置于辐射台上,适当进行约束
	建立动静脉通道	建立一个动脉通道,首选桡动脉置管,必要时可选择脐静脉置管;建立两个静脉通道,一个用药,一个输血,均使用肝素液 1U/ml 封管
	血液复温	使用血液加温器对取回的血液进行复温,禁止超过 37℃,防止溶血
	计算换血量	换血量以 150~160ml/kg 为宜(遵医嘱)
	换血前、中、后进行检验	在换血前、换血一半及换血后分别抽取动脉血进行血糖、电解质、血气分析、血清胆红素、血常规等检验
	核对	由两名医护人员核对交叉配血报告单及血袋标签各项内容,检查血袋有无破损渗漏,血液颜色是否正常,在床旁核对患儿姓名、性别、年龄、病案号/登记号、床号、血型等,确认与配血报告相符
	输入	按输血常规进行,红细胞及血浆各使用输血泵,通过三通管与静脉通道连接
	输出	将输血器连接三通管,使用肝素液 10U/ml 润滑输血器及三通管,连接动脉通道
	调整泵速	根据患儿体重、病情等调节输入通道及输出通道泵速(输入红细胞通道泵速＋输入血浆通道泵速＝输出通道泵速。红细胞与血浆比一般为 2:1~3:1),遵循先慢后快原则,观察输入血液后有无不良反应,无不良反应者将速度调至 2~4ml/min
	固定动脉通道	可使用沙袋固定动脉出血端肢体,保证出血顺畅,需观察沙袋约束肢体的末梢循环情况,定时减压
	生命体征监测	持续监测 HR、RR、SpO_2、BP
	严格无菌技术操作	整个操作过程中严格无菌技术操作,防止感染发生

续表

操作步骤		实施要点及说明
操作后	拔除动脉通道	换血完毕后拔除动脉通道,加压按压,观察有无出血及血肿
	继续光疗	将患儿送至重症监护室,继续光疗
	合理喂养	外周同步动静脉换血后无需特别禁食,但在喂养时需要观察有无呕吐,喂养不耐受等
	整理用物,洗手并记录	清点处理用物,做好换血记录,包括累积出入量,生命体征等

三、注意事项

1. 血液复温　注意血液的复温,可使用输血加温器,设置设备温度为 36~37℃,连接输血管路进行。

2. 换血并发症　见新生儿黄疸章节。

第十三节　新生儿一氧化氮吸入治疗

一氧化氮吸入治疗是利用一氧化氮的气体,通过联合呼吸机共同使用,在机械通气时正压将一氧化氮气体压入体内,达到舒张肺血管的作用。国内外现已将吸入一氧化氮(inhaled nitric oxide,iNO)应用于新生儿持续肺动脉高压(persistent pulmonary hypertension of newborn,PPHN)和急性低氧性呼吸衰竭等疾病的治疗。

一、设备原理及构成

一氧化氮(nitric oxide,NO)是由血管内皮细胞产生和释放的血管活性物质,具有广泛的生理活性,能迅速渗入气道及肺部血管平滑肌细胞中,与细胞内鸟苷酸环化酶结合并使之活化,提高细胞环磷酸鸟苷(cGMP)的水平,从而选择性地舒张肺血管,降低肺动脉压力,改善通气 / 血流比例,改善心功能,减少右向左分流,同时 NO 还能活化胞膜上的 Na^+-K^+ATP 酶,使气道平滑肌松弛,舒张气道,增加通气量。而由于其透过肺毛细血管入血,与血红蛋白结合而快速失活,因此无全身血管扩张作用,对外周血压影响较小。

设备包括 NO 气瓶、NO 输送管路、NO 流量调节控制仪、NO 及 NO_2 浓度监测仪。

二、适应证及禁忌证

1. 适应证　主要适应证为新生儿持续肺动脉高压,另外当急性低氧性呼吸衰竭、新生儿呼吸窘迫综合征、胎粪吸入性肺炎等疾病经常规治疗仍有难以纠正的低氧血症时可以采用 NO 吸入治疗。由于早产儿的治疗效果现报道不多,可能增加颅内出血风险,因此在适应证选择时应评估该方法对患儿可能带来的益处及风险。

2. 禁忌证

(1) 高铁血红蛋白还原酶缺乏者不能使用 iNO 治疗,若不得不使用时,需要严密监测。

(2) 临床有出血倾向的患儿,特别是血小板计数异常或功能异常的患儿,应尽量避免使用。

三、实施要点

具体见表 23-26。

表 23-26　新生儿一氧化氮吸入实施要点

操作步骤		实施要点与说明
操作前准备	评估	评估患儿生命体征、血小板情况、凝血功能、呼吸机应用参数等
	清楚治疗浓度调节	剂量:治疗浓度一般 2~20ppm 初始浓度 10~20ppm,1h~4h 维持浓度 5~20ppm,6h~3 天 长期维持 2~5ppm,>7 天
	准备物品	准备 NO 吸入治疗仪,检查 NO 气瓶(吸入的 NO 医用级气源)有无漏气,气源是否充足等,需要更换气瓶者将减压阀卸下重新安装于满气瓶上,根据呼吸机管路选择合适的流量控制仪连接接头
	调试设备	打开 NO 监测设备,置零
	设定流量	由医生或呼吸机治疗师根据患儿情况设定流量,计算方法:所需 NO 流量 ×NO 气瓶浓度 =NO 治疗浓度 ×(呼吸机流量 + 所需 NO 流量)
操作	连接电源	打开电源开关,将显示屏置于方便观察的位置
	打开 NO 监测设备	将 NO 监测传感器连接于呼吸机病人吸气回路(病人端三通接口处),打开 NO 浓度监测设备,检查 NO 及 NO$_2$ 监测数值是否已经置零,设定适合的报警上下限
	打开 NO 气源装置	打开 NO 气瓶装置,调节减压阀压力在 0.2MPa 左右,将流量控制仪接头安置于送气管路中(NO 监测传感器远端,但尽可能接近病人端,减少 NO 与机械通气中 O$_2$ 的接触机会)
	调节流量	调节 NO 流量置预设值,调节时可逐渐增大,并观察监测的浓度值,避免一过性 NO 浓度过高。根据监测的数值微调流量达到医嘱治疗浓度
	记录	记录 NO 使用流量、浓度,监测的 NO$_2$ 浓度等
治疗中的护理	病情观察	观察患儿的生命体征,机械通气的参数,评估患儿使用 NO 的效果
	特殊检查监测	治疗前及通气治疗 2h、12h、24 h 后的需监测氧合指数、肺动脉压力
	NO 代谢监测	iNO 使用过程中做好 NO 浓度监测、NO$_2$ 的浓度、定期检测血浆、尿液、气管灌洗液中的亚硝酸根水平,判断 NO 在患儿体内的代谢变化
	管路观察	每小时巡视检查管路的连接密闭性,NO 流量,NO 气瓶压力,若压力较低时需要及时更换,以保证治疗的连续性
NO 的撤离	下调流量	准备撤离 NO 时,应逐步先下调 NO 流量。突然撤离较高浓度的 NO 可能使患儿肺动脉压力明显增加,导致氧合进一步恶化。因此,在临床上,应根据患儿的氧合情况、呼吸支持等进行综合评估,逐步调低 NO 吸入的浓度,观察患儿的血氧饱和度,逐步撤离 NO
	关闭仪器	关闭减压阀,待压力表指针归零,将残留 NO 气体排空,再关闭 NO 气瓶开关,流量控制仪中流量值显示为 0 后关闭电源
	断开连接	将 NO 浓度监测传感器及流量控制仪接头从呼吸管路中撤离,密闭呼吸管路
	监测有无反跳	停止 iNO 治疗 4h 内,出现血氧饱和度下降超过 5%,称为反跳现象,目前考虑该现象为外源性 NO 抑制了一氧化氮合成酶(nitric oxide synthase,NOS)的活性,导致内源性 NO 产生减少。因此在使用中应注意控制 NO 吸入的浓度,避免过高
	清洁	清洁消毒设备备用,注意放置于高危气体管制区域
维护保养	定标	每周进行校正一次,用于 NO/NO$_2$ 浓度监测仪的定标气体 NO 为 20ppm,NO$_2$<1ppm,避免由于监测仪工作状态漂移导致吸入 NO 浓度过高

四、注意事项

1. 连接接头位置选择 NO气体输送的流量控制仪接头及浓度监测仪传感器一般可连接于呼吸机管路中经过湿化器后接到病人口中,流量控制仪接头接入后经过混匀(约1m长度),浓度监测传感器接于患儿气道三通接口处。

2. 监测剩余气量 治疗过程中应监测NO气瓶剩余量,计划更换气瓶的最佳时间。

3. 调节浓度时需注意 调节NO吸入浓度时,要注意调节后需要一定的反应期待监测数据稳定后才能得出较准确的数据。

4. 有文献报道,高频振荡通气比常频机械通气联合iNO更能改善患儿氧合状态,临床应用效果有待进一步研究。

5. iNO的副作用观察及处理

(1) NO_2 的产生

1) 风险:由于NO是一种不稳定的自由基,与氧结合后可以产生 NO_2,NO_2 是一种强氧化剂,50%~60%滞留于肺部直接导致损伤,可增加支气管肺发育不良的发生风险。NO_2 的生成与NO的浓度及 O_2 浓度相关。

2) 处理:在治疗期间应避免长时间同时使用高浓度的NO和高浓度的 O_2,减少NO与 O_2 的接触时间,如将NO的气体输入管路接口连接于呼吸机病人端。在治疗过程中监测 NO_2 的浓度,控制在2ppm以下。另外,应加强房间的通风,减少对其他患儿及医护人员的损伤。

(2) 高铁血红蛋白血症

1) 风险:由于NO吸入肺血管内可与血红蛋白作用形成高铁血红蛋白,从而影响血红蛋白的携氧能力,造成组织缺氧。高铁血红蛋白的产生取决于患儿血红蛋白的浓度及氧化程度、高铁血红蛋白还原酶的活性以及NO吸入量。

2) 处理:在治疗期间应监测高铁血红蛋白水平,将其控制在安全范围(一般应低于2%~5%),同时密切观察患儿有无临床无法解释的发绀加重等。如果考虑高铁血红蛋白血症时,应减少NO吸入量或停止吸入,同时使用亚甲蓝、Vit C治疗。

(3) 影响凝血功能

1) 风险:NO可明显影响血小板聚集,因此在治疗过程中对有出血倾向或血小板计数减少的患儿应评估其应用的风险。

2) 处理:严格掌握iNO使用指征,使用中监测凝血情况,包括血小板计数、血小板凝聚力、出凝血时间等,必要时停止iNO。

(4) 氧自由基的产生

1) 风险:NO可与分子氧反应形成氧自由基,引起脂质过氧化,抑制线粒体功能,损伤DNA,最终引起潜在的组织损伤。

2) 处理:注意控制NO吸入治疗的时间,动态评估患儿病情。

第十四节 新生儿亚低温治疗

一、目的

通过亚低温治疗,减少机体的耗氧量,保护脑细胞,减少神经系统的并发症及后遗症,从而提高患儿的生存质量。

二、适应证

胎龄≥36 周和出生体重≥2500g,并且同时存在下列情况:

(1) 有胎儿宫内窘迫的证据:至少包括以下 1 项。①急性围生期事件,如胎盘早剥或脐带脱垂或严重胎心异常变异或迟发减速。②脐血 pH<7.0 或 BE>16mmol/L。

(2) 有新生儿窒息的证据:满足以下 3 项中的任意 1 项。① 5min Apgar 评分 <5 分。②脐带血或生后 1h 内动脉血气分析 pH<7.0 或 BE>16 mmol/L。③需正压通气至少 10min。

(3) 有新生儿 HIE 或初始振幅整合脑电图(aEEG,又称脑功能监测)异常的证据:aEEG 脑功能监测异常的证据,至少描述 20min 并存在以下任意 1 项。①严重异常:上边界电压≤ 10μV。②中度异常:上边界电压 >10μV 和下边界电压 <5μV。③惊厥。

三、不适宜指征

新生儿 HIE 有以下情况不适合进行亚低温治疗。

(1) 出生 12h 以后。

(2) aEEG 监测正常。

(3) 存在严重的先天性畸形,特别是复杂青紫型先天性心脏病,复杂神经系统畸形,存在 21、13 或 18- 三体等染色体异常。

(4) 颅脑创伤或中、重度颅内出血。

(5) 全身性先天性病毒或细菌感染。

(6) 临床有自发性出血倾向或 PLT<50 × 10^9/L。

四、实施要点

具体见表 23-27。

表 23-27　新生儿亚低温治疗实施要点

操作步骤		实施要点及说明
操作前准备	评估	评估患儿病情、胎龄、体重、年龄(注意亚低温治疗越早效果越好,最好出生 6h 以内),是否具有适应证使用亚低温
	物品准备	准备亚低温治疗仪器及相关配件:目前常用的亚低温有选择性头部亚低温(冰帽系统)和全身亚低温(冰毯系统)两种方式,可根据临床应用进行选择
		灭菌用水(视仪器循环水量决定多少)
	初步降温	关闭暖箱 / 辐射台电源、去除新生儿目前的加温状态
操作	添加灭菌水	将灭菌用水加入亚低温仪器水箱内至适宜水位线
	安置温度传感器	放置各温度传感器,特别是肛温传感器,置入肛门内 5cm 左右(黑点处),持续监测患儿核心温度,佩戴合适冰帽或选择适宜大小的冰毯
	目标温度的设置	选择性头部亚低温治疗使直肠温度维持在 34.5~35℃,全身亚低温使直肠温度维持在 33.5~34℃,可接受温度为 33~34.5℃
	打开仪器	打开电源开关,设备进行自检
	设置模式	根据患儿病情设置系统模式,每 1~2h 体温降低 1℃,不宜降温过快
	监测生命体征	持续心电监护仪监测患儿生命体征
	记录	记录亚低温开始时间
使用中管理	肛温传感器管理	观察肛温传感器位置,防止因传感器脱落后肛温监测数据升高导致冰帽 / 冰毯持续降温

续表

操作步骤		实施要点及说明
使用中管理	冰帽及冰毯管理	冰帽及冰毯保持清洁干燥,检查有无漏水等情况
	皮肤护理	每2h翻身一次,检查全身皮肤是否完好,受压部位可以使用人工皮等进行保护
	观察患儿神经系统症状	观察患儿神经系统症状,有无惊厥表现,根据情况进行脑功能监测
	监测患儿生命体征	持续监测患儿体温,若高于/低于目标温度,协助医生进行调节。高于目标温度,可以调低冰帽或冰毯温度,低于目标温度,除调高冰帽或冰毯温度外,还可以开启暖箱或远红外辐射式抢救台电源给予维持体温
		亚低温治疗期间患儿心率会有所下降,当降至80次/分时需停止亚低温治疗或根据患儿情况进行积极处理
	护理记录	初始降温阶段1~2h内达到治疗的目标温度,每15min记录一次;维持阶段一般为72h,达到目标温度后1h内每15min记录一次,之后每2h记录一次;复温阶段每1h记录直至体温恢复至36.5℃后常规记录
复温	自然复温	关闭亚低温治疗按钮,去除冰帽/冰毯,开启远红外辐射式抢救台电源或暖箱电源,逐渐开始复温
	人工复温	使用亚低温治疗仪设定直肠温度为每2h升高0.5℃,直至体温升至36.5℃,去除冰帽/冰毯
	清空灭菌水	及时放空水箱、冰帽及冰毯内灭菌水
	清洁消毒备用	将设备按使用说明采用适宜的清洁消毒方法消毒备用

五、注意事项

1. 专人管理　亚低温治疗仪属于高风险类设备,应由专人进行使用管理与日常维护,做好使用记录。

2. 肛温监测　肛温监测的数据为亚低温治疗的重要指标,因此必须保证肛温传感器位置正确。部分亚低温治疗仪是通过肛温设置自动调节冰毯温度,以达到适宜的亚低温治疗,但部分设备的肛温只是监测指标,冰帽温度设置后需要连续监测肛温来确认冰帽温度是否适宜,需要动态调整冰帽温度以达到适宜的治疗温度,类似于暖箱的肤温控制模式及箱温控制模式。

3. 门诊随访　使用亚低温治疗的患儿需定期进行门诊随访,直至生后18个月。

4. 并发症及处理

(1) 生命体征严重改变

1) 低温可引起呼吸减慢,换气量和潮气量下降,甚至呼吸抑制;低温也可使心率减慢、血压下降,并伴有心电图改变,严重时出现心律失常、心房颤动、心室颤动等。

2) 护理要点:出现低温的并发症与体温的控制情况密切相关。因此,要严格按规程进行体温控制,专人护理,备齐各种抢救设备及药物等,给予床旁24h连续监测心率、血压、呼吸、血氧饱和度,并观察患儿神经系统症状,严格交接班,做好记录。出现并发症及时通知医生并配合积极处理。

(2) 低血容量性休克

1) 复温过程中,由于血管扩张,回心血量减少,致有效循环血量减少,可能出现血压下降而发生低血容量性休克。

2) 护理要点:严格按亚低温治疗规范操作,复温速度不宜过快,一旦发生复温休克,积极配合医生处理。

(3) 医源性皮肤损伤

1) 低温治疗时皮肤和肌肉血管呈收缩状态,抵抗力减低,容易出现皮肤冻伤或压疮。

2）护理要点：每 1~2h 为患儿翻身和活动肢体，每次翻身时注意整理各种管路，以防止皮肤受压，并观察末梢循环状况，按摩受压部位，改善血液循环。

（4）凝血功能紊乱。护理要点：密切观察患儿有无出血征象，及时进行凝血功能测定。常见为消化道出血，因此常规为患儿安置胃管，观察胃液及大便颜色，出现出血征象时积极配合医生处理。

（5）复温时易发生反跳性高热。护理要点：复温时度不宜过快，严格执行操作规程，并注意密切观察意识、瞳孔和生命体征改变。

（6）低温状态时肝肾灌注不足容易引起肝肾功能受损。护理要点：准确记录患儿出入量，遵医嘱及时补充液量。出现并发症时积极配合医生处理。

（7）亚低温治疗患儿抵抗力下降，容易出现感染。护理要点：加强医院感染管理，做好环境清洁消毒、医务人员手卫生、各种物资设备清洁消毒等，严格落实无菌操作原则。

第十五节　静脉营养液配制

一、目的

将糖、电解质、维生素、氨基酸、脂肪乳等各种成分按规范顺序进行配制，形成全合一营养液。

二、实施要点

具体见表 23-28。

表 23-28　新生儿静脉营养液配制实施要点

操作步骤		实施要点及说明
操作前准备	评估	患儿静脉通道类型、营养液成分比例
	环境准备	无菌室或治疗室中的运行洁净工作台
	用物准备	各种营养液成分、医嘱单、注射器、消毒液、手术衣、棉签、手套
	人员准备	洗手，穿无菌手术衣，戴帽子、口罩、戴无菌手套
操作	配制顺序	（1）先配制电解质溶液，将 10% NaCl、10%KCl、钙制剂、水溶性维生素、微量元素制剂等先后加入葡萄糖溶液，轻摇混合
		（2）将磷制剂加入氨基酸溶液中，轻摇混合
		（3）将脂溶性维生素注入脂肪乳剂
		（4）混合步骤　将（1）配制的葡萄糖溶液与步骤（2）配制的氨基酸溶液混合后，观察有无磷酸钙沉淀，再与经步骤（3）配制的脂肪乳剂混合
	混合	轻摇混合液，注明配制人及配制时间
	使用	核对后排气使用输液泵 / 注射泵匀速输入
操作后	整理用物	整理用物，洗手，做好记录
	洁净台消毒	洁净台面擦拭消毒
		打开紫外线灯管消毒洁净台

三、注意事项

1. 防止药物沉积　钙剂和磷酸盐应分别加入不同的溶液内稀释，以免发生磷酸钙沉淀，在加入氨基酸和葡萄糖混合液后,检查有无沉淀生成,如确认没有沉淀再加入脂肪乳液体,且最好使用精密输液器进行输注。临床中常采取单独输液管路输注钙剂,通过三通管经 PICC 输入。

2. 防止水油分层　电解质不应直接加入脂肪乳剂中。因为阳离子可中和脂肪乳颗粒上磷脂的负电荷,当达到一定浓度时,可以使脂肪颗粒相互靠近,发生聚合和融合,终致水油分层。营养液中一价阳离子电解质浓度不高于 150mmol/L,二价阳离子电解质浓度不高于 5mmol/L。

3. 营养液现配现用　营养液配制后原则上应立即使用,24h 内使用完毕,若暂未使用需放置于 2~8℃冰箱内冷藏。营养液配制后若需临时改变配方,不能直接加入液体或其他成分,需要重新进行配制。

4. 严格无菌技术操作　营养液通过静脉注射进入体内,若营养液配制污染则可能导致血源性感染,因此应严格无菌技术操作。

5. 避光　加入水溶性维生素的营养液需要避光保存,输注时同样需要避光,可选择专用的避光输液器。

6. 洁净台消毒　洁净台使用后的空档期进行紫外线消毒,紫外线灯管按规范定期更换。

7. 营养液输注管理　营养液的渗透压较高,在配制时可通过软件计算渗透压以决定是否通过外周中心静脉置管(PICC)输注。2013《中国新生儿营养支持临床应用指南》中指出,外周静脉注射液体的渗透压不超过 900mOsm/L。营养液输注时间过长,存在引起胆汁淤积、感染等并发症。因此,根据患儿情况,尽快过渡到全肠道营养是关键。

第十六节　新生儿脐血管置管

新生儿出生后,产房转运前/复苏后的稳定期,进行脐静脉(umbilical vein catheter,UVC)和脐动脉(umbilical artery catheter,UAC)置管很有必要。但目前国内的脐血管置管基本在新生儿出生后转运至 NICU 后进行,且为防控脐血管置管的并发症,对其置管的指征掌握较严,一般主要用于 <1000g 的超低出生体重儿。

一、UVC 的用途

1. 提供静脉注射的通道,输注超过 12.5% 糖浓度的液体。

2. 提供采血的通道。

3. 换血。

二、UAC 的用途

1. 提供采血通道。

2. 监测血气。

3. 监测动脉血压等。

三、禁忌证

脐炎、脐膨出、腹膜炎、新生儿坏死性小肠结肠炎。

四、新生儿脐带解剖

新生儿共有 1 根脐静脉、2 根脐动脉,脐静脉一般在 12 点钟方向,脐动脉一般在 4 点和 8 点方向,见图 23-2/ 文末彩图 23-2。

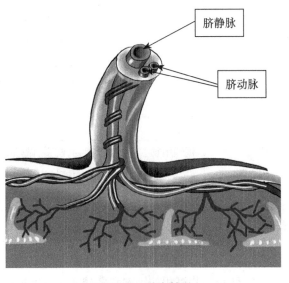

图 23-2　脐血管图

五、脐血管置管评估

见表 23-29。

表 23-29　脐血管导管对比图

导管类型	导管型号	输入液体	肝素应用	导管置入长度计算
UVC	≤ 1.5kg：3.5Fr	尖端位置正确可以输注 5%~20% 浓度的葡萄糖液或其他高刺激、高风险药物、血液及血液制品	0.5~1U/ml 液体量，根据患儿情况进行输液速度判断	(kg×3+9)÷2+ 脐部残段长度 或脐至剑突 +(0.5~1)cm
	> 1.5kg：5Fr			
	根据输液需要选择单腔或双腔(或使用三通管)			
UAC	≤ 1.5kg：3.5Fr	原则上除维持肝素液外不输入其他液体、血液及药物等	使用0.9% 或0.45% 盐水输注，加入肝素 1U/ml，输注速度 1~2ml/h 维持	(kg×3+9)+ 脐部残段长度 或脐至肩(锁骨外侧端上缘)+ (1~2)cm
	> 1.5kg：5Fr			

六、实施要点

具体见表 23-30。

表 23-30　新生儿脐血管置管实施要点

操作步骤		实施要点及说明
准备工作	环境准备	层流洁净病房 或已消毒的房间
	物品准备	绷带、静脉切开包(含孔巾、剪刀、止血钳、镊子、手术刀、缝针、缝线、纱布)、三通管 1 个、人工皮 1 张、消毒液、棉签若干、无菌手套、一次性手术衣、无菌治疗巾、脐血管导管、肝素帽、注射器、肝素液 1U/ml 等
	患儿准备	烦躁患儿适当镇静，四肢约束，暴露脐带，监测生命体征
	工作人员准备	洗手、穿手术衣、戴无菌手套
置管操作	术前核对	置管术前查对患儿身份
	无菌区域准备	按无菌技术——准备所需物品，遵循最大化无菌屏障，注射器抽吸肝素液备用
	肝素润滑及预冲脐血管导管	将脐血管导管连接肝素帽，使用 1U/ml 肝素液润滑导管，预冲导管排气
	初消毒	助手使用消毒液上至乳头平面，下至会阴部，两侧至腋中线，充分消毒脐带部分
	暴露脐带	铺无菌治疗巾及洞巾
	结扎脐带	使用活结结扎脐带根部，防止置管时出血过多
	切开脐带	根据脐带预留长度进行切开，一般脐带留 1~1.5cm，消毒残端，观察有无明显渗血等
	确认血管	脐带残端确认脐静脉及脐动脉，需同时置入脐动脉及静脉者，一般先置脐动脉
	脐动脉置管	脐动脉位于切面的 4 点及 8 点钟处，管壁较厚，管腔较小，呈白色圆形
		助手使用止血钳 / 有齿镊固定脐带
		操作者使用小弯镊扩开脐动脉前端
		插入脐血管导管入脐动脉，送入时导管与腹壁呈 45° 向下旋转推进，进入 1~2cm 时可能遇阻力，可将脐带往头侧牵拉
		到达预定深度，抽吸见回血后肝素液封管

续表

操作步骤		实施要点及说明
置管操作	脐静脉置管	脐静脉位于切面 12 点钟方向,管壁薄,管腔大
		置管前将腔内的血凝块清除干净
		用血管钳将脐带提起,与下腹部呈 60°,将导管插入脐静脉,往内送管时方向偏右上约 30°向头侧推进,使静脉呈一直线
		导管进入门静脉系统时可能嵌入肝静脉,需拔出 2cm 再缓慢送入,通过静脉导管后轻轻转动即可进入下腔静脉(或边送管边推注液体辅助送管),见脐静脉置管导管走向图 23-3
		到达预定深度,抽吸见回血后肝素液封管
	缝线固定	在脐带上(注意避免皮肤组织)进行荷包缝合,采用 8 字结与外科结结合固定导管
	导管标识	做好脐静脉、脐动脉导管标识
	再次确认管路连接	确认三通管、肝素帽/正压接头等连接紧密,防止断开发生出血
固定	搭桥法固定	在需要固定的皮肤上贴上人工皮,需暴露脐带部分,剪 2 个长条胶布,对粘贴部分后贴于人工皮上
		剪 1 个长条胶布将 2 条已搭好的"桥"连接,并将脐血管粘贴于胶布粘面
		将长条胶布绕"桥"一圈,固定住置入的脐血管
X 片尖端定位	脐静脉	膈肌水平上方 0.5~1cm 下腔静脉内(一般位于 T_8~T_{10})
	脐动脉	高位:为胸 8~10 高位置管的利弊:①利:发生四肢苍白和发绀的风险小;②弊:易并发高血压,增加颅内出血风险
		低位:为腰 3~4 低位置管的利弊:①利:对血压影响不大;②弊:易发生下肢远端血管痉挛,严重引起下肢及臀部皮肤坏死,需要严密观察有无相关并发症发生
并发症	脐动脉	感染:应严格无菌技术操作,防范导管相关血流感染
		血栓形成或坏死
		出血:常见于管路连接松脱后血液流出
		血管穿孔:因强行用力插入引起,应避免过度用力
	脐静脉	感染:应严格无菌技术操作,防范导管相关血流感染
		NEC:留置时间越长患儿风险越高,需慎重喂养,加强对消化道症状的评估
		心律失常:导管进入过深,刺激心脏,需将导管退出至标准位
		肝坏死:确认尖端位置,避免液体直接进入肝脏
		血栓形成或栓塞:在拔管后 72h 内均存在高风险
采血	脐血管导管采血	准备肝素液空针及采血空针
		打开三通
		使用肝素液空针连接回抽约 1ml
		使用采血空针抽吸所需血液
		将混合血的肝素液推注回体内
		继续泵入肝素盐水

操作步骤		实施要点及说明
拔管	时机	出现并发症或脐血管评估后停止使用
	导管保留时间	脐动脉一般保留 7~10 天 脐静脉一般保留 7~14 天
	操作方法	切断缝线,去除胶布
		无菌操作拔管,最后 2~3cm 时稍停顿,减少出血
		保证管道全部拔出,核对长度,检查管尖是否完整
		用干净无菌纱布压迫脐带根部上方 5min 可控制出血,加压包扎 24h,必要时可以做荷包缝合
		导管根据情况进行尖端细菌培养

七、注意事项

1. 禁止通过脐动脉(包括其他动脉通道)输入血管收缩类药物,如多巴胺、多巴酚丁胺、肾上腺素等。

2. 送管时出现阻力、导管回弹等,应考虑 UVC 尖端进入肝脏或在静脉导管开口处。

3. 血液或血液制品输注后或回血有血液残留的三通接头及肝素帽 / 正压接头,需要立即更换,防范血栓形成及增加感染机会。

4. 脐动脉置管者,需加强对双侧下肢循环灌注的评估,包括皮肤颜色、皮肤温度、毛细血管充盈时间、足背动脉搏动等。

（胡艳玲　苏绍玉）

参 考 文 献

[1] 邵肖梅,叶鸿瑁,丘小汕 . 实用新生儿学 . 4 版 . 北京:人民卫生出版社,2011.

[2] 周文浩,程国强,王来栓,等 . 新生儿临床决策手册 . 北京:人民卫生出版社,2011.

[3] 武荣,封志纯,刘石 . 新生儿诊疗技术进展 . 北京:人民卫生出版社,2016.

[4] 吴本清 . 新生儿危重症监护诊疗与护理 . 北京:人民卫生出版社,2011.

[5] 李杨,彭文涛,张欣 . 实用早产儿护理学 . 北京:人民卫生出版社,2015.

[6] 费秀珍,王立新 . 新生儿护理技术 . 北京:人民军医出版社,2012.

[7] 吴慧平,罗伟香 . 护理技术操作并发症预防及处理 . 北京:人民卫生出版社,2014.

[8] 喻文亮,钱素云,陶建平 . 小儿机械通气 . 上海:上海科学技术出版社,2012.

[9] 陈大鹏,母得志 . 呼吸治疗学 . 北京:学苑出版社,2014.

[10] 王溪,熊英,胡艳玲,等 . 新生儿保温技术规范化管理的实践和建议 . 中国医疗器械杂志 2012,36(3):222-224.

[11] 边方平,冯永莉,陈焕英,等 . 一次性医用消毒湿巾对新生儿暖箱消毒效果观察 . 中国消毒学杂志,2014,31(9):916-918.

[12] 徐桂玲,冯玉梅,赵春娟,等 . 暖箱终末消毒后放置时间的探讨 . 护理研究,2016,30(8):2807-2808.

[13] 李静,许健,冉莎莎,等 . 使用中暖箱日常清洁消毒效果评价及对策 . 中国感染控制杂志,2016,15(1):56-58.

[14] 中华医学会儿科学分会新生儿学组,《中华儿科杂志》编辑委员会 . 新生儿高胆红素血症诊断和治疗专家共识.2014,52(10):745-747.

[15] 张晓蕊,曾超美,刘捷强 . 光疗治疗新生儿高胆红素血症的疗效及安全性 . 中国当代儿科杂志,2016,18(3):195-200.

[16] 熊涛,唐军,母得志 . 新生儿高胆红素血症光疗的副作用 . 中国当代儿科杂志,2012,14(5): 396-400.

[17] 张坤桦,胡皎,刘嘉琪,等 . 早产儿经口喂养能力评估量表的信效度及反应度研究 . 护士进修杂志,2017,32(6):499-502.

［18］杨江兰,汤晓丽.新生儿口腔喂养能力护理评估工具的研究进展.中国实用护理杂志,2013,29(15):61-63.

［19］《中华儿科杂志》编辑委员会,中华医学会儿科学分会新生儿学组.新生儿机械通气常规.中华儿科杂志,2015,53(05):327-330.

［20］薛辛东,富建华."新生儿机械通气常规"解读.中华儿科杂志,2015,53(05):331-333.

［21］Lisa G,Lynn H,Mary E,et al. Infusion Therapy Standards of Practice.Journal of infusion nursing.2016,39(1S):s57-s91.

［22］复旦大学附属儿科医院.亚低温治疗新生儿缺氧缺血性脑病方案(2011).中国循证儿科杂志,2011,6(5):337-339.

［23］The Infant Cooling Evaluation Collaboration. Whole-body hypothermia for term and near-term newborns with hypoxicischemic encephalopathy: a randomized controlled trial. Arch Pediatr Adolesc Med,2011.［Epub ahead of print］

［24］Muraca MC,Negro S,Sun B,et al. Nitric oxide in neonatal hypoxemic respiratory failure. J Matern Fetal Neonatal Med,2012,25(1):47-50.

［25］李振光,刘刚等.重度呼吸衰竭新生儿早期联合使用一氧化氮吸入治疗的临床效果观察.南京医科大学学报(自然科学版)2015,35(6): 870-873.

［26］陈一欢,蔡成,龚小慧,等一氧化氮吸入联合高频振荡通气治疗新生儿肺动脉高压疗效分析.中国新生儿科杂志,2015,30(2):117-120.

［27］戴立英,张健,刘光辉,等.一氧化氮吸入联合高频振荡通气治疗新生儿重度呼吸衰竭.临床肺科杂志,2014,19(8):1362-1365.

［28］林新祝,郑直,李雅丹,等.高频振荡通气、肺表面活性物质联合一氧化氮吸入治疗新生儿低氧性呼吸衰竭的临床研究.中国当代儿科杂志,2013,15:1068-1073.

［29］许晓静.脐静脉置管术在极低出生体重儿抢救中的临床应用.广州医科大学学报,2015,43(3):129-130.

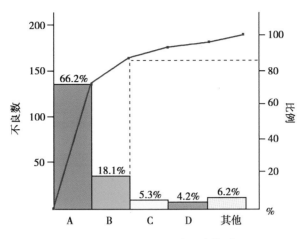

彩图 1-4　不良事件影响因素排列图

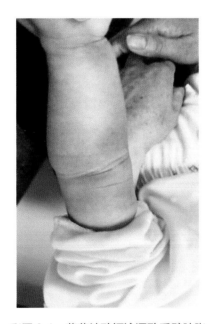

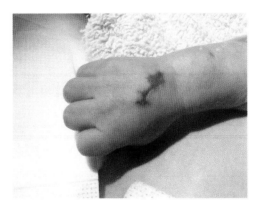

彩图 2-1　葡萄糖酸钙渗漏致手臂肿胀　　彩图 2-2　凝血酶原复合物渗漏导致的皮肤损害

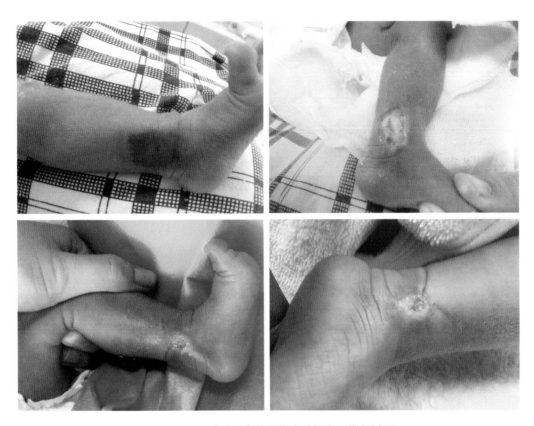

彩图 2-3 丙种球蛋白渗漏的皮肤损害及恢复过程

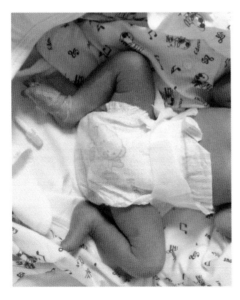

彩图 2-4 静脉注射多巴胺引起小腿发白

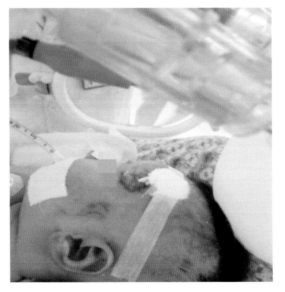

彩图 2-5 全合一营养液渗漏

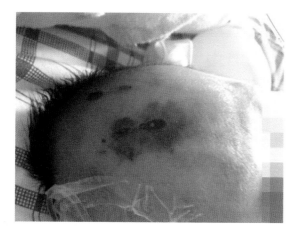

彩图 2-6　碳酸氢钠渗漏

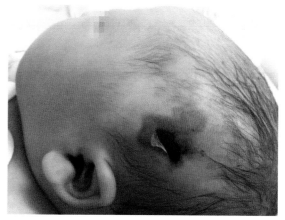

彩图 2-7　静脉滴注肾上腺素渗漏致头皮坏死

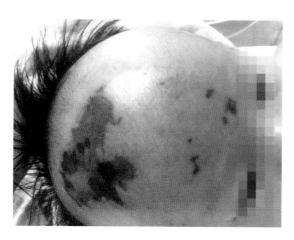

彩图 2-8　夫西地酸渗漏

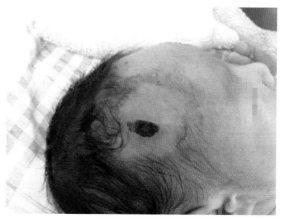

彩图 2-9　万古霉素渗漏

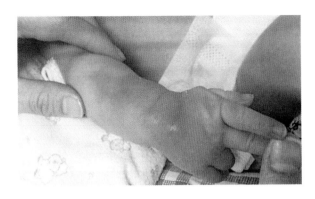
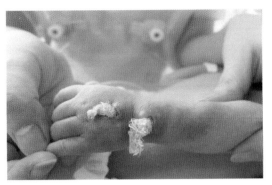

彩图 2-10 静脉炎　　　　　　　　彩图 2-11 静脉炎进展为局部蜂窝组织炎

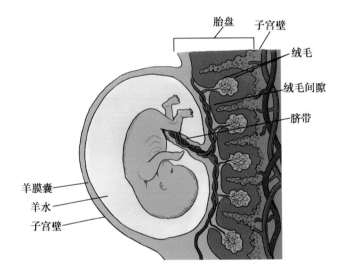

彩图 7-1 胎盘结构

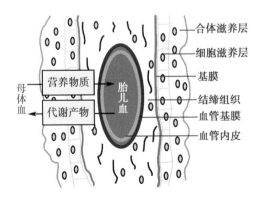

彩图 7-2 胎盘屏障

新生儿复苏流程

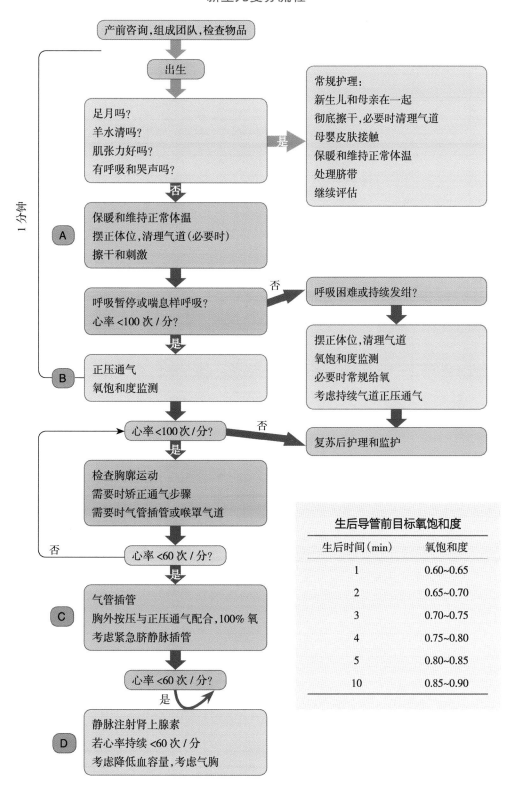

彩图 8-1　新生儿复苏流程示意图

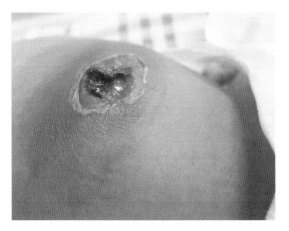

彩图 16-1　脐炎

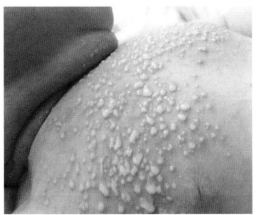

彩图 16-2　新生儿皮肤脓疱疮

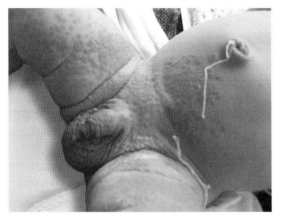

彩图 22-1　尿布皮炎重Ⅰ度

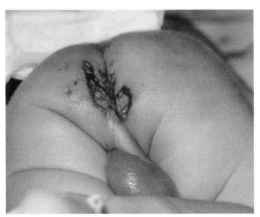

彩图 22-2　尿布皮炎重Ⅱ度

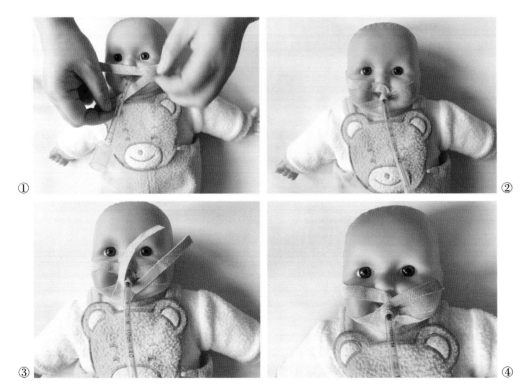

①　②　③　④

彩图 23-1　气管导管固定

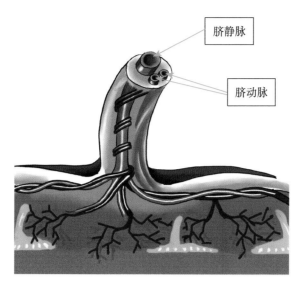

脐静脉

脐动脉

彩图 23-2　脐血管图